Períodos de susc...

Fecundación — 0-2...

Membrana precordal

Por lo general no es sensible

Puede haber alto índice de mortalidad

Línea primitiva

Vista dorsal del embrión — 3-8 semanas

Período de máxima sensibilidad

Cada sistema orgánico puede tener también un período de sensibilidad máxima

Línea primitiva

Dedos del pie

Membranas fetales en el tercer mes — 9-38 semanas

Placenta

Sensibilidad decreciente

Período de maduración funcional

Cavidad amniótica

Riesgo de que se produzcan malformaciones

Aumento del riesgo

Parto

0   3   Embriogénesis   8   Fetogénesis   38

Semanas de gestación

Desarrollo embrionario en días

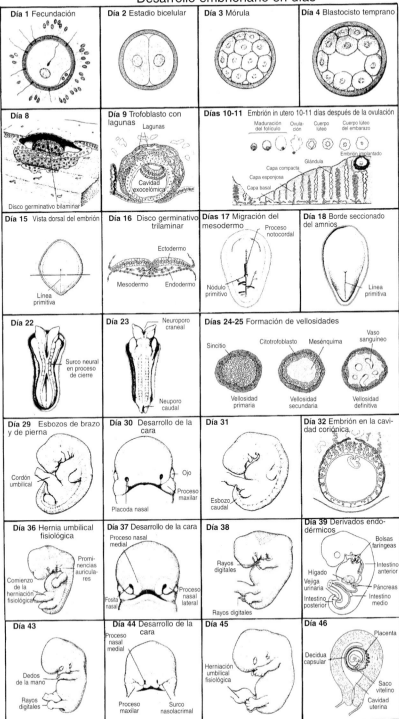

Día 1 Fecundación

Día 2 Estadio bicelular

Día 3 Mórula

Día 4 Blastocisto temprano

Día 8
Disco germinativo bilaminar

Día 9 Trofoblasto con lagunas
Lagunas
Cavidad exocelómica

Días 10-11 Embrión in utero 10-11 días después de la ovulación
Maduración del folículo — Ovulación — Cuerpo lúteo — Cuerpo lúteo del embarazo
Glándula
Embrión implantado
Capa compacta
Capa esponjosa
Capa basal

Día 15 Vista dorsal del embrión
Línea primitiva

Día 16 Disco germinativo trilaminar
Ectodermo
Mesodermo — Endodermo

Días 17 Migración del mesodermo
Proceso notocordal
Nódulo primitivo

Día 18 Borde seccionado del amnios
Línea primitiva

Día 22
Surco neural en proceso de cierre

Día 23
Neuroporo craneal
Neuporo caudal

Días 24-25 Formación de vellosidades
Sincitio
Citotrofoblasto — Mesénquima
Vaso sanguíneo
Vellosidad primaria
Vellosidad secundaria
Vellosidad definitiva

Día 29 Esbozos de brazo y de pierna
Cordón umbilical

Día 30 Desarrollo de la cara
Ojo
Proceso maxilar
Placoda nasal

Día 31
Esbozo caudal

Día 32 Embrión en la cavidad coriónica

Día 36 Hernia umbilical fisiológica
Prominencias auriculares
Comienzo de la herniación fisiológica

Día 37 Desarrollo de la cara
Proceso nasal medial
Fosita nasal
Proceso nasal lateral

Día 38
Rayos digitales
Rayos digitales

Día 39 Derivados endodérmicos
Bolsas faríngeas
Intestino anterior
Hígado
Vejiga urinaria
Intestino posterior
Páncreas
Intestino medio

Día 43
Dedos de la mano
Rayos digitales

Día 44 Desarrollo de la cara
Proceso nasal medial
Proceso maxilar — Surco nasolacrimal

Día 45
Herniación umbilical fisiológica

Día 46
Placenta
Decidua capsular
Saco vitelino
Cavidad uterina

Desarrollo embrionario en días

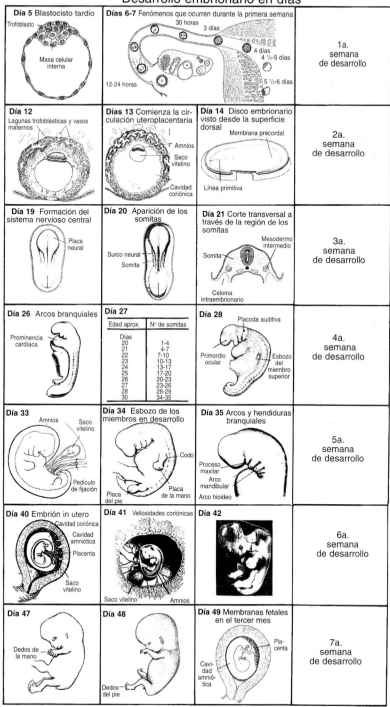

Día 5 Blastocisto tardío
Trofoblasto
Masa celular interna

Días 6-7 Fenómenos que ocurren durante la primera semana
30 horas
3 días
4 días
4 ½-5 días
5 ½-6 días
12-24 horas

1a. semana de desarrollo

Día 12 Lagunas trofoblásticas y vasos maternos

Días 13 Comienza la circulación uteroplacentaria
Amnios
Saco vitelino
Cavidad coriónica

Día 14 Disco embrionario visto desde la superficie dorsal
Membrana precordal
Línea primitiva

2a. semana de desarrollo

Día 19 Formación del sistema nervioso central
Placa neural

Día 20 Aparición de los somitas
Surco neural
Somita

Día 21 Corte transversal a través de la región de los somitas
Mesodermo intermedio
Somita
Celoma intraembrionario

3a. semana de desarrollo

Día 26 Arcos branquiales
Prominencia cardíaca

Día 27

Edad aprox. Días	N° de somitas
20	1-4
21	4-7
22	7-10
23	10-13
24	13-17
25	17-20
26	20-23
27	23-26
28	26-29
30	34-35

Día 28
Placoda auditiva
Primordio ocular
Esbozo del miembro superior

4a. semana de desarrollo

Día 33
Amnios
Saco vitelino
Pedículo de fijación

Día 34 Esbozo de los miembros en desarrollo
Codo
Placa del pie
Placa de la mano

Día 35 Arcos y hendiduras branquiales
Proceso maxilar
Arco mandibular
Arco hioideo

5a. semana de desarrollo

Día 40 Embrión in utero
Cavidad coriónica
Cavidad amniótica
Placenta
Saco vitelino

Día 41 Vellosidades coriónicas
Saco vitelino
Amnios

Día 42

6a. semana de desarrollo

Día 47
Dedos de la mano

Día 48
Dedos del pie

Día 49 Membranas fetales en el tercer mes
Placenta
Cavidad amniótica

7a. semana de desarrollo

Langman
Embriología
médica
Con orientación clínica

Los editores han hecho todos los esfuerzos para localizar a los poseedores del copyright del material tomado prestado por el autor. Si inadvertidamente hubieran omitido alguno, con gusto harán los arreglos necesarios en la primera oportunidad que se les presente para tal fin.

Editorial Médica Panamericana no se responsabiliza por los daños que pueda generar la instalación y el uso de este CD, incluida la pérdida de información o cualquier otro inconveniente.

Gracias por comprar el original. Este libro es producto del esfuerzo de profesionales como usted, o de sus profesores, si usted es estudiante. Tenga en cuenta que fotocopiarlo es una falta de respeto hacia ellos y un robo de sus derechos intelectuales.

La medicina es una ciencia en permanente cambio. A medida que las nuevas investigaciones y la experiencia clínica amplían nuestro conocimiento, se requieren modificaciones en las modalidades terapéuticas y en los tratamientos farmacológicos. Los autores de esta obra han verificado toda la información con fuentes confiables para asegurarse de que ésta sea completa y acorde con los estándares aceptados en el momento de la publicación. Sin embargo, en vista de la posibilidad de un error humano o de cambios en las ciencias médicas, ni los autores, ni la editorial o cualquier otra persona implicada en la preparación o la publicación de este trabajo, garantizan que la totalidad de la información aquí contenida sea exacta o completa y no se responsabilizan por errores u omisiones o por los resultados obtenidos del uso de esta información. Se aconseja a los lectores confirmarla con otras fuentes. Por ejemplo, y en particular, se recomienda a los lectores revisar el prospecto de cada fármaco que planean administrar para cerciorarse de que la información contenida en este libro sea correcta y que no se hayan producido cambios en las dosis sugeridas o en las contraindicaciones para su administración. Esta recomendación cobra especial importancia con relación a fármacos nuevos o de uso infrecuente.

Langman
Embriología médica
Con orientación clínica

9ª edición

T. W. Sadler, Ph.D.

Consultor, Prevención de defectos congénitos
Twin Bridges
Madison County, Montana

Ilustraciones originales por **Jill Leland**
Ilustraciones por computadora
por **Susan L. Sadler–Redmond**
Microfotografías electrónicas de barrido por
Kathleen K. Sulik y Jennifer Burgoon
Imágenes de ultrasonido por
Nancy Chescheir y Hytham Imseis

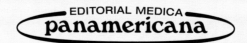

EDITORIAL MEDICA
panamericana

BUENOS AIRES - BOGOTÁ - CARACAS - MADRID - MÉXICO - SÃO PAULO
e-mail: info@medicapanamericana.com
www.medicapanamericana.com

Título del original en inglés
LANGMAN'S MEDICAL EMBRYOLOGY, 9th edition
© 2004 Lippincott Williams & Wilkins, Inc. Baltimore y Philadelphia
Published, by arrangement with Lippincott Williams & Wilkins, Inc.
© Libermed Verlag S.A. – Montevideo, Uruguay

Cuarta edición en español, 1981
Quinta edición en español, 1986
Sexta edición en español, 1993
Séptima edición en español, 1996
Octava edición en español, 2001

Traducción y supervisión de
EDITORIAL MÉDICA PANAMERICANA S.A.
efectuada por los doctores
JOSÉ LUIS EDUARDO FERRÁN
Becario posdoctoral (MAE), Departamento de Anatomía Humana y Psicobiología
Facultad de Medicina, Universidad de Murcia
MARINA CECILIA PENALBA
Ayudante de Microbiología en el área de Virología, Facultad de Medicina, Universidad de Buenos Aires

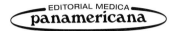

Visite nuestra página web:
http://www.medicapanamericana.com

ARGENTINA
Marcelo T. de Alvear 2145 (C1122AAG) - Buenos Aires, Argentina
Tel.: (54-11) 4821-5520 / 2066 / Fax (54-11) 4821-1214
e-mail: info@medicapanamericana.com

COLOMBIA
Carrera 7a A N° 69-19 - Santa Fe de Bogotá DC.
Tel.: (57-1) 235-4068 / Fax: (57-1) 345-0019
e-mail: infomp@medicapanamericana.com.co

ESPAÑA
Alberto Alcocer 24 (28036) - Madrid, España
Tel.: (34)91 1317800 / Fax: (34)91 1317805
e-mail: info@medicapanamericana.es

MÉXICO
Calzada de Tlalpan N° 5022 entre Tezoquipa y Michoacán
Colonia La Joya - Delegación Tlalpan - 14090 - México D.F.
Tel.: (52-55) 5573-2300 / Fax: (52-55) 5655-0381
e-mail: infomp@medicapanamericana.com.mx

VENEZUELA
Edificio Polar, Torre Oeste, Piso 6, Of. 6-C
Plaza Venezuela, Urbanización Los Caobos, Parroquia
El Recreo, Municipio Libertador - Caracas Depto. Capital
Tel.: (58-212) 793-2857/6906/5985/1666 /
Fax: (58-212) 793-5885
e-mail: info@medicapanamericana.com.ve

ISBN 950-06-1372-7
    84-7903-865-9

Langman (Sadler, T.W)
    Embriología médica. Con orientación clínica. - 9a ed. -
    Buenos Aires: Médica Panamericana, 2004.
    580p.; 22×15 cm.

    Traducción de: José Luis Ferrán

    ISBN 950-06-1372-7

    1. Embriología I. Título
    CDD 611.013

IMPRESO EN ARGENTINA

Esta edición se terminó de imprimir
en el mes de mayo de 2004
en los talleres de Compañía Gráfica Internacional S.A.
Av. Amancio Alcorta 1695, Buenos Aires. Argentina

*Dedicado a todos los niños y a cada niño, y a Jaina y nuestros amigos,
Parker, Ellie Mae, Colonel, Jack, Peanut y Sam*

Prefacio

La novena edición de *Embriología Médica de Langman* adhiere a la tradición instaurada por la publicación original: proveer una concisa pero exhaustiva descripción de la embriología y sus implicancias clínicas, considerando que es esencial para el diagnóstico y la prevención de los defectos congénitos. Los recientes avances en genética, biología del desarrollo, medicina maternofetal y salud pública han incrementado significativamente nuestro conocimiento de la embriología y de su importancia. Debido a que los defectos congénitos constituyen la principal causa de mortalidad infantil y a que contribuyen en gran medida a las discapacidades, y dado que se han desarrollado nuevas estrategias de prevención, es importante para los profesionales del cuidado de la salud comprender los principios de la embriología.

Para alcanzar este objetivo, *Embriología Médica de Langman* conserva su enfoque característico de combinar la economía del texto con excelentes diagramas y microfotografías electrónicas de barrido. Enfatiza los conceptos de embriología básica al proporcionar numerosos ejemplos clínicos resultantes de las anomalías en los procesos de desarrollo. Las siguientes características pedagógicas y actualizaciones de la novena edición contribuyen a facilitar el aprendizaje por parte del estudiante:

Organización del material: *Embriología Médica de Langman* está organizada en dos partes. La primera proporciona una visión general del desarrollo temprano desde la gametogénesis a lo largo del período embrionario; también se incluyen en esta sección capítulos sobre el desarrollo placentario y fetal, así como sobre diagnóstico prenatal y defectos congénitos. La segunda parte del texto aporta una descripción de los procesos fundamentales de la embriogénesis de cada sistema orgánico.

Biología molecular: Se brinda nueva información sobre las bases moleculares del desarrollo normal y anormal.

Extenso programa de imágenes: Esta edición incluye casi 400 ilustraciones, entre ellas nuevos dibujos a 4 colores, microfotografías electrónicas de barrido e imágenes de ultrasonido.

Correlatos clínicos: Además de describir los fenómenos normales, cada capítulo contiene orientaciones clínicas que aparecen en recuadros resaltados. Este material fue diseñado para proporcionar información sobre defectos congénitos y otras entidades clínicas que están directamente relacionadas con conceptos embriológicos.

Resumen: Al final de cada capítulo se halla un resumen que sirve para una revisión concisa de los puntos clave descritos con detalle a lo largo del capítulo.

Problemas para resolver: Estos problemas evalúan la habilidad del estudiante para aplicar la información comprendida en un capítulo en particular. Las respuestas detalladas se encuentran en un apéndice al final del libro.

Simbryo: Como elemento nuevo para esta edición, *Simbryo*, situado al final del libro, es un CD-ROM interactivo que demuestra fenómenos embriológicos normales y los orígenes de algunos defectos congénitos. Esta herramienta educativa única ofrece módulos originales de animación artística de seis vectores para ilustrar los complejos aspectos tridimensionales de la embriología. Los módulos cubren el desarrollo temprano normal así como el desarrollo de la cabeza y el cuello, del sistema cardiovascular, de los aparatos gastrointestinal, genitourinario y respiratorio.

Sitio web de conexión: Este sitio para estudiantes e instructores (http://connection.LWW.com/go/sadler) proporciona actualizaciones sobre nuevos avances de la disciplina y un programa de estudios diseñado para su uso con el libro. Este programa contiene objetivos y definiciones de términos clave organizados por capítulos y los "fundamentos" que aportan un resumen de la información más básica que un estudiante debería dominar a partir de sus estudios.

Espero que los lectores descubran que esta edición de *Embriología Médica de Langman* es un excelente recurso. El libro de texto, el CD y el sitio de conexión juntos proporcionan un medio amigable e innovador para aprender embriología y reconocer su importancia clínica.

T. W. Sadler
Twin Bridges, Montana

Índice

parte uno

Embriología General

Gametogénesis: conversión de las células germinales en gametos masculinos y femeninos

Células germinales primordiales

El desarrollo comienza con la fecundación, proceso por el cual el gameto masculino, el **espermatozoide**, y el gameto femenino, el **ovocito**, se unen para dar origen al **cigoto**. Los gametos derivan de las **células germinales primordiales** que se forman en el epiblasto durante la segunda semana de desarrollo y que se desplazan hacia la pared del saco vitelino (fig. 1–1). Durante la cuarta semana de desarrollo estas células comienzan a migrar desde la pared del saco vitelino hacia las gónadas en desarrollo, a las cuales llegan hacia el final de la quinta semana. Su número se incrementa por divisiones mitóticas durante la migración y también cuando llegan a la gónada. Como preparación para la fecundación, las células germinales experimentan el proceso denominado **gametogénesis**, que incluye la meiosis para reducir el número de cromosomas y la **citodiferenciación** para completar su maduración.

ORIENTACIÓN CLÍNICA

Células germinales primordiales y teratomas

Los **teratomas** son tumores de origen discutido que a menudo contienen una variedad de tejidos, tales como hueso, pelo, músculo, epitelio intestinal y otros. Se piensa que estos tumores se originan a partir de células madre pluripotentes que pueden diferenciarse en cualquiera de las tres láminas

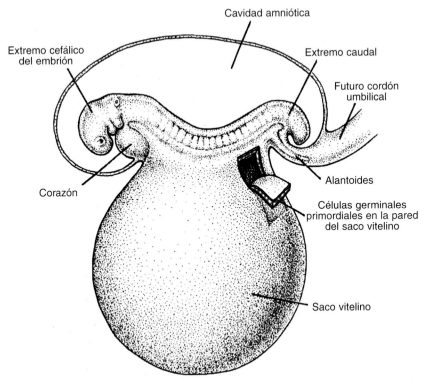

Fig. I–I. Embrión al final de la tercera semana, en el cual se advierte el sitio que ocupan las células germinales primordiales en la pared del saco vitelino, cerca de la inserción del futuro cordón umbilical. Estas células migran desde esta localización hacia la gónada en desarrollo.

germinales o de sus derivados. Algunos indicios sugieren que las **células germinales primordiales** que se han apartado de su patrón migratorio normal pueden ser la causa de algunos de estos tumores. Otro origen es a partir de células epiblásticas que migran a través de la línea primitiva durante la gastrulación (véase pág. 83).

Teoría cromosómica de la herencia

Los rasgos de un nuevo individuo son determinados por genes específicos presentes en cromosomas heredados del padre y de la madre. Los seres humanos tienen aproximadamente 35.000 genes en los 46 cromosomas. Los genes que se localizan en el mismo cromosoma tienden a ser heredados juntos y por esta razón se conocen como genes ligados. En las células somáticas, los cromosomas se presentan como 23 pares de **homólogos** para formar el número **diploide** de 46. Hay 22 pares de cromosomas apareados, los **autosomas**, y un

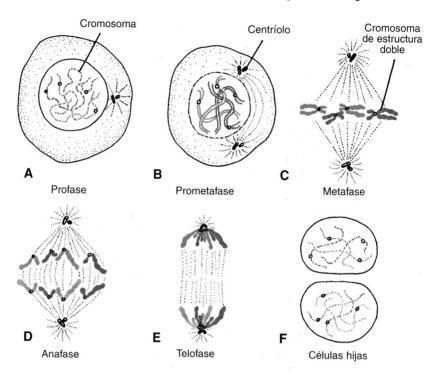

Fig. 1–2. Diferentes etapas de la mitosis. En la profase los cromosomas se ven como hebras delgadas. Las cromátidas dobles resultan claramente visibles como unidades individuales durante la metafase. Durante la división los miembros de un par de cromosomas no se unen en ningún momento. *Azul:* cromosomas paternos; *rojo:* cromosomas maternos.

par de **cromosomas sexuales**. Si el par de cromosomas sexuales es XX, el individuo es genéticamente femenino; si el par es XY, el individuo es genéticamente masculino. Un cromosoma de cada par proviene del gameto materno, el **ovocito**, y el otro componente del par proviene del gameto paterno, el **espermatozoide**. Así, cada gameto contiene un número haploide de 23 cromosomas y la unión de los gametos en la **fecundación** restaura el número diploide de 46.

MITOSIS

La **mitosis** es el proceso por medio del cual una célula se divide para dar origen a dos células hijas que son genéticamente idénticas a la célula madre (fig. 1–2). Cada célula hija recibe el complemento total de 46 cromosomas. Antes de que una célula entre en mitosis, cada cromosoma replica su ácido desoxirribonucleico (DNA). Durante esta fase de replicación, los cromosomas son extremadamente largos, están dispersos en forma difusa en el núcleo y no pueden ser reconocidos con el microscopio óptico. Al comienzo de la mitosis, los cromosomas empiezan a enrollarse, a contraerse y a condensarse; estos hechos señalan el principio de la profase. Cada cromosoma consta ahora de dos subunidades paralelas, las **cromátidas**, que se encuentran unidas en una región estrecha común a ambas denominada **centrómero**. Durante la profase, los cromosomas continúan condensándose y se vuelven más cortos y gruesos (fig. 1–2A), pero solo en la prometafase se pueden distinguir las cromátidas (fig. 1–2B). En el curso de la metafase los cromosomas se alinean en el plano ecuatorial y entonces resulta claramente visible su estructura doble (fig. 1–2C). Cada cromosoma está unido por **microtúbulos** que se extienden desde el centrómero hasta el centríolo y forman el **huso mitótico**. Poco después, el centrómero de cada uno de los cromosomas se divide, lo que señala el comienzo de la anafase, seguida por la migración de las cromátidas hacia los polos opuestos del huso. Por último, durante la telofase, los cromosomas se desenrollan y alargan, la envoltura nuclear se reconstituye y el citoplasma se divide (fig. 1–2D y E). Cada célula hija recibe la mitad del material cromosómico duplicado y de este modo conserva el mismo número de cromosomas que la célula madre.

MEIOSIS

La **meiosis** es la división celular que se produce en la **célula germinal** para generar los gametos femeninos y masculinos, ovocitos y espermatozoides, respectivamente. Durante la meiosis se efectúan dos divisiones celulares sucesivas, la **meiosis I** y la **meiosis II**, que reducen el número de cromosomas a un número haploide de 23 (fig. 1–3). Igual que en la mitosis, las células germinales femeninas y masculinas (**ovocitos y espermatocitos primarios**) replican su DNA al comienzo de la primera división meiótica, de forma tal que cada uno de los 46 cromosomas se duplica y queda constituido por dos cromátidas hermanas. Pero, a diferencia de lo que sucede en la mitosis, los **cromosomas homólogos** se **aparean** alineados entre sí mediante un proceso denominado **sinapsis**. El apareamiento es exacto y punto a punto, excepto para la combinación de los cromosomas X–Y. A continuación, los homólogos apareados se separan y queda uno para cada una de las dos células hijas. Poco tiempo después la meiosis II separa las cromátidas hermanas. Finalmente, cada gameto contiene 23 cromosomas.

Entrecruzamiento

Los denominados **entrecruzamientos** (*cross–overs*) son fenómenos críticos que se producen durante la meiosis I y consisten en el **intercambio de segmentos de cromátidas** entre cromosomas homólogos apareados (fig. 1–3C). Los segmentos de cromátidas se rompen y son intercambiados cuando los cromosomas homólogos se separan. Durante la separación de los cromosomas homólogos, los sitios de intercambio permanecen transitoriamente unidos y la estructura cromosómica tiene en estas circunstancias un aspecto similar a la

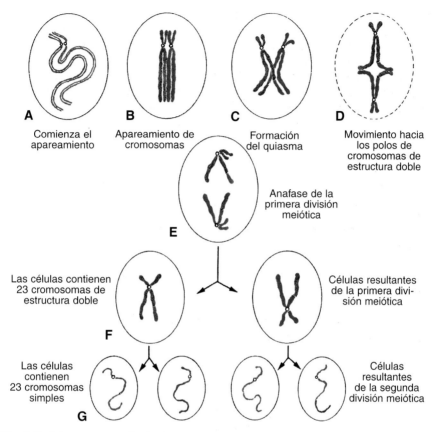

Fig. 1–3. Primera y segunda división meiótica. **A.** Los cromosomas homólogos se acercan mutuamente. **B.** Los cromosomas homólogos se aparean y cada miembro del par está formado por dos cromátidas. **C.** Los cromosomas homólogos íntimamente apareados intercambian fragmentos de cromátidas (entrecruzamiento). Obsérvese el quiasma. **D.** Los cromosomas de estructura doble se apartan. **E.** Anafase de la primera división meiótica. **F** y **G.** Durante la segunda división meiótica los cromosomas de estructura doble se escinden a la altura del centrómero. Al terminar la división, en cada una de las cuatro células hijas los cromosomas son diferentes entre sí.

letra X y se denomina **quiasma** (fig. 1–3C). En cada meiosis I se producen 30 a 40 entrecruzamientos (1 o 2 por cromosoma), que son más frecuentes entre los genes localizados distantes entre sí en un cromosoma.

Como resultado de las divisiones meióticas, a) la variabilidad genética se incrementa a raíz del entrecruzamiento, que genera una redistribución del material genético, y a causa de la distribución al azar de cromosomas homólogos en las células hijas, y b) cada célula germinal contiene un número haploide de cromosomas, de modo tal que la fecundación restaura el número diploide de 46 cromosomas.

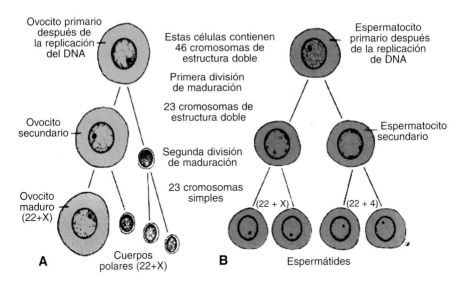

Fig. 1–4. Fenómenos que ocurren durante la primera y la segunda división de la maduración. **A.** La célula germinal femenina primitiva (ovocito primario) solo produce un gameto maduro, el ovocito maduro. **B.** La célula germinal masculina primitiva (espermatocito primario) produce cuatro espermátides, cada una de las cuales se convierte en espermatozoide.

Cuerpos polares

También durante la meiosis un ovocito primario da origen a cuatro células hijas, cada una con 22 cromosomas más un cromosoma X (fig. 1–4A). Sin embargo, solo una de estas células llegará a convertirse en un gameto maduro, el ovocito; las otras tres, los **cuerpos polares**, reciben poco citoplasma y degeneran durante su posterior desarrollo. De forma similar, un espermatocito primario da origen a cuatro células hijas, dos con 22 cromosomas más un cromosoma X y dos con 22 cromosomas más un cromosoma Y (fig. 1–4B). Pero, a diferencia de la formación del ovocito, las cuatro células se transforman en gametos maduros.

ORIENTACIÓN CLÍNICA

Defectos congénitos y abortos espontáneos:
factores cromosómicos y genéticos

Las **anomalías cromosómicas**, que pueden ser **numéricas** o **estructurales**, son una importante causa de defectos congénitos y abortos espontáneos. Se estima que el 50% de las concepciones terminan en aborto espontáneo y que el 50% de estos abortos presentan anomalías cromosómicas importantes. En consecuencia, alrededor del 25% de los productos de la concepción tie-

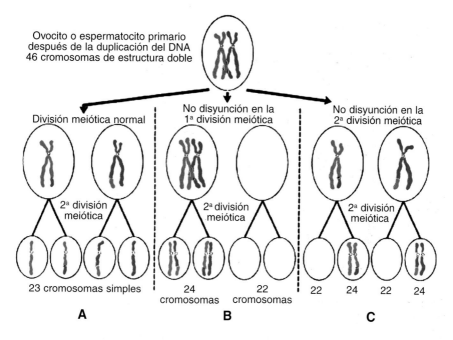

Fig. 1–5. A. Divisiones normales de maduración. **B.** No disyunción en la primera división meiótica. **C.** No disyunción en la segunda división meiótica.

nen un defecto cromosómico importante. Las anomalías cromosómicas más comunes encontradas en abortos son 45,X (síndrome de Turner), triploidía y trisomía 16. Las anomalías cromosómicas representan el 7% de los defectos congénitos más importantes, en tanto que las **mutaciones genéticas** representan un 8% adicional.

Anomalías numéricas

La célula somática humana normal contiene 46 cromosomas y el gameto normal, 23. Las células somáticas normales son **diploides**, es decir, **2n**, mientras que los gametos normales son **haploides** o **n**. **Euploidía** significa cualquier múltiplo exacto de n, por ejemplo, diploide o triploide. **Aneuploidía** se refiere a cualquier número de cromosomas que no sea euploide y, en general, se aplica a los casos de presencia de un cromosoma de más (**trisomía**) o de menos (**monosomía**). Las anomalías en el número de cromosomas pueden originarse durante las divisiones meióticas o mitóticas. En la **meiosis**, dos miembros de un par de cromosomas homólogos normalmente se separan durante la primera división meiótica, de modo que cada célula hija recibe un miembro de cada par (fig. 1–5A). Sin embargo, en ocasiones la separación no ocurre (**no disyunción**) y los dos miembros de un par se mueven hacia una célula (fig. 1–5B y C). A causa de la falta de disyunción de los cromosomas, una célula recibe 24 cromosomas y la otra 22, en lugar de recibir ambas los 23 cromosomas normales. Cuando, al producirse la fecundación, un gameto que posee 23 cromosomas se combina con un gameto que posee 24 o 22 cromosomas, resulta un individuo con 47 cromosomas (trisomía) o con 45 cromosomas (monosomía). La falta de disyunción, que tiene lugar ya sea durante la primera o segunda división meiótica de las células germinales, puede afectar a cualquier cromosoma autosómico o sexual. La incidencia de anomalías cromosómicas en la mujer, incluida la no disyunción, aumenta con la edad, sobre todo a partir de los 35 años.

En ocasiones, la no disyunción se produce durante la mitosis (**no disyunción mitótica**) en una célula embrionaria durante las primeras divisiones celulares. En tal caso, el resultado es el **mosaicismo**, en el cual algunas células tienen un número anormal de cromosomas y otras son normales. Los individuos afectados pueden presentar algunas o muchas de las características de un síndrome particular, según el número de células afectadas y su distribución.

A veces se producen roturas de cromosomas y partes de un cromosoma se unen a otro. Estas **traslocaciones** pueden ser **balanceadas**, caso en el cual la rotura y reunión se producen entre dos cromosomas, pero no hay pérdida de material genético esencial y los individuos son normales; o pueden ser **no balanceadas**, y en este caso se pierde parte de un cromosoma con producción de un fenotipo alterado. Por ejemplo, las translocaciones no balanceadas entre los brazos largos de los cromosomas 14 y 21 durante la primera o la segunda división meiótica producen gametos con una copia extra del cromosoma 21, una de las causas del síndrome de Down (fig. 1–6). Las translocaciones son bastante comunes entre los cromosomas 13, 14, 15, 21 y 22 porque estos se agrupan durante la meiosis.

TRISOMÍA 21 (SÍNDROME DE DOWN)

El **síndrome de Down** es causado generalmente por la presencia de una copia de más del **cromosoma 21** (**trisomía 21**, fig. 1–7). Las características clínicas de los niños con síndrome de Down son retardo del crecimiento, retardo mental de diverso grado, anomalías craneofaciales que comprenden hendidura palpebral oblicua, epicanto (pliegue de la piel en el ángulo interno del ojo), cara aplanada y orejas pequeñas, defectos cardíacos e hipotonía (fig. 1–8). Estos individuos tienen también una incidencia relativamente alta de leucemia, infecciones, disfunción tiroidea y envejecimiento prematuro. Además, casi todos desarrollan signos de enfermedad de Alzheimer después de los 35 años. En el 95% de los casos, el síndrome es causado por la trisomía 21 que se debe a la no disyunción meiótica, y en el 75% de éstos la no disyunción tiene lugar durante la formación del ovocito. La incidencia de síndrome de Down en mujeres menores de 25 años es de 1 cada

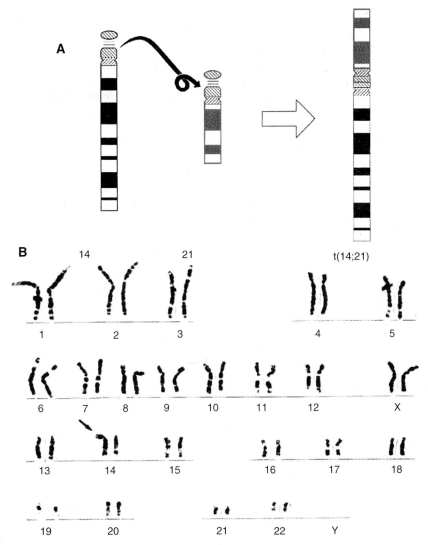

Fig. 1–6. A. Traslocación de los brazos largos de los cromosomas 14 y 21 en el centrómero. La pérdida de los brazos cortos no es clínicamente significativa y estos individuos son clínicamente normales, aunque corren mayor riesgo de tener descendencia con traslocaciones no balanceadas. **B.** Cariotipo de la traslocación del cromosoma 21 en el 14, que provoca el síndrome de Down.

2.000 productos de la concepción. Este riesgo se incrementa con la edad de la mujer aproximadamente a 1 cada 300 a los 35 años y 1 cada 100 a los 40 años.

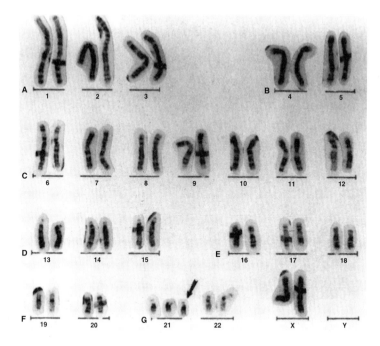

Fig. 1–7. Cariotipo de trisomía 21 (*flecha*), síndrome de Down.

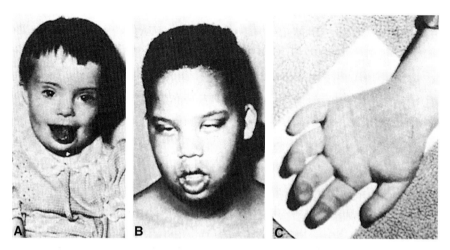

Fig. 1–8. A y **B.** Niños con síndrome de Down que se caracteriza por los siguientes rasgos: cara ancha y plana, hendiduras palpebrales oblicuas, epicanto, labio inferior con surcos. **C.** Otra característica es la mano ancha con pliegue simiano único transversal. Muchos niños con síndrome de Down presentan retardo mental y tienen anomalías cardíacas congénitas.

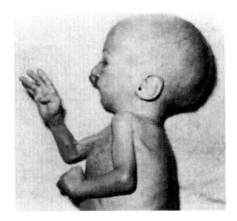

Fig. 1–9. Fotografía de un niño con trisomía 18. Se observan el occipucio prominente, el labio leporino, la micrognatia, las orejas de implantación baja y uno o más dedos de la mano en flexión.

En casi el 4% de los casos el síndrome de Down es producto de una translocación no balanceada entre el cromosoma 21 y los cromosomas 13, 14 o 15 (fig. 1–6). El 1% restante de los casos se debe a un mosaicismo resultante de una no disyunción mitótica. Estos individuos tienen algunas células con un número normal de cromosomas y otras que son aneuploides; pueden presentar pocas o muchas características del síndrome de Down.

TRISOMÍA 18

Los pacientes con **trisomía 18** muestran las siguientes características: retardo mental, defectos cardíacos congénitos, orejas de implantación baja y flexión de los dedos y de las manos (fig. 1–9). Además, es habitual que presenten micrognatia, anomalías renales, sindactilia y malformaciones del sistema esquelético. La frecuencia es de 1 cada 5.000 recién nacidos, aproximadamente. El 85% de estas concepciones se pierden entre las 10 semanas de gestación y el término del embarazo, mientras que aquellos nacidos vivos mueren frecuentemente a los dos meses de edad.

TRISOMÍA 13

Las principales anomalías de la **trisomía 13** son retardo mental, holoprosencefalia, defectos cardíacos congénitos, sordera, labio leporino y fisura del paladar, y defectos oculares como microftalmía, anoftalmía y coloboma (fig. 1–10). La incidencia de esta anomalía es de 1 cada 20.000 nacidos vivos y cerca del 90% de estos infantes mueren en los primeros meses después del nacimiento.

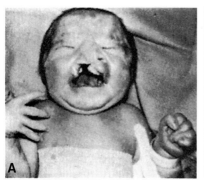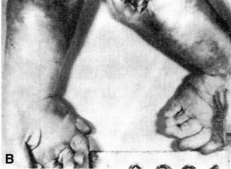

Fig. 1–10. A. Niño con trisomía 13. Obsérvese el labio leporino y la fisura del paladar, la frente con declive y la microftalmía. **B.** A menudo el síndrome se acompaña de polidactilia.

SÍNDROME DE KLINEFELTER

Las características clínicas de este síndrome, que sólo se observa en varones y por lo general se descubre en la pubertad, son esterilidad, atrofia testicular, hialinización de los túbulos seminíferos y frecuentemente ginecomastia. Las células tienen 47 cromosomas con un complemento cromosómico sexual de tipo XXY, y en el 80% de los casos se encuentra un **cuerpo de cromatina sexual** (**cuerpo de Barr**: formado por la condensación de un cromosoma sexual inactivado; el cuerpo de Barr también está presente en las mujeres normales) (fig. 1–11). Su incidencia es de 1 cada 500 varones, aproximadamente. La no disyunción de los homólogos XX es el fenómeno causal más corriente. En ocasiones, los pacientes con síndrome de Klinefelter tienen 48 cromosomas, es decir, 44 autosomas y 4 cromosomas sexuales (XXXY). Aunque por lo general el retardo mental no forma parte del síndrome, cuanto mayor es el número de cromosomas X existente mayor es la probabilidad de que se produzca cierto grado de retraso mental.

SÍNDROME DE TURNER

El síndrome de Turner, con un cariotipo 45,X, es la única monosomía compatible con la vida. Aun así, el 98% de los fetos con este síndrome son abortados espontáneamente. Los pocos individuos que sobreviven son de aspecto inconfundiblemente femenino (fig. 1–12), y se caracterizan por falta de ovarios (**disgenesia gonadal**) y baja estatura. Otras anomalías con frecuencia asociadas son las membranas laterales en el cuello, linfedema de las extremidades, deformidades esqueléticas y tórax ancho con los pezones muy separados. Aproximadamente el 55% de las mujeres afectadas muestra monosomía del cromosoma X y ausencia del cuerpo de cromatina debido a la no disyunción. En el 80% de estos casos la causa es la no disyunción en el game-

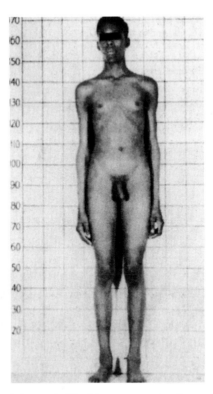

Fig. I–II. Paciente con síndrome de Klinefelter que muestra desarrollo normal del pene pero con ginecomastia (mamas agrandadas)

to masculino. En el resto de las mujeres, el síndrome es causado por anomalías estructurales del cromosoma X o por una no disyunción mitótica que produce mosaicismo.

SÍNDROME DEL TRIPLE X

Las pacientes con **síndrome del triple X** son infantiles, presentan escasa menstruación y cierto grado de retardo mental. Tienen dos cuerpos cromatínicos sexuales en las células.

Anomalías estructurales

Las **anomalías cromosómicas estructurales** afectan a un cromosoma o a más de uno y por lo común son consecuencia de fracturas de los cromosomas. Estas roturas son causadas por factores ambientales, como virus, radiaciones y medicamentos. El resultado de la fractura depende de lo que ocurra

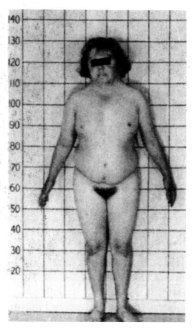

Fig. 1–12. Paciente con síndrome de Turner. Las características principales son las membranas laterales en el cuello (membranas cervicales), estatura corta, tórax ancho y ausencia de maduración sexual.

con los fragmentos. En algunos casos el segmento roto de un cromosoma se pierde y los niños con **deleción** parcial de un cromosoma son anormales. Un síndrome muy conocido, ocasionado por la deleción parcial del brazo corto del cromosoma 5, es el **síndrome del maullido de gato** (*cri–du–chat*). Los niños tienen un llanto semejante a un maullido, microcefalia, retardo mental y cardiopatía congénita. Se ha comprobado que muchos otros síndromes relativamente raros son consecuencia de la pérdida parcial de un cromosoma.

Las **microdeleciones**, que comprenden solamente algunos **genes contiguos**, pueden originar el **síndrome de microdeleción o síndrome de genes contiguos**. Los sitios donde se producen las deleciones se denominan **complejos génicos contiguos** y pueden identificarse mediante técnicas de **bandeo de cromosomas de alta resolución**. Un ejemplo de microdeleción tiene lugar en el brazo largo del cromosoma 15 (15q11–15q13). Cuando la deleción presente se hereda del cromosoma de la madre, provoca el **síndrome de Angelman**, en el cual el niño presenta retardo mental, no puede hablar, su desarrollo motor es escaso y es propenso a períodos prolongados de risa inmotivada (fig. 1–13). Si el defecto se encuentra en el cromosoma heredado del padre se produce el **síndrome de Prader–Willi** y los individuos afectados se caracterizan por hipotonía, obesidad, retardo mental, hipogonadismo y criptorquidia (fig. 1–14). Aquellas características que se expresan dife-

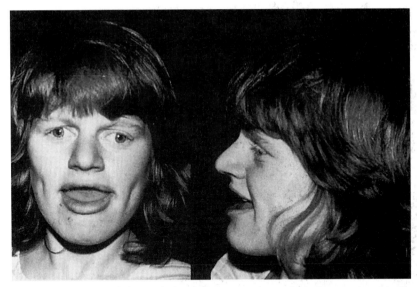

Fig. 1-13. Paciente con síndrome de Angelman como consecuencia de una microdeleción en el cromosoma 15 materno. Si el defecto se hereda en el cromosoma paterno se produce el síndrome de Prader-Willi (fig. 1-14).

rencialmente según que el material genético sea heredado de la madre o del padre son ejemplos de **impronta genómica**. Otros síndromes de genes contiguos pueden ser heredados de cada padre, como el **síndrome de Miller–Dieker** (lisencefalia, retardo del desarrollo, convulsiones y anomalías faciales y cardíacas resultantes de una deleción en 17p13) y la mayoría de los casos de **síndrome velocardiofacial (de Shprintzen)** (defectos del paladar, defectos cardíacos troncoconales, retraso del habla, problemas de aprendizaje y trastornos tipo esquizofrenia resultantes de una deleción en 22q11).

Los **sitios frágiles** son regiones de los cromosomas que muestran propensión a separarse o romperse por ciertas manipulaciones de la célula. Por ejemplo, los sitios frágiles pueden revelarse mediante el cultivo de linfocitos en un medio con deficiencia de folato. Aun cuando se han definido numerosos sitios frágiles, que consisten de secuencias **CGG repetidas**, solamente el sitio que se encuentra ubicado en el brazo largo del cromosoma X (Xq27) ha sido relacionado con un fenotipo alterado y por eso se denomina **síndrome del X frágil**. Este síndrome se caracteriza por retardo mental, orejas de gran tamaño, mandíbula prominente e iris de color azul claro. Es más frecuente en los varones que en las mujeres (1/1.000 contra 1/2.000), lo cual puede explicar el predominio de varones entre los casos de deficiencia mental. El síndrome de X frágil sigue en frecuencia al síndrome de Down como causa de retardo mental debido a anomalías cromosómicas.

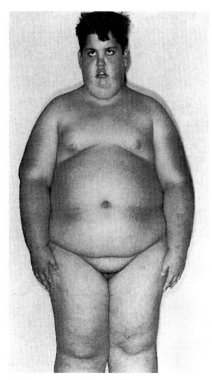

Fig. 1–14. Paciente con síndrome de Prader–Willi como consecuencia de una microdeleción en el cromosoma 15 paterno. Si el defecto se hereda en el cromosoma materno se produce el síndrome de Angelman (fig. 1–13).

Mutaciones genéticas

Numerosas malformaciones congénitas humanas se heredan y algunas muestran un patrón de herencia mendeliano evidente. En muchos defectos congénitos puede atribuirse directamente la anomalía a un cambio en la estructura o la función de un gen y de allí el nombre de **mutación de un solo gen**. Se estima que este tipo de defecto explica aproximadamente el 8% de las malformaciones humanas.

Con excepción de los cromosomas X e Y en el varón, los genes se encuentran en pares o **alelos**, de manera tal que se dice que existen dos dosis de cada determinante genético, una de la madre y otra del padre. Si un gen mutado produce una anomalía en una sola dosis, a pesar de la presencia de un alelo normal, se dice que es una **mutación dominante**. Cuando ambos alelos son anormales (doble dosis) o la mutación está relacionada con el cromosoma X en el varón, se trata de una **mutación recesiva**. Las gradaciones en los efectos de las mutaciones genéticas pueden deberse a factores que las modifican.

La aplicación de técnicas de biología molecular incrementó el conocimiento sobre los genes responsables del desarrollo normal. A su vez, el análisis genético de los síndromes humanos ha mostrado que las mutaciones en muchos de esos mismos genes son responsables de algunas anomalías congénitas y enfermedades de la infancia. De este modo, el vínculo entre los genes clave en el desarrollo y su papel en los síndromes clínicos está comenzando a aclararse.

Además de causar malformaciones congénitas, las mutaciones pueden ocasionar **errores congénitos del metabolismo**. Estas enfermedades, entre las cuales son bien conocidas la fenilcetonuria, la homocistinuria y la galactosemia, se acompañan con frecuencia de retardo mental de diverso grado o lo causan.

Técnicas de diagnóstico para identificar anomalías genéticas

El **análisis citogenético** es utilizado para valorar el número y la integridad de los cromosomas. La técnica requiere células en proceso de división, lo cual usualmente significa el establecimiento de cultivos celulares que son detenidos en metafase por tratamiento químico. Los cromosomas son teñidos con la **tinción de Giemsa** para revelar patrones de bandas claras y oscuras (bandas-G; fig. 1-6) específicos de cada cromosoma. Cada banda corresponde a 5 a 10 $\times$ 10^6 pares de bases de DNA, que pueden incluir desde unos pocos a varios centenares de genes. Recientemente se han desarrollado **técnicas de bandeo en metafase de alta resolución**, que demuestren mayor número de bandas que representan aun pequeñas piezas de DNA, lo que facilita de esta forma el diagnóstico de pequeñas deleciones.

Las nuevas técnicas moleculares como la **hibridación in situ por fluorescencia** (FISH) emplean sondas de DNA específicas para identificar ploidías en unos pocos cromosomas seleccionados. Las sondas fluorescentes son hibridadas con cromosomas o locis genéticos utilizando células sobre un portaobjeto, y los resultados se visualizan con microscopio de fluorescencia (fig. 1-15). El **análisis espectral del cariotipo** es una técnica en la que cada cromosoma es hibridado con una única sonda fluorescente de un color diferente. Los resultados son analizados a continuación con una computadora.

Cambios morfológicos durante la maduración de los gametos

OVOGÉNESIS

La maduración de los ovocitos comienza antes del nacimiento

Cuando las células germinales primordiales han alcanzado la gónada genéticamente femenina, se diferencian en **ovogonios** (fig. 1-16A y B). Estas células experimentan un número de divisiones mitóticas y hacia el final del tercer mes se organizan en grupos rodeados por una capa de células epiteliales planas

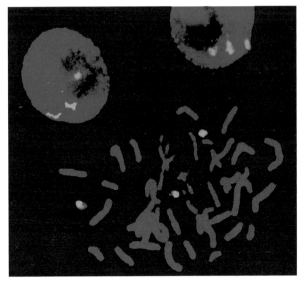

Fig. 1–15. Hibridación in situ por fluorescencia (FISH) usando una sonda para el cromosoma 21. Se observan dos células en interfase y una en metafase con sus cromosomas extendidos; las sondas indican la presencia de tres dominios en cada una de ellas, característico de la trisomía 21 (síndrome de Down).

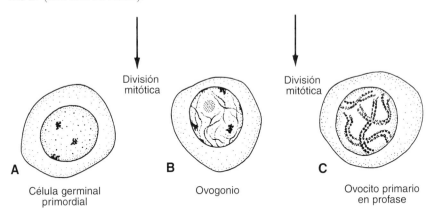

Fig. 1–16. La diferenciación en ovogonios de las células germinales primordiales comienza poco después de que estas llegan al ovario. Hacia el tercer mes de desarrollo algunos ovogonios dan origen a ovocitos primarios, los cuales, casi inmediatamente, comienzan la profase de la primera división meiótica. Esta profase puede durar 40 años o más, y termina únicamente cuando la célula comienza su maduración final. Durante este período contiene 46 cromosomas de estructura doble.

(figs. 1–17 y 1–18). Mientras que todos los ovogonios de un grupo derivan probablemente de una sola célula, las células epiteliales planas, conocidas como **células foliculares**, se originan a partir del epitelio superficial que recubre el ovario.

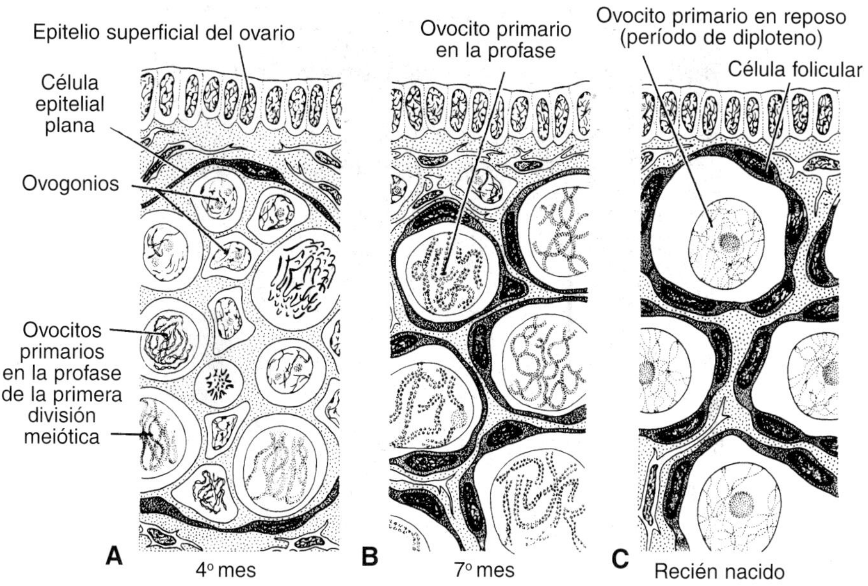

Fig. 1–17. Segmento del ovario en diferentes etapas de desarrollo. **A.** Los ovogonios están agrupados en cúmulos en la porción cortical del ovario. Algunos presentan mitosis, otros ya se han diferenciado en ovocitos primarios y entraron en la profase de la primera división meiótica. **B.** Casi todos los ovogonios se han convertido en ovocitos primarios, que están en la profase de la primera división meiótica. **C.** No hay ovogonios. Cada ovocito primario está rodeado por una capa única de células foliculares, que forman el folículo primordial. Los ovocitos han pasado al estadio de diploteno de la profase, en el cual permanecen hasta inmediatamente antes de la ovulación. Solo entonces entran en la metafase de la primera división meiótica.

La mayoría de los ovogonios continúan dividiéndose por mitosis, pero algunos de ellos detienen su división celular en la profase de la primera división meiótica y forman los **ovocitos primarios** (figs. 1–16C y 1–17A). Durante los pocos meses siguientes, los ovogonios incrementan rápidamente su número y, hacia el quinto mes de desarrollo prenatal, el número total de células germinales en el ovario alcanza su máximo, estimado en 7.000.000. En este momento comienza la muerte celular y muchos ovogonios, al igual que los ovocitos primarios, se vuelven atrésicos. Hacia el séptimo mes, la mayoría de los ovogonios han degenerado, con excepción de algunos que se encuentran próximos a la superficie. Todos los ovocitos primarios que sobreviven han entrado en la profase de la primera división meiótica y la mayoría de ellos están rodeados individualmente por una capa de células epiteliales planas (fig. 1–17B). El ovocito primario, junto con las células epiteliales planas que lo rodean, se denomina **folículo primordial** (fig. 1–18 A).

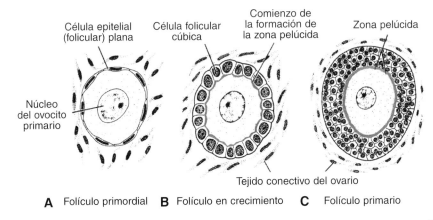

A Folículo primordial   **B** Folículo en crecimiento   **C** Folículo primario

Fig. 1–18. A. Folículo primordial formado por un ovocito primario rodeado por una capa de células epiteliales planas. **B.** Folículo primario o preantral temprano reclutado desde el grupo de folículos primordiales. Cuando el folículo crece, las células foliculares se tornan cúbicas y comienzan entonces a secretar la zona pelúcida, que se advierte en forma de placas irregulares sobre la superficie del ovocito. **C.** Folículo primario (preantral) maduro con células foliculares que forman una capa estratificada de células de la granulosa alrededor del ovocito y presencia de una zona pelúcida bien definida.

La maduración de los ovocitos continúa en la pubertad

Aproximadamente en el momento del nacimiento, todos los ovocitos primarios han comenzado la profase de la meiosis I, pero, en lugar de continuar con la metafase, entran en el **período de diploteno**, una etapa de reposo durante la profase que se caracteriza por la disposición de la cromatina a la manera de una red de encaje (fig. 1–17C). **Los ovocitos primarios se mantienen en profase y no terminan su primera división meiótica hasta que se ha alcanzado la pubertad**, aparentemente debido a una sustancia **inhibidora de la maduración del ovocito** (OMI) secretada por las células foliculares. El número total de ovocitos primarios al nacimiento se estima que varía de 700.000 a 2.000.000. Durante la infancia, la mayoría de los ovocitos se vuelven atrésicos; solo aproximadamente 400.000 están presentes al comienzo de la pubertad y algo menos de 500 llegarán a ser ovulados. Algunos ovocitos que alcanzan la madurez tardíamente en la vida han estado latentes en el período de diploteno de la primera división meiótica por 40 años o más previamente a la ovulación. No se sabe si la etapa de diploteno es la fase más apropiada para proteger al ovocito contra las influencias ambientales. El incremento del riesgo de tener un hijo con anomalías cromosómicas con la edad de la madre indicaría que los ovocitos primarios pueden deteriorarse con el paso del tiempo.

En la pubertad aparece un grupo de folículos en crecimiento, fenómeno que es mantenido continuamente a partir del abastecimiento provisto por los folículos primordiales. Cada mes, 15 a 20 folículos primordiales seleccionados comienzan a madurar y atraviesan tres estadios: 1) **primario** o **preantral**;

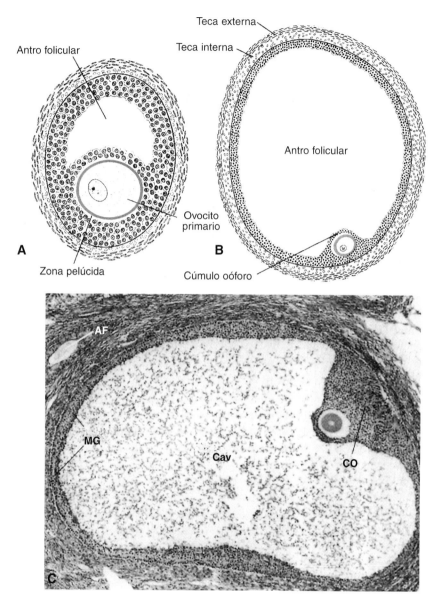

Fig. 1–19. A. Folículo en estadio secundario (antral). El ovocito rodeado por la zona pelúcida es excéntrico; se ha desarrollado el antro folicular por la acumulación de líquido entre los espacios intercelulares. Obsérvese la disposición de las células de la teca interna y de la teca externa. **B.** Folículo secundario maduro (de De Graaf). El antro ha aumentado considerablemente de tamaño, está lleno de líquido folicular y rodeado por una capa estratificada de células de la granulosa. El ovocito se halla incluido en un agrupamiento de células de la granulosa denominado cúmulo oóforo **C.** Microfotografía de un folículo secundario maduro con un antro aumentado de tamaño lleno de líquido (*Cav*, cavidad) y un diámetro de 20 mm (× 65). *CO*, cúmulo oóforo; *MG*, células de la granulosa; *AF*, folículo atrésico.

2) **secundario** o **antral** (también llamado **vesicular** o de **De Graaf**), y 3) **pre-ovulatorio**. El estadio preantral es el más largo, mientras que el estadio preovulatorio abarca aproximadamente 37 horas antes de la ovulación. A medida que el ovocito primario comienza a crecer, las células foliculares que lo rodean cambian de forma plana a cúbica y proliferan para formar un epitelio estratificado de **células de la granulosa**. La unidad se denomina ahora **folículo primario** (fig. 1–18B y C). Las células de la granulosa se apoyan sobre una membrana basal, que las separa de las células de la estroma circundante que forman la **teca folicular**. Además, las células de la granulosa y el ovocito secretan una capa de glicoproteínas que se deposita sobre la superficie del ovocito y forma la **zona pelúcida** (fig. 1–18C). A medida que continúa el crecimiento de los folículos, las células de la teca folicular se organizan en una capa interna de células secretoras, la **teca interna**, y una cápsula fibrosa externa, la **teca externa**. Asimismo, pequeñas prolongaciones digitiformes de las células foliculares atraviesan la zona pelúcida y se interdigitan con las microvellosidades de la membrana plasmática del ovocito. Estas prolongaciones son importantes para el transporte de sustancias desde las células foliculares al ovocito.

A medida que continúa el desarrollo, aparecen espacios ocupados por líquido entre las células de la granulosa. La coalescencia de estos espacios forma el **antro** y el folículo se denomina **folículo secundario (vesicular o de De Graaf)**. Al principio, el antro tiene forma semilunar, pero con el tiempo aumenta mucho de volumen (fig. 1–19). Las células de la granulosa que rodean al ovocito permanecen intactas y forman el **cúmulo oóforo** (cúmulo prolígero). Alcanzada la madurez, el **folículo secundario** podría tener un diámetro de 25 mm o más. Se encuentra rodeado por la teca interna, que está com-

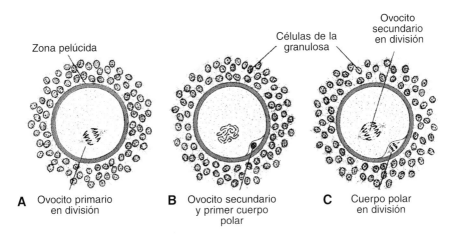

Fig. 1–20. Maduración del ovocito. **A.** Ovocito primario que presenta el huso de la primera división meiótica. **B.** Ovocito secundario y primer cuerpo polar. No hay membrana nuclear. **C.** Ovocito secundario, en el cual se advierte el huso de la segunda división meiótica. Asimismo, el primer cuerpo polar se halla en etapa de división.

puesta de células con características de secreción esteroidea, rica en vasos sanguíneos, y por la teca externa, que gradualmente se va fusionando con la estroma ovárica (fig. 1–19).

En cada ciclo ovárico comienzan a desarrollarse varios folículos, pero por lo general solo uno alcanza la madurez completa. Los otros degeneran y se tornan atrésicos (fig. 1–19C). Cuando el folículo secundario está maduro, un pico de la **hormona luteinizante (LH)** induce la fase de crecimiento preovulatoria. Se completa la meiosis I, lo que lleva a la formación de dos células hijas que difieren de tamaño, cada una con 23 cromosomas de estructura doble (fig. 1–20A y B). Una de las células, el **ovocito secundario**, recibe la mayor parte del citoplasma, mientras que la otra, el **primer cuerpo polar**, casi nada. El primer cuerpo polar se ubica entre la zona pelúcida y la membrana celular del ovocito secundario en el espacio perivitelino (fig. 1–20B). A continuación, la célula entra en meiosis II, pero se detiene en metafase aproximadamente tres horas antes de la ovulación. La meiosis II llega a su término solo si el ovocito es fecundado; de lo contrario, la célula degenera 24 horas después de la ovulación, aproximadamente. El primer cuerpo polar también experimenta una segunda división (fig. 1–20C).

ESPERMATOGÉNESIS

La maduración de los espermatozoides comienza en la pubertad

La **espermatogénesis**, que comienza en la pubertad, comprende todos los fenómenos mediante los cuales los **espermatogonios** se transforman en **espermatozoides**. Al nacimiento, las células germinales pueden identificarse en el varón en los cordones sexuales de los testículos como células grandes y pálidas rodeadas por células de sostén. (fig. 1–21A). Las células de sostén, que derivan del epitelio superficial de la glándula de la misma manera que las células foliculares, se convierten en **células sustentaculares** o **células de Sertoli** (fig. 1–21C).

Poco antes de la pubertad los cordones sexuales se tornan huecos y se convierten en los **túbulos seminíferos**. Casi al mismo tiempo las células germinales primordiales dan origen a las células madres espermatogónicas. A intervalos regulares, a partir de esta población de células madres surgen células que dan origen a los **espermatogonios de tipo A**, cuya producción señala el comienzo de la espermatogénesis. Las células tipo A experimentan un limitado número de divisiones mitóticas para formar un clon celular. La última división celular produce **espermatogonios de tipo B**, que entonces se dividen para dar origen a los **espermatocitos primarios** (figs. 1–21 y 1–22). Los espermatocitos primarios entran en una profase prolongada (22 días), seguida por la finalización rápida de la meiosis I y la formación de **espermatocitos secundarios**. Durante la segunda división meiótica estas células comienzan inmediatamente a formar **espermátides** haploides (figs. 1–21 a

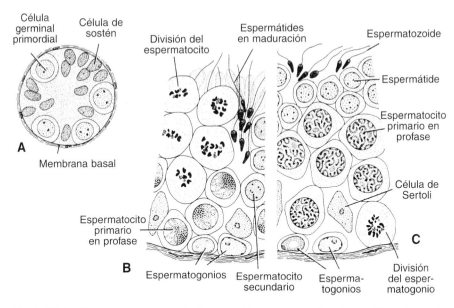

Fig. 1–21. A. Corte que pasa a través de un cordón sexual primitivo de un niño recién nacido, en el cual se advierten las células germinales primordiales y las células de sostén. **B** y **C.** Dos segmentos de un túbulo seminífero en corte transversal. Obsérvense las distintas etapas de la espermatogénesis.

1–23). Mientras suceden estos acontecimientos, desde el momento en que las células de tipo A abandonan la población de células madres hasta la formación de espermátides, la citocinesis es incompleta, de modo que las generaciones celulares sucesivas están unidas por puentes citoplasmáticos. De tal modo, la progenie de un solo espermatogonio de tipo A forma un clon de células germinales que mantienen contacto durante la diferenciación (fig. 1–22). Además, los espermatogonios y las espermátides permanecen incluidos en profundos recesos de las células de Sertoli durante todo su desarrollo (fig. 1–24). De esta forma, las células de Sertoli proporcionan sostén y protección a las células germinales, participan en su nutrición y ayudan a la liberación de los espermatozoides maduros.

La espermatogénesis es regulada mediante la **hormona luteinizante (LH)** producida por la hipófisis. La LH se une a receptores localizados sobre las células de Leydig y estimula la producción de testosterona, y a su vez esta última se une a las células de Sertoli para promover la espermatogénesis. La **hormona foliculoestimulante (FSH)** también es esencial debido a que se une a las células de Sertoli y estimula la producción de líquido testicular y la síntesis de las proteínas intracelulares que constituyen los receptores de andrógenos.

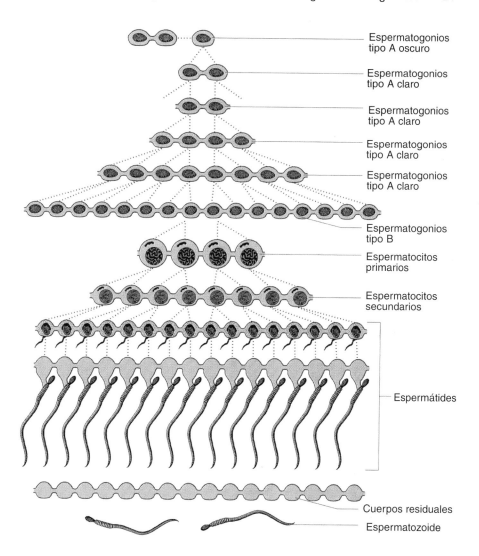

Fig. 1–22. Los espermatogonios de tipo A, derivados de la población de células madres de espermatogonios, representan la primer célula en el proceso de espermatogénesis. Se establecen clones de células y los puentes citoplasmáticos unen a las células en cada división siguiente hasta que los espermatozoides individuales quedan separados de los cuerpos residuales. De hecho, el número de células individuales interconectadas es considerablemente mayor de lo que se muestra en la figura.

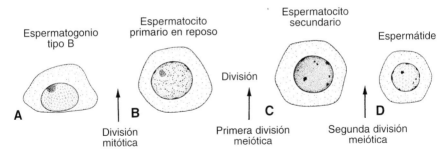

Fig. 1–23. Productos de la meiosis durante la espermatogénesis en seres humanos.

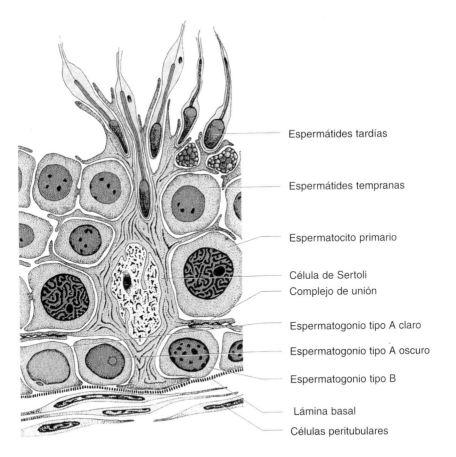

Espermátides tardías

Espermátides tempranas

Espermatocito primario

Célula de Sertoli
Complejo de unión

Espermatogonio tipo A claro

Espermatogonio tipo A oscuro

Espermatogonio tipo B

Lámina basal
Células peritubulares

Fig. 1–24. Células de Sertoli y maduración de espermatocitos. Los espermatogonios, los espermatocitos y las espermátides tempranas ocupan depresiones en las superficies basolaterales de la célula de sostén; las espermátides en etapas avanzadas están situadas en profundos recesos cerca del ápice.

Espermiogénesis

La serie de cambios que experimentan las espermátides para su transformación en espermatozoides recibe el nombre de **espermiogénesis**. Estos cambios son: a) formación del **acrosoma**, que se extiende sobre la mitad de la superficie nuclear y contiene enzimas que ayudan a la penetración del ovocito y de las capas que lo rodean durante la fecundación (fig. 1–25); b) condensación del núcleo; c) formación del cuello, pieza intermedia y cola, y d) eliminación de la mayor parte del citoplasma. En el ser humano, el tiempo necesario para que el espermatogonio se convierta en un espermatozoide maduro es de alrededor de 64 días.

Los espermatozoides completamente formados llegan a la luz de los túbulos seminíferos, desde donde son empujados hacia el epidídimo por los elementos contráctiles que se encuentran en la pared de los túbulos. Aunque en un principio son poco móviles, los espermatozoides alcanzan su movilidad completa en el epidídimo.

ORIENTACIÓN CLÍNICA

Gametos anormales

En el ser humano y en la mayoría de los mamíferos, a veces un folículo ovárico contiene dos o tres ovocitos primarios claramente distinguibles (fig. 1–26A). Si bien estos ovocitos pueden dar origen a embarazos gemelares o triples, suelen degenerar antes de llegar a la madurez. En casos poco frecuentes, un ovocito primario contiene dos núcleos y aun tres (fig. 1–26B). Sin embargo, estos ovocitos binucleados o trinucleados mueren antes de llegar a la madurez.

A diferencia de los ovocitos atípicos, con frecuencia se advierten espermatozoides anormales y se observan defectos hasta en el 10% de ellos. La anomalía puede ser tanto de la cabeza como de la cola; los espermatozoides pueden ser gigantes o enanos y en ocasiones están unidos (fig. 1–26C). Los espermatozoides que presentan anomalías morfológicas carecen de movilidad normal y es probable que no lleguen a fecundar a los ovocitos.

Resumen

Las **células germinales primordiales** aparecen en la pared del saco vitelino en la tercera semana y migran hacia la gónada indiferenciada (fig. 1–1), a la cual llegan al final de la quinta semana. Como preparación para la fecundación, las células germinales masculinas y femeninas llevan a cabo la **gametogénesis**, que incluye la **meiosis** y la **citodiferenciación**. Durante la meiosis I, se produce el **apareamiento de los cromosomas homólogos** y el

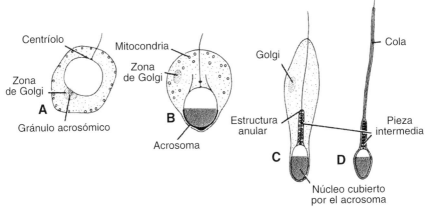

Fig. 1-25. Etapas más importantes de la transformación de la espermátide humana en espermatozoide.

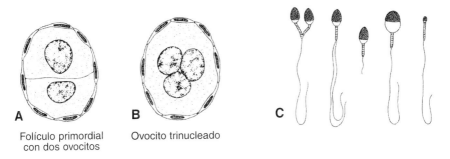

Fig. 1-26. Células germinales anormales. **A.** Folículo primordial con dos ovocitos. **B.** Ovocito trinucleado. **C.** Varios tipos de espermatozoides anormales.

intercambio de material genético; durante la meiosis II las células no replican su DNA, y de esta forma cada célula es provista de un número **haploide** de cromosomas y de la mitad de la cantidad de DNA de una célula somática normal (fig. 1-3). Por lo tanto, los gametos masculinos maduros contienen 22 cromosomas más un cromosoma X o un cromosoma Y, y los gametos femeninos contienen 22 cromosomas más un cromosoma X.

Los defectos congénitos podrían originarse por anomalías en la **estructura** o el **número de cromosomas** y también por **mutaciones de un solo gen**. Aproximadamente el 7% de los defectos congénitos más importantes se deben a anomalías cromosómicas y el 8% a mutaciones genéticas. Las **trisomías** (un cromosoma extra) y las **monosomías** (pérdida de un cromosoma) se originan durante la mitosis o meiosis. Durante la meiosis, los cromosomas homólogos normalmente se aparean y luego se separan. Sin embargo, si la separación fracasa (**no disyunción**), una de las células recibe demasiados cromosomas y la otra, menos (fig. 1–5). La incidencia de anomalías cromosómicas numéricas se incrementa con la edad de la madre, particularmente en mujeres mayores de 35 años de edad. Las anomalías cromosómicas estructurales incluyen grandes **deleciones** (**síndrome del maullido de gato**) y **microdeleciones**. Las microdeleciones involucran a **genes contiguos** que podrían acarrear defectos tales como el **síndrome de Angelman** (deleción materna del cromosoma 15q11–15q13) o el **síndrome de Prader–Willi** (deleción paterna, 15q11–15q13). Estos síndromes son también un ejemplo de **impronta**, debido a que dependen de que el material genético afectado sea heredado de la madre o del padre. La mutación de los genes puede ser **dominante** (solo un gen de un par de alelos tiene que estar afectado para producir una alteración) o **recesiva** (ambos genes de un par de alelos deben haber mutado). Las mutaciones responsables de muchos defectos congénitos afectan genes involucrados en el desarrollo embrionario normal.

En la mujer, la maduración de las células germinales primordiales a gametos maduros, denominada **ovogénesis, comienza antes del nacimiento**; en el varón, esto se denomina **espermatogénesis** y **empieza en la pubertad**. En la mujer, las células germinales primordiales se diferencian en **ovogonios**. Después de repetidas divisiones mitóticas, algunas de éstas se detienen en la profase de la meiosis I para formar **ovocitos primarios**. Alrededor del séptimo mes casi todos los ovogonios se han vuelto atrésicos y solo los ovocitos primarios se mantienen rodeados por una capa de **células foliculares** derivada de la superficie del epitelio del ovario (fig. 1–17). En conjunto, forman el **folículo primordial**. En la pubertad, un grupo de folículos en crecimiento es reclutado y mantenido a partir del abastecimiento limitado de folículos primordiales. Como consecuencia, cada mes 15 a 20 folículos comienzan a crecer y, a medida que maduran, atraviesan tres estadios: 1) **primario o preantral**; 2) **secundario o antral (vesicular, de De Graaf)**, y 3) **preovulatorio**. El ovocito primario permanece en la profase de la primera división meiótica hasta que el folículo secundario madura. En este momento, un pico de la **hormona luteinizante (LH)** estimula el crecimiento preovulatorio: la meiosis I se completa y se forman un ovocito secundario y un cuerpo polar. A continuación, el ovocito secundario se detiene en metafase de la meiosis II aproximadamente 3 horas antes de la ovulación y no podrá completar esta división celular hasta la fecundación. En el varón, las células primordiales permanecen inactivas hasta la pubertad, y solo entonces se diferencian en espermatogonios. Estas células madres dan origen a espermatocitos primarios, los cuales a través de dos divisiones meióticas sucesivas producen cuatro **espermátides** (fig. 1–4). Las espermátides pasan por una serie de cambios (**espermiogénesis**) (fig. 1–25) que incluyen: a) formación del acrosoma, b) condensación del núcleo, c) formación del cuello, la pieza intermedia y la cola, y d) eliminación de la mayor parte del citoplasma. El tiempo necesario para que un espermatogonio se convierta en un espermatozoide maduro es de 64 días, aproximadamente.

Problemas para resolver

1. ¿Cuál es la causa más común de anomalías del número de cromosomas? Dé un ejemplo de síndrome clínico debido a la presencia de un número anormal de cromosomas.
2. Además de las anomalías numéricas, ¿qué otro tipo de alteraciones cromosómicas pueden producirse?
3. ¿Qué es el mosaicismo y cómo se produce?

Lecturas recomendadas

Chandley AC: Meiosis in Man. Trends Genet 4:79, 1988.
Clermont Y: Kinetics of spermatogenesis in mammals: seminiferous epithelium cycle and spermatogonial renewal. Physiol Rev 52:198, 1972.
Eddy EM, Clark JM, Gong D, Fenderson BA: Origin and migration of primordial germ cells in mammals. Gamete Res 4:333, 1981.
Gelchrter TD, Collins FS: Principles of Medical Genetics. Baltimore, Williams & Wilkins, 1990.
Gorlin RJ, Cohen MM, Levin LS (eds): Syndromes of the Head and Neck. 3rd ed. New York, Oxford University, 1990.
Heller CG, Clermont Y: Kinetics of the germinal epithelium in man. Recent Prog Horm Res 20:545, 1964.
Johnson MH, Everett BJ: Essential Reproduction. 5th ed. London. Blackwell Science, 2000.
Jones KL (ed): Smith's Recognizale Patterns of Human Malformation. 4th ed. Philadelphia, WB Saunders, 1988.
Larsen WJ, Wert SE: Roles of cell junctions in gametogenesis and early embryonic development. Tissue Cell 20:809, 1988.
Lenke RR, Levy HL: Maternal phenylketonuria and hyperphenylalaninemia: an international survey of untreated and treated pregnancies. N Engl J Med 303:1202, 1980.
Pelletier RA, We K, Balakier H: Development of membrane differentiations in the guinea pig spermatid during spermiogenesis. Am J Anat 167:119, 1983.
Russell LD: Sertoligerm cell interactions: a review. Gamete Res 3:179, 1980.
Stevenson RE, Hall JG, Goodman RM (eds): Human Malformations and Related Anomalies. Vol I, II. New York, Oxford University Press, 1993.
Thorogood P (ed): Embryos, Genes, and Birth Defects. New York, Wiley, 1997.
Witschj E: Migration of the germ cells of the human embryos from the yolk sac to the primitive gonadal folds. Contrib Embryol 36:67, 1948.

capítulo 2

Primera semana de desarrollo: de la ovulación a la implantación

Ciclo ovárico

Los ciclos menstruales regulares de la mujer comienzan en la pubertad. Estos **ciclos sexuales** son regulados por el hipotálamo. La **hormona liberadora de gonadotrofinas** (GnRH) producida por el hipotálamo actúa sobre las células del lóbulo anterior de la hipófisis, las cuales, a su vez, secretan las **gonadotrofinas**. Estas hormonas, la **hormona foliculoestimulante (FSH)** y la **hormona luteinizante (LH)**, estimulan y regulan los cambios cíclicos en el ovario.

Al comenzar cada ciclo ovárico, 15 a 20 folículos en estadio primario (preantral) son estimulados a crecer bajo la influencia de la FSH. (Esta hormona no es necesaria para promover el desarrollo de los folículos primordiales al estadio de folículo primario, pero si está ausente, los folículos primarios mueren y se vuelven atrésicos.) De esta forma, la FSH rescata 15 a 20 de estas células desde un grupo de folículos primarios en continua formación (fig. 2–1). En condiciones normales, solo uno de estos folículos alcanza su madurez total y se expulsa únicamente un ovocito; los demás degeneran y se convierten en folículos atrésicos. En el ciclo siguiente es reclutado otro grupo de folículos y también en este caso solo uno llega a la madurez. En consecuencia, la mayoría de los folículos degeneran sin llegar a la madurez completa. Cuando un folículo se torna atrésico, el ovocito y las células foliculares que lo rodean degeneran y son sustituidos por tejido conectivo, lo cual forma el **cuerpo atrésico**. La FSH también estimula la maduración de las células **foliculares** (de la granulosa) que rodean al ovocito. A su vez, la proliferación de estas células es media-

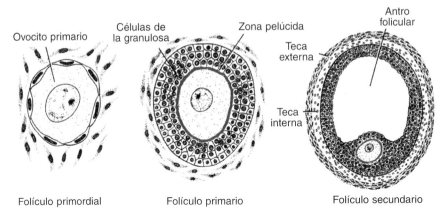

Fig. 2–1. A partir de la reserva de folículos primordiales, cada día algunos comienzan a crecer y a desarrollarse como folículos primarios (preantrales), en un crecimiento independiente de la FSH. Después, a medida que el ciclo progresa, la secreción de FSH recluta folículos primarios para comenzar a desarrollarse como folículos secundarios (antrales, de De Graaf). Durante los últimos días de maduración del folículo secundario, los estrógenos, producidos por las células foliculares y tecales, estimulan el incremento de la producción de LH por la hipófisis (fig. 2–13). Esta hormona provoca el ingreso del folículo en el estadio preovulatorio, para completar la meiosis I, e ingresar en la meiosis II, en que se detiene en metafase aproximadamente 3 horas antes de la ovulación.

da por el factor de diferenciación del crecimiento 9 (GDF–9), miembro de la familia del factor β de crecimiento y transformación–β (TGF–β). Las células de la granulosa y tecales, que actúan en conjunto, elaboran estrógenos que: a) hacen que el endometrio uterino entre en la **fase proliferativa** o folicular; b) promueven la fluidez del moco cervical para permitir el pasaje de los espermatozoides, y c) estimulan a la hipófisis para que secrete hormona luteinizante. En la mitad del ciclo hay un **pico de LH** que: a) eleva las concentraciones del factor promotor de la maduración, que lleva al ovocito a completar la meiosis I y a iniciar la meiosis II; b) estimula la producción de progesterona por las células de la estromal folicular (**luteinización**), y c) provoca la rotura folicular y la ovulación.

OVULACIÓN

En los días inmediatamente anteriores a la ovulación, por la acción de las hormonas foliculoestimulante y luteinizante, el folículo secundario crece rápidamente hasta un diámetro de 25 mm. En coincidencia con el desarrollo final del folículo secundario, hay un abrupto incremento de la LH que lleva al ovocito primario a completar la meiosis I, y el folículo ingresa en el estadio preovulatorio. Además comienza la meiosis II, pero el ovocito se detiene en metafase tres horas antes de que se inicie la ovulación. Entretanto, la superficie del ovario comienza a presentar un abultamiento local, en cuyo vértice aparece

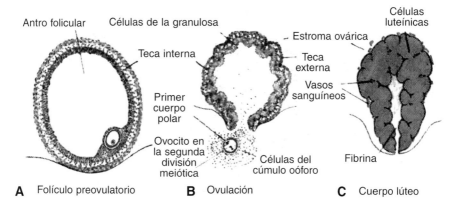

A Folículo preovulatorio   **B** Ovulación   **C** Cuerpo lúteo

Fig. 2-2. A. Folículo preovulatorio protruyendo sobre la superficie del ovario. **B.** Ovulación. El ovocito, en metafase de su segunda división meiótica, es expulsado del ovario junto con gran número de células del cúmulo oóforo. Las células foliculares que quedan dentro del folículo colapsado se convierten por diferenciación en células luteínicas. **C.** Cuerpo lúteo. Adviértase el gran tamaño del cuerpo lúteo causado por la hipertrofia y la acumulación de lípidos en las células de la granulosa y de la teca interna. El resto de la cavidad del folículo está ocupado por fibrina.

una mancha avascular, el llamado **estigma**. La elevada concentración de LH aumenta la actividad de colagenasa, lo que da lugar a la digestión de las fibras de colágeno que rodean al folículo. Los niveles de prostaglandinas también se incrementan en respuesta al pico de LH y provocan contracciones musculares locales en la pared del ovario. Estas contracciones expulsan al ovocito que, junto con las células de la granulosa que lo rodean en la región del cúmulo oóforo, se desprende (**ovulación**) y flota fuera del ovario (figs. 2–2 y 2–3). Algunas de las células del cúmulo oóforo vuelven a organizarse alrededor de la zona pelúcida y forman la **corona radiada** (figs. 2–4 a 2–6).

ORIENTACIÓN CLÍNICA

Ovulación

Algunas mujeres experimentan un ligero dolor durante la ovulación, denominado **dolor intermenstrual** debido a que normalmente se presenta en una etapa intermedia entre una y otra menstruación. La ovulación también se acompaña, generalmente, de una elevación de la temperatura basal, que puede ser controlada para determinar en qué momento se libera el ovocito. En algunas mujeres, a causa de una reducida concentración de gonadotrofinas, la ovulación no se produce. En estos casos se puede emplear algún agente que estimule la liberación de gonadotrofinas y, en consecuencia, la ovulación. Si bien estos fármacos son eficaces, a menudo producen ovulaciones múltiples, por lo cual el riesgo de embarazo múltiple es diez veces mayor en estas mujeres que en la población general.

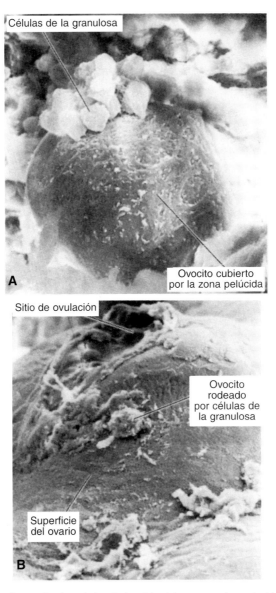

Fig. 2–3. A. Microfotografía electrónica de barrido del proceso de ovulación en el ratón. La superficie del ovocito se halla cubierta por la zona pelúcida. Obsérvese el cúmulo oóforo compuesto por células de la granulosa **B.** Microfotografía electrónica de barrido de un ovocito de coneja, una hora y media después de la ovulación. El ovocito, que se halla rodeado por células de la granulosa, se encuentra sobre la superficie del ovario. Adviértase el sitio de ovulación.

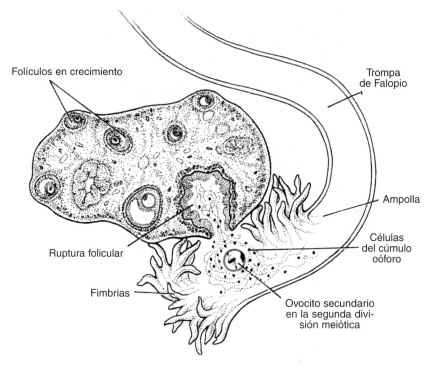

Folículos en crecimiento

Trompa de Falopio

Ampolla

Células del cúmulo oóforo

Ruptura folicular

Fimbrias

Ovocito secundario en la segunda división meiótica

Fig. 2–4. Relación entre las fimbrias y el ovario. Las fimbrias recogen el ovocito y lo conducen hasta la trompa uterina.

CUERPO LÚTEO

Después de la ovulación, las células de la granulosa que quedan en la pared del folículo que se ha abierto, junto con las células de la teca interna, son vascularizadas por los vasos que las rodean. Por influencia de la hormona luteinizante, estas células adquieren un pigmento amarillento y se convierten en **células luteínicas**, las cuales forman el **cuerpo lúteo** o cuerpo amarillo y secretan la hormona **progesterona** (fig. 2–2C). La progesterona, junto con las hormonas estrogénicas, hace que la mucosa uterina alcance la fase **progestacional**, **luteínica** o **secretora** como preparación para la implantación del embrión.

TRANSPORTE DEL OVOCITO

Poco antes de la ovulación, las fimbrias de las trompas de Falopio comienzan a cubrir la superficie del ovario y el propio oviducto inicia contracciones rítmicas. Se considera que el ovocito, rodeado por algunas células de la granulosa (figs. 2–3 y 2–4), es llevado hacia la trompa por los movimientos de vai-

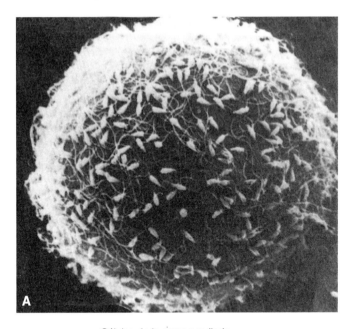

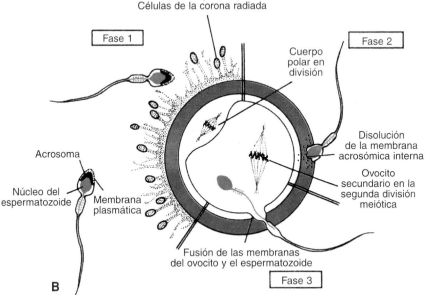

Fig. 2–5. A. Microfotografía electrónica de barrido de espermatozoides uniéndose a la zona pelúcida. **B.** Las tres fases de penetración del ovocito. En la fase 1, los espermatozoides se abren paso a través de la barrera de la corona radiada; en la fase 2, uno o más espermatozoides se introducen en la zona pelúcida; en la fase 3, un espermatozoide atraviesa la membrana del ovocito y pierde su propia membrana plasmática. El dibujo de la izquierda muestra un espermatozoide normal con su capuchón acrosómico.

vén de las fimbrias y por los movimientos de los cilios del revestimiento epitelial. Una vez en la trompa, las células del cúmulo oóforo apartan sus prolongaciones citoplasmáticas de la zona pelúcida y pierden contacto con el ovocito.

Cuando el ovocito se encuentra en la trompa de Falopio es impulsado mediante cilios; la velocidad del transporte es regulada por el estado endocrino durante la ovulación y después de esta. En los seres humanos, el ovocito fecundado llega a la luz del útero en tres o cuatro días aproximadamente.

CORPUS ALBICANS

Si la fecundación no se produce, el cuerpo lúteo alcanza su máximo desarrollo aproximadamente nueve días después de la ovulación. Se reconoce con facilidad como una protuberancia amarillenta en la superficie del ovario. En una etapa ulterior el cuerpo lúteo disminuye de volumen por degeneración de las células luteínicas y forma una masa de tejido cicatrizal fibroso, que recibe

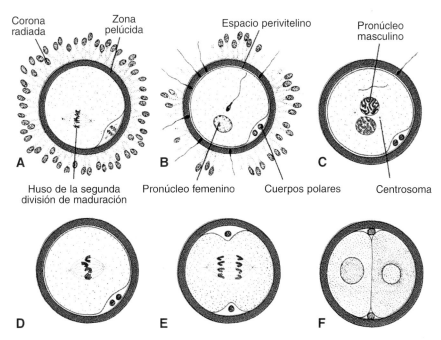

Fig. 2–6. A. Ovocito inmediatamente después de la ovulación, en el cual se muestra el huso de la segunda división meiótica. **B.** Un espermatozoide ha entrado en el ovocito, que ha terminado su segunda división meiótica. Los cromosomas del ovocito están dispuestos en un núcleo vesicular, el pronúcleo femenino. Se advierten las cabezas de varios espermatozoides incrustadas en la zona pelúcida. **C.** Pronúcleos masculino y femenino. **D** y **E.** Los cromosomas se disponen sobre el huso, se separan longitudinalmente y se desplazan hacia polos opuestos. **F.** Estadio bicelular.

el nombre de **corpus albicans** (cuerpo blanco). Simultáneamente disminuye la producción de progesterona, lo cual desencadena la hemorragia menstrual. En caso de producirse la fecundación del ovocito, la **gonadotrofina coriónica humana** (hCG), una hormona secretada por el sincitiotrofoblasto del embrión en desarrollo, impide la degeneración del cuerpo lúteo. Este último sigue creciendo y forma el **cuerpo lúteo del embarazo (cuerpo lúteo gravídico).** Hacia el final del tercer mes esta estructura puede alcanzar de una tercera parte a la mitad del volumen total del ovario. Las células luteínicas amarillentas continúan secretando progesterona hasta el final del cuarto mes y después sufren una lenta regresión a medida que la secreción de progesterona a cargo del componente trofoblástico de la placenta se torna adecuada para mantener el embarazo. La extirpación del cuerpo lúteo gravídico antes del cuarto mes suele llevar al aborto.

Fecundación

La fecundación, fenómeno en virtud del cual se fusionan los gametos masculino y femenino, tiene lugar en la **región de la ampolla de la trompa uterina**. Esta es la parte más ancha de la trompa y se halla localizada próxima al ovario (fig. 2–4). Los espermatozoides pueden mantenerse viables en el tracto reproductor femenino durante varios días.

Solo el 1% de los espermatozoides depositados en la vagina atraviesan el cuello uterino, donde pueden llegar a sobrevivir durante varias horas. El movimiento de los espermatozoides desde el cuello uterino hasta las trompas es llevado a cabo primariamente por su propia propulsión, aunque podrían ser ayudados por movimientos de los líquidos por acción de los cilios uterinos. El viaje desde el cuello uterino hasta las trompas requiere un mínimo de 2 a 7 horas, y, tras alcanzar el istmo, los espermatozoides disminuyen su movilidad y finalizan su migración. En el momento de la ovulación, los espermatozoides se vuelven móviles nuevamente, tal vez debido a sustancias quimioatractivas producidos por las células del cúmulo oóforo que rodean al ovocito, y nadan hacia la ampolla, donde frecuentemente se produce la fecundación. Inmediatamente después de su llegada al tracto genital femenino, los espermatozoides no están en condiciones de fecundar al ovocito y deben experimentar: a) la **capacitación** y b) la **reacción acrosómica** para adquirir esta capacidad.

Capacitación es el período de condicionamiento en el aparato genital femenino que, en el ser humano, dura aproximadamente 7 horas. Muchos de estos condicionamientos, que tienen lugar en la trompa uterina, corresponden a interacciones epiteliales entre el espermatozoide y la mucosa superficial de la trompa de Falopio. Durante este período, se eliminan una capa de glicoproteína y proteínas del plasma seminal de la membrana plasmática que recubre la región acrosómica de los espermatozoides. Únicamente los espermatozoides capacitados pueden pasar a través de las células de la corona radiada y experimentar la reacción acrosómica.

La **reacción acrosómica**, que se produce después de la unión a la zona pelúcida, es inducida por proteínas de la zona. Esta reacción culmina con la liberación de enzimas necesarias para penetrar la zona pelúcida, tales como la acrosina y sustancias del tipo de la tripsina (fig. 2–5).

Las fases de la fecundación son las siguientes: fase 1, penetración de la corona radiada; fase 2, penetración de la zona pelúcida, y fase 3, fusión de las membranas celulares del ovocito y del espermatozoide.

FASE 1: PENETRACIÓN DE LA CORONA RADIADA

De los 200 a 300 millones de espermatozoides depositados en el tracto genital de la mujer, solo 300 a 500 llegan al sitio de la fecundación. Se necesita únicamente uno de ellos para la fecundación y se considera que los demás ayudan al espermatozoide fecundante a atravesar las barreras que protegen al gameto femenino. El espermatozoide capacitado pasa libremente a través de las células de la corona radiada (fig. 2–5).

FASE 2: PENETRACIÓN DE LA ZONA PELÚCIDA

La zona pelúcida es una capa de glicoproteínas que rodea al ovocito, que facilita y mantiene la unión del espermatozoide e induce la reacción acrosómica. La reacción acrosómica y la unión del espermatozoide son mediadas por el ligando ZP3, una proteína de la zona pelúcida. La liberación de enzimas acrosómicas (acrosina) permite que el espermatozoide penetre en la zona pelúcida y de esta manera entre en contacto con la membrana plasmática del ovocito (fig. 2–5). La permeabilidad de la zona pelúcida se modifica cuando la cabeza del espermatozoide entra en contacto con la superficie del ovocito, lo cual produce la liberación de enzimas lisosómicas de los gránulos corticales que se encuentran por debajo de la membrana plasmática del ovocito. Estas enzimas provocan una alteración de las propiedades de la zona pelúcida (la **reacción de zona**), que impide la penetración de otros espermatozoides e inactiva los sitios receptores específicos de especie para los espermatozoides sobre la superficie de la zona pelúcida. Se han encontrado otros espermatozoides incrustados en la zona pelúcida, pero solo uno parece ser capaz de introducirse en el ovocito (fig. 2–6).

FASE 3: FUSIÓN DE LAS MEMBRANAS CELULARES DEL OVOCITO Y DEL ESPERMATOZOIDE

La adhesión inicial del espermatozoide al ovocito es mediada en parte por las interacción de integrinas sobre el ovocito y sus ligandos, las desintegrinas, sobre el espermatozoide. Tras la adhesión se fusionan las membranas plasmáticas del espermatozoide y el ovocito (fig. 2–5). Dado que la membrana plasmática que cubre el capuchón acrosómico ha desaparecido durante la reacción acrosómica, la fusión se produce entre la membrana del ovocito y la membrana que cubre la región posterior de la cabeza del espermatozoide (fig. 2–5). En el ser humano, tanto la cabeza como la cola del espermatozoide penetran en el citoplasma del ovocito, pero la membrana plasmática queda sobre la superficie del ovocito. Tan pronto como el espermatozoide penetra en el ovocito, este responde de tres maneras diferentes:

1. **Reacciones cortical y de zona**. Como consecuencia de la liberación de gránulos corticales del ovocito, que contienen enzimas lisosómicas: a) la membrana del ovocito se torna impenetrable para otros espermatozoides, y b) la zona pelúcida modifica su estructura y composición para impedir la unión y penetración de otros espermatozoides. De tal manera se impide la polispermia (penetración de más de un espermatozoide dentro del ovocito).
2. **Reanudación de la segunda división meiótica**. Inmediatamente después del ingreso del espermatozoide, el ovocito completa su segunda división meiótica. Una de las células hijas casi no recibe citoplasma y se denomina **segundo cuerpo polar**; la otra célula hija es el **ovocito definitivo**. Sus cromosomas (22 + X) se disponen en un núcleo vesicular denominado **pronúcleo femenino** (figs. 2–6 y 2–7).
3. **Activación metabólica de la célula huevo o cigoto**. Es probable que el factor activador sea transportado por el espermatozoide. Podemos considerar que la activación que sigue a la fusión comprende los fenómenos celulares y moleculares iniciales relacionados con las primeras etapas de la embriogénesis.

Mientras tanto, el espermatozoide avanza hasta quedar muy próximo al pronúcleo femenino. El núcleo se hincha y forma el **pronúcleo masculino** (fig. 2–6), mientras que la cola del espermatozoide se desprende y degenera. Desde el punto de vista morfológico, los pronúcleos masculino y femenino son indistinguibles, y finalmente establecen contacto íntimo entre sí y pierden sus envolturas nucleares (fig. 2–7A). Durante el crecimiento de los pronúcleos masculino y femenino (ambos haploides), cada pronúcleo debe replicar su DNA. En caso contrario, cada célula del cigoto en período bicelular tendría la mitad de la cantidad normal de DNA. Inmediatamente después de la síntesis de DNA, los cromosomas se disponen en el huso y se preparan para una división mitótica normal. Los 23 cromosomas maternos y los 23 paternos (dobles) se dividen longitudinalmente en el centrómero y las cromátidas hermanas se desplazan hacia polos opuestos para brindar así a cada célula del cigoto el número diploide normal de cromosomas y la cantidad normal de DNA (fig. 2–6D, E). A medida que las cromátidas hermanas se desplazan hacia los polos opuestos, aparece un profundo surco en la superficie de la célula que gradualmente divide al citoplasma en dos partes (figs. 2–6F y 2–7B).

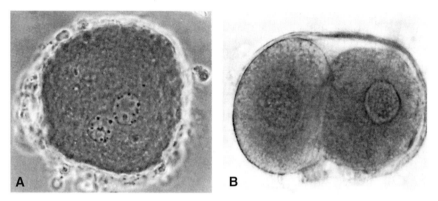

Fig. 2–7. A. Imagen por contraste de fase del estadio pronuclear de un ovocito humano fecundado, en la que se advierten los pronúcleos masculino y femenino. **B.** Estadio bicelular de un cigoto humano.

Los principales resultados de la fecundación son:
- **Restablecimiento del número diploide de cromosomas**, la mitad procedente del padre y la mitad de la madre. En consecuencia, el cigoto posee una nueva combinación de cromosomas, diferente de la de ambos progenitores.
- **Determinación del sexo** del nuevo individuo. Un espermatozoide que posea X producirá un embrión femenino (XX) y un espermatozoide que posea Y originará un embrión masculino (XY). En consecuencia, el sexo cromosómico del embrión queda determinado en el momento de la fecundación.
- **Iniciación de la segmentación.** Si no se produce la fecundación, el ovocito suele degenerar en el término de 24 horas después de la ovulación.

ORIENTACIÓN CLÍNICA

Métodos anticonceptivos

Las **técnicas anticonceptivas de barrera** incluyen el preservativo masculino, de látex, que a menudo contiene sustancias químicas espermicidas y se coloca cubriendo el pene, y el preservativo femenino, fabricado en poliuretano, que recubre la vagina. Otros métodos de barrera que se colocan en la vagina son el diafragma, el capuchón cervical y la esponja anticonceptiva.

La **píldora anticonceptiva** es una combinación de un estrógeno y un análogo de la progesterona o progestágeno que, juntos, inhiben la ovulación pero permiten la menstruación. Ambas hormonas impiden la liberación de FSH y LH de la hipófisis. Las píldoras se toman durante 21 días y al cabo de este lapso se suspenden para que se produzca la menstruación, después de la cual se repite el ciclo.

Los **progestágenos** pueden utilizarse en implante subdérmico o en inyección intramuscular para impedir la ovulación como máximo durante 5 años o 23 meses, respectivamente.

Se ha desarrollado y probado en ensayos clínicos una "**píldora**" **masculina**, que contiene un andrógeno sintético que previene la secreción de LH y FSH y además detiene la producción de espermatozoides (70 a 90% de los varones) o la reduce a un nivel de esterilidad.

Los **dispositivos intrauterinos (DIU)** se colocan en la cavidad uterina. No está claro el mecanismo por el cual impiden el embarazo, pero podrían ejercer algún efecto sobre los espermatozoides y los ovocitos o una acción inhibitoria en las etapas de desarrollo previas a la implantación.

El fármaco **RU–486 (mifepristona)** provoca el aborto si se administra dentro de las 8 semanas siguientes a la última menstruación. Produce la menstruación, posiblemente a raíz de su acción como agente antiprogesterónico.

La **vasectomía** o la **ligadura de trompas** son medios anticonceptivos eficaces; ambos procedimientos pueden ser reversibles, aunque no en todos los casos.

Infertilidad

La **infertilidad** es un problema que afecta a un 15 a 30% de las parejas. La infertilidad en el varón puede deberse a un número insuficiente de espermatozoides, a su escasa movilidad o a ambas causas. En condiciones normales, el volumen de semen eyaculado es de 3 a 4 mL y contiene 100 millones de espermatozoides por mL aproximadamente. Por lo general, son fértiles los varones que presentan 20 millones de espermatozoides por mL o 50 millones de espermatozoides en el eyaculado total. La infertilidad en la mujer puede obedecer a varias causas, como obstrucción de las trompas uterinas (que por lo común se debe a enfermedad inflamatoria pelviana), moco cervical hostil, inmunidad a los espermatozoides, falta de ovulación y otras.

La **fecundación in vitro** del ovocito humano y la transferencia de embriones es una práctica frecuente que se lleva a cabo en laboratorios de todo el mundo. Se estimula primero el crecimiento folicular en el ovario mediante la administración de gonadotrofinas. Los ovocitos son recogidos por laparoscopia desde los folículos ováricos con un aspirador justo antes de la ovulación, cuando el ovocito se encuentra en las últimas etapas de la primera división meiótica. Se los coloca en un medio de cultivo simple y se añaden inmediatamente los espermatozoides. Se efectúa el control de los ovocitos fecundados hasta que llegan al período de 8 células, momento en que se los coloca en el útero donde cumplen su desarrollo hasta el término del embarazo. Por fortuna, como el embrión es muy resistente a los efectos teratógenos antes de su implantación, es mínimo el riesgo de anomalías en los nacimientos producidos mediante las técnicas in vitro.

Una desventaja de esta técnica es el reducido índice de éxitos, dado que únicamente se consigue que un 20% de los ovocitos fecundados se implanten y lleguen a término. Por lo tanto, para aumentar las posibilidades de éxito se extraen 4 o 5 ovocitos y después de fecundados se colocan en el útero. Este método provoca a veces nacimientos múltiples.

En otra técnica, denominada **transferencia intratubaria de gametos** (**GIFT**, por *gamete intrafallopian transfer*), se introducen ovocitos y espermatozoides en la ampolla de la trompa de Falopio, donde se produce la fecundación. El desarrollo continúa en forma normal. En otro método similar, la **transferencia intratubaria de cigotos** (**ZIFT**, por *zygote intrafallopian transfer*), se colocan los ovocitos fecundados en la región ampollar de la trompa. Ambos métodos requieren la permeabilidad de las trompas uterinas.

Casos graves de infertilidad masculina, en los que el eyaculado contiene muy pocos (**oligozoospermia**) o en algunos casos ningún espermatozoide vivo (**azoospermia**), pueden ser superados mediante la **inyección intracitoplasmática de espermatozoides (ICSI)**. Con esta técnica, un solo espermatozoide, que podría ser obtenido de cualquier punto del tracto genital masculino, es inyectado dentro del citoplasma del ovocito para producir la fecundación. Este procedimiento ofrece a las parejas una alternativa al uso del esperma de un donante para la fecundación in vitro. La técnica incrementa el riesgo de que los fetos presenten deleciones del cromosoma Y, pero no otras anomalías cromosómicas.

Segmentación

Cuando el cigoto ha llegado al período bicelular, experimenta una serie de divisiones mitóticas que producen un incremento del número de células. Estas células, que se tornan más pequeñas con cada división de segmentación, se denominan **blastómeras** (fig. 2–8), y hasta la etapa de 8 células están agrupadas en forma poco compacta (fig. 2–9A). Sin embargo, después de la tercera segmentación, el contacto de las blastómeras entre sí es máximo y forman una bola compacta de células que se mantienen juntas por medio de uniones estre-

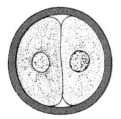 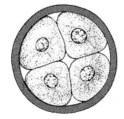 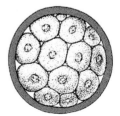

Estado de dos células   Estado de cuatro células   Mórula

Fig. 2–8. Desarrollo del cigoto desde el estadio bicelular hasta el de mórula avanzada. La fase bicelular tiene lugar aproximadamente 30 horas después de la fecundación; la de 4 células, a las 40 horas, aproximadamente; la etapa de 12 a 16 células, alrededor de los 3 días, y la fase avanzada de mórula corresponde aproximadamente a los 4 días. Durante este período, las blastómeras están rodeadas por la zona pelúcida, la cual desaparece hacia el final del cuarto día.

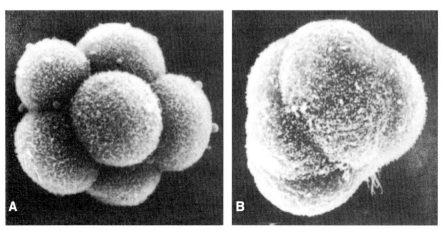

Fig. 2–9. Microfotografía electrónica de barrido de embriones de ratón en la etapa de 8 células, en estado no compactado (**A**) y compactado (**B**). En el primer caso se advierte claramente el contorno de cada blastómera, mientras que después de la compactación el contacto entre las células es máximo y los contornos celulares son indefinidos.

chas (fig. 2–9B). Este proceso, denominado **compactación**, separa a las células internas, que se comunican ampliamente por medio de uniones en hendidura, de las células externas. Tres días después de la fecundación, aproximadamente, las células del embrión compactado vuelven a dividirse para formar una mórula (mora) de 16 células. Las células centrales de la **mórula** constituyen la **masa celular interna**, y la capa circundante de células forma la **masa celular externa**. La masa celular interna origina los tejidos del **embrión propiamente dicho** y la masa celular externa forma el **trofoblasto**, que más tarde contribuirá a formar la **placenta**.

Formación del blastocisto

Aproximadamente en el momento en que la mórula entra en la cavidad del útero, comienza a introducirse líquido por la zona pelúcida hacia los espacios intercelulares de la masa celular interna. Poco a poco los espacios intercelulares confluyen y, por último, se forma una cavidad única, denominada **blastocele** o **cavidad del blastocisto** (fig. 2–10A y B). En esta etapa, el embrión recibe el nombre de **blastocisto**. Las células de la masa celular interna, que en esta fase se denomina **embrioblasto**, están situadas en un polo, y las de la masa celular externa, o **trofoblasto**, se aplanan y forman la pared epitelial del blastocisto (fig. 2–10A y B). En este momento la zona pelúcida ha desaparecido para permitir el comienzo de la implantación.

En el ser humano, las células trofoblásticas sobre el polo del embrioblasto comienzan a introducirse entre las células epiteliales de la mucosa uterina alrededor del sexto día (fig. 2–10C). En la adhesión y la invasión del trofoblasto

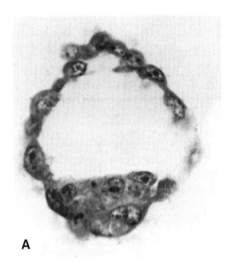

A

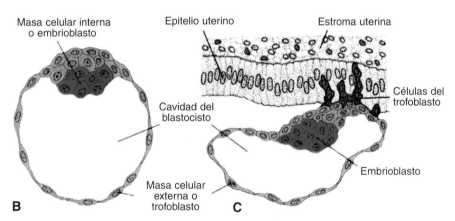

Fig. 2–10. A. Corte de un blastocisto humano de 107 células en el que se observan la masa celular interna y las células trofoblásticas. **B.** Representación esquemática de un blastocisto humano obtenido de la cavidad uterina, a los cuatro días y medio aproximadamente. Las células de color azul corresponden a la masa celular interna o embrioblasto, y las de color verde, al trofoblasto. **C.** Representación esquemática de un blastocisto en el noveno día de desarrollo que muestra a las células trofoblásticas, situadas en el polo embrionario del blastocisto, penetrando en la mucosa uterina. El blastocisto humano empieza a penetrar en la mucosa uterina hacia el sexto día de desarrollo.

intervienen integrinas, expresadas por el trofoblasto, y las moléculas de la matriz extracelular laminina y fibronectina. Los receptores de integrina para laminina promueven la adhesión, mientras que aquellos para fibronectina estimulan la migración. Estas moléculas también interactúan a lo largo de vías de transducción de señales para regular la diferenciación del trofoblasto, de manera tal que la implantación es el resultado de la acción mutua trofoblástica y endometrial. Así, hacia el término de la primera semana de desarrollo, el cigoto humano ha pasado por las etapas de mórula y blastocisto y ha comenzado su implantación en la mucosa uterina.

ORIENTACIÓN CLÍNICA

Cigotos anormales

Se desconoce el número exacto de **cigotos anormales** formados, porque por lo general se pierden dentro de las 2 a 3 semanas siguientes a la fecundación, antes de que la mujer se dé cuenta de que está embarazada, y, por lo tanto, no se detectan. Los cálculos indican que hasta un 50% de los embarazos terminan en aborto espontáneo y que la mitad de estas pérdidas se deben a anomalías cromosómicas. Estos abortos sirven como medio natural de detección de embriones con defectos y de este modo reducen la incidencia de anomalías congénitas. De no existir este fenómeno, es probable que la cifra de 2 a 3% de niños que nacen con defectos congénitos asciende a 12%, aproximadamente.

Por medio de una combinación de las técnicas de fecundación in vitro y la **reacción en cadena de la polimerasa (PCR)** se efectúa el estudio molecular de los embriones para detectar defectos congénitos. Se pueden extraer blastómeras aisladas de embriones durante sus primeras etapas y amplificar su DNA para su análisis. A medida que el Proyecto del Genoma Humano proporcione nuevas informaciones sobre secuencias de genes y se establezca el vínculo de genes específicos con diversos síndromes, estos procedimientos de detección se volverán más comunes.

El útero en la etapa de implantación

La pared del útero está formada por tres capas: a) el **endometrio** o mucosa que reviste el interior de la pared; b) el **miometrio**, una capa gruesa de músculo liso, y c) el **perimetrio**, el revestimiento peritoneal que cubre la porción externa de la pared (fig. 2–11). Desde la pubertad (11 a 13 años) hasta la menopausia (45 a 50 años), el endometrio experimenta cambios en un ciclo de 28 días, aproximadamente, bajo el control hormonal del ovario. Durante este ciclo menstrual, el endometrio pasa por tres períodos: la **fase folicular** o **proliferativa**, la **fase secretora, progestacional** o **luteínica** y la **fase menstrual** (figs. 2–11 a 2–13). La fase proliferativa comienza al término de la fase menstrual, se halla bajo la influencia de los estrógenos y es paralela al crecimiento de los folículos ováricos. La fase secretora se inicia alrededor de 2 a 3 días después de la ovulación en respuesta a la progesterona producida por el cuerpo lúteo. Si no se produce la fecundación, se inicia el desprendimiento del endometrio (capas compacta y esponjosa), lo cual señala el inicio

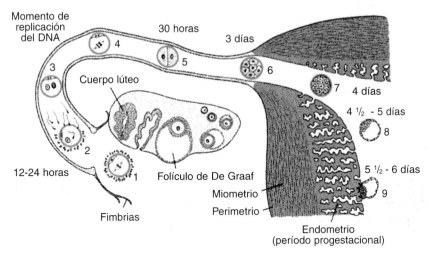

Fig. 2–11. Fenómenos durante la primera semana de desarrollo humano. 1) Ovocito inmediatamente después de la ovulación. 2) Fecundación, aproximadamente 12 a 24 horas después de la ovulación. 3) Estadio de pronúcleos masculino y femenino. 4) Huso de la primera división mitótica. 5) Estadio bicelular (aproximadamente 30 horas de edad). 6) Mórula que contiene de 12 a 16 blastómeras (aproximadamente 3 días de edad). 7) Estadio de mórula avanzada al llegar a la cavidad uterina (aproximadamente 4 días de edad). 8) Estadio de blastocisto temprano (aproximadamente 4 días y medio de edad). Ha desaparecido la zona pelúcida. 9) Fase temprana de implantación (blastocisto de 6 días de edad, aproximadamente). En el ovario se aprecian las etapas de transformación del folículo primario en folículo preovulatorio y la formación del cuerpo lúteo. El endometrio uterino corresponde a la fase progestacional.

de la fase menstrual. Cuando se produce la fecundación, el endometrio colabora en la implantación del embrión y contribuye a la formación de la placenta.

En el momento de la implantación, la mucosa del útero se encuentra en la fase secretora o luteínica (figs. 2–11 y 2–12), durante la cual las glándulas y las arterias uterinas se vuelven tortuosas y el tejido se torna congestivo. En consecuencia, en el endometrio se identifican tres capas: una **capa compacta** superficial, una **capa esponjosa** intermedia y una **capa basal** delgada (fig. 2–12). En condiciones normales, el blastocisto humano se implanta en el endometrio en las paredes posterior o anterior del cuerpo del útero, donde se fija entre los orificios de las glándulas (fig. 2–12).

Si no se produce la fecundación del ovocito, las vénulas y los espacios sinusoidales se llenan gradualmente de células sanguíneas y se observa diapédesis sanguínea hacia los tejidos. Cuando comienza la **fase menstrual**, la sangre escapa de las arterias superficiales y se desprenden pequeños fragmentos de estroma y de glándulas. Durante los tres o cuatro días siguientes, las capas compacta y esponjosa son expulsadas del útero y solo se conserva

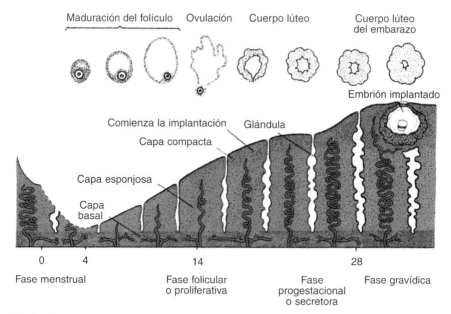

Fig. 2–12. Cambios que se registran en la mucosa uterina en correlación con las modificaciones que se producen en el ovario. La implantación del blastocisto hizo que se formara un cuerpo lúteo del embarazo de gran tamaño. La actividad secretora del endometrio aumenta gradualmente a causa de la abundante progesterona elaborada por el cuerpo lúteo del embarazo.

la capa basal del endometrio (fig. 2–13). Esta capa está irrigada por sus propias arterias, las **arterias basales**, y funciona como capa regenerativa para la reconstrucción de las glándulas y las arterias en la **fase proliferativa** (fig. 2–13).

Resumen

Si bien con cada ciclo ovárico comienzan a crecer varios folículos primarios, solamente uno alcanza su madurez total y un solo ovocito es expulsado durante la **ovulación**. En esta etapa, el ovocito se encuentra en la metafase de su **segunda división meiótica** y está rodeado por la zona pelúcida y algunas células de la granulosa (fig. 2–4). Por la acción de vaivén de las fimbrias de la trompa de Falopio, el ovocito es conducido hacia el interior de la trompa uterina.

Antes de que los espermatozoides puedan fecundar a un ovocito deben experimentar ciertos cambios: a) un proceso de **capacitación**, durante el cual se eliminan de la cabeza del espermatozoide una cubierta glicoproteica y proteínas del plasma seminal, y b) la **reacción acrosómica**, durante la cual se liberan acrosina y sustancias del tipo de la tripsina para penetrar la zona pelúci-

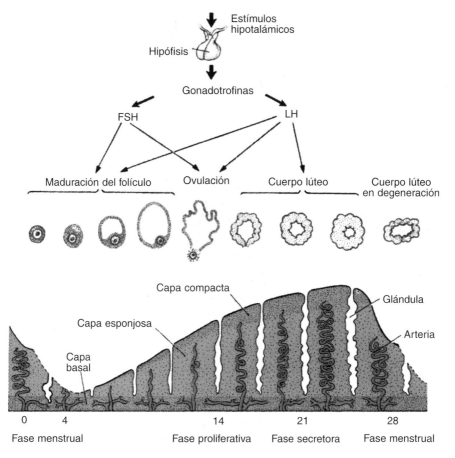

Fig. 2–13. Cambios en la mucosa uterina (endometrio) y modificaciones correspondientes en el ovario durante un ciclo menstrual regular sin fecundación.

da. Durante la fecundación el espermatozoide debe atravesar: a) la **corona radiada,** b) la **zona pelúcida** y c) la **membrana celular del ovocito** (fig. 2–5). Tan pronto como el espermatozoide ha penetrado en el ovocito: a) este completa su segunda división meiótica y forma el **pronúcleo femenino**; b) la zona pelúcida se torna impenetrable para otros espermatozoides, y c) la cabeza del espermatozoide se separa de la cola, se hincha y forma el **pronúcleo masculino** (figs. 2–6 y 2–7). Una vez que ambos pronúcleos han replicado su DNA, se entremezclan los cromosomas paternos y maternos, se dividen longitudinalmente y experimentan una división mitótica que da origen a la etapa bicelular. Los **resultados de la fecundación** son: a) **restablecimiento del número diploide de cromosomas**; b) **determinación del sexo cromosómico**, y c) **inicio de la segmentación**.

La **segmentación** es una serie de divisiones mitóticas que provoca un aumento del número de células, denominadas **blastómeras**, que se tornan más pequeñas con cada división. Después de tres divisiones, las blastómeras entran en el proceso de **compactación** y forman un conjunto apretado de células, con una capa interna y otra externa. Las blastómeras compactadas se dividen para formar la **mórula** de 16 células. Cuando la mórula ingresa en la cavidad uterina, 3 o 4 días después de la fecundación, comienza a formarse una cavidad y se constituye el **blastocisto**. La **masa celular interna**, formada en el momento de la compactación y que se convertirá en el embrión propiamente dicho, se sitúa en un polo del blastocisto. La **masa celular externa**, que rodea a las células internas y a la cavidad del blastocisto, formará el trofoblasto.

El útero en el momento de la implantación se encuentra en la fase secretora y el blastocisto se implanta en el endometrio a lo largo de la pared anterior o posterior. Si no se produce la fecundación, dará comienzo la fase menstrual durante la cual se desprenden las capas esponjosa y compacta. La capa basal se mantiene para regenerar a las otras capas durante el próximo ciclo.

Problemas para resolver

1. ¿Cuáles son las causas principales de infertilidad en el varón y en la mujer?
2. Una mujer que ha pasado por varios episodios de enfermedad inflamatoria pelviana desea tener hijos, pero encuentra dificultad para quedar embarazada. ¿Cuál sería el problema que padece y qué consejo le daría?

Lecturas recomendadas

Allen CA, Green DPL: The mammalian acrosome reaction: gateway to sperm fusion with the oocyte? Bioessays 19:241, 1997.

Archer DF, Zeleznik AJ, Rockette HE: Ovarian follicular maturation in women: 2. Reversal of estrogen inhibited ovarian folliculogenesis by human gonadotropin. Fertil Steril 50:555, 1988.

Barratt CLR, Cooke ID: Sperm transport in the human female reproductive tract: a dynamic interaction. Int J Androl 14:394, 1991.

Boldt J. et al.: Carbohydrate involvement in sperm-egg fusion in mice. Biol Reprod 40:887, 1989.

Burrows TD, King A, Loke YW: Expression of integrins by human trophoblast and differential adhesion to laminin or fibronectin. Hum Reprod 8:475, 1993.

Carr DH: Chromosome studies on selected spontaneous abortions: polyploidy in man. J Med Genet 8:164, 1971.

Chen CM, Sathananthan AH: Early penetration of human sperm through the vestments of human egg in vitro. Arch Androl 1 6: 1 83, 1986.

Cowchock S: Autoantibodies and fetal wastage. Am J Reprod Immunol 26:38, 1991.

Edwards RG: A decade of in vitro fertilization. Res Reprod 22:1, 1990.

Edwards RG, Bavister BD, Steptoe PC: Early stages of fertilization in vitro of human oocytes matured in vitro. Nature (Lond) 221:632, 1969.

Egarter C: The complex nature of egg transport through the oviduct. Am J Obstet Gynecol 163:687, 1990.

Enders AC, Hendrickx AG, Schlake S: Implantation in the rhesus monkey: initial penetration of the endometrium. Am J Anat 167:275, 1983.

Gilbert SF: Developmental Biology. Sunderland, MA, Sinauer, 1991.

Handyside AH, Kontogianni EH, Hardy K, Winston RML: Pregnancies from biopsied human preimplantation embryos sexed by Y-specific DNA amplification. Nature 344:768, 1990.

Hertig AT, Rock J, Adams EC: A description of 34 human ova within the first 17 days of development. Am J Anat 98:435, 1956.

Johnson MH, Everitt BJ: Essential Reproduction. 5th ed. London, Blackwell Science Limited, 2000.

Liu J, et al.: Analysis of 76 total fertilization failure cycles out of 2732 intracytoplasmic sperm injection cycles. Hum Reprod 10:2630, 1995.

Oura C, Toshimori K: Ultrasound studies on the fertilization of mammalian gametes. Rev Cytol 122:105, 1990.

Pedersen RA, We K, Balakier H: Origin of the inner cell mass in mouse embryos: cell lineage analysis by microinjection. Dev Biol 117:581, 1986.

Reproduction (entire issue). J NIH Res 9:1997.

Scott RT, Hodgen GD: The ovarian follicle: life cycle of a pelvic clock. Clin Obstet Gynecol 33:551, 1990.

Wasserman PM: Fertilization in mammals. Sci Am 259:78, 1988.

Wolf DP, Quigley MM (eds): Human in Vitro Fertilization and Transfer. New York, Plenum, 1984.

Yen SC, Jaffe R13 (eds): Reproductive Endocrinology: Physiology, Pathophysiology, and Clinical Management. 2nd ed. Philadelphia, WB Saunders, 1986.

capítulo 3

Segunda semana de desarrollo: disco germinativo bilaminar

Este capítulo presenta una descripción día por día de los fenómenos principales que tienen lugar en la segunda semana de desarrollo. Sin embargo, embriones con el mismo tiempo de fecundación no se desarrollan necesariamente con la misma rapidez. En realidad, hay diferencias importantes en el índice de crecimiento aun en las primeras etapas del desarrollo.

Día 8

Al octavo día de desarrollo, el blastocisto está parcialmente incluido en la estroma endometrial. En la zona situada sobre la masa celular interna, el trofoblasto se ha diferenciado en dos capas: a) una capa interna de células mononucleadas, el **citotrofoblasto**, y b) una zona externa multinucleada sin límites celulares netos, el **sincitio-trofoblasto** o **sincitio** (figs. 3–1 y 3–2). Se observan figuras mitóticas en el citotrofoblasto, pero no en el sincitiotrofoblasto, lo cual indica que las células se dividen en el citotrofoblasto y después migran hacia el sincitio-trofoblasto, donde se fusionan y pierden su membrana celular individual.

Las células de la masa celular interna o embrioblasto también se diferencian en dos capas: a) una capa de células cúbicas pequeñas adyacente a la cavidad del blastocisto, la capa **hipoblástica**, y b) una capa de células cilíndricas altas adyacente a la cavidad amniótica, la **capa epiblástica** (figs. 3–1 y 3–2). Estas capas juntas forman un disco plano. Al mismo tiempo, en el interior del epiblasto aparece una pequeña cavidad, que después se agranda para convertirse en la **cavidad amniótica**. Las células epiblásticas adyacen-

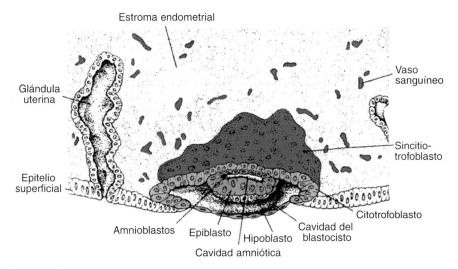

Fig. 3–1. Blastocisto humano de 7 días y medio, parcialmente incluido en la estroma endometrial. El trofoblasto está formado por una capa interna de células mononucleares, el citotrofoblasto, y una capa externa sin límites celulares definidos, el sincitiotrofoblasto. La masa celular interna está formada por las hojas germinativas epiblástica e hipoblástica. Se advierte la cavidad amniótica en forma de una pequeña hendidura.

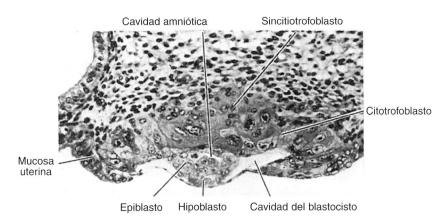

Fig. 3–2. Corte de un blastocisto humano de siete días y medio (×100). Nótese la apariencia multinucleada del sincitiotrofoblasto, las células de gran tamaño del citotrofoblasto y la cavidad amniótica semejante a una hendidura.

tes al citotrofoblasto se denominan **amnioblastos**, y junto con el resto del epiblasto forman el revestimiento de la cavidad amniótica (figs. 3–1 y 3–3). La estroma endometrial adyacente al sitio de implantación está edematosa y muy vascularizada y las glándulas, tortuosas y voluminosas, secretan glucógeno y moco en abundancia.

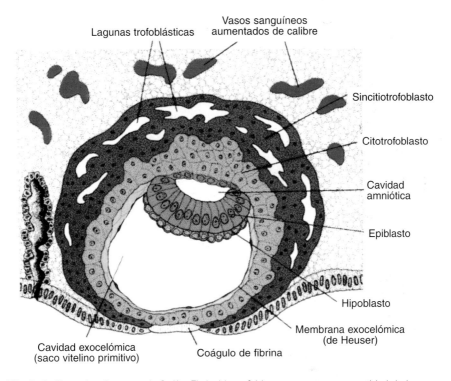

Fig. 3–3. Blastocisto humano de 9 días. El sincitiotrofoblasto presenta gran cantidad de lagunas. Células planas forman la membrana exocelómica. El disco germinativo bilaminar está formado por una capa de células epiblásticas cilíndricas y una capa de células hipoblásticas cúbicas. La solución de continuidad de la superficie del endometrio está cerrada por un coágulo de fibrina.

Día 9

El blastocisto se ha introducido más profundamente en el endometrio, y un coágulo de fibrina cierra la solución de continuidad que se produjo en el epitelio superficial (fig. 3–3). El trofoblasto presenta adelantos importantes en su desarrollo, sobre todo en el polo embrionario, donde aparecen en el sincitio vacuolas aisladas. Al fusionarse estas vacuolas forman grandes lagunas, por lo cual esta fase del desarrollo del trofoblasto se denomina **período lacunar** (fig. 3–3).

Mientras tanto, en el polo abembrionario, células aplanadas que probablemente se originaron en el hipoblasto forman una delgada membrana, la membrana exocelómica (membrana de Heuser), que reviste la superficie interna del citotrofoblasto (fig. 3–3). Esta membrana, junto con el hipoblasto, constituye el revestimiento de la **cavidad exocelómica** o **saco vitelino primitivo**.

Lagunas trofoblásticas   Sinusoides maternos

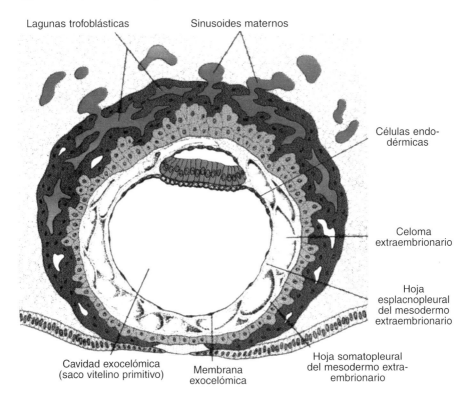

Células endo-
dérmicas

Celoma
extraembrionario

Hoja
esplacnopleural
del mesodermo
extraembrionario

Cavidad exocelómica
(saco vitelino primitivo)

Membrana
exocelómica

Hoja somatopleural
del mesodermo extra-
embrionario

Fig. 3–4. Blastocisto humano de aproximadamente 12 días. Las lagunas trofoblásticas en el polo embrionario comunican ampliamente con los sinusoides maternos de la estroma endometrial. El mesodermo extraembrionario prolifera y ocupa el espacio entre la membrana exocelómica y la cara interna del trofoblasto.

Días 11 y 12

Hacia el undécimo a duodécimo día de desarrollo, el blastocisto está incluido por entero en la estroma endometrial y el epitelio superficial cubre casi por completo el defecto original de la pared uterina (figs. 3–4 y 3–5). El blastocisto produce ahora una leve protrusión hacia la cavidad del útero. El trofoblasto se caracteriza por espacios lacunares en el sincitio, que forman una red intercomunicada. Esta red es particularmente notable en el polo embrionario; sin embargo, en el polo abembrionario el trofoblasto todavía está compuesto sobre todo por células citotrofoblásticas (figs. 3–4 y 3–5).

De modo simultáneo, las células del sincitiotrofoblasto se introducen más profundamente en la estroma y causan erosión del revestimiento endotelial de los capilares maternos. Estos capilares, que se hallan congestionados y dilatados, reciben el nombre de **sinusoides**. Las lagunas sincitiales entablan

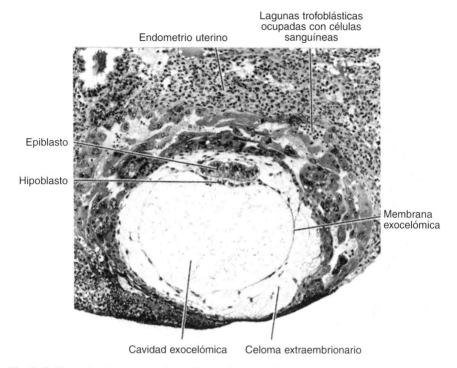

Lagunas trofoblásticas
ocupadas con células
sanguíneas

Endometrio uterino

Epiblasto

Hipoblasto

Membrana
exocelómica

Cavidad exocelómica   Celoma extraembrionario

Fig. 3–5. Blastocisto humano de doce días con implantación completa (×100). Obsérvense las células sanguíneas maternas en las lagunas, la membrana exocelómica que reviste el saco vitelino primitivo, y el epiblasto y el hipoblasto.

entonces una relación de continuidad con los sinusoides y la sangre materna penetra en el sistema lacunar (fig. 3–4). A medida que el trofoblasto continúa causando la erosión de más y más sinusoides, la sangre materna comienza a fluir por el sistema trofoblástico y se establece la **circulación uteroplacentaria**.

Entretanto, aparece una nueva población celular entre la superficie interna del citotrofoblasto y la superficie externa de la cavidad exocelómica. Estas células derivan de las células del saco vitelino y forman un tejido conectivo laxo y delicado, el **mesodermo extraembrionario**, que llega a ocupar todo el espacio entre el trofoblasto por fuera y el amnios y la membrana exocelómica por dentro (figs. 3–4 y 3–5). Poco después se forman grandes cavidades en el mesodermo extraembrionario, las cuales, al confluir, dan lugar a un nuevo espacio que recibe el nombre de **celoma extraembrionario** o **cavidad coriónica** (fig. 3–4). Este espacio rodea el saco vitelino primitivo y la cavidad amniótica, excepto donde el disco germinativo está unido al trofoblasto por el pedículo de fijación (fig. 3–6). El mesodermo extraembrionario que reviste al citotrofoblasto y al amnios se denomina **hoja somatopleural del mesodermo**

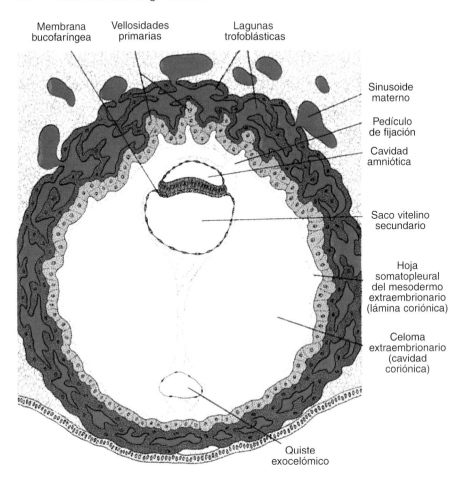

Fig. 3–6. Blastocisto humano de trece días. Las lagunas trofoblásticas se encuentran tanto en el polo embrionario como en el abembrionario y ha comenzado la circulación uteroplacentaria. Obsérvense las vellosidades primarias y el celoma extraembrionario o **cavidad coriónica**. El saco vitelino secundario está totalmente revestido de endodermo.

extraembrionario; el que cubre al saco vitelino se conoce como **hoja esplacnopleural del mesodermo extraembrionario** (fig. 3–4).

El crecimiento del disco germinativo bilaminar es relativamente lento en comparación con el del trofoblasto; por ello, el disco todavía es muy pequeño (0,1 a 0,2 mm). Mientras tanto, las células del endometrio se han tornado poliédricas y contienen abundantes lípidos y glucógeno; los espacios intercelulares están ocupados por el líquido extravasado y el tejido se halla edematizado. Estos cambios, denominados **reacción decidual**, se circunscriben al principio a la zona adyacente al sitio de implantación, pero pronto abarcan todo el endometrio.

Día 13

Hacia el decimotercer día de desarrollo, la solución de continuidad en el endometrio suele haber cicatrizado. Sin embargo, a veces sobreviene hemorragia en el sitio de implantación como consecuencia del aumento del flujo sanguíneo dentro de los espacios lacunares. Dado que esta hemorragia se produce alrededor del vigesimoctavo día del ciclo menstrual, puede confundírsela con el sangrado menstrual normal y originar equivocaciones en la determinación de la fecha esperada del parto.

El trofoblasto se caracteriza por presentar estructuras vellosas. Las células del citotrofoblasto proliferan localmente y se introducen en el sincitiotrofoblasto, donde forman columnas celulares rodeadas de sincitio. Las columnas celulares con revestimiento sincitial reciben el nombre de **vellosidades primarias** (figs. 3-6 y 3-7) (véase cap. 4).

Entretanto, el hipoblasto produce otras células que emigran a lo largo del interior de la membrana exocelómica (fig. 3-4). Estas células proliferan y forman poco a poco una nueva cavidad dentro de la cavidad exocelómica, que recibe el nombre de **saco vitelino secundario** o **definitivo** (figs. 3-6 y 3-7). Este saco vitelino es mucho menor que la cavidad exocelómica original o saco vitelino primitivo. Durante su formación quedan segregadas porciones apre-

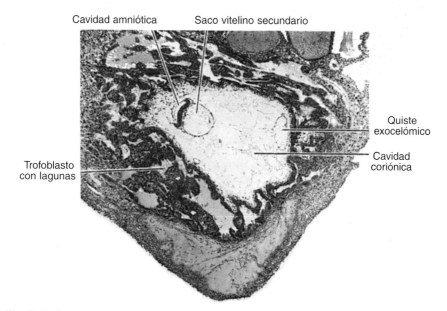

Fig. 3-7. Corte a través del sitio de implantación de un embrión de 13 días. Se aprecian la cavidad amniótica, el saco vitelino y un quiste exocelómico en la cavidad coriónica. La mayor parte de las lagunas está ocupada por sangre.

ciables de la cavidad exocelómica. Estas porciones están representadas por los llamados **quistes exocelómicos**, que se advierten a menudo en el celoma extraembrionario o **cavidad coriónica** (figs. 3–6 y 3–7).

Mientras tanto, el celoma extraembrionario se expande y forma una gran cavidad llamada **cavidad coriónica**. El mesodermo extraembrionario que reviste el interior del citotrofoblasto se denomina, entonces, **placa** o **lámina coriónica**. El único sitio donde el mesodermo extraembrionario atraviesa la cavidad coriónica es en el **pedículo de fijación** (fig. 3–6). Con el desarrollo de los vasos sanguíneos, el pedículo se convertirá en el **cordón umbilical**.

ORIENTACIÓN CLÍNICA

Implantación anormal

El sincitiotrofoblasto es responsable de la producción de hormonas (véase cap. 6), entre ellas, la **gonadotrofina coriónica humana** (hCG). Hacia el final de la segunda semana se ha producido cantidad suficiente de esta hormona como para poder detectarla mediante radioinmunoensayo, lo cual sirve de base para las pruebas de embarazo.

Dado que el 50% del genoma del embrión que se está implantando corresponde al padre, representa un cuerpo extraño que potencialmente debería ser rechazado por el sistema inmunológico de la madre. Datos recientes sugieren que una combinación de factores protegen al producto de la concepción, entre ellos, la producción de citocinas y proteínas inmunosupresoras y la expresión de una molécula poco común del complejo mayor de histocompatibilidad clase IB (HLA–G), que bloquea el reconocimiento del producto de la concepción como tejido extraño. Si la madre ha tenido una enfermedad autoinmune, por ejemplo, lupus eritematoso sistémico, los anticuerpos generados por la enfermedad podrían atacar al producto de la concepción y producir el rechazo del embrión.

A veces la implantación se produce en sitios anormales aun dentro del útero. En condiciones normales, el blastocisto humano se implanta en la pared posterior o anterior del cuerpo uterino. En ocasiones lo hace cerca del orificio interno (fig. 3–8) del cuello del útero, de modo que en etapas ulteriores del desarrollo la placenta cruza delante del orificio (**placenta previa**) y produce una grave hemorragia que puede poner en peligro la vida en la segunda parte de la gestación y durante el parto.

En ocasiones la implantación se produce fuera del útero, lo cual origina un **embarazo extrauterino** o **embarazo ectópico**. Los embarazos ectópicos pueden asentar en cualquier sitio de la cavidad abdominal, el ovario o la trompa de Falopio (fig. 3–8). No obstante, el 95% de los embarazos ectópicos se producen en la trompa de Falopio y en su mayoría están localizados en la ampolla (fig. 3–9). En la cavidad abdominal, el blastocisto suele fijarse en el revestimiento peritoneal de la **excavación rectouterina** o **fondo de**

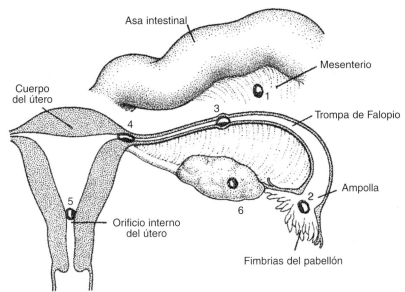

Fig. 3–8. Sitios de implantación anormal del blastocisto. 1) Implantación en la cavidad abdominal. El blastocisto se implanta con mayor frecuencia en la excavación rectouterina (fondo de saco de Douglas), pero puede hacerlo en cualquier sitio cubierto por peritoneo. 2) Implantación en la región de la ampolla de la trompa de Falopio. 3) Implantación tubárica. 4) Implantación intersticial, es decir, en la porción angosta de la trompa uterina. 5) Implantación en la región del orificio interno, lo cual provoca con frecuencia placenta previa. 6) Implantación ovárica.

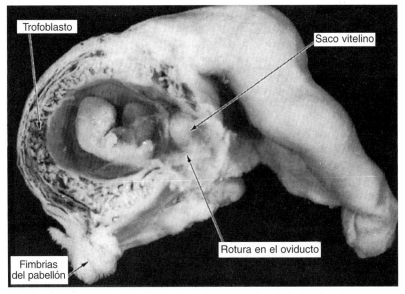

Fig. 3–9. Embarazo tubárico. El embrión tiene dos meses de edad aproximadamente y está a punto de escapar a través de una abertura formada por rotura de la pared de la trompa.

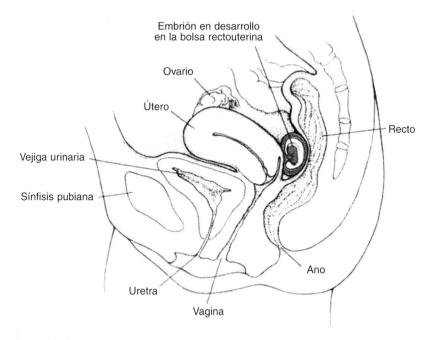

Embrión en desarrollo
en la bolsa rectouterina

Ovario

Útero

Vejiga urinaria

Sínfisis pubiana

Recto

Ano

Uretra

Vagina

Fig. 3–10. Corte sagital de la vejiga, el útero y el recto para mostrar un embarazo abdominal en la excavación rectouterina (fondo de saco de Douglas).

saco de Douglas (fig. 3–10). El blastocisto también puede implantarse en el peritoneo que reviste los intestinos o en el epiplón. En ocasiones, el blastocisto se desarrolla en el ovario y causa un **embarazo ovárico primario**. La mayoría de los embarazos ectópicos terminan con la muerte del embrión alrededor del segundo mes de la gestación, con grave hemorragia y dolor abdominal de la madre.

Los blastocistos anormales son comunes. Por ejemplo, en una serie de 26 blastocistos implantados de entre 7 1/2 y 17 días, recuperados de pacientes con fertilidad normal, 9 (34,6%) eran anormales. Algunos estaban formados únicamente por sincitio, mientras que otros presentaban diverso grado de hipoplasia trofoblástica. En dos de ellos faltaba la masa celular interna, y en algunos otros el disco germinativo tenía una orientación anormal.

Es probable que la mayor parte de los blastocistos anormales no hubiesen causado signo alguno de embarazo, ya que el trofoblasto era tan deficiente que el cuerpo lúteo no habría persistido. Estos embriones probablemente habrían sido abortados con el ciclo menstrual siguiente, y por ende no se habría detectado el embarazo. No obstante, en algunos casos el trofoblasto se

desarrolla y forma membranas placentarias, a pesar de que exista escaso tejido embrionario o ninguno. Esto es lo que se conoce como **mola hidatiforme**. Las molas secretan grandes cantidades de hCG y pueden producir tumores benignos o malignos (**mola invasiva, coriocarcinoma**).

El análisis genético de las molas hidatiformes indica que, aun cuando los
pronúcleos masculino y femenino sean genéticamente equivalentes, desde el
punto de vista funcional pueden ser diferentes. Esta comprobación se basa
en el hecho de que, si bien las células de las molas son diploides, todo su
genoma deriva del padre. Por eso, la mayoría de las molas son producidas
por la fecundación de un ovocito que carece de núcleo, seguida por la duplicación de los cromosomas masculinos para restablecer el número diploide.
Los resultados sugieren también que los genes del padre regulan la mayor
parte del desarrollo del trofoblasto, dado que en las molas este tejido se diferencia aun en ausencia de pronúcleo femenino.

La observación de que algunas enfermedades genéticas dependen de que
el gen defectuoso o faltante se herede de la madre o del padre proporciona
otros ejemplos de diferencias funcionales en los genes maternos y paternos.
Así, la herencia de una deleción en el cromosoma 15 del padre produce el
síndrome de Prader-Willi, mientras que la herencia del mismo defecto de la
madre es causa del síndrome de Angelman. Este fenómeno, en el que existe
una modificación o expresión diferencial de alelos homólogos o regiones
homólogas del cromosoma, según de cuál de los padres provenga el material
genético, recibe el nombre de **impronta genómica**. La impronta comprende
tanto a los autosomas como a los cromosomas sexuales (en todos los mamíferos hembras un cromosoma X es inactivado en las células somáticas y
forma un cuerpo de cromatina positivo [**cuerpo de Barr**]) y es modulada por
metilación del ácido desoxirribonucleico (DNA). Algunas enfermedades,
como la corea de Huntington, la neurofibromatosis, enfermedades cancerosas
familiares (tumores de Wilms, retinoblastoma familiar) y la distrofia miotó-
nica, también se relacionan con la impronta. El síndrome del cromosoma X
frágil, causa principal de retardo mental hereditario, puede ser otro ejemplo
de un trastorno basado en la impronta (véase cap. 1).

Es frecuente el fracaso de la reproducción tanto antes como después de
la implantación. Aun en mujeres fecundas en condiciones óptimas para quedar embarazadas, el 15% de los ovocitos no son fecundados, y otro 10 a 15%
comienzan la segmentación pero no llegan a la implantación. De la cifra de
70 a 75% que se implantan, solo el 58% sobreviven hasta la segunda semana y el 16% de ellos serán anormales. En consecuencia, para la fecha en la
cual deja de presentarse la primera menstruación esperada, solo el 42% de
los ovocitos expuestos a espermatozoides sobrevivirán. De este porcentaje,
determinado número de casos experimentarán aborto en las semanas siguientes y otros serán anormales en la fecha del nacimiento.

Resumen

Al comienzo de la segunda semana, el blastocisto está parcialmente incluido en la estroma endometrial. El **trofoblasto** se diferencia en: a) una capa interna, de proliferación activa, el **citotrofoblasto**, y b) una capa externa, el **sincitiotrofoblasto**, que provoca la erosión de los tejidos maternos (fig. 3-1). Hacia el noveno día se desarrollan lagunas en el sincitiotrofoblasto. Más tarde, cuando el sincitiotrofoblasto ocasiona la erosión de los sinusoides de la madre, la sangre de esta pasa a la red lacunar y al término de la segunda semana se inicia la **circulación uteroplacentaria** primitiva (fig. 3-6). Entretanto, el citotrofoblasto forma columnas celulares que penetran en el sincitio y son rodeadas por este. Estas columnas constituyen las **vellosidades primarias**. Al terminar la segunda semana el blastocisto está incluido por completo y la solución de continuidad producida en la mucosa ha cicatrizado (fig. 3-6).

Mientras tanto, la **masa celular interna** o **embrioblasto** se diferencia en: a) el **epiblasto** y b) el **hipoblasto**, los cuales, conjuntamente, forman el **disco bilaminar** (fig. 3-1). Las células epiblásticas dan origen a los amnioblastos que revisten la **cavidad amniótica** situada por arriba de la capa epiblástica. Las células endodérmicas se continúan con la **membrana exocelómica** y juntas rodean al **saco vitelino primitivo** (fig. 3-4). Al término de la segunda semana, el mesodermo extraembrionario llena el espacio entre el trofoblasto y el amnios y la membrana exocelómica por dentro. Cuando se desarrollan vacuolas en este tejido, se forma el **celoma extraembrionario** o **cavidad coriónica** (fig. 3-6). El **mesodermo extraembrionario** que recubre el citotrofoblasto y el amnios es la **hoja somatopleural del mesodermo extraembrionario** y la que cubre el saco vitelino es la **hoja esplacnopleural del mesodermo extraembrionario** (fig. 3-6).

La segunda semana de desarrollo es conocida como la **semana del "dos"**: el trofoblasto se diferencia en dos capas, el citotrofoblasto y el sincitiotrofoblasto. El embrioblasto forma dos capas, el epiblasto y el hipoblasto. El mesodermo extraembrionario se separa en dos hojas, somatopleural y esplacnopleural. Finalmente se forman dos cavidades, la amniótica y la del saco vitelino.

La **implantación** se produce al término de la primera semana. Las células trofoblásticas invaden el epitelio y la estroma endometrial subyacente con la ayuda de enzimas proteolíticas. También puede producirse la implantación fuera del útero, por ejemplo, en la excavación rectouterina (fondo de saco de Douglas), en el mesenterio, en la trompa de Falopio o en el ovario (**embarazos ectópicos**).

Problemas para resolver

1. La segunda semana de desarrollo es conocida como la semana del "dos". ¿La formación de qué estructuras apoya esta afirmación?
2. Durante la implantación, el trofoblasto invade los tejidos maternos y, como contiene alrededor del 50% de genes paternos, representa un cuerpo extraño. Por lo tanto, ¿por qué no es rechazado el producto de la concepción por una respuesta del sistema inmunológico de la madre?
3. Una mujer que cree estar embarazada presenta edema y hemorragia vaginal. El examen revela altas concentraciones plasmáticas de hCG y la presencia de tejido placentario, pero no hay signos de embrión. ¿Cómo explicaría esta situación?
4. Una mujer joven que refiere la falta de dos períodos menstruales acusa intenso dolor abdominal. ¿Cuál sería el diagnóstico inicial y cómo lo confirmaría?

Lecturas recomendadas

Aplin JD: Implantation, trophoblast differentiation and hemochorial placentation: mechanistic evidence in viva and in vitro. J Cell Sci 99:681, 1991.
Bianchi DW, Wilkins-Haug LE, Enders AC, Hay ED: Origin of extraembryonic mesoderm in experimental animals: relevance to chorionic mosaicism in humans. Am J Med Genet 46:542, 1993.
Cattanack BM, Beechey CV: Autosomal and X-chromosome imprinting. Dev Suppl 63, 1990.
Enders AC, King BF: Formation and differentiation of extraembryonic mesoderm in the Rhesus monkey. Am J Anat 181:327, 1988.
Enders AC, King BF: Development of the human yolk sac. In Nogales FF (ed): The Human Yolk Sac and Yolk Sac Tumors. Berlin, Springer Verlag, 1993.
Enders AC, Schlafke S. Hendrickx A: Differentiation of the embryonic disc, amnion, and yolk sac in the rhesus monkey. Am J Anat 177:161, 1986.
Hertig AT, Rock J, Adams EC: A description of 34 human ova within the first 17 days of development. Am J Anat 98:435, 1956.
Holliday R: Genomic imprinting and allelic exclusion. Den Suppl 125, 1990.
McMaster MT, et al.: Human placental HLA-G expression is restricted to differentiated cytotrophoblasts. J Immunol 154:3771, 1995.
Monk M, Grant M: Preferential X-chromosome inactivation, DNA methylation and imprinting. Der Suppl 55, 1990.
Roth I, et al.: Human placental cytotrophoblasts produce the immunosuppressive cytokine interleukin 10. J Exp Med 184: 539, 1996.
Rubin GL: Ectopic pregnancy in the United States: 1970 through 1978. JAMA 249:1725, 1983.

capítulo 4

Tercera semana de desarrollo: disco germinativo trilaminar

Gastrulación: formación del endodermo y el mesodermo embrionarios

El fenómeno más característico que se produce durante la tercera semana de gestación es la **gastrulación**, proceso mediante el cual se establecen las tres **capas germinativas (ectodermo, mesodermo y endodermo)** en el embrión. La gastrulación comienza con la formación de la **línea primitiva** en la superficie del epiblasto (figs. 4–1 a 4–3A). En un principio la línea está poco definida (fig. 4–1), pero en el embrión de 15 a 16 días se advierte claramente a modo de un surco angosto limitado a los lados por zonas algo salientes (fig. 4–2). El extremo cefálico de esta línea, el **nódulo primitivo**, es la zona ligeramente elevada alrededor de la pequeña **fosita primitiva** (fig. 4–3). Las células del epiblasto migran hacia la línea primitiva (fig. 4–3). Cuando alcanzan la región de la línea, adquieren forma de matraz, se desprenden del epiblasto y se deslizan debajo de este (fig. 4–3B–D). Este movimiento hacia adentro se llama **invaginación**. Una vez que las células se han invaginado, algunas de ellas desplazan al hipoblasto, lo que da lugar al **endodermo** embrionario, mientras que otras se ubican entre el epiblasto y el endodermo que acaba de formarse para constituir el **mesodermo**. Las células que quedan en el epiblasto forman el **ectodermo**. De este modo el epiblasto, por medio del proceso de gastrulación, es el origen de todas las capas germinativas del embrión (fig. 4–3B), y las células de estas capas serán la fuente de todos los téjidos y órganos del embrión.

Al sumarse cada vez más células entre el epiblasto y el hipoblasto, comienzan a propagarse en dirección lateral y cefálica (fig. 4–3). Poco a

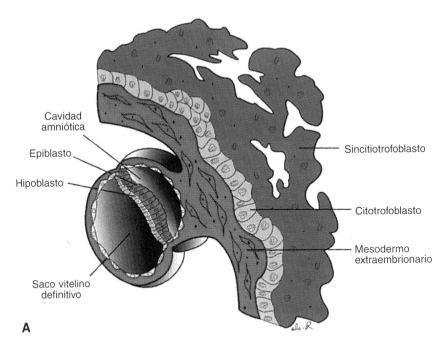

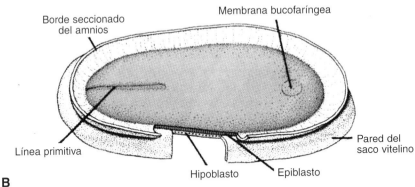

Fig. 4–1. A. Sitio de implantación al término de la segunda semana. **B.** Vista representativa de un disco germinativo hacia el final de la segunda semana de desarrollo. Se abrió la cavidad amniótica para tener una vista de la cara dorsal del epiblasto. El hipoblasto y el epiblasto se hallan en contacto entre sí y la línea primitiva forma un surco poco profundo en la región caudal del embrión.

poco emigran más allá del borde del disco y entablan contacto con el mesodermo extraembrionario que cubre el saco vitelino y el amnios. En dirección cefálica pasan a cada lado de la **placa precordal**. Esta placa se forma entre el extremo de la notocorda y la **membrana bucofaríngea** y deriva de algunas de las primeras células que migran a través del nódulo en dirección cefálica. Más

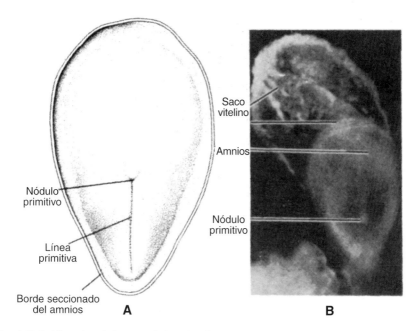

Saco
vitelino

Amnios

Nódulo
primitivo

Nódulo
primitivo

Línea
primitiva

Borde seccionado
del amnios   **A**   **B**

Fig. 4–2. A. Vista dorsal de un embrión de 18 días. El embrión es piriforme y en el extremo caudal se advierten la línea primitiva y el nódulo primitivo. **B.** Fotografía de un embrión humano de 18 días, visto por su cara dorsal. Obsérvense el nódulo primitivo y, extendiéndose hacia adelante a partir de este, la notocorda. El saco vitelino tiene un aspecto algo moteado. La longitud del embrión es de 1,25 mm y su ancho máximo es de 0,68 mm.

tarde, la placa procordal será importante para la inducción del prosencéfalo (figs. 4–3A y 4–4A). La membrana bucofaríngea en el extremo craneal del disco consta de una pequeña región de células ectodérmicas y endodérmicas firmemente adheridas que representan la futura abertura de la cavidad oral.

Formación de la notocorda

Las **células prenotocordales** que se invaginan en la fosita primitiva migran directamente en dirección cefálica hasta llegar a la **placa precordal** (fig. 4–4). Estas células prenotocordales se intercalan en el hipoblasto de manera que, durante un breve período, la línea media del embrión está formada por dos capas celulares que constituyen la **placa notocordal** (fig. 4–4B y C). A medida que el hipoblasto es reemplazado por células endodérmicas que se desplazan hacia la línea primitiva, las células de la placa notocordal proliferan y se desprenden del endodermo y forman un cordón macizo, llamado **notocorda definitiva** (fig. 4–4D y E), que se encuentra por debajo del tubo neural y sirve de base para el esqueleto axial. Como la elongación de la notocorda es un proceso dinámico, primero se forma el extremo cefálico y las regiones caudales

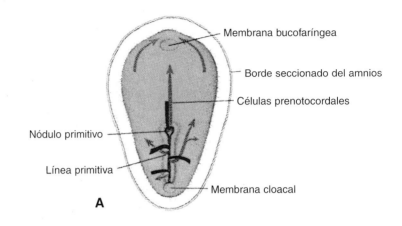

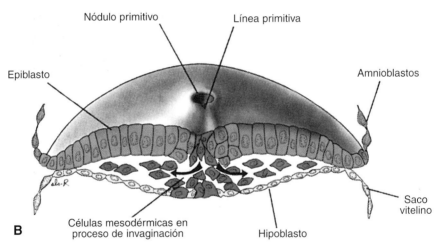

Fig. 4–3. A. Lado dorsal del disco germinativo de un embrión de 16 días, donde se indica el movimiento de las células epiblásticas superficiales (*líneas negras continuas*) a través de la línea y el nódulo primitivos y la migración ulterior de las células entre el hipoblasto y el epiblasto (*líneas entrecortadas*). **B.** Corte transversal en la región craneal de la línea a los 15 días para mostrar la invaginación de las células epiblásticas. Las primeras células que se movilizan hacia adentro desplazan el hipoblasto para formar el endodermo definitivo. Una vez formado este, el epiblasto que se moviliza hacia adentro forma el mesodermo. **C.** Microfotografía electrónica de barrido a través de la línea primitiva de un embrión de ratón, que muestra la migración de las células epiblásticas (*eb*). La región del nódulo aparece como una fosa poco profunda (*flecha*). **D.** Mayor aumento del corte ilustrado en **C.**

se agregan a medida que la línea primitiva adopta una posición más caudal. La notocorda y las células prenotocordales se extienden cranealmente hacia la placa procordal (área inmediatamente caudal a la membrana bucofaríngea) y caudalmente hasta la fosita primitiva. En el punto en que la fosita forma una

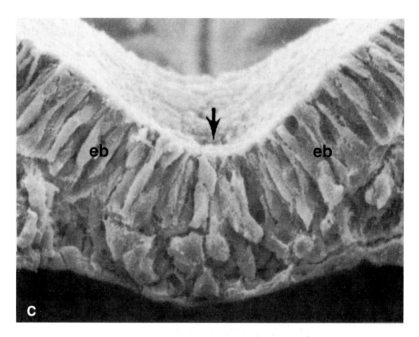

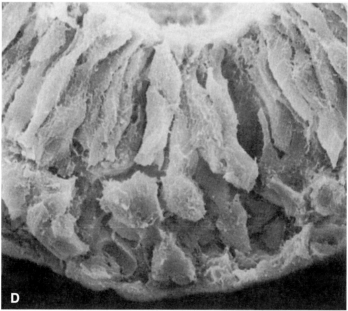

Fig. 4-3. Continuación.

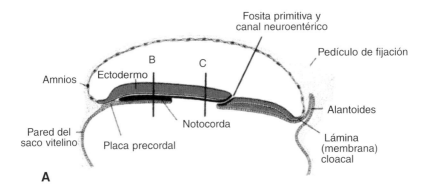

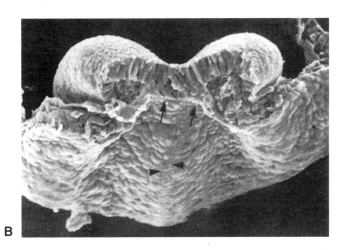

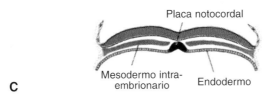

Fig. 4–4. Esquemas y microfotografías electrónicas de barrido que ilustran la formación de la notocorda: las células prenotocordales migran a través de la línea primitiva, se intercalan en el endodermo y constituyen la placa notocordal y por último se desprenden del endodermo para formar la notocorda definitiva. Como estos fenómenos se producen en una secuencia que va de craneal a caudal, algunas partes de la notocorda definitiva se establecen primero en la región cefálica. **A.** Dibujo de un corte sagital de un embrión de 17 días. Se ha formado la porción más craneal de la notocorda definitiva, mientras que las células prenotocordales que se encuentran caudales a esta región se hallan intercaladas en el endodermo y forman la placa notocordal. **B.** Microfotografía electrónica de barrido de un embrión de ratón, que muestra la región de la

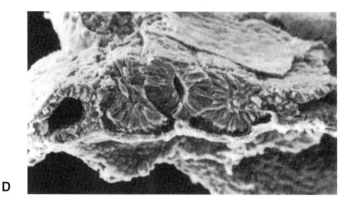

D

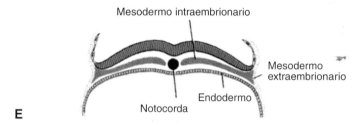

E

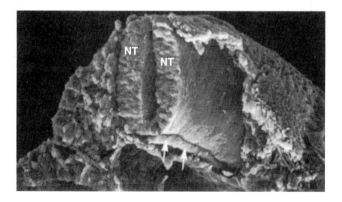

F

membrana bucofaríngea (*flechas*). En dirección caudal se extiende la placa prenotocordal (*puntas de flecha*). **C.** Dibujo esquemático de un corte a través de la región de la placa notocordal. Muy poco después la placa notocordal se desprenderá del endodermo para formar la notocorda definitiva. **D.** Microfotografía electrónica de barrido de un embrión de ratón que muestra el desprendimiento de la placa notocordal del endodermo. **E.** Esquema que muestra la notocorda definitiva. **F.** Microfotografía electrónica de barrido de un embrión de ratón que muestra la notocorda definitiva (*flechas*) muy próxima al tubo neural (*NT*).

indentación en el epiblasto, el **conducto neurentérico** conecta temporariamente el saco vitelino con la cavidad amniótica (fig. 4–4A).

La membrana cloacal se forma en el extremo caudal del disco embrionario (fig. 4–3A). Tiene una estructura similar a la de la membrana bucofaríngea y está compuesta por células ectodérmicas y endodérmicas firmemente unidas, sin mesodermo intercalado. Cuando aparece la membrana cloacal, la pared posterior del saco vitelino da origen a un pequeño divertículo que se extiende hacia el pedículo de fijación. Este divertículo, denominado **divertículo alantoentérico** o **alantoides**, aparece alrededor del decimosexto día de desarrollo (fig. 4–4A). Aunque en algunos vertebrados inferiores la alantoides es el reservorio de productos de excreción del sistema renal, en el ser humano es rudimentaria pero podría tener alguna relación con anomalías del desarrollo de la vejiga (véase cap. 14).

Establecimiento de los ejes del cuerpo

El establecimiento de los ejes corporales, anteroposterior, dorsoventral y derecha–izquierda, tiene lugar antes y durante el período de gastrulación. El eje anteroposterior es indicado por células que se encuentran en el borde anterior (craneal) del disco embrionario. Esta área, el **endodermo visceral anterior** (**AVE**), expresa genes esenciales para la formación de la cabeza, tales como los factores de transcripción **OTX2, LIM1** y **HESX1** y el factor secretado **cerberus**. Estos genes establecen el extremo craneal del embrión antes de la gastrulación. La línea primitiva misma es iniciada y mantenida por la expresión de *Nodal*, un miembro de la familia del *factor de crecimiento (transformador) β* (**TGF–β**) (fig. 4–5). Una vez que se formó la línea primitiva, cierto número de

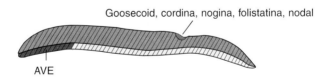

Goosecoid, cordina, nogina, folistatina, nodal

AVE

Fig. 4–5. Corte sagital a través del nódulo y de la línea primitivos que muestra el patrón de expresión de los genes que regulan los ejes craneocaudal y dorsoventral. Las células del futuro extremo craneal del embrión en el endodermo visceral anterior (AVE) expresan los factores de transcripción *OTX2, LIM1* y *HESX1* y el factor secretado *cerberus* que contribuye al desarrollo de la cabeza y establece la región cefálica. Una vez que la línea primitiva está formada y se está llevando a cabo la gastrulación, la proteína morfogénica del hueso (BMP–4; *áreas rayadas*), secretada por todo el disco bilaminar, actúa junto con el FGF para ventralizar al mesodermo en estructuras intermedia y de la placa lateral. *Goosecoid* regula la expresión de *cordina*, y el producto de este gen, junto con la nogina y la folistatina, antagoniza la actividad de BMP–4, lo cual dorsaliza al mesodermo en notocorda y mesodermo paraxial para la región de la cabeza. La expresión tardía del gen *Brachyury (T)* antagoniza a BMP–4 para dorsalizar el mesodermo en las regiones caudales del embrión.

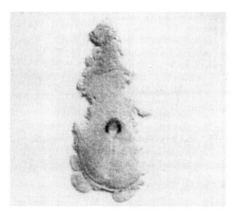

Fig. 4–6. Región del nódulo y de la línea primitivos extraídos de un embrión de ratón que muestra, utilizando hibridación in situ, la expresión de *nodal*. *Nodal* se expresa en el nódulo, lo cual inicia y mantiene la línea primitiva.

genes regulan la formación del mesodermo dorsal y ventral y de estructuras de la cabeza y de la cola. Otro miembro de la familia *TGF–β*, la **proteína morfogénica del hueso 4** (**BMP–4**), es secretado en todo el disco embrionario (fig. 4–5). Cuando esta proteína y el **factor de crecimiento fibroblástico** (**FGF**) están presentes, el mesodermo se ventraliza para contribuir a formar los riñones (mesodermo intermedio), la sangre y el mesodermo de la pared corporal (mesodermo de la lámina lateral). En realidad, todo el mesodermo podría ventralizarse si la actividad de BMP–4 no fuera bloqueada por otros genes expresados en el nódulo. Por esta razón, el nódulo es el **organizador**. Esta designación fue otorgada por Hans Spemann, quien describió primero su actividad en el labio dorsal del blastoporo, una estructura análoga al nódulo, en embriones de *Xenopus*. De este modo, la *cordina* (activada por el factor de transcripción *Goosecoid*), la **nogina** y la **folistatina** antagonizan la actividad de BMP–4. Como resultado, el mesodermo craneal se dorsaliza en notocorda, somitas y somitómeros (fig. 4–5). Más tarde, estos tres genes se expresan en la notocorda y resultan importantes para la inducción neural en la región craneal.

Como hemos mencionado, **Nodal** está involucrado en el inicio y mantenimiento de la línea primitiva (fig. 4–6). Del mismo modo, *HNF–3β* (factor nuclear hepático 3β) mantiene al nódulo y posteriormente induce la especificación regional en áreas del prosencéfalo y del mesencéfalo. Si *HNF–3β* está ausente, los embriones no logran gastrularse apropiadamente y las estructuras del cerebro anterior y medio están ausentes. Como se mencionó previamente, *Goosecoid* activa los inhibidores de *BMP–4* y regula el desarrollo de la cabeza. La superexpresión o la expresión insuficiente de este gen acarrea graves malformaciones de la región de la cabeza, entre ellas duplicaciones (fig. 4–7).

La regulación de la formación del mesodermo dorsal en las regiones media y caudal del embrión es controlada por el **gen *Brachyury*** (**braquiuria**) (**T**) (fig. 4–8), de modo que la formación del mesodermo en estas regiones depende

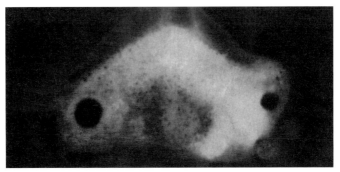

Fig. 4–7. Renacuajo de dos cabezas a raíz de la inyección adicional de RNA mensajero de *Goosecoid* en huevos de rana. Se pueden obtener resultados similares por trasplante de una región del nódulo adicional al huevo. *Goosecoid* normalmente se expresa en el nódulo y es el principal regulador del desarrollo de la cabeza.

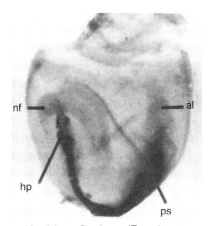

Fig. 4–8. Patrón de expresión del gen *Brachyury* (*T*) en la notocorda y en la línea primitiva de un embrión de ratón. Este gen antagoniza la actividad de la proteína morfogénica del hueso (BMP–4) en las regiones del rombencéfalo y de la médula espinal y dorsaliza al mesodermo para formar la notocorda, los somitómeros y los somitas (mesodermo paraxial). (Los embriones de ratón tienen una dorsiflexión en forma de copa durante los períodos de gastrulación y neurulación.) *nf,* pliegue neural; *hp,* proceso cefálico; *ps,* línea primitiva; *al,* alantoides.

del producto de este gen, cuya ausencia determina un acortamiento del eje embrionario (disgenesia caudal; veáse pág. 84). El grado de acortamiento depende del tiempo durante el cual la proteína se volvió deficiente.

La diferenciación izquierda-derecha, también establecida en el desarrollo temprano, es orquestada por una cascada de genes. Cuando aparece la línea primitiva, el **factor de crecimiento fibroblástico 8 (FGF-8)** es secretado por células del nódulo y de la línea primitiva e induce la expresión de *Nodal,* pero solo en el lado izquierdo del embrión (fig. 4-9A). Más tarde, cuando la placa neural es inducida, FGF-8 mantiene la expresión de *Nodal* en la lámina del mesodermo lateral (fig. 4-10), así como también la de *Lefty-2.* Ambos genes

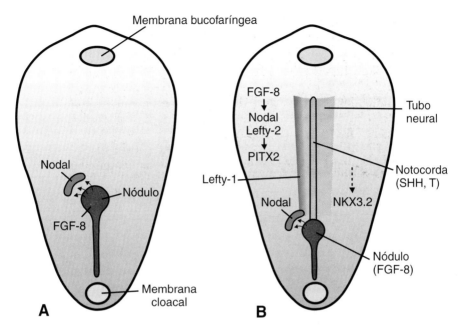

Fig. 4–9. Vista dorsal del disco germinativo que muestra los patrones de expresión de los genes responsables del establecimiento del eje corporal izquierda-derecha. **A.** El *factor de crecimiento fibroblástico 8 (FGF-8)*, secretado por el nódulo y la línea primitivos, induce la expresión de *Nodal*, un miembro de la superfamilia del *factor β de crecimiento y transformador (TGF–β)* en el lado izquierdo cerca del nódulo. **B.** Un poco más tarde, a medida que se induce la placa neural, FGF-8 induce la expresión de *Nodal* y *Lefty-2* en la placa lateral del mesodermo, mientras que *Lefty-1* se expresa en el lado izquierdo de la cara ventral del tubo neural. Los productos del gen *Brachyury (T)*, expresados en la notocorda, también participan en la inducción de estos tres genes. A su vez, la expresión de *Nodal* y *Lefty-2* regulan la expresión del factor de transcripción *PITX 2*, que, por medio de efectores adicionales corriente abajo, establece la definición del lado izquierdo. *Sonic hedgehog* (erizo sónico) (SHH), expresado en la notocorda, podría actuar como barrera en la línea media y reprimir además, en el lado derecho la expresión de los genes que definen el lado izquierdo. NKX 3.2 podría regular genes corriente abajo importantes para el establecimiento del lado derecho.

regulan en más a *PITX2*, un factor de transcripción responsable de la definición del lado izquierdo (fig. 4-9B). Al mismo tiempo, *Lefty-1* se expresa en el lado izquierdo de la placa del piso del tubo neural y podría actuar como barrera para impedir el paso de señales de lado izquierdo. *Sonic hedgehog* (**erizo sónico**) (**SHH**) también podría desempeñar este papel, además de actuar como represor de genes de lado izquierdo en el lado derecho. El gen *Brachyury (T)*, otro factor de crecimiento secretado por la notocorda, también es esencial para la expresión de *Nodal, Lefty-1 y Lefty-2* (fig. 4-9B). Los genes que regulan la definición del lado derecho no están tan bien identificados, aunque la expresión del factor de transcripción **NKX 3.2** está restringida a la lámina del mesodermo lateral derecho y probablemente regule genes efectores responsables de defi-

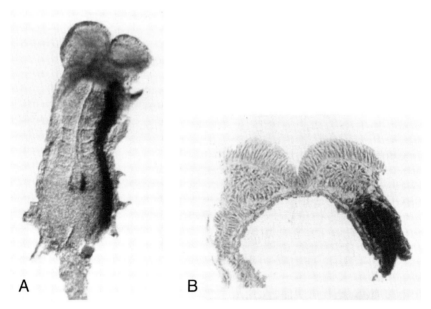

Fig. 4–10. Patrón de expresión del gen *nodal* en un ratón, que muestra que está restringido al lado izquierdo del cuerpo (**A**) en la lámina lateral del mesodermo (**B**). *Nodal* junto con *Lefty* regulan genes corriente abajo para determinar la asimetría izquierda–derecha.

nir el lado derecho. La razón por la cual la cascada se inicia en el lado izquierdo constituye un misterio, pero podría involucrar cilios que se encuentran en las células del nódulo que al moverse crean un gradiente de FGF-8 hacia el lado izquierdo. Por cierto, las anomalías de las proteínas relacionadas con los cilios generan defectos de lateralidad en ratones, y algunos seres humanos con estos defectos de lateralidad tienen funciones ciliares anormales (véase pág. 83).

Mapas de destino establecidos durante la gastrulación

Se mapearon las regiones del epiblasto que migran e ingresan a través de la línea primitiva y se determinaron sus destinos finales (fig. 4–1). Por ejemplo, las células que ingresan a través de la región craneal del nódulo dan origen a la notocorda, aquellas que migran a través de los bordes laterales del nódulo y desde el extremo craneal de la línea dan origen al **mesodermo paraxial**; las células que migran a través de la región media de la línea se convierten en el **mesodermo intermedio**; aquellas que migran a través de la parte caudal de la línea forman la **lámina lateral del mesodermo**, y las células que migran a través de la parte más caudal de la línea primitiva contribuyen al mesodermo extraembrionario (otro origen de este tejido es el saco vitelino primitivo [hipoblasto]; véase pág. 59).

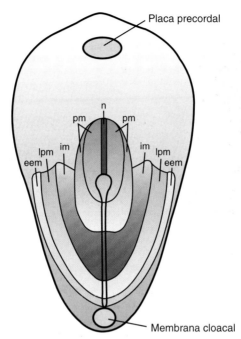

Fig. 4–11. Vista dorsal del disco germinativo que muestra la línea primitiva y el mapa de destino de las células epiblásticas. Regiones específicas del epiblasto migran a través de diferentes partes del nódulo y de la línea primitiva para formar el mesodermo. Las células que migran a través de la parte más craneal del nódulo formarán la notocorda (*n*); aquellas que migran más posteriormente a través del nódulo y en la parte más craneal de la línea van a formar el mesodermo paraxial (*mp*; somitómeros y somitas); aquellas que migran a través de la siguiente porción de la línea podrían formar el mesodermo intermedio (*im*, sistema urogenital); aquellas que migran a través de la parte más caudal de la línea primitiva han de formar la lámina lateral del mesodermo lateral (*lpm*; pared corporal), y aquellas que migran a través de la parte más caudal contribuirán a formar el mesodermo extraembrionario (*eem*; corion).

Crecimiento del disco embrionario

El disco embrionario, en un principio aplanado y casi redondo, poco a poco se alarga y adquiere un extremo cefálico ancho y un extremo caudal angosto (figs. 4–2). La expansión del disco embrionario se produce principalmente en la región cefálica; la región de la línea primitiva conserva un tamaño más o menos igual. El crecimiento y el alargamiento de la porción cefálica del disco dependen de la migración ininterrumpida de células desde la zona de la línea primitiva en dirección cefálica. La invaginación de las células superficiales en la línea primitiva y su ulterior desplazamiento hacia adelante y lateralmente continúan hasta el final de la cuarta semana. En esta etapa, la línea primitiva muestra cambios regresivos, disminuye rápidamente de tamaño y pronto desaparece.

El hecho de que la línea primitiva en el extremo caudal del disco siga proporcionando nuevas células hasta el final de la cuarta semana tiene relación

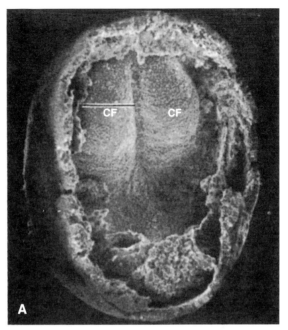

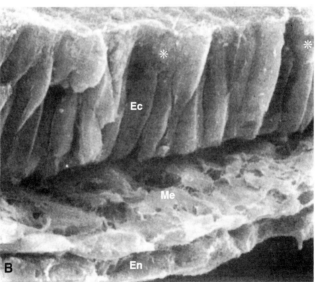

Fig. 4–12. A. Microfotografía electrónica de barrido (vista dorsal) de un embrión de ratón (equivalente a un embrión humano de 18 días, aproximadamente), que muestra la elevación inicial de los pliegues neurales craneanos (*CF*). La línea primitiva se encuentra más caudalmente y no se aprecia en esta vista. **B.** Corte transversal del embrión que se ve en *A* (véase la línea de sección indicada). Nótense las tres capas germinativas, las células cilíndricas seudoestratificadas del neuroectodermo (*Ec*), el endodermo aplanado (*En*) y el mesodermo (*Me*) entre las dos anteriores. Las células mitóticas se indican con un asterisco (*).

importante con el desarrollo del embrión. En la porción cefálica, las capas germinativas comienzan a presentar diferenciación específica hacia la mitad de la tercera semana (fig. 4–12), mientras que en la porción caudal ello sucede al término de la cuarta semana. Así, la gastrulación o formación de las capas germinativas prosigue en los segmentos caudales mientras las estructuras craneales están en proceso de diferenciación, lo que determina que el embrión se desarrolle en sentido cefalocaudal (fig. 4–12).

ORIENTACIÓN CLÍNICA

Teratogenia asociada con la gastrulación

El comienzo de la tercera semana de desarrollo, cuando se inicia la gastrulación, es un período muy sensible a las agresiones teratógenas. En este momento se puede trazar el mapa del destino final de diferentes sistemas orgánicos, como los ojos y el esbozo encefálico, cuyas poblaciones celulares pueden ser dañadas por sustancias teratógenas. Por ejemplo, durante este período las cantidades excesivas de alcohol destruyen las células de la línea media anterior del disco germinativo y producen deficiencias de la línea media en estructuras craneofaciales con el resultado de **holoprosencefalia**. En los niños con este defecto, el prosencéfalo es pequeño, los dos ventrículos laterales a menudo están fusionados en uno solo y los ojos se encuentran implantados muy próximos (hipotelorismo). Como este período corresponde a las dos semanas posteriores a la fecundación, equivale a cuatro semanas desde el último período menstrual, aproximadamente. En consecuencia, la mujer, al no advertir que está embarazada y suponer que se trata de un simple retraso de la menstruación, no toma las precauciones que habría observado normalmente al conocer su estado de gravidez.

La gastrulación en sí misma puede ser interrumpida por anomalías genéticas o agresiones tóxicas. La **disgenesia caudal (sirenomelia)** es un síndrome en el cual la formación de mesodermo es insuficiente en la región más caudal del embrión. Debido a que este mesodermo contribuye a la formación de las extremidades inferiores, del sistema urogenital (mesodermo intermedio) y de las vértebras lumbosacras, aparecen anomalías en estas estructuras. Los individuos afectados presentan un espectro variable de defectos tales como hipoplasia y fusión de los miembros inferiores, anomalías vertebrales, agenesia renal, ano imperforado y anomalías de los órganos genitales (fig.4–13). En el ser humano, la afección se asocia con diabetes materna y otras causas. En los ratones, las anomalías de los genes *Brachyury* (*T*), *WNT* y *engrailed* (angrelado) producen un fenotipo similar.

El **situs inversus** es una afección en la que se produce una transposición de las vísceras en el tórax y en el abdomen. A pesar de la inversión de estos órganos, otras anomalías estructurales son muy poco frecuentes en estos individuos. Aproximadamente el 20% de los pacientes con situs inversus completo padecen además bronquiectasia y sinusitis crónica debido a cilios

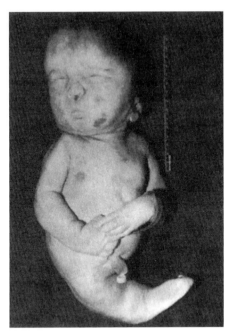

Fig. 4–13. Sirenomelia (disgenesia caudal). La pérdida del mesodermo en la región lumbosacra provocó la fusión de los esbozos de las extremidades y otros defectos.

anormales (**síndrome de Kartagener**). De modo interesante, los cilios están normalmente presentes sobre la superficie ventral del nódulo primitivo y podrían estar involucrados en la generación del patrón izquierda-derecha durante la gastrulación. Otras situaciones de lateralidad anormal se conocen como **secuencias de lateralidad**. Los pacientes con estos trastornos no tienen situs inversus completo, pero parecen mostrar bilateralidad predominante del lado izquierdo o derecho. El bazo refleja las diferencias: aquellos con bilateralidad del lado izquierdo tienen poliesplenia, mientras que aquellos con bilateralidad del lado derecho presentan asplenia o bazo hipoplásico. Los pacientes con secuencias de lateralidad también tengan quizá otras malformaciones, especialmente defectos cardíacos.

Tumores asociados con la gastrulación

En ocasiones, persisten restos de la línea primitiva en la región sacrococcígea. Estos grupos de células pluripotentes proliferan y forman tumores, denominados **teratomas sacrococcígeos**, que a menudo contienen tejidos derivados de las tres capas germinativas (fig. 4–14). Este tipo de tumor es el más común en recién nacidos y se presenta con una frecuencia de 1 cada 37.000. Estos tumores podrían también originarse a partir de las **células germinales primordiales** que no logran migrar hacia las crestas gonadales (véase pág. 4).

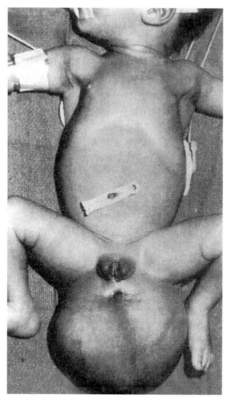

Fig. 4–14. Teratoma sacrococcígeo originado en restos de la línea primitiva. Estos tumores pueden transformarse en malignos y son más comunes en la mujer.

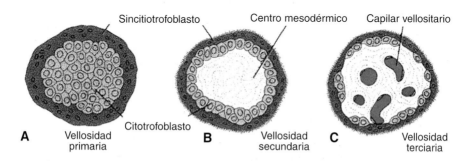

Fig. 4–15. Desarrollo de una vellosidad. **A.** Corte transversal de una vellosidad primaria, donde se ve un centro de células citotrofoblásticas cubierto por una capa de sincitio. **B.** Corte transversal de una vellosidad secundaria con un centro de mesodermo cubierto por una sola capa de células citotrofoblásticas, la cual está revestida a su vez por el sincitio. **C.** El mesodermo de la vellosidad presenta algunos capilares y vénulas.

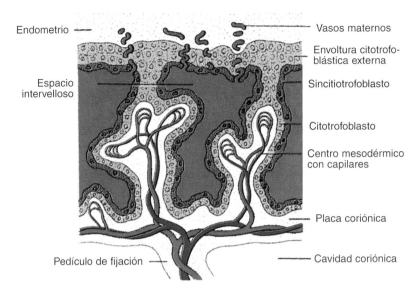

Fig. 4–16. Corte longitudinal de una vellosidad hacia el final de la tercera semana de desarrollo. Los vasos maternos penetran en la envoltura citotrofoblástica hasta llegar a los espacios intervellosos que rodean a las vellosidades. Los capilares de las vellosidades están en contacto con los vasos de la placa coriónica y del pedículo de fijación, los cuales a su vez están comunicados con los vasos intraembrionarios.

Desarrollo ulterior del trofoblasto

Hacia el comienzo de la tercera semana, el trofoblasto se caracteriza por las **vellosidades primarias**, formadas por un centro citotrofoblástico cubierto por una capa sincitial (figs. 3–6 y 4–15). En el curso del desarrollo ulterior, las células mesodérmicas penetran en el centro de las vellosidades primarias y crecen en dirección de la decidua. La estructura recién formada es una **vellosidad secundaria** (fig. 4–15).

Hacia el final de la tercera semana, las células mesodérmicas de la parte central de la vellosidad comienzan a diferenciarse en células sanguíneas y en vasos sanguíneos de pequeño calibre, que forman el sistema capilar vellositario (fig. 4–15). En esta etapa, la vellosidad se llama **vellosidad terciaria** o **vellosidad placentaria definitiva**. Los capilares de la vellosidad terciaria se ponen en contacto con los capilares que se desarrollan en el mesodermo de la lámina coriónica y en el pedículo de fijación (figs. 4–16 y 4–17). Estos vasos, a su vez, establecen contacto con el sistema circulatorio intraembrionario, de modo que quedan conectados la placenta y el embrión. En consecuencia, cuando el corazón comienza a latir en la cuarta semana de desarrollo, el sistema vellositario está preparado para proporcionar al embrión propiamente dicho los elementos nutritivos y el oxígeno necesarios.

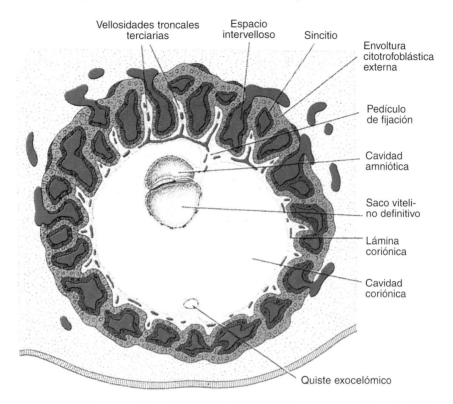

Vellosidades troncales
terciarias

Espacio
intervelloso

Sincitio

Envoltura
citotrofoblástica
externa

Pedículo
de fijación

Cavidad
amniótica

Saco viteli-
no definitivo

Lámina
coriónica

Cavidad
coriónica

Quiste exocelómico

Fig. 4–17. Embrión presomítico y trofoblasto al final de la tercera semana. Las vellosidades troncales secundarias y terciarias dan al trofoblasto un aspecto radial característico. Los espacios intervellosos se observan en todo el trofoblasto y están revestidos de sincitio. Las células citotrofoblásticas rodean por completo al trofoblasto y se hallan en contacto directo con el endometrio. El embrión está dentro de la cavidad coriónica, sostenido por el pedículo de fijación.

Mientras tanto, las células citotrofoblásticas en las vellosidades se introducen progresivamente en el sincitio suprayacente hasta llegar el endometrio materno. Aquí se ponen en contacto con prolongaciones similares de los troncos vellositarios adyacentes y forman una delgada **envoltura citotrofoblástica externa** (figs. 4–16 y 4–17). Esta envoltura rodea en forma gradual al trofoblasto por completo y une firmemente el saco coriónico al tejido endometrial materno (fig. 4–17). Las vellosidades que van desde la **placa coriónica** a la **decidua basal (placa decidual**: la parte del endometrio donde se formará la placenta; véase cap. 6) se denominan **vellosidades troncales** o **vellosidades de anclaje**. Las que se ramifican a partir de los costados de las vellosidades de anclaje representan **vellosidades libres (terminales)**, a través de las cuales se produce el intercambio de nutrientes y otros factores (fig. 4–18).

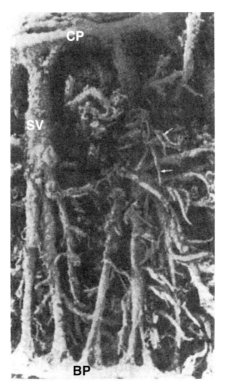

Fig. 4–18. Las vellosidades de anclaje (*SV*) se extienden a partir de la placa coriónica (*CP*) hasta la placa basal (*BP*). Las vellosidades terminales (*flechas*) están representadas por ramificaciones delgadas que parten de las vellosidades de anclaje.

La cavidad coriónica, al mismo tiempo, se torna mucho más grande y hacia el decimonoveno o vigésimo día el embrión está unido a su envoltura trofoblástica únicamente por el estrecho **pedículo de fijación** (fig. 4–17). Este pedículo más adelante se convierte en **cordón umbilical**, que permite la comunicación entre la placenta y el embrión.

Resumen

El fenómeno más característico que tiene lugar durante la tercera semana es la **gastrulación**, que comienza con la aparición de la **línea primitiva** que, en su extremo cefálico, presenta el **nódulo primitivo**. En la región del nódulo y de la línea, las células **epiblásticas** se desplazan hacia el interior (se **invaginan**) para formar nuevas capas celulares: el **endodermo** y el **mesodermo**. En consecuencia, el epiblasto da origen a las tres **capas germi-**

nativas del embrión. Las células de la **capa germinativa del mesodermo intra-embrionario** migran entre las otras dos capas germinativas hasta que establecen contacto con el mesodermo extraembrionario que recubre el saco vitelino y el amnios (figs. 4–3 y 4–4).

Las células prenotocordales en proceso de invaginación en la fosita primitiva se desplazan hacia adelante hasta llegar a la placa procordal. Se intercalan entre las células del endodermo y forman la **placa notocordal** (fig. 4–4). A medida que avanza el desarrollo, esta placa se desprende del endodermo y se forma un cordón macizo, la **notocorda**. Constituye un eje en la línea media que servirá como base del esqueleto axial (fig. 4–4). Los extremos cefálico y caudal del embrión se establecen antes de la formación de la línea primitiva. De este modo, las células del hipoblasto (endodermo) en el borde cefálico del disco forman el **endodermo visceral anterior** que expresa genes formadores de la cabeza, tales como *OTX2, LIM1* y *HESX1* y el factor secretado **cerberus**. *Nodal*, un miembro de la familia de genes *TGF–β*, es activado a continuación e inicia y mantiene la integridad del nódulo y de la línea primitiva. La **BMP–4** en presencia de **FGF** ventraliza el mesodermo durante la gastrulación, de modo que forma el mesodermo intermedio y de la lámina lateral. La **cordina**, la **nogina** y la **folistatina** antagonizan la actividad de BMP–4 y dorsalizan el mesodermo para formar la notocorda y somitómeros en la región cefálica. La formación de estas estructuras en regiones más caudales es regulada por el gen *Brachyury (T)*. La asimetría izquierda–derecha es regulada por una cascada de genes; primero, *FGF-8*, secretado por células del nódulo y de la línea primitiva, induce la expresión de *Nodal* y *Lefty-2* en el lado izquierdo. Estos genes regulan en más a *PITX2*, un factor de transcripción responsable de la definición de lado izquierdo.

Las células epiblásticas que se desplazan a través del nódulo y de la línea primitiva están predeterminadas por su posición para convertirse en un tipo específico de mesodermo y endodermo. De este modo es posible construir un mapa de destino de las células epiblásticas que muestra este patrón (fig. 4–11).

Hacia el término de la tercera semana, las tres **capas germinativas** básicas, el **ectodermo**, el **mesodermo** y el **endodermo**, se establecen en la región cefálica, y el proceso continúa para formar estas capas germinativas en las áreas más caudales del embrión hasta el final de la cuarta semana. La diferenciación de órganos y tejidos ha comenzado y se cumple en dirección cefalocaudal, a medida que continúa la gastrulación.

Entretanto, el trofoblasto avanza rápidamente en su desarrollo. Las **vellosidades primarias** han adquirido un centro mesenquimático en el cual, más tarde, se originarán pequeños capilares (fig. 4–17). Cuando estos capilares vellosos establecen contacto con los capilares de la lámina coriónica y del pedículo de fijación, el sistema velloso está preparado para suministrar al embrión los nutrientes y el oxígeno que necesita (fig. 4–17).

Problemas para resolver

1. Una mujer de 22 años consume gran cantidad de alcohol durante una fiesta y pierde la conciencia. Tres semanas después advierte la falta de su segundo período menstrual consecutivo y la prueba de embarazo resulta positiva. ¿Debe preocuparse por los efectos que podría tener sobre el niño aquel episodio de exceso de bebida?
2. En una ecografía se descubre una masa de gran volumen próxima al sacro en un feto de sexo femenino de 28 semanas. ¿Cuál podría ser el origen de esta masa y qué tipo de tejido la formaría?
3. Durante un examen ecográfico se determinó que el feto presentaba las regiones facial y torácica bien desarrolladas, pero que las estructuras caudales mostraban anomalías. Faltaban los riñones, no se apreciaban las vértebras lumbares y sacras y los miembros inferiores estaban fusionados. ¿Qué proceso pudo haber estado alterado para que se produjeran estos defectos?
4. Un niño tiene poliesplenia y posición anormal del corazón. ¿Cómo pueden relacionarse estas dos anomalías del desarrollo y cuándo pudieron haberse originado? ¿Qué otros defectos pueden estar presentes? ¿Qué genes pueden causar este fenómeno y en qué momento de la embriogénesis puede iniciarse?

Lecturas recomendadas

Augustine K, Liu ET, Sadler TW: Antisense attenuation of Wnt-1 and Wnt-3a expression in whole embryo culture reveals roles for these genes in craniofacial, spinal cord, and cardiac morphogenesis. Den Genet 14:500, 1993.
Beddington RSP: The origin of the foetal tissues during gastrulation in the rodent. In Johnson MH (ed): Development in Mammals. New York, Elsevier, 99:1, 1983.
Beddington RSP: Induction of a second neural axis by the mouse node. Development 120:613, 1994.
Beddington RSP, Robertson RJ: Anterior patterning in the mouse. Trends Genet 14:277, 1998.
Bellairs R: The primitive streak. Anat Embryol 174:1, 1986.
De Robertis EM, Sasai Y: A common plan for dorsoventral patterning in Bilateria. Nature 380:37, 1996.
Herrmann BG: Expression pattern of the brachyuria gene in whole mount TWis/TWis mutant embryos. Development 13:913, 1991.
Holzgreve W, Flake AW, Langer JC: The fetus with sacrococcygeal teratoma. In Harrison MR, Gollus MS, Filly RA (eds): The Unborn Patient. Prenatal Diagnosis and Treatment. Philadelphia, WB Saunders, 1991.
King BF, Mais JJ: Developmental changes in rhesus monkey placental villi and cell columns. Anat Embryol 165:361, 1982.
Meyers EN, Martin GR: Differences in left-right axis pathways in mouse and chick: Functions of FGF-8 and SHH. Science 285:403, 1999.
O'Rahilly R: Developmental Stages in Human Embryos. Part A. Embryos of the First Three Weeks (Stages One to Nine). Washington, DC, Carnegie Institution of Washington, 1973.
Stott D, Kisbert A, Herrmann BG: Rescue of the tail defect of Brachyury mice. Genes Dev 7:197, 1993.
Sulik KK, Lauder JM, Dehart DB: Brain malformations in prenatal mice following acute maternal ethanol administration. Int J Dev Neurosci 2:203, 1984.
Supp DM, Potter SS. Brueckner M: Molecular motors: The driving force behind mammalian left-right development. Trends Cell Biol 10:41, 2000.
Tam PPL, Bedding RSP: The formation of mesodermal tissues in the mouse embryo during gastrulation and early organogenesis. Development 99:109, 1987.

capítulo 5

Tercera a octava semana: el período embrionario

Durante la **tercera a octava semana** de desarrollo, tiene lugar la etapa denominada **período embrionario** o período de **organogénesis**, en el que cada una de las tres hojas germinativas, **ectodermo, mesodermo** y **endodermo**, da origen a varios tejidos y órganos específicos. Hacia el final del período embrionario se han establecido los sistemas orgánicos principales y hacia el final del segundo mes son reconocibles los principales caracteres morfológicos externos del cuerpo.

Derivados de la hoja germinativa ectodérmica

Cuando comienza la tercera semana de desarrollo, la hoja germinativa ectodérmica tiene forma de disco, algo más ancho en la región cefálica que en la caudal (fig. 5-1). Aparecen la notocorda y el mesodermo precordal (placa precordal) e inducen al ectodermo que los recubre a aumentar de grosor y formar la **placa neural** (fig. 5-2). Las células de la placa componen el **neuroectodermo** y su inducción representa el fenómeno inicial del proceso de **neurulación**.

REGULACIÓN MOLECULAR DE LA INDUCCIÓN NEURAL

El bloqueo de la actividad de **BMP-4**, miembro de la familia **TGF-β** responsable de la ventralización del ectodermo y del mesodermo, causa inducción de la placa neural. De este modo, en la presencia de BMP–4, que infil-

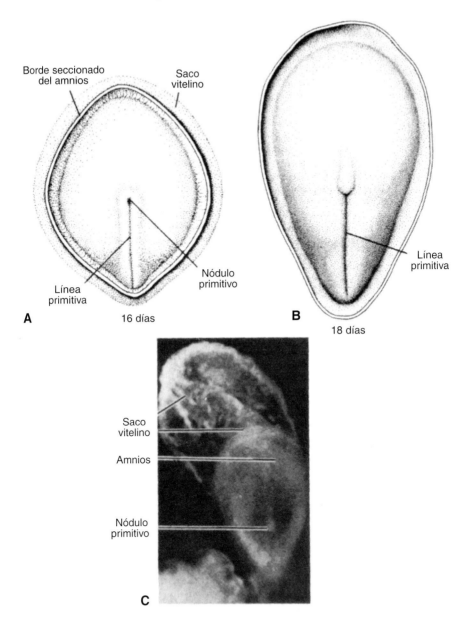

Fig. 5–1. A. Vista dorsal de un embrión presomítico de 16 días. Se observan la línea primitiva y el nódulo primitivo. **B.** Vista dorsal de un embrión presomítico de 18 días. Es piriforme, con la región cefálica algo más ancha que el extremo caudal. **C.** Vista dorsal de un embrión humano de 18 días. Nótese el nódulo primitivo y, extendiéndose a partir de él hacia adelante, la notocorda. El saco vitelino tiene un aspecto ligeramente moteado. La longitud del embrión es de 1,25 mm y su ancho máximo es de 0,68 mm.

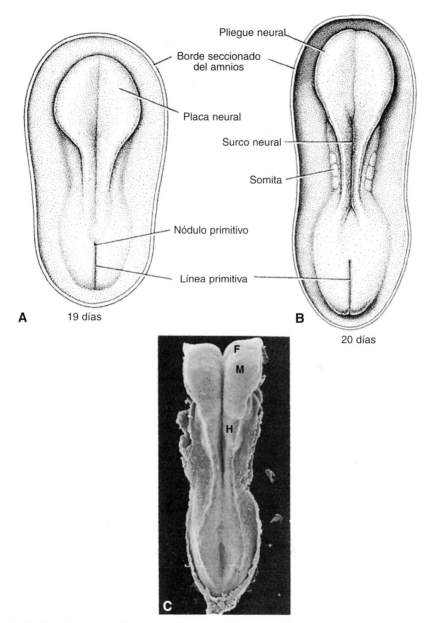

Fig. 5–2. A. Vista dorsal de un embrión en período presomítico avanzado (aproximadamente 19 días). Se ha extirpado el amnios y se advierte claramente la placa neural. **B.** Vista dorsal de un embrión humano de 20 días, aproximadamente. Nótense la aparición de somitas y la formación del surco neural y de los pliegues neurales. **C.** Microfotografía electrónica de barrido de un embrión de ratón (correspondiente a un embrión humano de 20 días, aproximadamente), que muestra el aspecto típico en el período del surco neural. Los pliegues neurales craneanos ya se han separado en las regiones del cerebro anterior (F, prosencéfalo), del cerebro medio (M, mesencéfalo) y del cerebro posterior (H, rombencéfalo).

tra el mesodermo y el ectodermo durante la gastrulación del embrión, el ecto-dermo se convierte en epidermis y el mesodermo forma el mesodermo inter-medio y el mesodermo de la lámina lateral (mesodermo lateral). Si BMP–4 está ausente o inactivada, el ectodermo adquiere identidad neural. La secreción de otras tres moléculas, la **nogina**, la **cordina** y la **folistatina**, inactiva esta pro-teína. Estas tres proteínas están presentes en el organizador (nódulo primiti-vo), la notocorda y el mesodermo procordal. Neuralizan al ectodermo y pro-vocan que el mesodermo se transforme en notocorda y mesodermo paraxial (dorsalización del mesodermo). Sin embargo, estos inductores neurales indu-cen solamente tejidos del prosencéfalo y del mesencéfalo. La inducción de estructuras caudales de la placa neural (romboencéfalo y médula espinal) requiere de dos proteínas de secreción, **WNT–3a** y **FGF (factor de crecimien-to fibroblástico)**. Además, el **ácido retinoico** parece desempeñar un papel clave en la organización del eje craneocaudal, puesto que puede causar una reespe-cificación de algunos segmentos craneales en otros más caudales por la regula-ción de la expresión de **genes de caja homeótica (*homeobox*)** (véase pág. 111).

NEURULACIÓN

Una vez que se produce la inducción, la placa neural alargada, con forma de zapatilla, se extiende gradualmente hacia la línea primitiva (fig. 5–2B y C). Al finalizar la tercera semana, los bordes laterales de la placa neural se elevan y forman los **pliegues neurales**, y la porción media deprimida constituye el **surco neural** (figs. 5–2, 5–3A y B y 5–4). Poco a poco los pliegues neurales se aproximan uno a otro en la línea media, donde se fusionan (fig. 5–3C). Esta fusión comienza en la región del futuro cuello (quinto somita) y avanza en dirección craneal y caudal (figs. 5–5 y 5–6). El resultado es la formación del **tubo neural**. Hasta que se completa la fusión, los extremos cefálico y caudal del tubo neural quedan en comunicación con la cavidad amniótica por medio de los **neuroporos craneal** y **caudal**, respectivamente (figs. 5–5, 5–6A y 5–7). El neuroporo craneal se cierra aproximadamente el día 25 (período de 18 a 20 somitas), mientras que el neuroporo posterior o caudal lo hace el día 27 (estadio de 25 somitas). El proceso de neurulación se ha completado y el sis-tema nervioso central está representado por una estructura tubular cerrada con una porción caudal estrecha, la **médula espinal**, y una porción cefálica mucho más ancha, caracterizada por varias dilataciones, las **vesículas cere-brales** (véase cap. 19).

A medida que los pliegues neurales se elevan y fusionan, las células del borde lateral o cresta del neuroectodermo comienzan a disociarse de las que se encuentran en su vecindad. Esta población celular, la **cresta neural** (figs. 5–3 y 5–4), a su salida del neuroectodermo y al penetrar en el mesodermo subyacente por migración y desplazamiento activos, experimenta una transi-ción de epitelial a mesenquimática. (El término **mesodermo** refiere a las célu-las derivadas del epiblasto y de los tejidos extraembrionarios. **Mesénquima** es

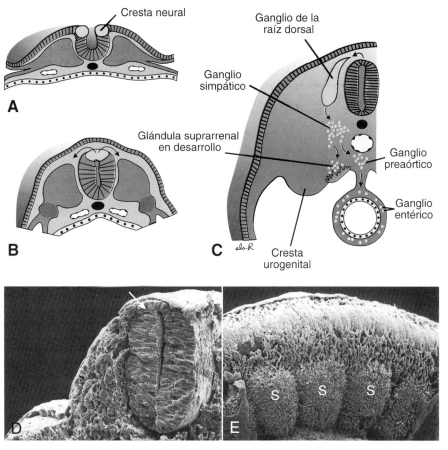

Fig. 5–3. Formación y migración de las células de la cresta neural en la médula espinal. **A** y **B.** Las células de la cresta se forman en los extremos de los pliegues neurales y no emigran de esta región hasta no haberse completado el cierre del tubo neural. **C.** Después de la migración, las células de la cresta neural contribuyen a un grupo heterogéneo de estructuras, como los ganglios de la raíz dorsal, los ganglios de la cadena simpática, la médula suprarrenal, y otros tejidos (cuadro 5-1). **D.** En una microfotografía electrónica de barrido de embriones de ratón pueden verse las células de la cresta en la parte superior del tubo neural cerrado que emigran desde esta región (*flecha*). **E.** En una vista lateral en la que se ha extirpado el ectodermo suprayacente, las células de la cresta adquieren aspecto fibroblástico a medida que se desplazan por los lados del tubo neural. (S, somitas.)

el tejido conectivo embrionario laxo, cualquiera que sea su origen.) Las células de la cresta neural de la región del tronco dejan los pliegues neurales una vez producido el cierre del tubo neural y siguen uno de estos dos caminos migratorios: 1) un camino dorsal a través de la dermis, donde podrían entrar en el ectodermo a través de perforaciones presentes en la lámina basal para formar **melanocitos** en la piel y en los folículos pilosos, y 2) un camino ven-

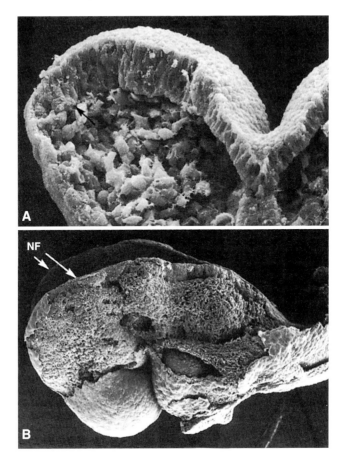

Fig. 5–4. A. Corte transversal de los pliegues neurales craneanos de un embrión de ratón. Las células de la cresta neural en el extremo de los pliegues (*flecha*) emigran y contribuyen al mesénquima craneofacial. **B.** Vista lateral de los pliegues neurales craneanos de un embrión de ratón en el que se ha extirpado el ectodermo superficial. Se pueden observar numerosas células de la cresta neural saliendo de los pliegues neurales (NF) y emigrando por debajo del ectodermo extirpado. A diferencia de las células de la cresta de la médula espinal, las de la cresta craneal salen de los pliegues neurales antes de la fusión de éstos.

tral a través de la mitad anterior de cada somita para dar origen a las **neuronas de ganglios sensoriales, simpáticos y entéricos, células de Schwann y células de la médula suprarrenal** (fig. 5-3). Las células de la cresta neural también se forman y migran desde los pliegues neurales craneales y dejan el tubo neural antes que se produzca el cierre en esa región (fig. 5-4). Estas células contribuyen a formar el **esqueleto craneofacial**, y también dan origen a las **neuronas de los ganglios craneales, células gliales, melanocitos** y otros tipos celulares (cuadro 5–1). La inducción de las células de la cresta neural requie-

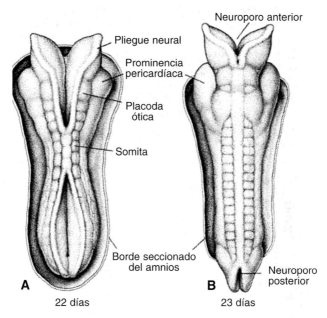

Neuroporo anterior

Pliegue neural

Prominencia
pericardíaca

Placoda
ótica

Somita

Borde seccionado
del amnios

Neuroporo
posterior

A   B

22 días   23 días

Fig. 5–5. A. Vista dorsal de un embrión humano de 22 días, aproximadamente. A cada lado del tubo neural se aprecian 7 somitas. **B.** Embrión humano de 23 días, aproximadamente, visto por su cara dorsal. Obsérvese el abultamiento pericardíaco a cada lado de la línea media en la porción cefálica del embrión.

re de la interacción entre el ectodermo neural adyacente y el ectodermo general que lo recubre. Las **proteínas morfogénicas del hueso (BMP)**, secretadas por el ectodermo no neural (general), parecen iniciar el proceso de inducción. Las células de la cresta dan origen a una serie heterogénea de tejidos, como se indica en el cuadro 5-1 (véase pág. 99).

Cuando el tubo neural se ha cerrado, se tornan visibles en la región cefálica del embrión dos **engrosamientos ectodérmicos** bilaterales, las **placodas óticas** o **auditivas** y las **placodas del cristalino** (fig. 5–8B). Al continuar el desarrollo, las placodas óticas se invaginan y forman las **vesículas óticas** o **auditivas**, que formarán las estructuras necesarias para la audición y el mantenimiento del equilibrio (véase cap. 16). Aproximadamente al mismo tiempo aparecen las **placodas del cristalino**, que también se invaginan y durante la quinta semana forman el **cristalino** del ojo (véase cap. 17).

En general, puede decirse que la capa germinativa ectodérmica da origen a los órganos y estructuras que mantienen el contacto con el mundo exterior: a) sistema nervioso central; b) sistema nervioso periférico; c) epitelio sensorial del oído, la nariz y el ojo, y d) epidermis, con inclusión del pelo y las uñas. Además, da origen a las glándulas subcutáneas, las glándulas mamarias, la glándula hipófisis y el esmalte dentario.

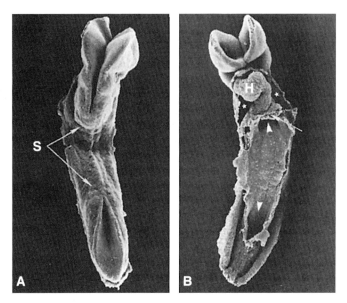

Fig. 5–6. Vistas dorsal (**A**) y ventral (**B**) de un embrión de ratón (correspondiente a un embrión humano de 22 días aproximadamente). **A.** El surco neural se está cerrando en dirección cefálica y caudal y se halla flanqueado por pares de somitas (S). **B.** El mismo embrión que muestra la formación del tubo intestinal con los portales intestinales anterior y posterior (*puntas de flecha*), el corazón (H) en la cavidad pericárdica (asteriscos) y el septum transversum (*flecha*) que representa el primordio del diafragma (véase cap. 11). Los pliegues neurales se mantienen abiertos y dejan al descubierto las regiones del cerebro anterior y del cerebro medio.

Derivados de la hoja germinativa mesodérmica

En un comienzo, las células de la hoja germinativa mesodérmica forman una lámina delgada de tejido laxo a cada lado de la línea media (fig. 5–9A). Sin embargo, hacia el decimoséptimo día, las células próximas a la línea media proliferan y forman una placa engrosada de tejido, denominada **mesodermo paraxial** (fig. 5–9B). Más hacia los lados, la hoja mesodérmica sigue siendo delgada y se llama **lámina lateral**. Con la aparición y coalescencia de cavidades intercelulares en la lámina lateral, el tejido queda dividido en dos hojas (fig. 5–9B y C): a) una capa continua con el mesodermo que recubre al amnios, y que se denomina **hoja somática** o **parietal del mesodermo**, y b) una capa continua con el mesodermo que cubre al saco vitelino, denominada **hoja esplácnica** o **visceral del mesodermo** (figs. 5–9C y D y 5–10). Estas dos capas juntas revisten una cavidad neoformada, la **cavidad intraembrionaria**, que a cada lado del embrión se continúa con la cavidad extraembrionaria. El **mesodermo intermedio** está entre el mesodermo paraxial y la lámina lateral del mesodermo (figs. 5–9B y D y 5–10).

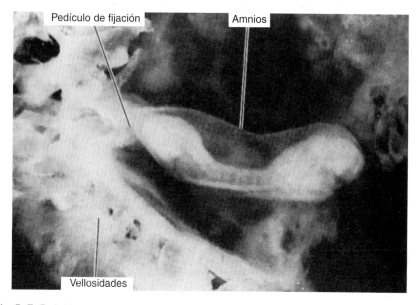

Fig. 5–7. Embrión de 12 a 13 somitas (aproximadamente 23 días). El embrión dentro del saco amniótico está unido al corion por el pedículo de fijación. Nótese que las vellosidades coriónicas están bien desarrolladas.

Cuadro 5–1. *Derivados de la cresta neural*

Tejido conectivo y huesos de la cara y del cráneo

Ganglios nerviosos craneales (véase cuadro 19–2)

Células C de la glándula tiroides

Tabique troncoconal del corazón

Odontoblastos

Dermis de la cara y del cuello

Ganglios espinales (ganglios de la raíz dorsal)

Ganglios de la cadena simpática y preaórticos

Ganglios parasimpáticos del tracto gastrointestinal

Médula suprarrenal

Células de Schwann

Células gliales

Piamadre y aracnoides (leptomeninges)

Melanocitos

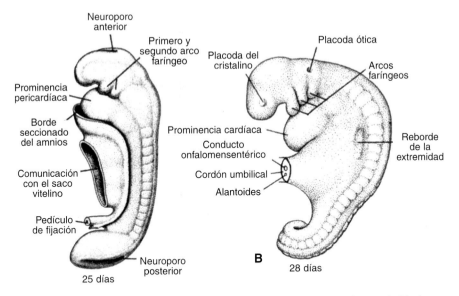

Fig. 5–8. A. Vista lateral de un embrión de 14 somitas (25 días, aproximadamente). Obsérvese el área pericárdica prominente y el primero y segundo arco faríngeo. **B.** Lado izquierdo de un embrión de 25 somitas, de aproximadamente 28 días de edad. Se advierten los tres primeros arcos faríngeos y las placodas ótica y del cristalino.

MESODERMO PARAXIAL

Al comienzo de la tercera semana, el mesodermo paraxial está organizado en segmentos. Estos segmentos, o **somitómeros**, aparecen primero en la región cefálica del embrión y su formación sigue en sentido cefalocaudal. Cada somitómero consta de células mesodérmicas dispuestas en remolinos concéntricos alrededor del centro de la unidad. En la región cefálica, los somitómeros se forman en asociación con la segmentación de la placa neural para organizarse como **neurómeros** y dar origen al mesénquima cefálico (véase cap. 15). A partir de la región occipital, en dirección caudal, los somitómeros se organizan en somitas. El primer par de somitas aparece en la región occipital del embrión aproximadamente el vigésimo día de desarrollo, y desde este sitio se forman nuevos somitas en dirección cefalocaudal, más o menos a razón de tres pares por día, hasta que al final de la quinta semana se encuentran 42 a 44 pares (figs. 5–3, 5–5 y 5–8). Hay 4 pares de somitas: 4 occipitales, 8 cervicales, 12 torácicos, 5 lumbares, 5 sacros y de 8 a 10 coccígeos. Más tarde desaparecen el primer somita occipital y los últimos 5 a 7 coccígeos, mientras que el resto de los somitas constituyen el esqueleto axial (véase cap. 8). Durante esta etapa del desarrollo se expresa la edad del embrión según el número de somitas. En el cuadro 5–2 puede verse la edad aproximada del embrión en relación con el número de somitas.

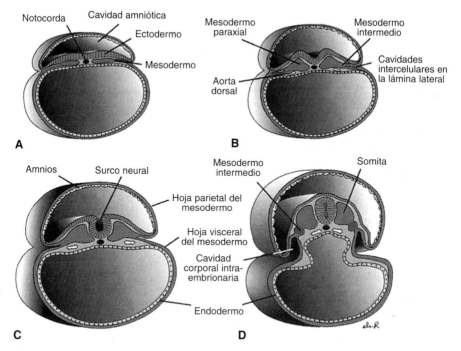

Fig. 5–9. Cortes transversales en los que puede apreciarse el desarrollo de la hoja germinativa mesodérmica. **A.** Día 17. **B.** Día 19 **C.** Día 20. **D.** Día 21. La delgada hoja mesodérmica da origen al mesodermo paraxial (los futuros somitas), el mesodermo intermedio (las futuras unidades excretoras) y a la lámina lateral, que se separa en las hojas parietal y visceral del mesodermo que revisten la cavidad intraembrionaria.

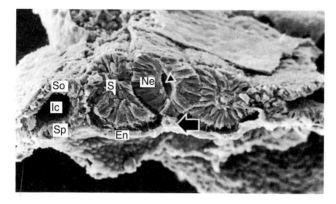

Fig. 5–10. Corte transversal a través de la región de los somitas cervicales de un embrión de ratón (correspondiente a un embrión humano de 21 días, aproximadamente), visto con el microscopio electrónico de barrido. Se observan la notocorda (*flecha*), el canal neural (*punta de flecha*), el endodermo (En), la cavidad intraembrionaria (Ic), el neuroectodermo (Ne), el somita (S), el mesodermo somático (So) y el mesodermo esplácnico (Sp).

Hacia el comienzo de la cuarta semana, las células que forman las paredes ventral y medial del somita pierden su organización compacta, se tornan polimorfas y cambian de posición para rodear la notocorda (fig. 5–11A y B). Estas células, que en conjunto reciben el nombre de **esclerotoma**, forman un tejido laxo denominado **mesénquima**. Van a rodear la médula espinal y la notocorda para formar la columna vertebral (véase cap. 8). Las células de la porción dorsolateral del somita también migran como precursoras de la musculatura de los miembros y de la pared corporal (fig. 5–11B). Después de la migración de estas células musculares y de las células del esclerotoma, las células de la porción dorsomedial del somita proliferan y migran hacia el lado ventral del remanente del epitelio dorsal del somita para formar una nueva capa, el miotoma (fig. 5–11B y C). El epitelio dorsal restante forma el dermatoma, y estas capas juntas constituyen el dermatomiotoma (fig. 5–11C). Cada miotoma organizado segmentariamente da origen a los músculos de la espalda (musculatura epaxial; véase cap. 9), mientras que los dermatomas se dispersan para formar la dermis y el tejido subcutáneo de la piel (véase cap. 18). Además, cada miotoma y dermatoma retiene su inervación desde su segmento de origen, independientemente del sitio adonde migren las células. En consecuencia, cada somita forma su propio **esclerotoma** (componente de cartílago y hueso), su propio **miotoma** (que proporciona el componente muscular segmentario) y su propio **dermatoma** (el componente segmentario de la piel). Cada miotoma y cada dermatoma tienen también su propio componente segmentario nervioso.

Regulación molecular de la diferenciación del somita

Las señales para la diferenciación del somita se originan en las estructuras que lo rodean, como la notocorda, el tubo neural, la epidermis y la lámina lateral del mesodermo (fig. 5–12). La proteína de secreción producto del gen erizo sónico (***Sonic hedgehog***) (**SHH**), producida por la notocorda y la placa del piso del tubo neural, induce a la porción ventromedial del somita a

Cuadro 5-2. *Número de somitas en relación con la edad aproximada en días*

Edad aproximada (días)	N° de somitas
20	1–4
21	4–7
22	7–10
23	10–13
24	13–17
25	17–20
26	20–23
27	23–26
28	26–29
30	34–35

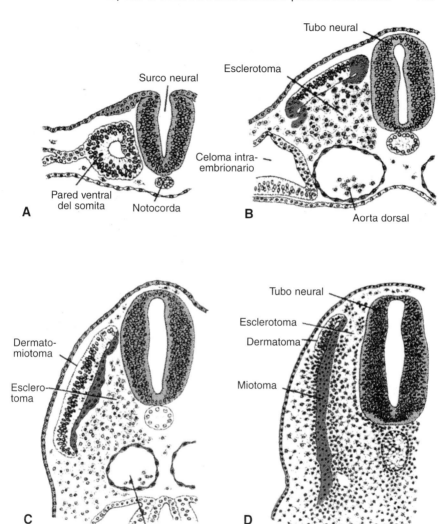

Fig. 5–11. Diferentes estadios en el desarrollo de un somita. **A.** Las células mesodérmicas están dispuestas alrededor de una pequeña cavidad. **B.** Las células de las paredes ventral y medial del somita pierden la disposición epitelial y emigran en dirección de la notocorda. Estas células en conjunto constituyen el esclerotoma. Las células de la porción dorsolateral del somita emigran como precursores de la musculatura de los miembros y de la pared corporal. Las células dorsomediales emigran debajo del remanente de epitelio dorsal del somita para formar el miotoma. **C.** Las células que están formando el miotoma continúan extendiéndose debajo del epitelio dorsal. **D.** Después de que el miotoma se extiende en dirección ventral, las células del dermatoma pierden su aspecto epitelial y se extienden por debajo del ectodermo suprayacente para formar la dermis.

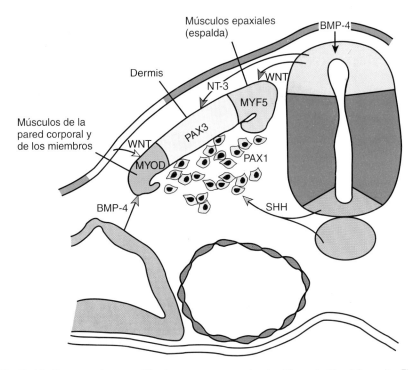

Fig. 5–12. Patrones de expresión de genes que regulan la diferenciación del somita. El gen "erizo sónico" (*Sonic hedgehog, SHH*), secretado por la notocorda y la placa del piso del tubo neural, hace que la parte ventral del somita forme el esclerotoma y exprese *PAX1*, que a su vez controla la condrogénesis y la formación vertebral. Las proteínas WNT provenientes de la región dorsal del tubo neural activan a *PAX3*, que demarca al dermatomiotoma. Las proteínas WNT también llevan a la porción dorsomedial del somita a expresar el gen musculoespecífico *MYF5* y a formar los músculos epaxiales (de la columna vertebral). La porción dorsomedial del somita es llevada a convertirse en dermis por acción de la neurotrofina 3 *(NT–3)* expresada por la región dorsal del tubo neural. La musculatura hipaxial (miembros y pared corporal), deriva de la porción dorsolateral del somita, que está bajo la influencia combinada de proteínas WNT activadoras y de la proteína BMP–4 inhibidora, que juntas activan la expresión de *MYOD*.

convertirse en esclerotoma. Una vez inducidas, las células del esclerotoma expresan el factor de transcripción **PAX1**, que inicia la cascada de genes que participan en la formación de cartílago y hueso de la vértebra. La expresión de **PAX3**, regulada por las proteínas **WNT** producidas por la porción dorsal del tubo neural, especifica la región del dermatomiotoma del somita. Las proteínas WNT secretadas por la porción dorsal del tubo neural tienen también como blanco la porción dorsomedial del somita, lo que provoca que éste inicie la expresión del gen específico del músculo **MYF5** y se transforme en musculatura epaxial. La interacción entre la proteína inhibidora **BMP–4** (y probablemente **FGF**) secretada por la lámina lateral del mesodermo y los productos de la activación de WNT secretados por la epidermis le ordenan a la porción dorsolateral del somita a expresar otro gen específico del músculo, **MYOD**, para formar los músculos de los miembros y de la pared corporal. La porción media del epitelio dorsal del somita es dirigida por la **neurotrofina 3 (NT–3)**, secretada por la región dorsal del tubo neural, para formar la dermis.

MESODERMO INTERMEDIO

El mesodermo intermedio, que conecta temporariamente el mesodermo paraxial con la lámina lateral (figs. 5–9D y 5–10A), se diferencia en estructuras urogenitales. En las regiones cervical y torácica superior forma cúmulos celulares de disposición segmentaria (los futuros **nefrotomas**), mientras que en dirección más caudal produce una masa no segmentada de tejido, el **cordón nefrógeno**. Las unidades excretoras del sistema urinario y de la gónada se desarrollan a partir de este mesodermo intermedio en parte segmentado y en parte no (véase cap. 14).

LÁMINA LATERAL DEL MESODERMO

La **lámina lateral del mesodermo** o **mesodermo lateral** se separa en hojas parietal y visceral, que revisten la cavidad intraembrionaria y rodean a los órganos, respectivamente (figs. 5–9C y D, 5–10 y 5–13A). El mesodermo de la hoja parietal, junto con el ectodermo que lo recubre, formará las paredes corporales lateral y ventral. El mesodermo de la hoja visceral y el endodermo embrionario formarán la pared del intestino (fig. 5–13B). Las células meso-

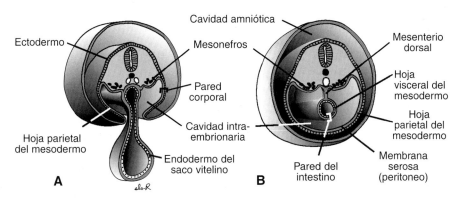

Fig. 5–13. A. Corte transversal de un embrión de 21 días a través de la región del mesonefros, en el que se observan las hojas parietal y visceral del mesodermo. Las cavidades intraembrionarias se comunican con la cavidad extraembrionaria (cavidad coriónica). **B.** Corte del embrión al final de la cuarta semana. El mesodermo parietal y el ectodermo que lo cubre forman las paredes ventral y lateral del cuerpo. Obsérvese la membrana peritoneal (serosa).

dérmicas de la hoja parietal que rodean la cavidad intraembrionaria formarán membranas delgadas, las **membranas mesoteliales** o **membranas serosas**, que tapizarán las cavidades peritoneal, pleural y pericárdica y secretarán un líquido seroso (fig. 5–13B). Las células mesodérmicas de la hoja visceral formarán una membrana serosa delgada alrededor de cada órgano (véase cap. 10)

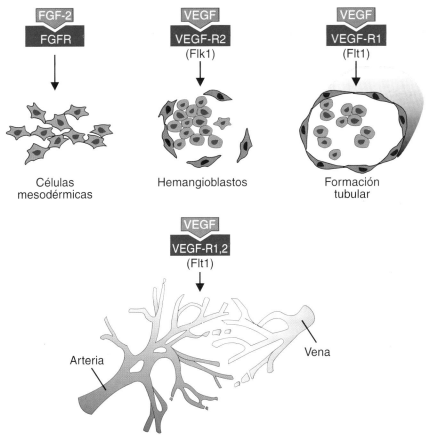

Fig. 5–14. Los vasos sanguíneos se forman de dos maneras: vasculogénesis (arriba), en la que los vasos se originan a partir de islotes sanguíneos, y angiogénesis (abajo), en la que los nuevos vasos brotan de otros existentes. Durante la vasculogénesis, el factor de crecimiento fibroblástico 2 (FGF-2) se une a su receptor en subpoblaciones de células mesodérmicas y las induce a formar hemangioblastos. A continuación, bajo la influencia del factor de crecimiento endotelial vascular (VEGF), que actúa sobre dos receptores diferentes, estas células se vuelven endoteliales y se unen para formar vasos. La angiogénesis es también regulada por el VEGF, que estimula la proliferación de las células endoteliales en los sitios donde han de brotar nuevos vasos a partir de otros existentes. El modelado y la estabilización finales de la vasculatura son llevados a cabo por el factor de crecimiento derivado de plaquetas (PDGF) y el factor de crecimiento transformador β (TGF–β).

SANGRE Y VASOS SANGUÍNEOS

Los vasos sanguíneos tienen dos orígenes: **vasculogénesis**, en la cual los vasos se originan a partir de islotes sanguíneos (fig. 5-14), y **angiogénesis**, que consiste en la generación de brotes a partir de vasos preexistentes. El primer islote sanguíneo aparece en el mesodermo que rodea a la pared del saco vitelino en la tercera semana de desarrollo y poco tiempo más tarde en la lámina lateral del mesodermo y en otras regiones (fig. 5-15). Estos islotes se originan en células del mesodermo que son inducidas por el factor de crecimiento fibroblástico 2 (FGF-2) para formar **hemangioblastos**, un precursor común de la formación de vasos y células sanguíneas. Los hemangioblastos en el centro del islote sanguíneo forman **células madres hematopoyéticas**, precursoras de todas las células sanguíneas, mientras que los hemangioblastos periféricos se diferencian en **angioblastos**, precursores de los vasos sanguíneos. Estos angioblastos proliferan y son finalmente inducidos a formar células endoteliales por el **factor de crecimiento endotelial vascular (VEGF)** secretado por las células mesodérmicas que los rodean (fig. 5–14). Estos mismos factores regulan a continuación la coalescencia de estas células endoteliales para formar los primeros vasos sanguíneos primitivos.

Una vez que el proceso de vasculogénesis establece un lecho vascular primario, la vasculatura adicional se añade mediante angiogénesis, esto es, el

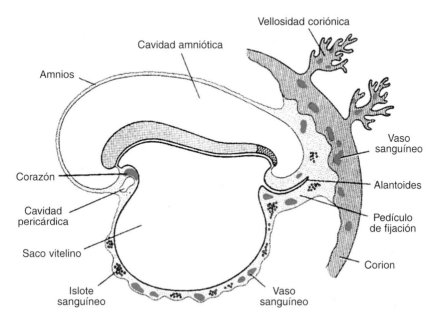

Fig. 5–15. Formación de vasos sanguíneos extraembrionarios en las vellosidades, el corion, el pedículo de fijación y la pared del saco vitelino en un embrión presomítico de 19 días, aproximadamente.

brote de nuevos vasos (fig. 5-14). Este proceso es también mediado por el VEGF, que estimula la proliferación de células endoteliales en los sitios donde han de formarse nuevos vasos. La maduración y el modelado de la vasculatura son regulados por otros factores de crecimiento, como el factor de crecimiento derivado de plaquetas (PDGF) y el factor de crecimiento transformador β (TGF-β), hasta que se establece el patrón del adulto.

Como se mencionó, las primeras células sanguíneas se originan en los islotes sanguíneos del saco vitelino, pero esta población es transitoria. Las células madres hematopoyéticas definitivas se originan en el mesodermo que rodea a la aorta en un sitio denominado región **aorta-gónada-mesonefros (AGM)**. Estas células colonizarán el hígado, que se transformará en el principal órgano hematopoyético del feto. Más tarde, a partir del hígado, las células madres colonizarán la médula ósea, el tejido definitivo formador de sangre.

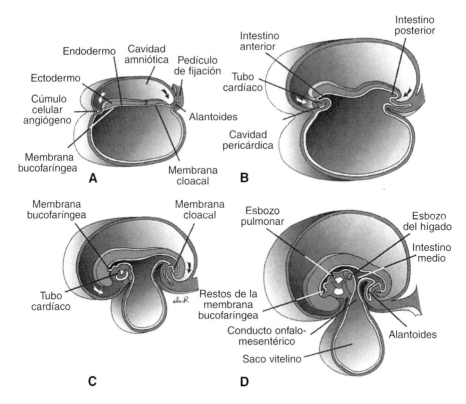

Fig. 5–16. Esquemas de cortes sagitales en la línea media de embriones en diversas etapas de desarrollo, para mostrar el plegamiento cefalocaudal y su efecto sobre la posición de la cavidad revestida de endodermo. **A.** Embrión presomítico. **B.** Embrión con 7 somitas. **C.** Embrión con 14 somitas. **D.** Al final del primer mes. Obsérvense los cúmulos celulares angiógenos en relación con la membrana bucofaríngea.

Derivados de la hoja germinativa endodérmica

El tracto gastrointestinal es el principal sistema orgánico derivado de la hoja germinativa endodérmica. Esta hoja cubre la superficie ventral del embrión y constituye el techo del saco vitelino (fig. 5–16A). Al desarrollarse y crecer las vesículas cerebrales, empero, el disco embrionario comienza a sobresalir en la cavidad amniótica y a plegarse en sentido **cefalocaudal**. Este plegamiento es más pronunciado en las regiones de la cabeza y de la cola, donde se forman el **pliegue cefálico** y el **pliegue caudal** (fig. 5–16).

Como consecuencia del plegamiento cefalocaudal, una porción cada vez mayor de la cavidad revestida por endodermo se incorpora al cuerpo del embrión propiamente dicho (fig. 5–16C). En la región anterior, el endodermo forma el **intestino anterior**; en la región de la cola, el **intestino posterior**. La parte comprendida entre los intestinos anterior y posterior se denomina **intestino medio**. Durante cierto tiempo, el intestino medio se comunica con el saco vitelino a través de un grueso pedículo, el **conducto onfalomesentérico o vitelino** (fig. 5–16D). Este conducto al principio es ancho, pero con el crecimiento ulterior del embrión se hace más angosto y mucho más largo (figs. 5–16D, 5–17B y 5–20).

En el extremo cefálico, el intestino anterior está temporariamente limitado por una membrana ectodérmica y endodérmica, que se denomina **membrana bucofaríngea** (fig. 5–16A y C). Durante la cuarta semana, esta membrana se rompe y de esta manera se establece una comunicación abierta entre la cavi-

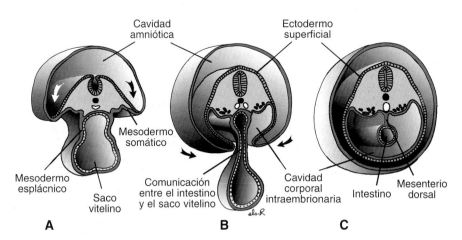

Fig. 5–17. Esquemas de cortes transversales de embriones en diferentes etapas de desarrollo, para mostrar el efecto del plegamiento lateral sobre la cavidad revestida de endodermo. **A.** Comienzo del plegamiento. **B.** Corte transversal por la región del intestino medio donde puede apreciarse la comunicación entre el intestino y el saco vitelino. **C.** Corte inmediatamente por debajo del intestino medio para mostrar la pared abdominal ventral cerrada y el intestino que cuelga de la pared dorsal del abdomen por su mesenterio.

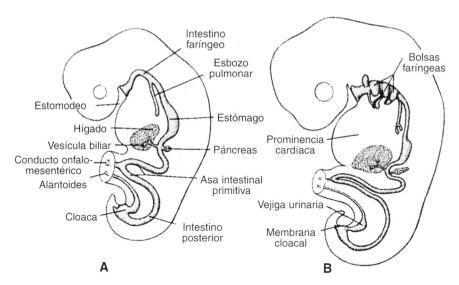

Fig. 5–18. Cortes sagitales de embriones para mostrar los derivados de la hoja germinativa endodérmica. **A.** Bolsas faríngeas, revestimiento epitelial de los esbozos pulmonares y de la tráquea, el hígado, la vesícula biliar y el páncreas. **B.** La vejiga urinaria deriva de la cloaca y en esta etapa de desarrollo se comunica ampliamente con la alantoides.

dad amniótica y el intestino primitivo (fig. 5–16D). Asimismo, el intestino posterior termina temporariamente en una membrana ectodérmica y endodérmica, la **membrana cloacal** (fig. 5–16C), que se rompe durante la séptima semana para crear la abertura del ano.

Como consecuencia del rápido crecimiento de los somitas, el disco embrionario, en un principio aplanado, comienza a plegarse en dirección lateral y el embrión toma aspecto redondeado (fig. 5–17). Simultáneamente se forma la pared ventral del cuerpo del embrión, con excepción de una pequeña porción de la región abdominal ventral donde se hallan adheridos el conducto del saco vitelino y el pedículo de fijación.

Mientras se forman el intestino anterior y el intestino posterior, el intestino medio se mantiene en comunicación con el saco vitelino. En un principio esta conexión es amplia (fig. 5–17A), pero como consecuencia del plegamiento del cuerpo poco a poco se torna larga y angosta para constituir el **conducto onfalomesentérico** o **vitelino** (figs. 5–17B y 5–18). Solo mucho más adelante, cuando se oblitera el conducto vitelino, el intestino medio pierde su conexión con la cavidad original revestida de endodermo y adopta una posición libre dentro de la cavidad abdominal (fig. 5–17C).

Otra consecuencia importante del plegamiento cefalocaudal y lateral es la incorporación parcial de la alantoides en el cuerpo del embrión, donde forma la **cloaca** (fig. 5–18A). La porción distal de la alantoides permanece en el pedículo de fijación. Hacia la quinta semana, el conducto del saco vitelino, la alan-

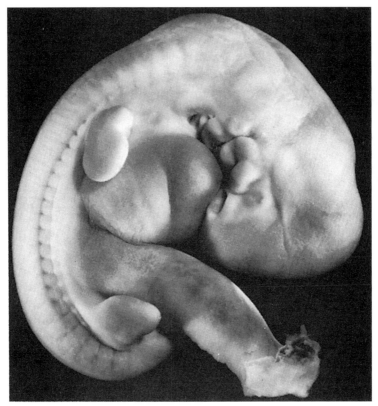

Fig. 5–19. Embrión humano (longitud V–N 9,8 mm, quinta semana) (×29,9). Las extremidades superiores tienen forma de remo.

toides y los vasos umbilicales están restringidos a la región del anillo umbilical (figs. 5–18, 5–19 y 6-15).

En el ser humano, el saco vitelino tiene carácter vestigial y es probable que desempeñe únicamente una función de nutrición en las primeras etapas del desarrollo (fig. 5–20). En el segundo mes de desarrollo está ubicado en la cavidad coriónica (fig. 5–21).

En consecuencia, la hoja germinativa endodérmica forma en un comienzo el revestimiento epitelial del intestino primitivo y las porciones intraembrionarias de la alantoides y del conducto vitelino (fig. 5–18A). En etapas más avanzadas del desarrollo da origen: a) al revestimiento epitelial del aparato respiratorio; b) al **parénquima** de la glándula tiroides, las paratiroides, el hígado y el páncreas (véanse caps. 13 y 15); c) a la estroma reticular de las amígdalas y el timo; d) al revestimiento epitelial de la vejiga y de la uretra (véase cap. 14), y e) al revestimiento epitelial de la cavidad timpánica y de la trompa de Eustaquio (véase cap. 16).

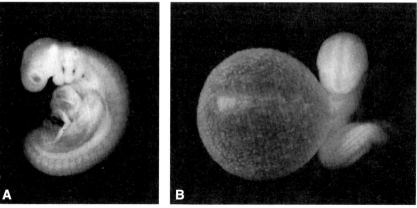

Fig. 5–20. A. Vista lateral de un embrión humano de 28 somitas. Los caracteres externos principales son los arcos faríngeos y los somitas. Nótese el abultamiento pericardiohepático. **B.** El
mismo embrión visto desde otro ángulo para mostrar el tamaño del saco vitelino.

Establecimiento de patrones en el eje anteroposterior: regulación por genes de caja homeótica

Los genes de caja homeótica son conocidos por su **homeodominio**, un
motivo de unión al DNA llamado **caja homeótica**. Codifican los factores de
transcripción que activan cascadas de genes que regulan fenómenos como la
formación de los ejes y la segmentación. Muchos genes de *caja homeótica* se
agrupan en **complejos homeóticos**, aunque otros genes también poseen homeodominio. Un grupo importante de genes para la especificación del eje craneocaudal en *Droshopila* es el complejo de genes homeóticos **Hom–C**. Estos
genes, que contienen los tipos de genes homeóticos **Antennapedia** y **Bithorax**,
están dispuestos en un solo cromosoma como una unidad funcional. Los genes
que especifican las estructuras más craneales se ubican en el extremo 3' del
DNA y se expresan primero, mientras que los genes que controlan el desarrollo de estructuras caudales se expresan secuencialmente y se ubican hacia el
extremo 5' (fig. 5–22). Estos genes están conservados en los seres humanos, que
poseen cuatro copias, **HOXA**, **HOXB**, **HOXC** y **HOXD**, que están dispuestas y
se expresan como los de *Drosophila*. Cada grupo se halla en un cromosoma
separado y los genes de cada grupo se numeran del 1 al 13 (fig. 5-22). Los
genes con el mismo número, pero que pertenecen a complejos diferentes, forman un grupo **parálogo**, como *HOXA4*, *HOXB4*, *HOXC4* y *HOXD4*. El patrón
de expresión de estos genes, junto con indicios provenientes de experimentos
en ratones "noqueados" que carecen de uno o más de ellos, respalda la hipótesis de que desempeñan un papel en el establecimiento del patrón craneocaudal
de los derivados de las tres hojas germinativas. Por ejemplo, existe un patrón
de expresión superpuesta del código *HOX* en los somitas y las vértebras, en que
los genes que se localizan más cerca del extremo 3' en cada complejo se expresan y regulan el desarrollo de los segmentos más craneales (fig. 5–22).

Aspecto externo del embrión
durante el segundo mes de desarrollo

Al final de la cuarta semana, cuando el embrión tiene aproximadamente 28 somitas, los caracteres externos principales son los somitas y los arcos faríngeos (fig. 5–20). Por lo tanto, la edad del embrión suele expresarse en somitas (cuadro 5–2). Dado que el recuento del número de somitas se torna difícil durante el segundo mes de desarrollo, en esta etapa la edad del embrión

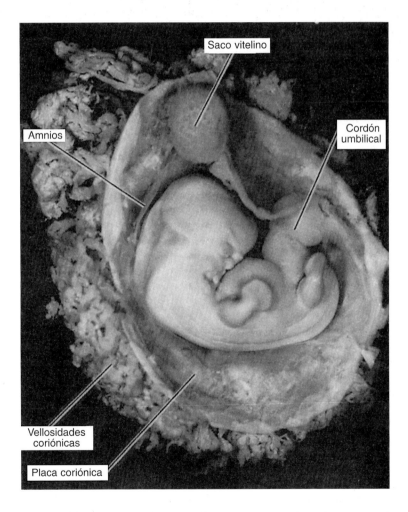

Fig. 5–21. Embrión humano (longitud V–N 13 mm, sexta semana) en el que se puede ver el saco vitelino en la cavidad coriónica.

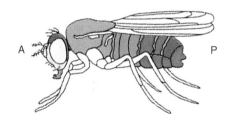

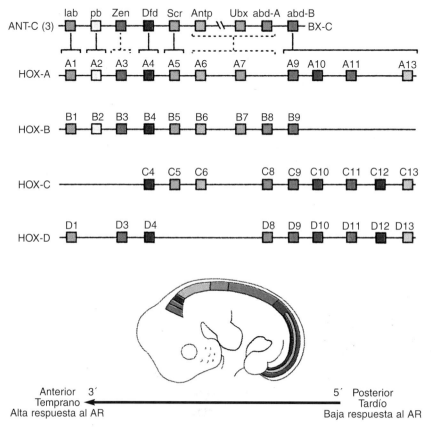

Fig. 5–22. Dibujo que muestra la organización de los genes de caja homeótica de los tipos *Antennapedia (ANT–C)* y *Bithorax (BX–C)* de *Drosophila* y los genes homólogos conservados de los mismos tipos en seres humanos. Durante la evolución, estos genes se han duplicado, de modo que los seres humanos poseen cuatro copias dispuestas en cuatro cromosomas diferentes. La homología entre los genes de *Drosophila* y los de cada grupo de genes humanos es señalada con colores. Los genes con el mismo número, pero ubicados en cromosomas diferentes, forman un grupo parálogo. La expresión de los genes se produce en dirección craneocaudal desde el extremo 3' (expresados primero) hacia el extremo 5' (expresados después), como se señala en los diagramas de la mosca y del ratón. El ácido retinoico modula la expresión de estos genes; los del extremo 3' tienen mayor respuesta al compuesto.

Cuadro 5–3. *Longitud vértice-nalga en relación con la edad aproximada en semanas*

Longitud V–N (mm)	Edad aproximada (semanas)
5–8	5
10–14	6
17–22	7
28–30	8

se indica por la **longitud desde el vértice del cráneo hasta la nalga** (V–N) y se expresa en milímetros (cuadro 5–3). La longitud V–N es la distancia que existe entre el vértice del cráneo y el punto medio situado entre las porciones más salientes de los glúteos.

Durante el segundo mes, el aspecto externo del embrión se modifica apreciablemente a causa del gran tamaño de la cabeza y de la formación de las extremidades, la cara, los oídos, la nariz y los ojos. Hacia el comienzo de la quinta semana aparecen los esbozos de las extremidades superiores e inferiores en forma de yemas semejantes a palas de remo (fig. 5–19). Las superiores están situadas dorsalmente en relación con el abultamiento peri-cardíaco a la altura de los somitas cuarto cervical a primero torácico, lo cual explica que la extremidad superior esté inervada por el **plexo braquial**. Los esbozos de las extremidades inferiores aparecen algo más tarde, caudalmen-te al sitio de fijación del pedículo umbilical a nivel de los somitas lumbares y los sacros superiores. Al continuar el crecimiento, la porción terminal de los esbozos se aplana y queda separada por una constricción circular del segmento proximal más cilíndrico (fig. 5–21). Poco después aparecen cuatro surcos radiales que separan cinco áreas algo más anchas en la porción dis-tal de los esbozos y anuncian la formación de los dedos (**rayos digitales**) (fig. 5–21).

Estos surcos, denominados **surcos interdigitales**, aparecen al principio en la región de la mano y poco después en la del pie, lo cual indica que el miem-bro superior siempre tiene un desarrollo algo más adelantado que el miembro inferior. Mientras se están formando los dedos de las manos y de los pies (fig. 5–23), un segundo estrechamiento divide la porción proximal de los esbozos en dos segmentos, y entonces pueden identificarse las tres partes característi-cas de las extremidades del adulto (fig. 5–24).

| Saco vitelino | Cavidad coriónica | Amnios | Cordón umbilical |

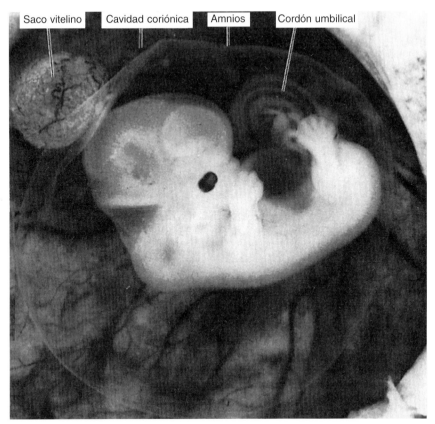

Fig. 5–23. Embrión humano (longitud V–N 21 mm, séptima semana) (×4). Se ha abierto completamente el saco coriónico para observar el embrión en el saco amniótico. Se ven con claridad el saco vitelino, el cordón umbilical y los vasos de la placa coriónica de la placenta. Obsérvese el gran volumen de la cabeza en comparación con el resto del cuerpo.

ORIENTACIÓN CLÍNICA

Defectos congénitos

La mayoría de los órganos y sistemas principales se forman entre la tercera y la octava semana. Por lo tanto, este lapso se denomina período de **organogénesis** y es crítico para el desarrollo normal. Las poblaciones de células madres forman los esbozos de los órganos y estas interacciones son susceptibles a influencias genéticas y ambientales. Por eso es el período durante el cual se genera la mayoría de los defectos estructurales del nacimiento más ostensibles. Lamentablemente, a veces durante este período crítico la madre no advierte que está embarazada, sobre todo durante la tercera y la cuarta semana, que son especialmente vulnerables. En consecuencia, no evita aquellas

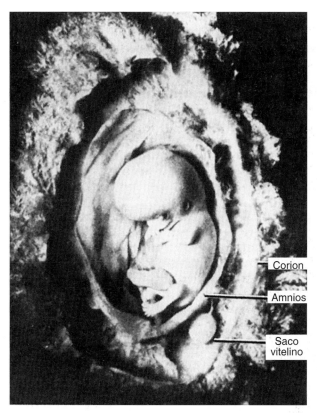

Fig. 5–24. Embrión humano (longitud V–N 25 mm, séptima a octava semana). Se han abierto el corion y el amnios. Obsérvense el tamaño de la cabeza, el ojo, el pabellón de la oreja, los dedos de los pies bien formados, el abultamiento del cordón umbilical causado por asas intestinales y el saco vitelino en la cavidad coriónica.

influencias que pueden representar un riesgo potencial, como el consumo de tabaco y de alcohol. Conocer a fondo los fenómenos principales de la organogénesis será muy útil para identificar la fecha en que se originó una anomalía en particular y a su vez determinar las causas posibles de la malformación (véase cap. 7).

Resumen

El **período embrionario** se extiende desde la tercera hasta la octava semana de desarrollo y es el lapso en el cual cada una de las tres hojas germinativas, **ectodermo**, **mesodermo** y **endodermo**, da origen a sus propios tejidos y sistemas orgánicos. Como consecuencia de la formación de órganos se establecen los principales caracteres del cuerpo (cuadro 5-4).

La **hoja germinativa ectodérmica** da origen a los órganos y estructuras que mantienen el contacto con el mundo exterior: a) **sistema nervioso central**; b) **sistema nervioso periférico**; c) **epitelio sensorial del oído, la nariz y el ojo**; d) **piel, incluidos el pelo y las uñas**, y e) las **glándulas hipófisis, mamarias y sudoríparas** y el **esmalte** de los dientes. La inducción de la placa neural es regulada por la inactivación del factor de crecimiento BMP–4. En la región craneal, la inactivación es causada por la nogina, la cordina y la folistatina secretadas por el nódulo, la notocorda y el mesodermo procordal. La inactivación de BMP–4 en la región del rombencéfalo y de la médula espinal es efectuada por WNT3a y FGF. La ausencia de inactivación de BMP–4 hace que el ectodermo se convierta en epidermis y que el mesodermo se ventralice para formar el mesodermo intermedio y la lámina lateral del mesodermo (mesodermo lateral).

Los componentes importantes de la **hoja germinativa mesodérmica** son el mesodermo **paraxial**, el **intermedio** y el de la **lámina lateral**. El mesodermo paraxial forma **somitómeros**, que dan origen al mesénquima de la cabeza y se organizan en **somitas** en los segmentos occipitales y caudales. Los somitas dan origen al **miotoma** (tejido muscular), al **esclerotoma** (cartílago y hueso) y al **dermatoma** (tejido subcutáneo de la piel), los cuales son **todos tejidos de sostén del cuerpo**. Las señales para la diferenciación del somita derivan de las estructuras que lo rodean, como la notocorda, el tubo neural y la epidermis. La notocorda y la placa del piso del tubo neural secretan erizo sónico (**Sonic hedgehog**), que induce al esclerotoma. Las **proteínas WNT** provenientes de la región dorsal del tubo neural hacen que la región dorsomedial del somita forme la musculatura **epaxial**, mientras que la BMP–4, los FGF de la lámina lateral del mesodermo y las **WNT** de la epidermis hacen que la región dorsolateral forme la musculatura de los miembros y de la pared corporal. La región media dorsal del somita se convierte en dermis ante la influencia de la **neurotrofina 3**, secretada por la región dorsal del tubo neural (fig. 5-12). El mesodermo también da origen al **sistema vascular**, compuesto por el corazón, las arterias, las venas, los vasos linfáticos y todas las células sanguíneas y linfáticas. Además, origina el **sistema urogenital**: riñones, gónadas y sus conductos (pero no la vejiga). Por último, el **bazo** y la **corteza de las glándulas suprarrenales** son derivados mesodérmicos.

La **hoja germinativa endodérmica** proporciona el revestimiento epitelial del **tracto gastrointestinal**, el **aparato respiratorio** y la **vejiga urinaria**. Forma, además, el **parénquima** de las **glándulas tiroides** y **paratiroides**, el **hígado** y el **páncreas**. Por último, el tejido epitelial que reviste la **cavidad del tímpano** y de la **trompa de Eustaquio** se origina en la hoja germinativa endodérmica.

El establecimiento del patrón del eje embrionario craneocaudal es controlado por los *genes de caja homeótica*. Estos genes, conservados desde *Drosophila*, están organizados en cuatro grupos, *HOXA, HOXB, HOXC* y *HOXD*, ubicados en cuatro cromosomas diferentes. Los genes que controlan el desarrollo de las estructuras más craneales se disponen hacia el extremo 3' del cromosoma; aquellos que regulan la diferenciación de estructuras más cau-

Cuadro 5–4. *Resumen de los hechos fundamentales que tienen lugar durante el período embrionario*

Días	Somitas	Longitud (mm)	Figura	Rasgos característicos
14–15	0	0,2	5–1A	Aparición de la línea primitiva
16–18	0	0,4	5–1B	Aparece el proceso notocordal; células hematopoyéticas en el saco vitelino
19–20	0	1–2	5–2A	El mesodermo intraembrionario se extiende por debajo del ectodermo craneal; continúa la línea primitiva; comienzan a formarse los vasos umbilicales y los pliegues neurales craneanos
20–21	1–4	2–3	5–2B, C	Se elevan los pliegues neurales craneanos y se forma el surco neural profundo; comienza el plegamiento del embrión
22–23	5–12	3–3,5	5–5A, B; 5–6; 5–7	La fusión de los pliegues neurales comienza en la región cervical; los neuroporos anterior y posterior están abiertos ampliamente; se hallan presentes el primero y segundo arco visceral; el tubo cardíaco comienza a plegarse
24–25	13–20	3–4,5	5–8A	Continúa el plegamiento cefalocaudal; el neuroporo craneano está cerrado o en vías de estarlo; se forman las vesículas ópticas; aparecen las placodas óticas
26–27	21–29	3,5–5	5–8B; 5–20A, B	El neuroporo caudal está cerrado o en vías de estarlo; aparecen los esbozos de las extremidades superiores; se encuentran tres pares de arcos viscerales
28–30	30–35	4–6	5–8B	Se forma el cuarto arco visceral; aparecen los esbozos de los miembros inferiores; se hallan presentes la vesícula auditiva y la placoda del cristalino
31–35		7–10	5–19	Los miembros superiores tienen forma de remo; se forman las fositas nasales; el embrión adopta la forma de C cerrada
36–42		9–14	5–21	Aparecen los surcos interdigitales en las placas de la mano y del pie; sobresalen las vesículas encefálicas; se forma el pabellón de la oreja a partir del promontorio auricular; se inicia la herniación umbilical
43–49		13–22	5–23	Es visible la pigmentación de la retina; los rayos digitales se separan; se forman los pezones y los párpados; las prominencias maxilares se fusionan con las nasales mediales a medida que se forma el labio superior; la herniación umbilical es notable
50–56		21–31	5–24	Los miembros son largos y se hallan flexionados a la altura de rodillas y codos; los dedos de las manos y de los pies aparecen libres; la cara tiene aspecto más humano; desaparece la cola; persiste la herniación umbilical hasta el final del tercer mes

dales se encuentran hacia el extremo 5'. Juntos regulan el establecimiento del patrón del eje del embrión y del rombencéfalo (fig. 5-22).

Como resultado de la formación de los sistemas orgánicos y el rápido crecimiento del sistema nervioso central, el disco embrionario en un comienzo aplanado empieza a plegarse **cefalocaudalmente**, para formar de esta manera los **pliegues cefálico** y **caudal**. El disco también se pliega **transversalmente** (**pliegues laterales**), lo que da lugar a la **forma redondeada del cuerpo**. La conexión con el saco vitelino y la placenta se mantiene a través del conducto onfalomesentérico o vitelino y el cordón umbilical, respectivamente.

Problemas para resolver

1. ¿Por qué el período que va desde la tercera hasta la octava semana de la embriogénesis es tan importante para el desarrollo normal y al mismo tiempo el más sensible a la inducción de defectos estructurales?

Lecturas recomendadas

Cossu G, Tajbakhshs S, Buckingham M: How is myogenesis initiated in the embryo? Trends Genet 12:218, 1996.

Eichele G: Retinoids and vertebrate limb pattern formation. Trends Genet 5:226, 1990.

Hanahan D: Signaling vascular morphogenesis and maintenance. Science 277:48, 1997.

Jessell TM, Melton DA: Diffusible factors in vertebrate embryonic induction. Cell 68:257, 1992.

Johnson RL, Laufer E, Riddle RD, Tabin C: Ectopic expression of sonic hedgehog alters dorso-ventral patterning of somites. Cell 7 9:1165, 1994.

Kanzler B, Foreman RK, Lebosky PA, Mallo M: BMP signaling is essential for development of skeletogenic and neurogenic cranial neural crest. Development 127:1095, 2000.

Kessel M: Respecification of vertebral identities by retinoic acid. Development 115:487, 1992.

Krumlauf R: Hox genes and pattern formation in the branchial region of the vertebrate head. Trends Genet 9: 106, 1993.

Krumlauf R: Hox genes in vertebrate development. Cell 78:191, 1994.

McGinnis W, Krumlauf R: Homeobox genes and axial patterning. Cell 68:283, 1992.

Meier T, Tam PPL: Metameric pattern development in the embryonic axis of the mouse: I. Differentiation of the cranial segments. Differentiation 21:95, 1982.

O'Rahilly R. Muller F: Bidirectional closure of the rostral neuropore. Am J Anat 184:259, 1989.

Ordahl CP, Ledouarin N: Two myogenic lineages within the developing somite. Development 114:339, 1992.

Risau W: Mechanisms of angiogenesis. Nature 386:671, 1997.

Sadler TW: Mechanisms of neural tube closure and defects. Ment Retard Dev Disabilities Res Rev 4:247, 1998.

Sasai Y, DeRobertis EM: Ectodermal patterning in vertebrate embryos. Dev Biol 182:5, 1997.

Schoenwolf G, Bortier H, Vakaet L: Fate mapping the avian neural plate with quail-chick chimeras: origin of prospective median wedge cells. J Exp Zool 249:271, 1989.

Slack JM: Embryonic induction. Mech Dev 41:91, 1993.

Smith JL, Schoenwolf GC: Neurulation: coming to closure. Trends Neurosci 20:510, 1997.

Stern HM, Brown AMC, Hauschka SD: Myogenesis in paraxial mesoderm: preferential induction by dorsal neural tube and by cells expressing Wnt-1. Development 121:3675, 1995.

Streeter GL: Developmental horizons in human embryos: age group XI, 13-20 somites, and age group XII, 21-29 somites. Contrib Embryol 30:211, 1942.

Streeter GL: Developmental horizons in human embryos: age group XIII, embryos 4 or 5 mm long, and age group XIV, indentation of lens vesicle. Contrib Embryol 31:26, 1945.

Tam PPL, Beddington RSP: The formation of mesodermal tissues in the mouse embryo during gastrulation and early organogenesis. Development 99:109, 1987.

Tam PPL, Meier S, Jacobson AG: Differentiation of the metameric pattern in the embryonic axis of the mouse: 2. Somitomeric organization of the pre-somitic mesoderm. Differentiation 21:109, 1982.

Zon LI: Developmental biology of hematopoiesis. Blood 8:2876, 1995.

capítulo 6

Tercer mes al nacimiento: el feto y la placenta

Desarrollo del feto

El período que se extiende desde el comienzo de la novena semana hasta el nacimiento se llama **período fetal**. Se caracteriza por la maduración de los tejidos y órganos y el rápido crecimiento del cuerpo. La longitud del feto suele expresarse como **longitud vértice–nalga (V–N)** (talla en posición sentada), o **longitud vértice–talón (V–T)** medida desde el vértice del cráneo hasta el talón (talla en posición de pie). Estas medidas expresadas en centímetros se correlacionan con la edad del feto expresada en semanas o meses (cuadro 6–1; pág. 124). Durante el tercero, cuarto y quinto mes el crecimiento en longitud es extraordinario, mientras que el incremento del peso es más llamativo durante los dos últimos meses de la gestación. En general, **se considera que la duración de la gestación es de 280 días o 40 semanas después del comienzo de la última menstruación (fecha de la última menstruación, FUM) o, de manera más exacta, 266 días o 38 semanas después de la fecundación.** En nuestra exposición calcularemos la edad a partir del momento de la fecundación, expresándola en semanas o meses calendario.

CAMBIOS SEGÚN LOS MESES

Una de las modificaciones más notables que tienen lugar durante la vida fetal es el desarrollo relativamente más lento de la cabeza en comparación con el del resto del cuerpo. Al comenzar el tercer mes, la cabeza constitu-

Cuadro 6–1. *Aumento de longitud y peso durante el período fetal*

Edad (semanas)	Longitud V–N (cm)	Peso (g)
9–12	5–8	10–45
13–16	9–14	60–200
17–20	15–19	250–450
21–24	20–23	500–820
25–28	24–27	900–1300
29–32	28–30	1.400–2.100
33–36	31–34	2.200–2.900
37–38	35–36	3.000–3.400

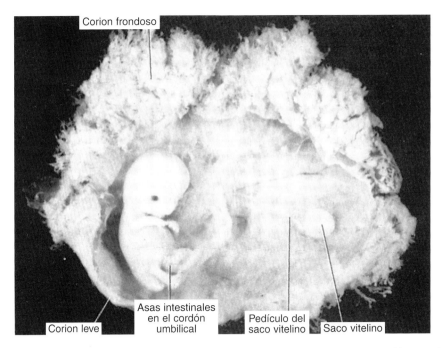

Fig. 6–1. Feto de 9 semanas. Obsérvese el gran tamaño de la cabeza en comparación con el resto del cuerpo. En la cavidad coriónica pueden verse el saco vitelino y el largo conducto onfalomesentérico. Se advierten el cordón umbilical y la hernia de las asas intestinales. Un lado del corion presenta muchas vellosidades (corion frondoso), en tanto que el otro es casi liso (corion leve).

ye aproximadamente la mitad de la longitud V–N (figs. 6–1 y 6–2); hacia el comienzo del quinto mes, le corresponde una tercera parte, y en el momento del nacimiento, alrededor de una cuarta parte de la longitud V–T (fig. 6–2). En consecuencia, con el tiempo el crecimiento del cuerpo se acelera mientras que el de la cabeza se torna más lento.

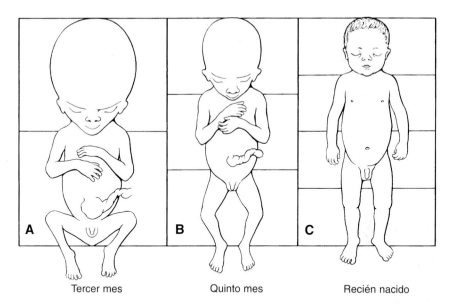

Tercer mes   Quinto mes   Recién nacido

Fig. 6–2. Tamaño de la cabeza en relación con el resto del cuerpo en diferentes etapas de desarrollo.

Durante el **tercer mes**, la cara adquiere aspecto más humano (figs. 6–3 y 6–4). Los ojos, en un principio orientados lateralmente, se desplazan hacia la superficie ventral de la cara y las orejas se sitúan cerca de su posición definitiva a los lados de la cabeza (fig. 6–3). Las extremidades alcanzan su longitud relativa en comparación con el resto del cuerpo, aunque las inferiores son aún algo más cortas y menos desarrolladas que las superiores. A las doce semanas se encuentran los **centros de osificación primaria** en los huesos largos y del cráneo. También los genitales externos se han desarrollado lo suficiente como para que en la decimosegunda semana pueda determinarse por medio del examen externo (ecografía) el sexo del feto. Durante la sexta semana, **las asas intestinales producen una tumefacción voluminosa (herniación) en el cordón umbilical**, pero hacia la duodécima semana se retraen hacia la cavidad abdominal. Al final del tercer mes puede desencadenarse actividad refleja en fetos abortados, lo cual indica actividad muscular.

En el curso del **cuarto** y **quinto mes**, el feto aumenta de longitud rápidamente (fig. 6–5 y cuadro 6–1) y al término de la primera mitad de la vida intrauterina su longitud V–N es de 15 cm, aproximadamente, esto es, más o menos la mitad de la longitud total del recién nacido. No obstante, el peso del feto aumenta poco durante este período y hacia el final del quinto mes todavía no alcanza a 500 gramos. El feto está cubierto de vello delicado, llamado **lanugo**; también son visibles las cejas y el cabello. **Durante el quinto mes los movimientos del feto suelen ser percibidos claramente por la madre.**

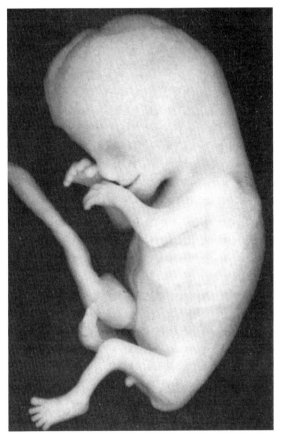

Fig. 6–3. Feto de 11 semanas. El cordón umbilical aún muestra tumefacción en la base, causada por las asas intestinales herniadas. Se han desarrollado los dedos de los pies y puede identificarse el sexo del feto. El cráneo de este feto no presenta los contornos lisos normales.

Durante la **segunda mitad de la vida intrauterina** el peso fetal aumenta en forma considerable, sobre todo en los últimos dos meses y medio, cuando se suma el 50% del peso de término (alrededor de 3.200 g). Durante el **sexto mes**, la piel del feto es rojiza y tiene aspecto arrugado por la falta de tejido conectivo subyacente. Un feto nacido prematuro durante el sexto mes tendrá gran dificultad para sobrevivir. Aunque puedan funcionar varios sistemas orgánicos, el aparato respiratorio y el sistema nervioso central no se han diferenciado lo suficiente y aún no se ha establecido la coordinación entre ambos. Hacia los 6,5 a 7 meses, el feto ha alcanzado una longitud cercana a los 25 cm y pesa aproximadamente 1.100 g. Si nace en este momento, tiene un 90% de posibilidades de sobrevivir. Algunos de los acontecimientos de desarrollo que se producen durante los primeros 7 meses están indicados en el cuadro 6-2.

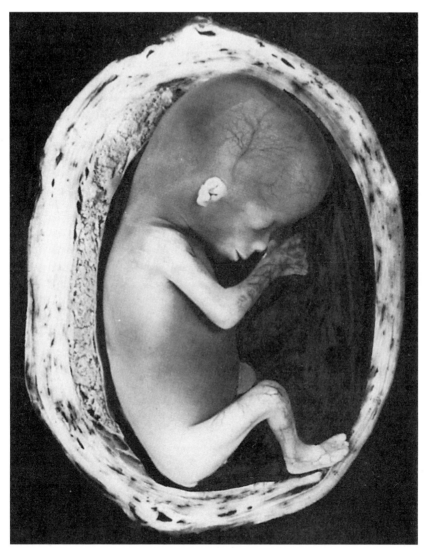

Fig. 6–4. Feto de 12 semanas in utero. Obsérvese la piel extraordinariamente fina que deja ver los vasos sanguíneos. La cara posee todas las características humanas, pero las orejas todavía son primitivas. En esta etapa comienzan los movimientos fetales, aunque por lo general la madre no puede apreciarlos.

En los dos últimos meses se redondea el contorno corporal del feto como consecuencia del depósito de grasa subcutánea (fig. 6–6). Hacia el final de la vida intrauterina, la piel está cubierta por una sustancia grasosa blanquecina (**vérnix caseosa**), constituida por los productos de secreción de las glándulas sebáceas.

Cuadro 6–2. *Perspectivas de desarrollo durante la vida fetal*

Acontecimiento	Edad (semanas)
Aparecen las papilas gustativas	7
Deglución	10
Movimientos respiratorios	14-16
Movimientos de succión	24
Algunos sonidos pueden ser oídos	24-26
Ojos sensibles a la luz*	28

* El reconocimiento de la forma y del color se produce después del nacimiento.

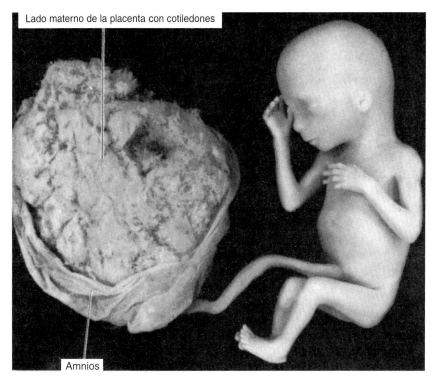

Lado materno de la placenta con cotiledones

Amnios

Fig. 6–5. Feto de 18 semanas unido a la placenta por el cordón umbilical. La piel del feto es delgada como consecuencia de la falta de grasa subcutánea. Nótese la placenta con los cotiledones y el amnios.

Al finalizar el **noveno mes**, el cráneo tiene mayor circunferencia que cualquier otra parte del cuerpo, hecho importante para su paso por el canal del parto. En la fecha del nacimiento, el peso del feto normal es de 3.000 a 3.400 g, su longitud V–N es de alrededor de 36 cm y la longitud V-T, de unos 50 cm. Los caracteres sexuales son notables y los testículos deben estar en el escroto.

MOMENTO DEL NACIMIENTO

La fecha del parto se indica de manera más exacta en 266 días o 38 semanas después de la fecundación. El ovocito por lo común es fecundado dentro de las 12 horas después de la ovulación. Sin embargo, espermatozoides depositados en el tracto reproductivo hasta 6 días antes de la ovulación pueden sobrevivir para fertilizar al ovocito. Así, la mayoría de los embarazos se producen a raíz de relaciones sexuales que tuvieron lugar dentro de un período de 6 días que termina el día de la ovulación. Una mujer embarazada por lo general consulta al obstetra cuando no se han presentado dos períodos menstruales sucesivos. Para entonces, su recuerdo del contacto sexual suele ser vago y es comprensible que sea difícil precisar el día de la fecundación.

El obstetra calcula la fecha del parto en 280 días o 40 semanas a partir del primer día del último período menstrual. En mujeres con períodos menstruales regulares de 28 días, el método es bastante exacto, pero cuando los ciclos son irregulares pueden cometerse importantes errores de cálculo. Se origina otra complicación cuando la mujer presenta una hemorragia de corta duración unos 14 días después de la fecundación, como consecuencia de la actividad erosiva durante la implantación del blastocisto (véase cap. 3). Por ello, no siempre resulta fácil determinar la fecha del parto. En general, la mayoría de los fetos nacen en el término de 10 a 14 días de la fecha calculada del parto. Si el nacimiento se produce mucho antes, se clasifican como **prematuros**, y si lo hacen bastante después, se consideran **posmaduros**.

A veces es necesario precisar la edad del embrión o de un feto pequeño. Al combinar datos sobre el comienzo del último período menstrual con la longitud, el peso y otras características morfológicas fetales típicas de un mes determinado del desarrollo, es posible hacer una estimación razonable de la edad aproximada del feto. Una herramienta útil para esta determinación es la **ecografía**, que puede proporcionar una medida exacta (1 a 2 días) de la longitud V–N durante la séptima a la decimocuarta semana. Las mediciones que se efectúan por lo habitual en la decimosexta a la trigésima semana son el **diámetro biparietal (DBP)**, la circunferencia de la cabeza y del abdomen y la longitud del fémur. En el manejo del embarazo es importante la determinación exacta del tamaño y la edad del feto, sobre todo cuando la madre tiene la pelvis pequeña o el niño presenta un defecto congénito.

ORIENTACIÓN CLÍNICA

Bajo peso al nacer

Hay variaciones importantes en la longitud y el peso fetales, y a veces estos valores no se corresponden con la edad calculada del feto en semanas o meses. La mayoría de los factores que influyen sobre la longitud y el peso son determinados genéticamente, pero está comprobado que los factores ambientales también tienen un papel importante.

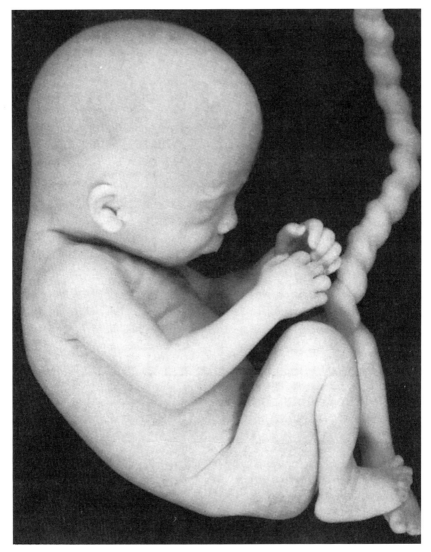

Fig. 6–6. Feto de 7 meses de edad. Es posible que este feto sobreviviera. Tiene contornos redondeados como consecuencia del depósito de grasa subcutánea. Obsérvese el enroscamiento en espiral del cordón umbilical.

Se considera que han sufrido **retardo del crecimiento intrauterino (RCI)** los niños que se encuentran por debajo del percentilo 10° del peso de nacimiento esperado para una edad gestacional determinada. A veces se dice de estos neonatos que son pequeños para su edad o **pequeños para la edad gestacional (PEG)**, fetalmente desnutridos o dismaduros. Se estima que 1 de cada 10 niños, aproximadamente, sufre RCI y, por lo tanto, corre mayor riesgo de presentar deficiencias neurológicas, malformaciones congénitas, aspiración de meconio, hipoglucemia, hipocalcemia y síndrome de dificultad respiratoria (SDR). La incidencia es más alta en los negros que en los blancos. Los factores causales comprenden anomalías cromosómicas (10%), exposición a agentes teratógenos, infecciones congénitas (rubéola, citomegalovirus, toxoplasmosis y sífilis), problemas de salud de la madre (hipertensión y enfermedades cardíacas y renales), el estado de nutrición de la madre y su nivel socioeconómico, el consumo de cigarrillos, alcohol y otras drogas, insuficiencia placentaria y embarazos múltiples (p. ej., gemelos, trillizos). Pocas veces sobreviven fetos que pesan menos de 500 g, mientras que los que pesan entre 500 y 1.000 g pueden vivir siempre que se les presten cuidados adecuados. Sin embargo, el 50% de los bebés nacidos con un peso menor de 1.000 g que sobreviven habrán de presentar graves deficiencias neurológicas. Los niños pueden nacer a término, pero ser pequeños debido a que sufrieron RCI, o ser pequeños porque nacieron prematuramente.

El principal factor que promueve el crecimiento durante el desarrollo antes y después del nacimiento es el factor de **crecimiento similar a la insulina I (IGF–I), que tiene efectos mitógenos y anabólicos**. Los tejidos fetales expresan IGF–I, y sus niveles en el suero se correlacionan con el crecimiento fetal. Las mutaciones del gen *IGF–I* producen RCI, que se prolonga después del nacimiento. A diferencia del período prenatal, el crecimiento posnatal depende de la **hormona de crecimiento** (GH). Esta hormona se une a su receptor (GHR), que activa un patrón de transducción de señales que da lugar a la síntesis y secreción de IGF–I. Las mutaciones del GHR producen **enanismo de Laron**, que se caracteriza por retardo del crecimiento, hipoplasia facial media, esclerótica azul y extensión del codo limitada. En estos individuos, el RCI es leve o está ausente, debido a que la producción de IGF–I no depende de la GH durante el desarrollo fetal.

Membranas fetales y placenta

A medida que el feto crece, se incrementa su demanda de nutrientes y otros factores, lo que trae como consecuencia cambios importantes en la placenta. El más destacado de ellos es un aumento de la superficie existente entre los componentes maternos y fetales para facilitar el intercambio. La disposición de las membranas fetales también se altera a medida que se incrementa la producción de líquido amniótico.

CAMBIOS EN EL TROFOBLASTO

Hacia el comienzo del segundo mes, el **trofoblasto** se caracteriza por abundantes vellosidades secundarias y terciarias que le dan aspecto radiado (fig. 6–7). Las vellosidades están ancladas en el mesodermo de la **lámina coriónica** y se unen periféricamente a la decidua materna por medio de la **envoltura citotrofoblástica** externa. La superficie de las vellosidades está formada por el sincitio, que descansa sobre una capa de células citotrofoblásticas, las cuales, a su vez, cubren la parte central de mesodermo vascularizado (fig. 6–8A y C). El sistema capilar que se desarrolla en el centro de los troncos de las vellosidades pronto se pone en contacto con los capilares de la lámina coriónica y del pedículo de fijación, lo cual da origen al sistema vascular extraembrionario (véase fig. 5–15).

En los meses siguientes, de las vellosidades de anclaje salen abundantes prolongaciones pequeñas que se dirigen hacia los **espacios intervellosos** o **lacunares** circundantes. Estas vellosidades neoformadas al principio son primitivas (fig. 6–8C), pero hacia el comienzo del cuarto mes las células citotrofoblásticas desaparecen, lo mismo que algunas de las células de tejido conec-

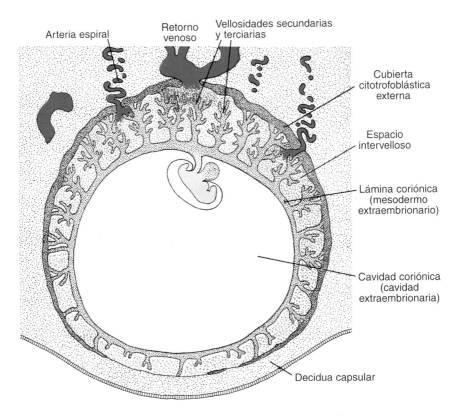

Fig. 6-7. Embrión humano al comienzo del segundo mes de desarrollo. En el polo embrionario, las vellosidades son abundantes y están bien formadas; en el polo abembrionario son escasas y poco desarrolladas.

tivo. Entonces, las únicas capas que separan las circulaciones materna y fetal son el sincitio y la pared endotelial de los vasos sanguíneos (fig. 6–8B y D). Con frecuencia, el sincitio se adelgaza y grandes segmentos que poseen varios núcleos pueden desprenderse y caer dentro de los lagos sanguíneos intervellosos. Estos segmentos, llamados **nudos sincitiales**, entran en la circulación materna y por lo común degeneran sin causar síntoma alguno. La desaparición de las células citotrofoblásticas avanza desde las vellosidades menores hasta las mayores y, aunque siempre persisten algunas en las vellosidades más grandes, no participan en el intercambio entre las dos circulaciones.

CORION FRONDOSO Y DECIDUA BASAL

En las primeras semanas de desarrollo, las vellosidades cubren toda la superficie del corion (fig. 6–7). A medida que avanza la gestación, las vellosi-

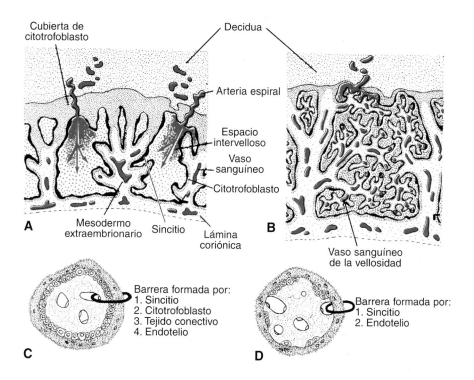

Fig. 6–8. Estructura de las vellosidades en diferentes etapas de desarrollo. **A.** Cuarta semana. El mesodermo extraembrionario penetra en las vellosidades de anclaje en dirección a la lámina decidual. **B.** Cuarto mes. En muchas vellosidades pequeñas la pared de los capilares está en contacto directo con el sincitio. **C** y **D.** Vellosidades de las figuras **A** y **B**, respectivamente, vistas con aumento.

dades del polo embrionario siguen creciendo y expandiéndose, lo cual da origen al **corion frondoso**; las del polo abembrionario o vegetativo degeneran y hacia el tercer mes esta porción del corion es lisa y se llama **corion leve** o **calvo** (figs. 6–9 y 6–10A).

La diferencia entre el polo embrionario y el polo abembrionario del corion se manifiesta también en la estructura de la **decidua**, que es la capa funcional del endometrio que se desprende durante el parto. La decidua que cubre el corion frondoso, llamada **decidua basal**, consta de una capa compacta de células voluminosas, las **células deciduales**, con abundantes lípidos y glucógeno. Esta capa, la **lámina decidual**, está íntimamente unida al corion. La capa de decidua sobre el polo abembrionario o vegetativo se denomina **decidua capsular** (fig. 6–10A). Con el crecimiento de la vesícula coriónica, esta capa se expande y degenera. En una etapa ulterior, el corion leve se pone en contacto con la pared uterina (**decidua parietal**) en el lado opuesto del útero, y las dos capas se fusionan (figs. 6–10 a 6–12), de modo que queda obliterada la cavidad uterina. En consecuencia, la única porción del corion que participa en los procesos de intercambio es el corion frondoso, que, junto con la decidua basal, forma la **placenta**. De igual modo, la fusión del amnios y el corion para formar la **membrana amniocoriónica** oblitera la cavidad coriónica (fig. 6–10A y B). Ésta es la membrana que se rompe cuando se inicia el trabajo de parto (rotura de la bolsa de las aguas).

Estructura de la placenta

Hacia el comienzo del cuarto mes, la placenta posee dos componentes: a) una **porción fetal**, formada por el corion frondoso, y b) una **porción materna**, constituida por la decidua basal (fig. 6–10B). En el lado fetal, la placenta está rodeada por la **lámina coriónica** (fig. 6–13), en el lado materno, por la decidua basal, cuya **lámina decidual** es la porción más íntimamente incorporada a la placenta. En la llamada **zona de unión** se entremezclan las células del trofoblasto y deciduales. Esta zona se caracteriza por células gigantes deciduales y sinciciales y porque posee abundante material extracelular amorfo. En este momento, la mayoría de las células citotrofoblásticas han degenerado. Entre las láminas coriónica y decidual están los espacios intervellosos ocupados por sangre materna. Éstos provienen de las lagunas del sincitiotrofoblasto y están revestidos por sincitio de origen fetal. Los árboles vellositarios se desarrollan en los lagos sanguíneos intervellosos (figs. 6–8 y 6–13).

En el curso del cuarto y quinto mes, la decidua forma varios **tabiques deciduales**, que sobresalen en los espacios intervellosos, pero no llegan a la lámina coriónica (fig. 6–13). Estos tabiques poseen un núcleo central de tejido materno, pero su superficie está cubierta por una capa de células sinciciales, de manera que en todo momento hay una capa sincitial que separa a la sangre materna que se encuentra en los lagos intervellosos del tejido fetal de las vellosidades. Como consecuencia de la formación de estos tabiques, la placenta

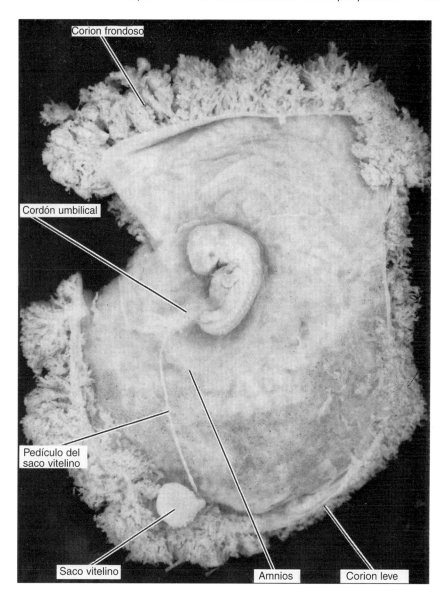

Fig. 6–9. Embrión de 6 semanas. Se han abierto el saco amniótico y la cavidad coriónica para observar el embrión. Adviértase el aspecto frondoso del trofoblasto en el polo embrionario, a diferencia de las vellosidades pequeñas en el polo abembrionario. Obsérvense también el pedículo de fijación y el saco vitelino con su pedículo extremadamente largo.

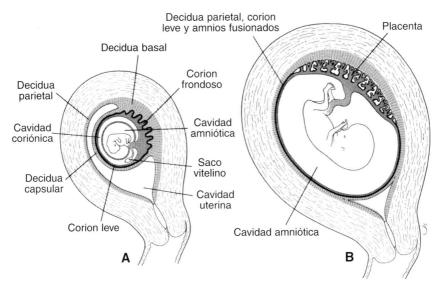

Fig. 6–10. Relación de las membranas fetales con la pared del útero. **A.** Hacia el final del segundo mes. Nótese el saco vitelino en la cavidad coriónica, entre el amnios y el corion. En el polo abembrionario las vellosidades han desaparecido (corion leve). **B.** Final del tercer mes. El amnios y el corion se han fusionado y la cavidad uterina quedó obliterada por la fusión del corion leve con la decidua parietal.

queda dividida en varios compartimientos o **cotiledones** (fig. 6–14). Dado que los tabiques deciduales no llegan a la lámina coriónica, se mantiene el contacto entre los espacios intervellosos en los diversos cotiledones.

Debido al crecimiento continuo del feto y a la expansión del útero, la placenta también crece. El aumento del área superficial es paralelo, en general, al del útero en expansión y durante todo el embarazo cubre aproximadamente del 15 al 30% de la superficie interna del útero. El aumento del grosor de la placenta se debe a la arborización de las vellosidades existentes y no a la penetración ulterior en los tejidos maternos.

PLACENTA DE TÉRMINO

La placenta de término es discoidal, tiene un diámetro de 15 a 25 cm y aproximadamente 3 cm de espesor, y pesa alrededor de 500 a 600 gramos. En el momento del nacimiento se desprende de la pared uterina y unos 30 minutos después del parto es expulsada de la cavidad del útero. Al observar la placenta después del nacimiento, por el **lado materno** se advierten con claridad de 15 a 20 zonas algo salientes, los **cotiledones**, cubiertos por una delgada capa de decidua basal (fig. 6–14B). Los surcos que separan a los cotiledones están formados por los tabiques deciduales.

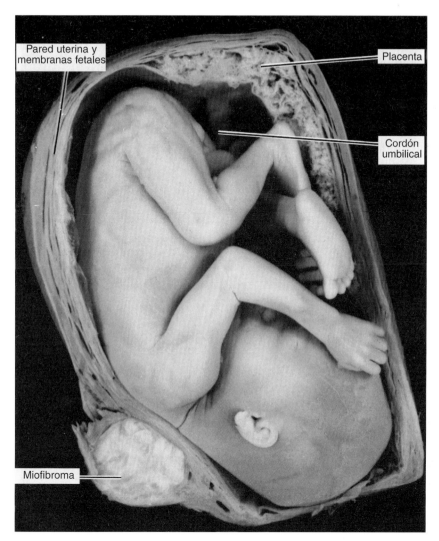

Fig. 6–11. Feto de 19 semanas en su posición natural en el útero; se ven el cordón umbilical y la placenta. El interior del útero está obliterado. En la pared de este se advierte una masa de gran tamaño: un miofibroma.

La **superficie fetal** de la placenta está cubierta por completo por la lámina coriónica. Se observan arterias y venas de grueso calibre, los **vasos corióni-cos**, que convergen hacia el cordón umbilical (fig. 6–14A). A su vez, el corion está cubierto por el amnios. La inserción del cordón umbilical suele ser excéntrica y a veces hasta marginal. Sin embargo, es raro que se inserte en la membrana coriónica por fuera de la placenta (**inserción velamentosa**).

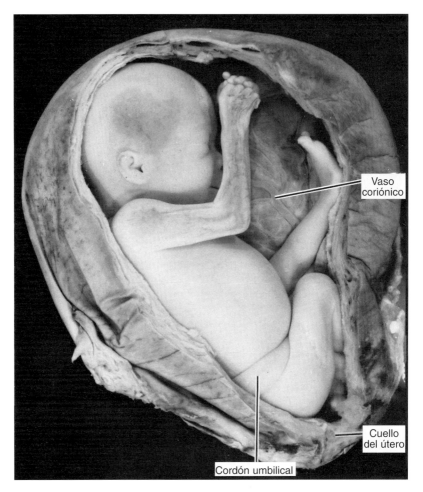

Fig. 6–12. Feto de 23 semanas en el útero. Para observarlo se ha quitado parte de la pared uterina y del amnios. En el fondo pueden apreciarse los vasos placentarios que convergen hacia el cordón umbilical. El cordón umbilical envuelve apretadamente el abdomen del feto, lo que quizá causó su posición anormal en el útero (posición de nalgas).

CIRCULACIÓN DE LA PLACENTA

Los cotiledones reciben sangre a través de las arterias espirales, que en número de 80 a 100 atraviesan la lámina decidual y entran en los espacios intervellosos a intervalos más o menos regulares (fig. 6–13). La luz de la arteria espiral es reducida y esto produce un aumento de la presión de la sangre en el espacio intervelloso. Esta presión impulsa la sangre hacia la profundidad de los espacios intervellosos y baña las abundantes vellosidades pequeñas del

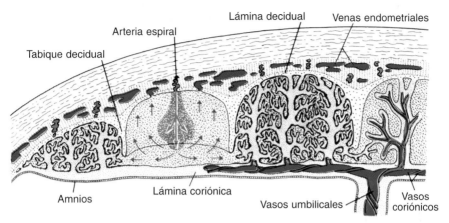

Fig. 6–13. La placenta en la segunda mitad de la gestación. Los cotiledones están parcialmente separados entre sí por tabiques deciduales (maternos). La mayor parte de la sangre intervellosa retorna a la circulación materna por las venas endometriales. Un pequeño volumen entra en los cotiledones adyacentes. Los espacios intervellosos se hallan revestidos por sincitio.

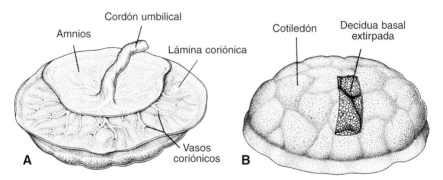

Fig. 6–14. Placenta de término. **A.** Vista por el lado fetal. La lámina coriónica y el cordón umbilical están cubiertos por el amnios. **B.** Vista por el lado materno para mostrar los cotiledones. En un segmento se extirpó la decidua. El lado materno de la placenta se inspecciona siempre cuidadosamente después del parto. A menudo se ve que uno o más cotiledones aparecen blanquecinos, lo cual se debe a la excesiva formación de fibrinoide que causa el infarto de un grupo de lagos intervellosos.

árbol vellositario con sangre oxigenada. Al disminuir la presión, la sangre retorna desde la lámina coriónica hacia la decidua, donde entra en las venas endometriales (fig. 6–13). En consecuencia, la sangre de los lagos intervellosos retorna a la circulación materna a través de las venas endometriales.

En conjunto, los espacios intervellosos de la placenta completamente desarrollada contienen alrededor de 150 mL de sangre, que se recambia unas tres a cuatro veces por minuto. Esta sangre se desplaza a lo largo de las vellosidades coriónicas, que tienen un área que varía entre 4 y 14 m². Pero es preciso recordar que el intercambio placentario no se produce en todas las vellosidades sino solo en aquellas en las cuales los vasos fetales están en íntimo contacto con la membrana sincitial de revestimiento. En estas vellosidades, el sincitio tiene, a menudo, un ribete en cepillo formado por numerosas microvellosidades, lo cual aumenta considerablemente el área superficial y en consecuencia el índice de intercambio entre las circulaciones materna y fetal (fig. 6–8D). La **membrana placentaria** separa la sangre materna de la fetal y está formada en un principio por cuatro capas: a) el revestimiento endotelial de los vasos fetales; b) el tejido conectivo del centro de las vellosidades; c) la capa citotrofoblástica, y d) el sincitio (fig. 6–8C). A partir del cuarto mes en adelante, sin embargo, la membrana placentaria se adelgaza, dado que el revestimiento endotelial de los vasos se pone en íntimo contacto con la membrana sincitial, lo cual aumenta significativamente el índice de intercambio (fig. 6-8D). Aunque a veces se la denomina **barrera placentaria**, la membrana placentaria no es una verdadera barrera puesto que muchas sustancias pasan libremente a través de ella. Dado que la sangre materna que se encuentra en los espacios intervellosos está separada de la sangre fetal por un derivado coriónico, se considera que la placenta humana es de tipo **hemocorial**.

FUNCIONES DE LA PLACENTA

Las principales funciones de la placenta son: a) el **intercambio de productos metabólicos** y **gaseosos** entre la circulación materna y la fetal, y b) la **producción de hormonas**.

Intercambio de gases

El intercambio de gases como el oxígeno, el dióxido de carbono y el monóxido de carbono se realiza por difusión simple. El feto de término extrae de 20 a 30 mL de oxígeno por minuto de la circulación materna y por eso es comprensible que la interrupción del suministro de oxígeno, aunque sea por un breve lapso, resulte fatal para el feto. El flujo de sangre placentario es decisivo para el aporte de oxígeno, puesto que la cantidad de oxígeno que llega al feto depende principalmente de la oferta y no de la difusión.

Intercambio de nutrientes y de electrólitos

El intercambio de nutrientes y de electrólitos, como aminoácidos, ácidos grasos libres, hidratos de carbono y vitaminas, es rápido y aumenta a medida que avanza el embarazo.

Transmisión de anticuerpos maternos

La competencia inmunológica comienza a desarrollarse tardíamente en el primer trimestre, debido a que en este momento el feto puede producir todos los componentes del **complemento**. Las inmunoglobulinas corresponden casi en su totalidad a las **inmunoglobulinas G (IgG) maternas** que comienzan a ser transportadas de la madre al feto a partir de las 14 semanas, aproximadamente. De este modo, el feto obtiene inmunidad pasiva contra varias enfermedades infecciosas. Los recién nacidos comienzan a producir su propia IgG, pero los niveles del adulto no se alcanzan hasta la edad de tres años.

ORIENTACIÓN CLÍNICA

Eritroblastocis fetal e hidropesía fetal

Se han identificado cerca de 400 antígenos en los eritrocitos, y aunque la mayoría no generan problemas durante el embarazo, algunos pueden estimular una respuesta de anticuerpos materna contra los eritrocitos fetales. Este es un ejemplo de **isoinmunización**, y si la respuesta materna es suficiente, los anticuerpos podrían atacar y hemolizar los eritrocitos fetales y originar la **enfermedad hemolítica del recién nacido (eritroblastosis fetal)**. La anemia podría ser tan acentuada que podría producir **hidropesía fetal** (edema y extravasación dentro de las cavidades corporales), que lleva a la muerte fetal. Los casos más graves son causados por antígenos del sistema de grupos sanguíneos **CDE (Rhesus)**. El **antígeno D** o **Rh** es el más peligroso, debido a que la inmunización puede producirse a partir de una única exposición y sobrevenir temprano y con mayor intensidad con cada embarazo sucesivo. La respuesta de anticuerpos se produce en casos en los que el feto es D (Rh) positivo y la madre es D (Rh) negativa y es desencadenada cuando los eritrocitos fetales ingresan en el sistema materno debido a pequeñas áreas de sangrado en las vellosidades de la superficie placentaria o durante el parto. El análisis del líquido amniótico para detectar bilirrubina, un producto de la degradación de la hemoglobina, sirve como medida del grado de hemólisis de los eritrocitos. El tratamiento del feto afectado involucra transfusiones intrauterinas o posnatales. Sin embargo, la enfermedad se previene identificando a las mujeres en riesgo mediante un rastreo de anticuerpos y su ulterior tratamiento con inmunoglobulina anti-D.

Los antígenos del **grupo sanguíneo ABO** también pueden producir una respuesta de anticuerpos, pero sus efectos son mucho más leves que los generados por el grupo CDE. Cerca del 20% de los recién nacidos tienen una incompatibilidad materna ABO, pero solo el 5% presentan manifestaciones clínicas. Estos niños pueden ser tratados eficazmente después del nacimiento.

Producción de hormonas

Hacia el final del cuarto mes, la placenta produce **progesterona** en cantidad suficiente para mantener la gestación en caso de extirpación o falta de función adecuada del cuerpo lúteo. Es muy probable que todas las hormonas sean sintetizadas en el trofoblasto sincitial. Además de progesterona, la placenta produce **hormonas estrogénicas**, sobre todo **estriol**, hasta inmediatamente antes de completarse la gestación, momento en que se alcanza el nivel máximo. Estos altos niveles de estrógenos contribuyen al crecimiento del útero y al desarrollo de las glándulas mamarias.

Durante los dos primeros meses del embarazo, el sincitiotrofoblasto también produce **gonadotrofina coriónica humana (hCG)**, que mantiene al cuerpo lúteo. Esta hormona es excretada por la madre en la orina y en los primeros tiempos de la gestación se utiliza su presencia como indicador de embarazo. Otra hormona elaborada por la placenta es la **somatomamotrofina** (antes llamada **lactógeno placentario**). Ésta es una sustancia semejante a la hormona de crecimiento que confiere al feto prioridad sobre la glucosa sanguínea materna y es en cierto grado diabetógena para la madre. Además, estimula el desarrollo de las mamas para la producción de leche.

ORIENTACIÓN CLÍNICA

La barrera placentaria

La mayoría de las hormonas maternas no atraviesan la placenta y, cuando lo hacen, como en el caso de la tiroxina, su paso es lento. Algunos progestágenos sintéticos atraviesan la placenta a gran velocidad y pueden ocasionar la masculinización de fetos de sexo femenino. Aún más peligroso resultó el uso del estrógeno sintético **dietilestilbestrol**, que cruza la placenta con toda facilidad. Este compuesto produce carcinoma de la vagina y anomalías testiculares en quienes estuvieron expuestos a él durante su vida intrauterina (véase cap. 7).

Aun cuando a menudo se considera que la placenta actúa como un mecanismo de protección contra factores nocivos, muchos virus como el de la rubéola, citomegalovirus, Coxsackie, viruela, varicela, sarampión y poliomielitis atraviesan la placenta sin gran dificultad. Algunos de estos virus ocasionan infecciones en el feto, lo cual a su vez produce la muerte celular y defectos congénitos (véase cap. 7).

Lamentablemente, la mayoría de los fármacos y sus metabolitos atraviesan la placenta sin dificultad y muchos de ellos pueden ocasionar graves perjuicios al embrión (véase cap. 7). Además, es posible que se produzca habituación en el feto por el consumo materno de drogas como la heroína y la cocaína.

Amnios y cordón umbilical

La línea ovalada de reflexión entre el amnios y el ectodermo embrionario (la **unión amnioectodérmica**) es el **anillo umbilical primitivo**. En la quinta semana de desarrollo pasan a través de este anillo las siguientes estructuras (fig. 6–15A y C): a) el **pedículo de fijación**, que incluye la alantoides y los vasos umbilicales, consistentes en dos arterias y una vena; b) el **pedículo del saco vitelino** (conducto onfalomesentérico o vitelino), acompañado por los vasos vitelinos, y c) el **canal que comunica las cavidades intraembrionaria y extraembrionaria** (fig. 6–15C). El saco vitelino propiamente dicho ocupa un espacio en la **cavidad coriónica**, que es el espacio entre el amnios y la lámina coriónica (fig. 6–15B).

Durante el desarrollo ulterior, la cavidad amniótica crece rápidamente a expensas de la cavidad coriónica, y el amnios comienza a envolver a los pedículos de fijación y del saco vitelino, para agruparlos y formar el **cordón umbilical primitivo** (fig. 6–15B). En sentido distal, el cordón comprende entonces

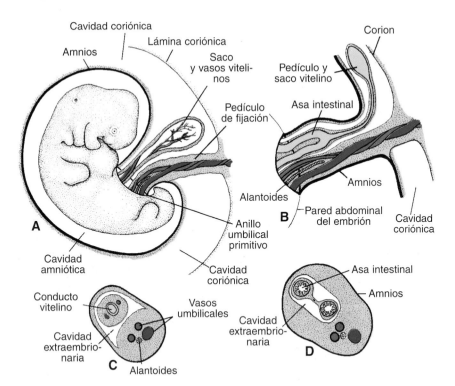

Fig. 6–15. A. Embrión de 5 semanas que muestra las estructuras que pasan a través del anillo umbilical primitivo. **B.** Cordón umbilical primitivo de un embrión de 10 semanas. **C.** Corte transversal de las estructuras a nivel del anillo umbilical. **D.** Corte transversal del cordón umbilical primitivo en el cual pueden verse las asas intestinales que protruyen en él.

el pedículo del saco vitelino y los vasos umbilicales. En sentido proximal incluye algunas asas intestinales y el remanente de la alantoides (fig. 6-15B y D). El saco vitelino se encuentra en la cavidad coriónica unido al cordón umbilical por su pedículo. Hacia el final del tercer mes, el amnios se ha expandido en grado tal que se pone en contacto con el corion, y se oblitera la cavidad coriónica (fig. 6-10B). Es habitual que el saco vitelino se encoja y se vaya obliterando poco a poco.

Por el momento, la cavidad abdominal es demasiado pequeña para las asas intestinales que se desarrollan rápidamente, y algunas de ellas sobresalen dentro del espacio extraembrionario en el cordón umbilical. Estas asas intestinales forman la **hernia umbilical fisiológica** (véase cap. 13). Hacia el final del tercer mes, las asas intestinales vuelven al cuerpo del embrión y la cavidad en el cordón umbilical desaparece. Cuando además se obliteran la alantoides, el conducto vitelino y sus vasos, solo quedan en el cordón los vasos umbilicales rodeados por la **gelatina de Wharton**. Este tejido, rico en proteoglucanos, actúa como capa protectora de los vasos sanguíneos. Las paredes de las arterias son musculares y contienen muchas fibras elásticas, las cuales contribuyen a la rápida constricción y contracción de los vasos umbilicales después de la ligadura del cordón.

ORIENTACIÓN CLÍNICA

Anormalidades del cordón umbilical

En el nacimiento, el cordón umbilical tiene 2 cm de diámetro y de 50 a 60 cm de longitud, aproximadamente. Es tortuoso y presenta los llamados **nudos falsos**. Un cordón extremadamente largo puede rodear el cuello del feto, por lo general sin aumentar el riesgo, mientras que un cordón corto puede provocar dificultades durante el parto debido a que tracciona la placenta desde su sitio de inserción en el útero.

En condiciones normales se encuentran dos arterias y una vena en el cordón umbilical. Sin embargo, en uno de cada 200 recién nacidos solo está presente una arteria y esos niños tienen una probabilidad del 20%, aproximadamente, de sufrir defectos cardíacos y vasculares de otro tipo. La arteria que falta no se ha formado (agenesia) o ha degenerado al comienzo de su desarrollo.

Bandas amnióticas

En ocasiones, los desgarros del amnios provocan la formación de **bandas amnióticas** que pueden rodear parte del feto, sobre todo las extremidades y los dedos. Esto puede generar amputaciones, **constricciones en anillo** y otras anomalías que también incluyen malformaciones craneofaciales (fig. 6-16). El origen de estas bandas se encuentra probablemente en infecciones o ciertos efectos tóxicos sobre el feto, las membranas fetales o ambos. A raíz de ello se forman bandas a partir del amnios, lo mismo que un tejido cicatrizal, que compriman las estructuras fetales.

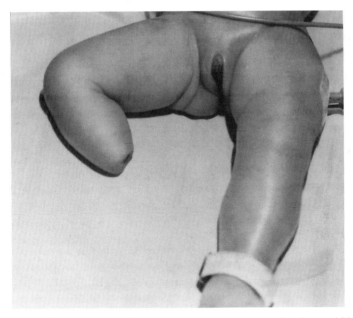

Fig. 6–16. Niño con amputación de un miembro causada por bandas amnióticas.

Cambios de la placenta al final del embarazo

Hacia el final del embarazo se producen una serie de modificaciones en la placenta que podrían significar una reducción del intercambio entre las dos circulaciones. Estas modificaciones incluyen: a) el aumento del tejido fibroso en el centro de las vellosidades; b) el engrosamiento de las membranas basales de los capilares fetales; c) la obliteración de los capilares pequeños de las vellosidades, y d) el depósito de sustancia fibrinoide en la superficie de la vellosidades de la zona de unión y de la lámina coriónica. La formación excesiva de sustancia fibrinoide causa, a menudo, infarto de un lago intervelloso y, en ocasiones, de todo un cotiledón. En estas circunstancias el cotiledón adquiere un color blanquecino.

Líquido amniótico

La cavidad amniótica está ocupada por un líquido acuoso y cristalino producido en parte por las células amnióticas, pero que principalmente se origina a partir de la sangre materna. La cantidad de líquido aumenta desde aproximadamente 30 mL a las 10 semanas de gestación hasta 450 mL a las 20 semanas y 800 a 1.000 mL a las 37 semanas. En los primeros meses de la gestación, el embrión, sujeto por el cordón umbilical, flota en este líquido, que le sirve como almohadilla de protección. El líquido: a) amortigua las sacudidas, b) impide que el embrión se adhiera al amnios, y c) permite los movimientos fetales. El volumen del líquido amniótico es reemplazado cada tres horas. A partir del quinto mes, el feto traga líquido amniótico y se estima que ingiere unos 400 mL por día, aproximadamente el 50% del volumen total. También en el quinto mes de la gestación se añade diariamente orina fetal al líquido amniótico; esta orina es, en su mayor parte, agua, puesto que la placenta actúa como mecanismo de intercambio de los desechos metabólicos. Durante el parto, la membrana amniocoriónica forma una cuña hidrostática que ayuda a dilatar el canal cervical.

ORIENTACIÓN CLÍNICA

Liquido amniótico

El término **hidramnios** o **polihidramnios** se usa para describir el exceso de líquido amniótico (1.500 a 2.000 mL), mientras que **oligohidramnios** se refiere a la reducción de volumen (menos de 400 mL). Ambas situaciones se asocian con aumento de la incidencia de defectos congénitos. Las principales causas de hidramnios son idiopáticas (35%), diabetes materna (25%) y anomalías congénitas que comprenden trastornos del sistema nervioso central (p. ej.,anencefalia) y defectos gastrointestinales (atresias, p. ej., esofágicas) que impiden el mecanismo de deglución del líquido. El oligohidramnios es poco frecuente y puede ser consecuencia de agenesia renal.

En el 10% de los embarazos, aproximadamente, se produce la rotura prematura del amnios, lo que representa la causa más común de parto prematuro. Además, el pie zambo y la hipoplasia pulmonar pueden ser causados por el **oligohidramnios** como consecuencia de la rotura del amnios. En general se desconocen las causas de esta rotura, aunque en algunos casos pueden ser traumáticas.

Membranas fetales en gemelos

La disposición de las membranas fetales en los gemelos varía en forma considerable y depende del tipo de embarazo gemelar y de la fecha de separación en el caso de **gemelos monocigóticos**.

GEMELOS DICIGÓTICOS

Dos terceras partes de los partos gemelares, aproximadamente, están representadas por **gemelos dicigóticos** o **fraternos**, con una incidencia de 7 a 11 cada 1.000 nacimientos, que aumenta con la edad de la madre. Resultan de la expulsión simultánea de dos ovocitos y de la fecundación por dos espermatozoides diferentes. Dado que ambos cigotos tienen una constitución genética totalmente distinta, los productos no guardan mayor semejanza entre sí que los hermanos o hermanas de distinta edad. El sexo puede ser el mismo o diferente. Ambos cigotos se implantan en forma individual en el útero y por lo general cada uno de ellos desarrolla su placenta, su amnios y su saco coriónico propios (fig. 6–17A). Sin embargo, a veces las dos placentas están tan próximas que llegan a fusionarse, y lo mismo puede suceder con las paredes de los sacos coriónicos que se encuentran en franca aposición (fig.6–17B). En ocasiones, cada gemelo dicigótico posee eritrocitos de dos tipos diferentes (**mosaicismo eritrocítico**), lo cual indica que la fusión de las dos placentas fue tan íntima que se produjo intercambio de eritrocitos.

GEMELOS MONOCIGÓTICOS

El segundo tipo de gemelos se desarrolla a partir de un solo óvulo fecundado y recibe el nombre de **gemelos monocigóticos** o **idénticos**. La incidencia de gemelaridad monocigótica es de 3 a 4 cada 1.000 nacimientos. Se debe a la separación del cigoto en diferentes etapas del desarrollo. Se considera que la separación más incipiente se produce en el período bicelular, caso en el cual se desarrollan dos cigotos por separado. Ambos blastocistos se implantan independientemente y cada embrión posee placenta y saco coriónico propios (fig. 6–18A). Aun cuando la disposición de las membranas de estos gemelos guarda semejanza con la de los gemelos dicigóticos, los gemelos pueden identificarse como monocigóticos por la gran semejanza de sus grupos sanguíneos, impresiones digitales, sexo y aspecto externo, como el color de los ojos y del cabello.

En la mayoría de los casos, la separación tiene lugar en etapa temprana del período de blastocisto, cuando la masa celular interna se divide en dos grupos de células dentro de la misma cavidad del blastocisto (fig. 6–18B). Los dos embriones tienen en común la placenta y la cavidad coriónica, pero cavidades amnióticas diferentes (fig. 6–18–B). Rara vez la separación se produce en el período de disco germinativo bilaminar, inmediatamente antes de la aparición de la línea primitiva (fig. 6–18C). En tal caso, se forman dos productos que comparten una misma placenta y el mismo saco amniótico y saco coriónico. Aunque los gemelos tienen una placenta común, la irrigación sanguínea para cada uno de ellos suele estar bien balanceada.

Si bien el nacimiento de trillizos es raro (uno de aproximadamente 7.600 embarazos), es aún menos frecuente el nacimiento de cuatrillizos, quintillizos, etc. En los últimos años se han producido más nacimientos múltiples en mujeres que recibieron gonadotrofinas (fármacos utilizados para promover la fertilidad) a causa de insuficiencia ovulatoria.

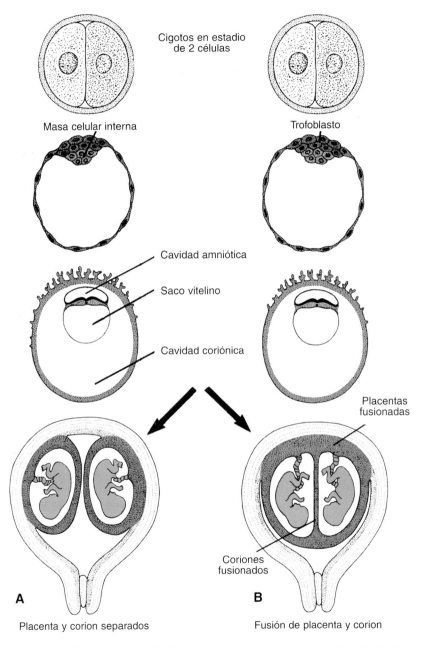

Cigotos en estadio
de 2 células

Masa celular interna

Trofoblasto

Cavidad amniótica

Saco vitelino

Cavidad coriónica

Placentas
fusionadas

Coriones
fusionados

A

Placenta y corion separados

B

Fusión de placenta y corion

Fig. 6–17. Desarrollo de gemelos dicigóticos. Aun cuando normalmente cada embrión tiene su propio amnios, corion y placenta (**A**), a veces las placentas se fusionan (**B**). Por lo común, cada embrión recibe el caudal adecuado de sangre, pero a veces se desvía más sangre hacia uno de ellos por extensas anastomosis.

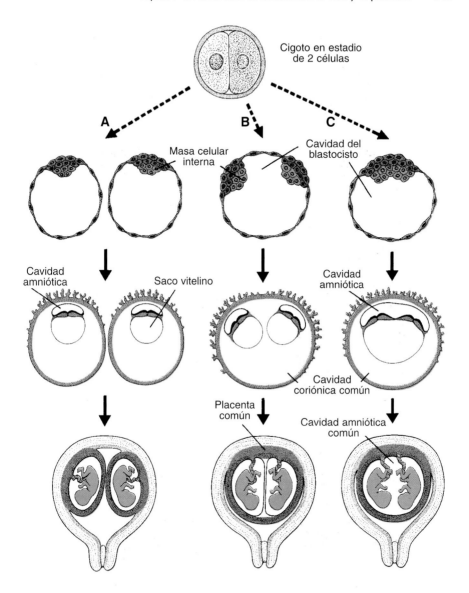

Fig. 6–18. Posibles relaciones de las membranas fetales en gemelos monocigóticos. **A.** La separación se produce en el período bicelular y cada embrión posee placenta y cavidades amniótica y coriónica propias. **B.** Separación de la masa celular interna en dos grupos completamente separados. Los dos embriones tienen placenta y saco coriónico comunes, pero cavidades amnióticas separadas. **C.** Separación de la masa celular interna en etapa más avanzada del desarrollo. Los embriones tienen en común la placenta y las cavidades amniótica y coriónica.

ORIENTACIÓN CLÍNICA

Defectos en gemelos

Los embarazos gemelares tienen una tasa de morbimortalidad perinatal elevada y tendencia al parto prematuro. El 12% aproximadamente de los recién nacidos prematuros son el resultado de embarazos gemelares y los gemelos, por lo habitual, son más pequeños al nacer. El bajo peso al nacer y la prematurez los sitúan en alto riesgo, con una mortalidad de alrededor del 10 al 20%, frente a solo el 2% de los nacidos de embarazo único.

La incidencia de gemelaridad podría ser mucho mayor, puesto que es más frecuente su concepción que su nacimiento. Muchos gemelos mueren antes de nacer y algunos estudios indican que solo el 29% de las madres con embarazos gemelares dan a luz dos niños. El término **gemelo evanescente** se refiere a la muerte de uno de los fetos, cuya desaparición se produce en el primer trimestre o a principios del segundo y podría ser el resultado de la resorción o formación de un **feto papiráceo** (fig. 6–19).

Otro problema que contribuye al aumento de la mortalidad en gemelos es el **síndrome de transfusión gemelar** que se observa en el 5 al 15% de los

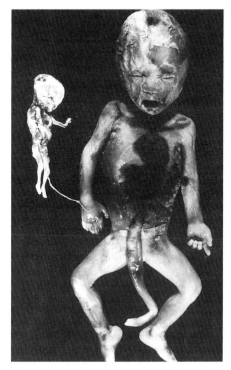

Fig. 6–19. Feto papiráceo. Uno de los gemelos es grande, mientras que el otro resultó comprimido y momificado, de allí su denominación de papiráceo.

embarazos monocigóticos monocoriónicos. En este caso, las anastomosis vasculares placentarias, que se producen de manera equilibrada en la mayoría de las placentas monocoriónicas, se forman de manera tal que un gemelo recibe la mayor parte del flujo sanguíneo mientras que el otro se ve comprometido por la falta de irrigación. En consecuencia, un gemelo tiene mayor tamaño que el otro (fig. 6–20). El pronóstico es desfavorable y en un 60 a 100% de los casos se produce la muerte de ambos.

En etapas más avanzadas del desarrollo, la separación parcial del nódulo primitivo y de la línea primitiva puede originar **gemelos unidos (siameses)**. Según el carácter y el grado de unión se clasifican como **toracópagos** (*pagos*: lo que está unido), **pigópagos** y **craneópagos** (figs. 6–21 y 6–22). En ocasiones se ven gemelos monocigóticos unidos entre sí por un puente cutáneo o un puente hepático comunes. El tipo de gemelos formados va a depender del momento y de la extensión de las anomalías del nódulo y de la línea primitivos. La expresión inadecuada de genes como ***Goosecoid***, podría ocasionar gemelos unidos. Muchos gemelos unidos han sobrevivido, incluido el par más famoso, Chang y Eng, que estaban unidos por el abdomen y que viajaron para exhibiciones a Inglaterra y Estados Unidos a mediados del siglo XIX. Posteriormente se radicaron en Carolina del Norte como granjeros y tuvieron 21 hijos con sus dos esposas.

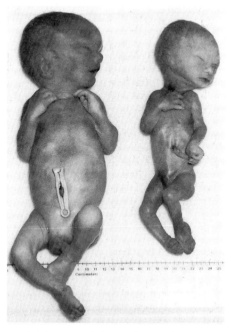

Fig. 6–20. Gemelos monocigóticos con síndrome de transfusión gemelar. Las anastomosis vasculares placentarias provocaron un desequilibrio del flujo sanguíneo entre los dos fetos.

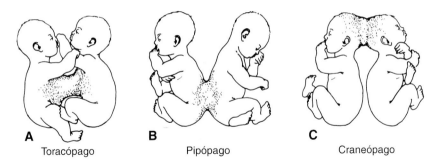

A Toracópago   **B** Pipópago   **C** Craneópago

Fig. 6–21. Gemelos unidos: toracópago, pigópago y craneópago. Los gemelos unidos pueden separarse únicamente si no tienen partes vitales en común.

Parto (nacimiento)

Durante las primeras 34 a 38 semanas de gestación, el miometrio uterino no responde a las señales para el **parto (nacimiento)**. Sin embargo, durante las últimas 2 a 4 semanas de gestación, este tejido presenta una fase transicional en preparación para el comienzo del **trabajo de parto**. Finalmente, esa fase termina con un engrosamiento del miometrio en la región superior del útero y un ablandamiento y adelgazamiento de la región inferior y del cuello uterino.

El trabajo de parto se divide en tres estadios: 1) **borramiento** (adelgazamiento y acortamiento) y dilatación del cuello uterino; este estadio termina cuando el cuello uterino se ha dilatado por completo; 2) **parto del feto**, y 3) **alumbramiento de la placenta y de las membranas fetales**. El estadio 1 es producido por las contracciones uterinas que empujan al saco amniótico contra el canal cervical como una cuña; cuando las membranas se han roto, la presión se ejerce entonces sobre la parte del feto que se está presentando, comúnmente la cabeza. El estadio 2 es también asistido por contracciones uterinas, pero la fuerza más importante es proporcionada por el incremento de la presión intraabdominal a raíz de la contracción de los músculos abdominales. El estadio 3 requiere contracciones uterinas y es ayudado por el incremento de la presión intraabdominal.

A medida que el útero se contrae, la parte superior se retrae y genera una luz cada vez más pequeña, mientras que la parte inferior se expande, lo cual le otorga dirección a la fuerza. Las contracciones generalmente comienzan con intervalos de 10 minutos; después, durante el segundo estadio de trabajo de parto, podrían producirse con menos de 1 minuto de intervalo y durar 30 a 90 segundos. Su aparición en pulsos es esencial para la supervivencia fetal, ya que son una fuerza suficiente para comprometer el flujo sanguíneo uteroplacentario al feto.

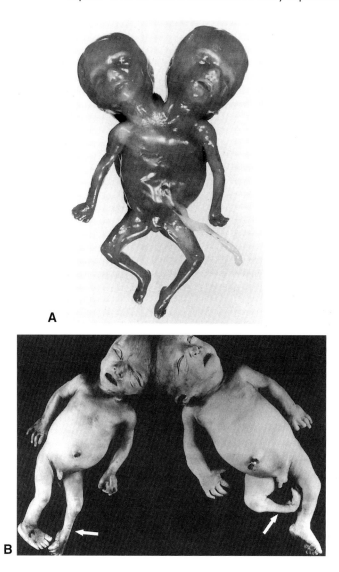

Fig. 6–22. Gemelos unidos. **A.** Monstruo fetal doble con dos cabezas, un tórax ancho, dos columnas vertebrales, dos corazones parcialmente fusionados, cuatro pulmones y un intestino duplicado por debajo del íleon. **B.** Gemelos unidos a nivel de la cabeza (craneópago) con múltiples deformidades de los miembros.

ORIENTACIÓN CLÍNICA

Parto prematuro

Los factores que dan comienzo al trabajo de parto se desconocen y podrían abarcar "**retiro del mantenimiento de la gestación**", en que los factores que sostienen la gestación (p. ej., hormonas, etc.) se suspenden, o **inducción activa** provocada por factores estimuladores cuyo blanco es el útero. Probablemente estén involucrados componentes de ambos fenómenos. Desafortunadamente, la falta de conocimiento sobre estos factores ha restringido el progreso para prevenir el **parto prematuro**. El nacimiento antes de término (antes de las 34 semanas) de niños prematuros es la segunda causa más importante de mortalidad infantil en los Estados Unidos y también contribuye significativamente a la morbilidad. Se debe a la rotura prematura de las membranas, al comienzo prematuro del trabajo de parto o a complicaciones del embarazo que exigen adelantar el parto. La hipertensión materna y la diabetes, así como el desprendimiento prematuro de la placenta normoinserta, son factores de riesgo. Las infecciones maternas, incluidas las vaginosis bacterianas, también se asocian con riesgo incrementado.

Resumen

El **período fetal se extiende desde la novena semana de gestación hasta el nacimiento** y se caracteriza por el rápido crecimiento del cuerpo y la maduración de los sistemas orgánicos. El crecimiento en longitud es especialmente notable durante los meses tercero, cuarto y quinto (5 cm por mes, aproximadamente), en tanto que el aumento de peso es más llamativo durante los dos últimos meses de la gestación (700 g por mes, aproximadamente) (cuadro 6-1, pág. 124).

Un cambio sorprendente es el crecimiento relativamente lento de la cabeza. En el tercer mes, el tamaño de la cabeza tiene aproximadamente la mitad de la longitud vértice–nalga, hacia el quinto mes, representa alrededor de un tercio de la longitud vértice–talón, y en el momento del nacimiento, un cuarto de ésta (fig. 6-2).

Durante el quinto mes, los movimientos fetales son percibidos claramente por la madre y el feto se halla cubierto por un fino vello.

Un feto nacido durante el sexto mes o a principios del séptimo tendrá dificultad para sobrevivir, sobre todo porque el aparato respiratorio y el sistema nervioso central no se han diferenciado en grado suficiente.

En general, la **duración de la gestación** para producir un feto de término se considera que es de **280 días o 40 semanas después del primer día de la última menstruación** o, **más exactamente, 266 días o 38 semanas después de la fecundación.**

La **placenta** está constituida por dos componentes: a) una porción fetal que deriva del **corion frondoso** o **corion velloso**, y b) una porción materna proveniente de la **decidua basal**. El espacio entre las láminas coriónica y decidual está ocupado por **lagos intervellosos**, llenos de sangre materna. Los **árboles vellositarios** (tejido fetal) crecen dentro de los lagos sanguíneos maternos y son bañadas por su contenido. En todo momento la circulación fetal se halla separada de la circulación materna por: a) una membrana sincitial (derivada del corion) y b) células endoteliales de los capilares fetales. En consecuencia, la placenta humana es de tipo **hemocorial**.

Los lagos intervellosos de la placenta que ha llegado a su desarrollo completo contienen aproximadamente 150 mL de sangre materna, que se renueva tres a cuatro veces por minuto. La superficie de las vellosidades ocupa entre 4 y 14 m^2, lo que facilita el intercambio entre la madre y el hijo.

Las principales funciones de la placenta son: a) el intercambio de gases; b) el intercambio de nutrientes y de electrólitos; c) el transporte de anticuerpos maternos, lo cual confiere inmunidad pasiva al feto; d) la producción de hormonas, como progesterona, estradiol y estrógeno (además, elabora gonadotrofina coriónica humana [hCG] y somatomamotrofina), y e) la destoxificación de algunas drogas.

El **amnios** es un saco voluminoso que contiene líquido amniótico, en el cual el feto esta suspendido por el cordón umbilical. El líquido cumple las siguientes funciones: a) amortigua las sacudidas; b) permite los movimientos fetales, y c) impide que el embrión se adhiera a los tejidos circundantes. El feto deglute líquido amniótico, el cual es absorbido a través del intestino depurado por la placenta. El feto agrega además orina al líquido amniótico, pero la composición de esta es en su mayor parte agua. El aumento excesivo de líquido amniótico (**hidramnios**) se asocia con anencefalia y atresia esofágica, mientras que una cantidad insuficiente (**oligohidramnios**) está relacionada con la agenesia renal.

El **cordón umbilical** del feto está rodeado por el amnios y presenta: a) dos arterias umbilicales; b) una vena umbilical, y c) la gelatina de Wharton, que hace las veces de almohadilla protectora de los vasos.

En embarazos múltiples, las membranas fetales varían según el origen y el momento de formación de los gemelos. Dos tercios de los gemelos son **dicigóticos** o **fraternos** y cada uno de ellos posee su propio amnios, corion y placenta; a veces las placentas están fusionadas. Los gemelos **monocigóticos** o **idénticos** tienen por lo general su propio amnios, pero comparten el corion y la placenta. En los casos de **gemelos unidos**, que no se separan por completo, existe solamente un amnios, un corion y una placenta.

Las señales que dan comienzo al **parto** (nacimiento) no son claras, pero generalmente la preparación para el trabajo de parto comienza entre las semanas 34 y 38. El trabajo de parto consta de tres estadios: 1) borramiento y dilatación del cuello uterino; 2) parto del feto; 3) alumbramiento de la placenta y de las membranas fetales.

Problemas para resolver

1. Una ecografía obtenida a los siete meses de gestación muestra demasiado espacio (acumulación de líquido) en la cavidad amniótica. ¿Cómo se llama este fenómeno y cuáles son sus causas?
2. En el período avanzado de su embarazo una mujer cree que pudo haber estado expuesta a los efectos del tolueno en su lugar de trabajo durante la tercera semana de la gestación, pero comenta con sus compañeras que no está preocupada porque cree que la placenta protege a su hijo de los factores tóxicos, ya que actúa como una barrera. ¿Está en lo cierto?

Lecturas recomendadas

Amselem S, et al.: Laron dwarfism and mutations in the growth hormone-receptor gene. N Engl J Med 321:989, 1989.
Barnea ER, Hustin J, Jauniaux E (eds): The First Twelae Weeks of Gestation. Berlin, Springer-Verlag, 1992.
Bassett JM: Current perspectives on placental development and its integration with fetal growth. Proc Nutr Soc 50:311, 1991.
Benirschke K, Kaufman P: The Pathology ofthe Human Placenta. Berlin, Springer-Verlag, 1990.
Cunningham FG, Gant NF, Leveno KJ, Gilstrap LC, Hauth JC, Wenstrom KD: Fetal growth and development. In Williams Obstetrics. New York, McGraw Hill, 2001.
Cunningham FG, Gant NF, Leveno KJ, Gilstrap LC, Hauth JC, Wenstrom KD: Parturition. In Williams Obstetrics. New York, McGraw Hill, 2001.
Levi S: Ultrasonic assessment of the high rate of human multiple pregnancy in the first trimester. J Clin Ultrasound 4:3, 1976.
Naeye RL: Disorders of the Placenta, Fetus, and Neonate. St Louis, Mosby-Year Book, 1992.
Nyberg DA, Callan PW: Ultrasound evaluation of the placenta. In Callen PW (ed): Ultrasonography in Obstetrics and Gynecology. 2nd ed. Philadelphia, WB Saunders, 1988.
Peipert JF, Donnenfeld AK: Oligohydramnios: a review. Obstet Gynecol 46:325, 1991.
Petraglia F, et al.: Neuroendocrine mechanisms regulating placental hormone production. Contrib Gynecol Obstet 18:147, 1991.
Schnaufer L: Conjoined twins. In Raffensperger JG (ed): Swenson's Pediatric Surgery. 5th ed. Norwalk, CT, Appleton & Lange, 1990.
Spencer R: Conjoined twins: theoretical embryologic basis. Teratology 45:591, 1992.
Wallace I, Wallace A: The Two. New York, Simon and Schuster, 1978.
Wilcox AJ, Weinberg CR, Baird DD: Timing of sexual intercourse in relation to ovulation. N Engl J Med 333:1517, 1995.

capítulo 7

Defectos congénitos y diagnóstico prenatal

Defectos congénitos

Defectos congénitos, malformaciones congénitas y anomalías congénitas son sinónimos que se utilizan para describir los trastornos estructurales, de la conducta, funcionales y metabólicos que se encuentran presentes en el momento del nacimiento. La teratología (del griego *teratos*, monstruo) es la ciencia que estudia estos trastornos. En un 2 a 3% de los nacidos vivos se encuentran anomalías estructurales importantes; otro porcentaje igual se reconocen en los niños al llegar a los cinco años, lo que hace un total del 4 al 6%. Los trastornos congénitos son la causa principal de mortalidad infantil, lo que representa aproximadamente el 21% de todas las muertes infantiles. Ocupan el quinto lugar como causa de pérdida de años de vida potencial antes de los 65 años y son un factor importante de discapacidad. No son discriminatorias, puesto que las tasas de mortalidad por trastornos congénitos son iguales en asiáticos, afronorteamericanos, latinoamericanos, blancos e indígenas norteamericanos.

En el 40 al 60% de las anomalías congénitas se desconoce la causa. Los factores genéticos, como las anomalías cromosómicas y las mutaciones de genes, representan alrededor del 15%; los factores ambientales ocasionan el 10%, aproximadamente; una combinación de influencias genéticas y ambientales (herencia multifactorial) es la causa de otro 20 a 25%, y la gemelaridad provoca un 0,5 a 1%.

En alrededor del 15% de los recién nacidos se producen **anomalías de grado menor**. Estas anomalías estructurales, como microtia (orejas pequeñas), manchas pigmentarias y hendiduras palpebrales cortas, no causan perjuicio a la salud del individuo, aunque en algunos casos se acompañan de defectos más importantes. Por ejemplo, los niños con una anomalía menor tienen una probabilidad del 3% de presentar una malformación importante; en los que tienen dos anomalías menores la probabilidad es del 10%, y asciende al 20% en los que presentan tres defectos menores o más. Por lo tanto, estas anomalías de menor importancia representan indicios para el diagnóstico de defectos subyacentes más graves. Las anomalías del pabellón auricular son indicadores de otros defectos, fácilmente reconocibles y se observan en casi todos los niños con síndromes malformativos.

TIPOS DE ANOMALÍAS

Las **malformaciones** se producen durante la formación de las estructuras, es decir, durante la organogénesis. Pueden dar por resultado la falta completa o parcial de una estructura o alteraciones de su morfología normal. Las malformaciones son ocasionadas por factores ambientales o genéticos, o de ambos tipos, que actúan independientemente o en forma simultánea. La mayoría de las malformaciones se originan durante la **tercera a la octava semana de la gestación**.

Las **disrupciones** provocan alteraciones morfológicas de las estructuras una vez formadas y se deben a procesos destructivos. Los accidentes vasculares que conducen a atresias intestinales (véase cap. 13; pág. 331) y los defectos producidos por bandas amnióticas son ejemplos de factores destructivos que producen disrupciones.

Las **deformaciones** obedecen a fuerzas mecánicas que moldean una parte del feto durante un período prolongado. El pie zambo, que se debe a la compresión en la cavidad amniótica, es un ejemplo. Con frecuencia las deformaciones afectan al sistema musculoesquelético y pueden ser reversibles en el período posnatal.

Un **síndrome** abarca un grupo de anomalías que se presentan al mismo tiempo y que tienen una causa específica en común. Este término indica que se ha formulado el diagnóstico y que se conoce el riesgo de recurrencia. Por el contrario, el término **asociación** se refiere a la aparición no aleatoria de dos anomalías o más que se presentan juntas con mayor frecuencia de lo que cabría esperar por probabilidad únicamente, pero cuya causa no ha sido determinada. Son ejemplos **CHARGE** (colobomas, defectos cardíacos, atresia de coanas, retardo del crecimiento, anomalías genitales y del pabellón auricular [en inglés, *c*olobomas, *h*eart defects, *a*tresia of the choanae, *r*tarded growth, *g*enital anomalies and *e*ar abnormalities]) y **VACTERL** (anomalías vertebrales, anales, cardíacas, traqueoesofágicas, renales y de las extremidades [en inglés, *v*ertebral, *a*nal, *c*ardiac, *t*racheo*e*sophageal, *r*enal and *l*imb anomalies). Las asociaciones son importantes porque, si bien no constituyen un diagnóstico en sí, el reconocimiento de uno o más de uno de sus componentes promueve la búsqueda de los otros componentes del grupo.

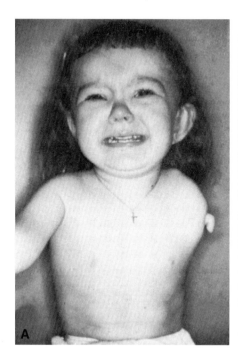 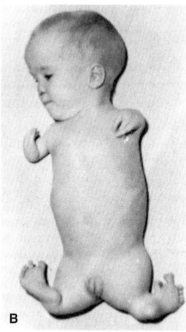

Fig. 7–1. A. Niña con amelia unilateral. **B.** Niña con meromelia. Las manos y los pies están unidos al tronco por medio de huesos de forma irregular. Las madres de ambas niñas habían tomado talidomida.

FACTORES AMBIENTALES

Hasta comienzos de la década de 1940 se aceptaba que los defectos congénitos eran causados, principalmente, por factores hereditarios. Con el descubrimiento de Gregg de que la rubéola (sarampión alemán) que afectaba a la madre en los primeros meses del embarazo causaba anomalías en el embrión, se advirtió de pronto que las malformaciones congénitas en el ser humano también podían ser causadas por factores ambientales. Las observaciones de Lenz en 1961, que vincularon las anomalías de los miembros con el sedante **talidomida**, permitieron aclarar que los fármacos podían atravesar la placenta y provocar defectos congénitos (fig. 7–1). A partir de entonces se han identificado muchos agentes farmacológicos que son **teratógenos** (factores que causan defectos congénitos) (cuadro 7–1).

Principios de teratología

Los factores que determinan la capacidad de un agente para provocar defectos congénitos fueron definidos y presentados como los **principios de la teratología**. Comprenden los siguientes:

Cuadro 7–1. *Teratógenos asociados con malformaciones humanas*

Teratógeno	Malformaciones congénitas
Agentes infecciosos	
Virus de la rubéola	Catarata, glaucoma, defectos cardíacos, sordera, dientes
Citomegalovirus	Microcefalia, ceguera, retardo mental, muerte fetal
Virus del herpes simple	Microftalmía, microcefalia, displasia retiniana
Virus de la varicela	Hipoplasia de los miembros, retraso mental, atrofia muscular
HIV	Microcefalia, retardo del crecimiento
Toxoplasmosis	Hidrocefalia, calcificaciones cerebrales, microftalmía
Sífilis	Retardo mental, sordera
Agentes físicos	
Rayos X	Microcefalia, espina bífida, fisura de paladar, defectos de los miembros
Hipertermia	Anencefalia, espina bífida, retraso mental, defectos faciales
Agentes químicos	
Talidomida	Defectos de los miembros, malformaciones cardíacas
Aminopterina	Anencefalia, hidrocefalia, labio leporino y fisura de paladar
Difenilhidantoína (fenitoína)	Síndrome de hidantoína fetal: defectos faciales, retraso mental
Ácido valproico	Defectos del tubo neural, anomalías cardíacas, craneofaciales y de las extremidades
Trimetadiona	Fisura de paladar, defectos cardíacos, anomalías urogenitales y esqueléticas
Litio	Malformaciones cardíacas
Anfetaminas	Labio leporino y fisura de paladar, defectos cardíacos
Warfarina	Condrodisplasia, microcefalia
Inhibidores de la ECA	Retardo del crecimiento, muerte fetal
Cocaína	Retardo del crecimiento, microcefalia, trastornos de la conducta, gastrosquisis
Alcohol	Síndrome alcohólico fetal, hendiduras palpebrales cortas, hipoplasia maxilar, defectos cardíacos, retraso mental
Isotretinoína (vitamina A)	Embriopatía por vitamina A: orejas pequeñas de forma anormal, hipoplasia mandibular, fisura de paladar, defectos cardíacos
Solventes industriales	Bajo peso al nacer, defectos craneofaciales y del tubo neural
Mercurio orgánico	Síntomas neurológicos múltiples similares a la parálisis cerebral
Plomo	Retardo del crecimiento, trastornos neurológicos
Hormonas	
Agentes androgénicos (etisterona, noretisterona)	Masculinización de los genitales femeninos: fusión de los labios, hipertrofia de clítoris
Dietilestilbestrol (DES)	Malformaciones del útero, trompas y vagina superior, cáncer de vagina, malformación de testículos
Diabetes materna	Malformaciones diversas; las más comunes son defectos cardíacos y del tubo neural

1. La susceptibilidad a la teratogenia depende del **genotipo del producto de la concepción** y de cómo interactúa esta composición genética con el ambiente. También es importante el **genoma materno** con respecto al metabolismo de los fármacos, su resistencia a la infección y otros procesos bioquímicos y moleculares que pueden incidir sobre el producto de la concepción.
2. La susceptibilidad a los teratógenos varía según la **etapa de desarrollo en el momento de la exposición.** El período más sensible para la inducción de defectos congénitos es la **tercera a la octava semana** de la gestación, es decir, el período de **embriogénesis.** Cada sistema orgánico puede tener una etapa o más de susceptibilidad. Por ejemplo, la fisura de paladar puede producirse en el período de blastocisto (día 6), durante la gastrulación (día 14), en la primera etapa de los esbozos de los miembros (quinta semana) o cuando se están formando las crestas palatinas (séptima semana). Además, si bien la mayoría de las anomalías se originan durante el período de embriogénesis, antes o después de esta etapa pueden producirse defectos, de manera que ningún período de desarrollo es completamente seguro.
3. Las manifestaciones de desarrollo anormal dependen de la **dosis** y el **tiempo de exposición** a un teratógeno.
4. Los teratógenos actúan de modos específicos (**mecanismos**) sobre las células y tejidos en desarrollo para dar lugar a una embriogénesis anormal (**patogenia**). Los mecanismos pueden involucrar la inhibición de un proceso molecular o bioquímico específico; la patogenia puede involucrar la muerte celular, la disminución de la proliferación celular u otros fenómenos celulares.
5. Las manifestaciones de desarrollo anormal son, además de la **muerte, malformaciones, retardo del crecimiento** y **trastornos funcionales**.

Agentes infecciosos

Los agentes infecciosos que provocan anomalías congénitas (cuadro 7–1) incluyen cierto número de virus. La **rubéola** constituyó en general un gran problema, pero la capacidad para detectar títulos de anticuerpos en el suero y el desarrollo de una vacuna han disminuido significativamente la incidencia de malformaciones congénitas debidas a esta causa. En la actualidad, aproximadamente el 85% de las mujeres son inmunes.

El **citomegalovirus** es una amenaza grave. A menudo, la madre no presenta síntomas, pero los efectos sobre el feto pueden ser devastadores. Con frecuencia, la enfermedad es mortal para el producto de la concepción, pero, en caso de que el feto sobreviva, la meningoencefalitis causada por este virus provoca retraso mental.

El **herpes simple**, la **varicela** y el **virus de la inmunodeficiencia humana (HIV)** pueden provocar anomalías congénitas. Son raras las anomalías inducidas por herpes y a menudo la infección es transmitida como una enfermedad venérea al niño durante el parto. De la misma forma, el HIV (causa del síndrome de inmunodeficiencia adquirida o SIDA) parece tener un potencial teratógeno bajo. La incidencia de anomalías congénitas en la infección por varicela es del 20%.

Otras infecciones virales e hipertermia

Se han descrito malformaciones consecutivas a la infección materna por el virus del sarampión, de la parotiditis, de la hepatitis, de la poliomielitis, ECHO, Coxsackie e influenza. Sin embargo, algunos estudios prospectivos indican que el índice de malformaciones como consecuencia de la exposición a estos agentes es muy reducido o nulo.

Un factor agregado con respecto a estos y otros agentes infecciosos es que la mayoría de ellos son **pirógenos**, y la temperatura corporal elevada (**hipertermia**) es teratógena. Los defectos producidos por la exposición a temperaturas elevadas comprenden anencefalia, espina bífida, retraso mental, microftalmía y anomalías faciales. Además del síndrome febril, el uso de baños de inmersión y saunas puede producir una elevación de la temperatura corporal suficiente como para provocar defectos congénitos.

La **toxoplasmosis** y la **sífilis** causan malformaciones congénitas. La carne poco cocida, los animales domésticos, especialmente los gatos y su materia fecal que contamina la tierra, pueden transportar el protozoo parásito *Toxoplasma gondii*. Una de las principales características de la infección fetal por toxoplasmosis son las calcificaciones cerebrales.

Radiación

La **radiación ionizante** mata rápidamente las células que se encuentran en proliferación. Por ende, es un potente teratógeno que produce prácticamente todo tipo de anomalías congénitas según la dosis y el estadio de desarrollo del producto de la concepción en el momento de la exposición. Las radiaciones provenientes de las explosiones nucleares también son teratógenas. De las mujeres que se hallaban embarazadas y sobrevivieron cuando se produjo el estallido de las bombas atómicas en Hiroshima y Nagasaki, el 28% abortaron, el 25% dieron a luz niños que murieron en el primer año de vida y otro 25% presentaron graves anomalías congénitas que afectaban al sistema nervioso central. La radiación es también un agente mutágeno y puede provocar alteraciones genéticas de las células germinales con las consiguientes malformaciones.

Agentes químicos

Es difícil valorar el papel de los agentes químicos y de los fármacos en la producción de anomalías en el ser humano por dos razones: a) porque la mayor parte de los estudios son retrospectivos y dependen de la memoria de la paciente para determinar los antecedentes relacionados con la exposición a ellos, y b) por la gran cantidad de agentes farmacéuticos que utiliza la mujer embarazada. En un estudio llevado a cabo por los National Institutes of Health de los Estados Unidos se descubrió que las mujeres embarazadas toman 900 fármacos diferentes, con un promedio de 4 por persona. Únicamente el 20% de las grávidas no tomaron ningún medicamento durante el período de gestación. A pesar de este uso difundido de agentes químicos, solo se han identificado por su acción teratógena relativamente pocos de los numerosos fármacos que se utilizan durante el embarazo. Un ejemplo es la **talidomida**, medicamento antiemético y somnífero. En 1961 se advirtió en Alemania Occidental un brusco aumento de la frecuencia de **amelia** y **meromelia** (falta total o parcial de las extremidades), anomalías hereditarias poco frecuentes (fig. 7-1). Ello motivó que se estudiaran las historias prenatales de los niños afectados y se descubrió que muchas madres habían tomado talidomida al comienzo del embarazo. La relación causal entre la talidomida y la meromelia se descubrió solo por el carácter poco común de la anomalía; de haberse tratado de un defecto de tipo corriente, como malformaciones cardíacas o labio leporino, podría haber pasado fácilmente inadvertida su relación con el fármaco.

Otros medicamentos con potencial teratógeno son los anticonvulsivantes **difenilhidantoína (fenitoína)**, **ácido valproico** y **trimetadiona**, que usan las mujeres **epilépticas**. Específicamente, la trimetadiona y la difenilhidantoína producen un amplio espectro de anomalías que conforman diferentes patrones de dismorfogénesis conocidos como síndromes de la **trimetadiona** y de la **hidantoína fetal**. Las hendiduras faciales son comunes en estos síndromes. El ácido valproico también causa anomalías craneofaciales, pero tiene una particular tendencia a provocar defectos del tubo neural.

Los **antipsicóticos** y los **ansiolíticos** (tranquilizantes mayores y menores, respectivamente) producen, al parecer, malformaciones congénitas. Se atribuye efecto teratógeno a los antipsicóticos **fenotiazina** y **litio**, y si bien en el caso de la primera las pruebas son contradictorias, ese efecto está mejor documentado en lo que se refiere al litio. En cualquier caso, todo indica que el empleo de esto fármacos durante el embarazo acarrea un alto riesgo.

Se hicieron observaciones análogas con los ansiolíticos **meprobamato, clordiazepóxido** y **diazepam** (**Valium**). En un estudio prospectivo se observó la aparición de graves anomalías en el 12% de los hijos de mujeres que recibieron meprobamato y en el 11 % de las que tomaron clordiazepóxido, en comparación con el 2,6% de los testigos. Del mismo modo, los estudios retrospectivos con el diazepam demostraron un incremento de hasta cuatro veces de labio leporino con fisura de paladar o sin ésta en los hijos de mujeres que tomaron el fármaco durante el embarazo.

De los **anticoagulantes**, la **warfarina** es teratógena, mientras que la **heparina** aparentemente no lo es. Los **agentes antihipertensivos** que inhiben la **enzima convertidora de la angiotensina (inhibidores de la ECA)** producen retardo del crecimiento, disfunción renal, muerte fetal y oligohidramnios.

Se recomienda prudencia en el uso de otros compuestos que podrían dañar al embrión o al feto. Se destacan entre ellos el propiltiouracilo y el yoduro de potasio (bocio y retraso mental), la estreptomicina (sordera), las sulfonamidas (kernicterus), el antidepresivo imipramina (deformaciones de los miembros), las tetraciclinas (anomalías de los huesos y de los dientes), las anfetaminas (fisuras de la cavidad bucal y anomalías cardiovasculares) y la quinina (sordera). Por último, se han acumulado pruebas de que la **aspirina** (salicilatos), que es el fármaco que se toma con mayor frecuencia durante el embarazo, resulta potencialmente perjudicial para el desarrollo del feto si se emplea en grandes dosis.

Uno de los mayores problemas de la sociedad actual es el efecto de drogas de uso social tales como el LSD (dietilamida del ácido lisérgico), la PCP (fenciclidina, "polvo de ángel"), la marihuana, el alcohol y la cocaína. En el caso del LSD, hay informes de anomalías de las extremidades y malformaciones del sistema nervioso central. No obstante, la profunda revisión de más de 100 publicaciones permitió llegar a la conclusión de que el LSD puro, en dosis moderadas, no tiene acción teratógena y no ocasiona daño genético. De igual modo, faltan pruebas concluyentes del efecto teratógeno de la marihuana y la PCP. En cuanto a la **cocaína**, hay informes de que causa cierto número de anomalías congénitas, probablemente debido a su acción como vasoconstrictor que lleva a la hipoxia.

Existe una asociación bien documentada entre la ingestión de **alcohol** por la madre y las anomalías congénitas del hijo. Estas malformaciones, junto con el retraso mental y la falta de crecimiento, componen el **síndrome alcohólico fetal (SAF)** (fig. 7–2). Aun el consumo moderado de alcohol durante el embarazo puede resultar perjudicial para el desarrollo del embrión. El sistema nervioso central es particularmente sensible al alcohol, y a partir de la exposición a éste pueden generarse **trastornos del desarrollo neural relacionados con el alcohol**. La incidencia del síndrome alcohólico fetal y de los trastornos del desarrollo neural relacionados con el alcohol, en conjunto, es de 1 cada 100 nacidos vivos. Además, **el alcohol es la principal causa de retraso mental**.

El consumo de tabaco no ha sido vinculado con defectos congénitos importantes. Sin embargo, el tabaquismo contribuye al retardo del crecimiento intrauterino y al parto prematuro. También existen indicios de que ocasiona trastornos de la conducta.

Se demostró que la **isotretinoína (ácido 13–cis–retinoico)**, un análogo de la **vitamina A**, ocasiona un cuadro característico de malformaciones denominado **embriopatía por isotretinoína** o **por vitamina A**. Este fármaco está indicado para el tratamiento del acné quístico y otras dermatosis crónicas, pero es altamente teratógeno y puede producir prácticamente todo tipo de malformaciones. Aun los retinoides de uso tópico, como el etretinato, pueden provocar en potencia anomalías. Dado el reciente apoyo para el uso de complejos multivitamínicos que contienen ácido fólico, existe preocupación por el hecho de que la sobredosis de suplementos vitamínicos podría ser perjudicial debido a que la mayoría contienen 8.000 UI de vitamina A. Existen controversias acerca de cuál es la dosis que resulta potencialmente perjudicial, pero

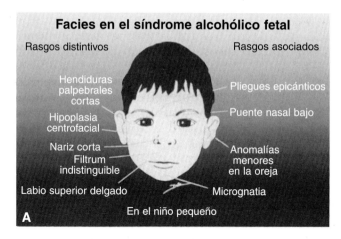

Facies en el síndrome alcohólico fetal

Rasgos distintivos   Rasgos asociados

Hendiduras palpebrales cortas — Pliegues epicánticos

Hipoplasia centrofacial — Puente nasal bajo

Nariz corta — Filtrum indistinguible — Anomalías menores en la oreja

Labio superior delgado — Micrognatia

A   En el niño pequeño

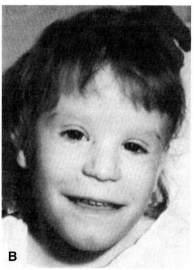

B

Fig. 7–2. A. Rasgos característicos de un niño con síndrome alcohólico fetal. **B.** Niño con síndrome alcohólico fetal que presenta muchos de los rasgos señalados en el dibujo. Estos niños también pueden tener defectos cardiovasculares y de los miembros.

la mayoría de los científicos están de acuerdo en que el nivel umbral para la teratogenia es de 25.000 UI.

Hormonas

Agentes androgénicos. En el pasado, se emplearon con frecuencia progestágenos sintéticos durante la gestación para prevenir el aborto. La etisterona y la noretisterona, ambas progestágenos, tienen apreciable actividad androgénica y existen informes de muchos casos de masculinización de los genitales de embriones de sexo femenino. Las anomalías consistieron en aumento del volumen del clítoris asociado con fusión de grado variable de los pliegues labioescrotales.

Perturbadores endocrinos. Los **perturbadores endocrinos** son agentes exógenos que interfieren en las acciones reguladoras de las hormonas que controlan el desarrollo normal. La mayoría de las veces estos agentes interfieren en la acción del estrógeno a nivel de su receptor y causan anomalías del desarrollo del sistema nervioso central y del tracto reproductivo. Se sabe desde hace tiempo que el **dietilestilbestrol**, estrógeno sintético que se usaba para prevenir el aborto, aumenta la frecuencia de carcinoma de la vagina y del cuello del útero en mujeres que habían estado expuestas en la etapa intrauterina de su vida. Además, un elevado porcentaje de estas mujeres presentó disfunción de la reproducción debido, en parte, a malformaciones congénitas del útero, de las trompas y de la porción superior de la vagina. También pueden resultar afectados por esa exposición intrauterina los embriones de sexo masculino, como ha quedado comprobado por el aumento de malformaciones de los testículos y por resultados anormales de los análisis de semen en estos individuos. No obstante, a diferencia de lo que sucede en la mujer, los varones no presentan mayor riesgo de desarrollar carcinomas del aparato genital.

Actualmente, los estrógenos ambientales son una preocupación, y se están realizando numerosos estudios para determinar sus efectos sobre el no nacido aún. La disminución del número de espermatozoides y el aumento de la incidencia de cancer testicular, hipospadias y otras anomalías del tracto reproductivo en seres humanos, junto con anomalías documentadas del sistema nervioso central (masculinización de cerebros femeninos y feminización de cerebros masculinos) en otras especies con alto grado de exposición ambiental, aumentaron el conocimiento sobre los posibles efectos nocivos de estos agentes. Muchos de ellos provienen de agentes químicos usados con propósitos industriales y como pesticidas.

Anticonceptivos orales. Las **píldoras anticonceptivas**, que contienen estrógenos y progestágenos, tienen aparentemente bajo potencial teratógeno. Sin embargo, dado que otras hormonas como el dietilestilbestrol producen anomalías, se deberá suspender el uso de anticonceptivos orales ante la sospecha de un embarazo.

Cortisona. Se ha comprobado repetidamente en experimentos que la cortisona inyectada a ratonas y conejas en determinados períodos de la preñez aumenta la frecuencia de fisura de paladar en la descendencia. Sin embargo, hasta el presente no se demostró que la cortisona sea un factor ambiental que cause fisura de paladar en el ser humano.

Enfermedad materna

Diabetes. Las alteraciones del metabolismo de los hidratos de carbono durante la gestación en la madre diabética aumentan la frecuencia de mortinatos, muerte neonatal, lactantes anormalmente grandes y malformaciones congénitas. El riesgo de malformaciones congénitas en los hijos de mujeres diabéticas es de tres a cuatro veces mayor que en la descendencia de mujeres no diabéticas, y se ha comunicado que es de hasta un 80% cuando la enfermedad de la madre es muy prolongada. Entre las diversas anomalías congénitas observadas se halla la disgenesia caudal (sirenomelia).

No se conocen con exactitud los factores que ocasionan estas deformaciones, aun cuando algunas pruebas indican cierto papel de los niveles alterados de glucosa y que la **insulina** no es teratógena. En este sentido, parece que existe una relación importante entre la gravedad y la duración de la enfermedad de la madre y la incidencia de malformaciones en el hijo. Asimismo, el control estricto del metabolismo materno con **insulinoterapia** agresiva desde antes de la concepción reduce la tasa de anomalías congénitas. No obstante, este tratamiento aumenta la frecuencia y gravedad de los **episodios hipoglucémicos**. Se ha demostrado por medio de numerosos estudios en animales que durante las etapas de gastrulación y neurulación los embriones de mamíferos dependen de la glucosa como fuente de energía, de modo que estos episodios de hipoglucemia, aunque sean breves, resultan teratógenos. En consecuencia se recomienda prudencia en el manejo de la mujer diabética embarazada. En el caso de diabetes no insulinodependiente se pueden emplear **agentes hipoglucemiantes orales**. Estos agentes incluyen las sulfonilureas y las biguanidas, ambas consideradas teratógenas.

Fenilcetonuria. Las madres con **fenilcetonuria**, que poseen deficiencia de la enzima fenilalanina-hidroxilasa y presentan aumento de las concentraciones séricas de fenilalanina, corren el riesgo de dar a luz niños con retardo mental, microcefalia y defectos cardíacos. Las mujeres que padecen esta enfermedad reducen el riesgo de sus hijos a niveles observados en la población general si mantienen su dieta con bajo contenido de fenilalanina previa a la concepción.

Carencias nutricionales

Aun cuando en animales de laboratorio se ha comprobado que muchas deficiencias nutricionales, sobre todo vitamínicas, son teratógenas, no hay pruebas concluyentes de que lo sean en el ser humano. Con excepción del **cretinismo endémico**, que guarda relación con la carencia de **yodo** en la madre, no se han descubierto en el ser humano analogías de la experimentación en animales. Sin embargo, existen indicios de que la nutrición materna deficiente antes y durante el transcurso de la gestación contribuye al bajo peso al nacimiento y a defectos congénitos.

Obesidad

La obesidad previa al embarazo, definida por un **índice de masa corporal** > 29 kg/m², se asocia con un incremento de dos a tres veces del riesgo de tener un hijo con defectos del tubo neural. La causa no se ha determinado, pero podría estar relacionada con trastornos metabólicos maternos que afectan la glucosa, la insulina y otros factores.

Hipoxia

La hipoxia causa anomalías congénitas en una gran variedad de animales de experimentación. No se ha comprobado si ello es válido también para el ser humano. Aun cuando los niños que nacen en zonas bastante elevadas suelen pesar menos y ser más pequeños que los nacidos a nivel del mar, no se ha observado aumento de la frecuencia de anomalías congénitas. Además, las mujeres con enfermedades cardiovasculares cianóticas a menudo dan a luz niños pequeños, pero por lo general sin anomalías congénitas manifiestas.

Metales pesados

Hace unos años investigadores de Japón advirtieron que cierto número de mujeres cuya dieta consistía principalmente en pescado habían dado a luz niños con síntomas neurológicos múltiples semejantes a los de la parálisis cerebral. Estudios posteriores revelaron que el pescado contenía una concentración anormalmente alta de **mercurio orgánico**, que era derramado en la bahía de Minamata y otras aguas costeras de Japón por grandes industrias. Muchas de las mujeres no presentaban síntomas, lo cual indica que el feto era más sensible al mercurio que la madre. En los Estados Unidos se efectuaron observaciones análogas en un caso en el cual maíz que había sido rociado con un fungicida que contenía mercurio se dio como alimento a cerdos cuya carne fue consumida ulteriormente por una embarazada. De manera análoga, es probable que en Irak varios millares de niños hayan resultado afectados después que las madres comieron cereales tratados con fungicidas que contenían mercurio.

Se ha relacionado al **plomo** con un aumento de la tasa de abortos, retardo del crecimiento y trastornos neurológicos.

TERATOGENIA MEDIADA POR EL VARÓN

Varios estudios han indicado que la exposición a sustancias químicas y a otros agentes, como etilnitrosourea y radiación, pueden provocar mutaciones en las células germinales masculinas. Las investigaciones epidemiológicas han relacionado la ocupación paterna y la exposición a mercurio ambiental, plomo, solventes, alcohol, humo de cigarrillo y otros compuestos con aborto espontáneo, bajo peso al nacer y defectos congénitos. El riesgo de tener hijos con defectos de las extremidades y del tubo neural, síndrome de Down y nuevas mutaciones autosómicas dominantes aumenta con la edad paterna avanzada. Curiosamente, los varones menores de 20 años también poseen un riesgo relativamente alto de ser padres de un hijo con defectos congénitos. Incluso es posible la transmisión de toxicidad mediada por el padre por el líquido seminal y por contaminación del hogar con sustancias químicas traídas a la casa en la ropa de trabajo. Los estudios han mostrado que los varones que poseen defectos congénitos tienen un riesgo dos veces mayor de tener un hijo afectado.

ORIENTACIÓN CLÍNICA

Prevención de los defectos congénitos

Muchos trastornos congénitos pueden prevenirse. Por ejemplo, la adición de yodo a la sal o al agua previene el retraso mental y las deformaciones óseas que acompañan al **cretinismo**. El control metabólico estricto de la mujer diabética o fenilcetonúrica antes de la concepción reduce la frecuencia de defectos de nacimiento en los hijos. Los **suplementos de folato** disminuyen la frecuencia de defectos del tubo neural, como espina bífida y anencefalia. La abstinencia de alcohol y otras drogas durante **todos** los períodos del embarazo hace que la incidencia de defectos congénitos sea menor. Un denominador común de todas las estrategias de prevención es comenzar las intervenciones **previamente a la concepción**. De esta forma, también se puede ayudar a prevenir el bajo peso al nacer.

Es importante que el médico, cuando recete algún fármaco a una mujer que se encuentra en edad fértil, considere la posibilidad de embarazo y el potencial teratógeno del compuesto. En los últimos tiempos han nacido centenares de niños con graves defectos craneofaciales, cardíacos y del tubo neural producidos por **retinoides** (**embriopatía por vitamina A**). Estos compuestos se emplean en el tratamiento del acné quístico (isotretinoína, ácido 13–cis–retinoico), aunque también son eficaces en el uso externo (**Retin–A**) para el acné común y para reducir las arrugas. Los preparados orales son altamente teratógenos y existen pruebas recientes que indican que también las aplicaciones tópicas pueden causar anomalías. Como las pacientes con acné por lo general son jóvenes y pueden tener una vida sexualmente activa, deben usar estos agentes con mucha prudencia.

Diagnóstico prenatal

El perinatólogo dispone de varios métodos para evaluar el crecimiento y el desarrollo del feto en el útero, como la **ecografía**, la **amniocentesis**, la **biopsia de vellosidades coriónicas** y el **estudio del suero materno**. Estas técnicas, combinadas, permiten detectar malformaciones, anomalías genéticas, el crecimiento del feto en general y complicaciones del embarazo, como anomalías uterinas o placentarias. Su uso, junto con el desarrollo de terapias in utero, ha dado lugar al nuevo concepto de que el feto es ahora un paciente.

ECOGRAFÍA

La **ecografía** es una técnica relativamente no invasiva que utiliza ondas sonoras de alta frecuencia reflejadas por los tejidos para crear imágenes. El abordaje puede ser transabdominal o transvaginal; el último genera imágenes de alta resolución (fig. 7-3). En realidad, la técnica, que se desarrolló inicialmente durante la década de 1950, ha avanzado a un grado en que es posible detectar el flujo sanguíneo en los grandes vasos, el movimiento de las válvulas cardíacas y el flujo de líquido en la tráquea y los bronquios. La técnica es inocua y se utiliza con frecuencia: aproximadamente al 80% de las mujeres embarazadas en los Estados Unidos se les realiza al menos una ecografía.

Los parámetros importantes que revela una ecografía incluyen las características de la edad y el crecimiento fetales, la presencia o ausencia de anomalías congénitas, el estado del ambiente uterino, incluida la cantidad de líquido amniótico (fig. 7-4A), la posición de la placenta y el flujo sanguíneo umbilical, y si existe embarazo múltiple (fig. 7-4B). Todos estos factores se utilizan posteriormente para determinar la estrategia adecuada para el manejo del embarazo.

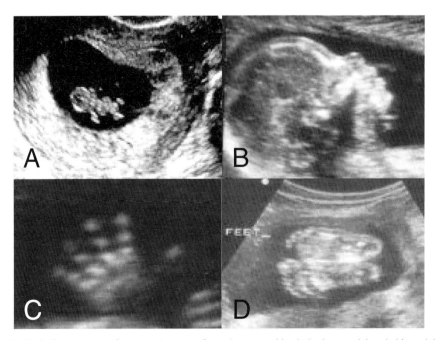

Fig. 7–3. Ejemplos de eficacia de la ecografía en la generación de imágenes del embrión y del feto. **A.** Embrión de seis semanas. **B.** Vista lateral de la cara del feto. **C.** Mano. **D.** Pies.

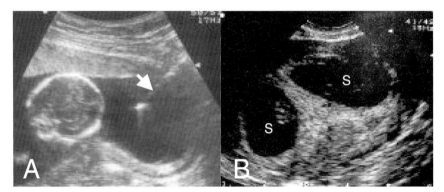

Fig. 7–4. A. Imagen ecográfica que muestra la posición del cráneo del feto y la localización de la aguja dentro de la cavidad amniótica (flecha) durante la amniocentesis. **B.** Gemelos. Ecografía en la que se observa la presencia de dos sacos gestacionales (S).

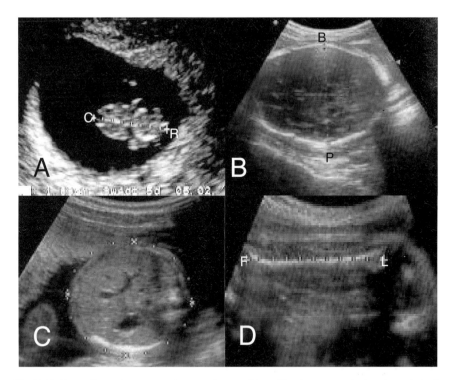

Fig. 7–5. Ecografía en la que se observan las medidas utilizadas para calcular el crecimiento embrionario y fetal. **A.** Longitud vértice-nalga (V-N) en un embrión de 7 semanas. **B.** Diámetro biparietal (B-P) del cráneo. **C.** Circunferencia abdominal. **D.** Longitud del fémur (F-L).

La determinación de la edad y el crecimiento fetales es crucial para la planifición del manejo del embarazo, especialmente para los niños de bajo peso al nacer. En realidad, los estudios indican que el estudio ecográfico y el manejo de los embarazos de bebés con bajo peso al nacer redujo la mortalidad hasta un 60% comparada con la del grupo que no fue controlado con ecografía. La edad y el crecimiento fetales se calculan mediante la **longitud vértice-nalga** durante la quinta a décima semana de gestación. Posteriormente se utilizan una combinación de mediciones, como el **diámetro biparietal (DBP)** del cráneo, la **longitud del fémur** y la **circunferencia abdominal** (fig. 7-5). Múltiples mediciones de estos parámetros a lo largo del tiempo mejoran la capacidad para determinar el grado de crecimiento fetal.

Las malformaciones congénitas que pueden determinarse por ecografía incluyen defectos del tubo neural como anencefalia y espina bífida (véase cap. 19), defectos de la pared abdominal como onfalocele y gastrosquisis (véase cap. 13) y defectos cardíacos y faciales como labio leporino y hendidura del paladar (véase cap. 15).

ESTUDIO DEL SUERO MATERNO

La búsqueda de marcadores bioquímicos del estado fetal llevó al desarrollo de **pruebas de detección en el suero materno**. Una de los primeras de estas pruebas midió las concentraciones de **alfafetoproteína (AFP)** en el suero. La AFP es producida normalmente por el hígado fetal, llega a su pico a las 14 semanas aproximadamente y se "filtra" a la circulación materna a través de la placenta. Así, la concentración de AFP se incrementa en el suero materno durante el segundo trimestre y entonces comienza a disminuir de manera constante después de la semana 30 de gestación. En caso de defectos del tubo neural y varias otras anomalías, como onfalocele, gastrosquisis, extrofia vesical, síndrome de bandas amnióticas, teratoma sacrococcígeo y atresia intestinal, los niveles de AFP aumentan en el líquido amniótico y en el suero materno. En otras instancias, las concentraciones de AFP disminuyen como por ejemplo en el síndrome de Down, la trisomía 18, las anomalías de los cromosomas sexuales y las triploidías. Estas afecciones también se asocian con menores concentraciones séricas de **gonadotrofina coriónica humana (hCG)** y **estriol no conjugado**. Por lo tanto, la detección en el suero materno provee una técnica relativamente no invasiva para una valoración inicial del buen estado fetal.

AMNIOCENTESIS

Durante la amniocentesis, se inserta una aguja por vía transabdominal dentro de la cavidad amniótica (identificada por ultrasonido; fig. 7-4A) y se extraen unos 20 a 30 mL de líquido. Debido a la cantidad de líquido requerida, el proceso no se realiza habitualmente antes de las 14 semanas de gestación, cuando puede disponerse de volumen suficiente sin daño para el feto. El riesgo de pérdida fetal como resultado del procedimiento es del 1%, pero es menor en centros especializados en la técnica.

En el líquido se analizan factores bioquímicos, como alfafetoproteína y acetilcolinesterasa. Además, células fetales, desprendidas en el líquido amniótico, pueden recogerse y usarse para estudios de cariotipo en metafase y otros análisis genéticos (véase cap. 1). Desafortunadamente, las células recogidas no se dividen rápidamente, y, por lo tanto, deben establecerse cultivos celulares que contienen mitógenos para proveer suficientes células en metafase para ser analizadas. Estos períodos de cultivo requieren de 8 a 14 días, y consecuentemente retrasan el diagnóstico. Una vez que se obtienen los cromosomas, pueden identificarse las alteraciones cromosómicas mayores, como translocaciones, roturas, trisomías y monosomías. Con tinciones especiales (Giemsa) y técnicas de alta resolución, se pueden determinar los patrones de bandeo cromosómico. Además, ahora que se ha secuenciado el genoma humano, análisis moleculares más sofisticados usando la reacción en cadena de la polimerasa (PCR) y análisis de genotipo aumentarán el nivel de detección de las anomalías genéticas.

BIOPSIA DE VELLOSIDADES CORIÓNICAS

La **biopsia de las vellosidades coriónicas** involucra la inserción de una aguja por vía transabdominal o transvaginal dentro de la masa placentaria y la aspiración de aproximadamente 5 a 30 mg de tejido vellositario. Las células pueden analizarse inmediatamente, pero la precisión de los resultados es problemática debido a la alta frecuencia de errores cromosómicos en la placenta normal. Por lo tanto, se aíslan células del centro mesenquimático mediante tripsinización del trofoblasto externo y se cultivan. Debido al gran número de células obtenidas, solo se necesitan dos o tres días de cultivo para permitir un análisis genético. De esta manera, el tiempo para la caracterización genética del feto es reducido en comparación con la amniocentesis. Sin embargo, el riesgo de pérdida fetal por este procedimiento es unas dos veces mayor que con la amniocentesis, y se ha señalado que el procedimiento conlleva un riesgo aumentado de anomalías de reducción de los miembros.

Generalmente estas pruebas de diagnóstico prenatal no se usan de rutina (aunque la ecografía se está aproximando al uso rutinario) y se reservan para los embarazos de alto riesgo. Las indicaciones para el uso de estas pruebas incluyen: 1) edad materna avanzada (35 años o más); 2) antecedente de defectos del tubo neural en la familia; 3) gestación previa con una anormalidad cromosómica, como síndrome de Down; 4) anomalías cromosómicas en cualquiera de los padres, y 5) una madre portadora de un trastorno ligado al cromosoma X.

Terapia fetal

TRANSFUSIÓN FETAL

En casos de anemia fetal producidos por anticuerpos maternos u otras causas, se debe llevar a cabo una transfusión de sangre al feto. Se utiliza la ecografía para guiar la inserción de la aguja en la vena del cordón umbilical y se transfunde la sangre directamente dentro del feto.

TRATAMIENTO MÉDICO FETAL

El tratamiento de las infecciones, las arritmias cardíacas fetales, la función tiroidea comprometida y otros problemas médicos usualmente se brinda a la madre y alcanza el compartimiento fetal después de cruzar la placenta. En algunos casos, sin embargo, los agentes pueden administrarse al feto directamente por inyección intramuscular en la región glútea o a través de la vena umbilical.

CIRUGÍA FETAL

Debido a los avances de la ecografía y de los procedimientos quirúrgicos, la cirugía del feto se ha hecho posible. Sin embargo, debido al riesgo para la madre, el niño y los ulteriores embarazos, los procedimientos se realizan solamente en centros que cuentan con equipos bien entrenados y solo cuando no hay alternativas razonables. Se pueden realizar varios tipos de cirugías, como la colocación de derivaciones para eliminar el líquido de los órganos y cavidades. Por ejemplo, en la enfermedad urinaria obstructiva de la uretra, podría insertarse una derivación con catéter cola de chancho dentro de la vejiga urinaria fetal. Un problema es el diagnóstico de la afección lo suficientemente temprano para prevenir el daño renal. La cirugía extrauterina, en la cual se abre el útero y se opera el feto directamente, se ha usado para la reparación de las hernias diafragmáticas congénitas, la extracción de lesiones quísticas (adenomatosas) del pulmón y la reparación de los defectos de la espina bífida. Las reparaciones de las hernias y lesiones pulmonares tienen buenos resultados si se emplea un criterio adecuado de selección de casos, uno de los cuales es el hecho de que, sin cirugía, el fallecimiento fetal es casi seguro. La cirugía de los defectos del tubo neural es más controvertida porque las anomalías no representan una amenaza para la vida. Además, no hay pruebas concluyentes de que la reparación de las lesiones mejore la función neurológica, aunque sí alivia la hidrocefalia acompañante al liberar la médula espinal constreñida y prevenir la herniación del cerebelo dentro del agujero occipital (véase cap. 19; pág. 476).

TRASPLANTES DE CÉLULAS MADRES Y TERAPIA GÉNICA

Debido a que el feto no desarrolla ninguna inmunocompetencia antes de las 18 semanas de gestación, es posible trasplantar tejidos o células antes de este momento sin rechazo. Las investigaciones en este campo están enfocadas sobre las células madres hematopoyéticas para el tratamiento de inmunodeficiencias y trastornos hematológicos. La terapia génica para enfermedades metabólicas hereditarias, como la enfermedad de Tay-Sachs y la fibrosis quística, también se está investigando.

Resumen

Se conocen diversos agentes (cuadro 7–1) que producen anomalías congénitas en el 2 al 3%, aproximadamente, de todos los nacidos vivos. Estos agentes comprenden virus como el de la rubéola y el citomegalovirus, radiaciones, fármacos como la talidomida, la aminopterina, anticonvulsivantes, antipsicóticos y ansiolíticos, drogas llamadas "sociales" como la PCP, el tabaco y el alcohol, hormonas como por ejemplo el dietilestilbestrol, y la diabetes materna. Los efectos de los teratógenos dependen del **genotipo materno y fetal**, del **período de desarrollo** en que se produce la exposición y de la **dosis y el tiempo de exposición** al agente. La mayoría de las anomalías congénitas se producen durante el **período de embriogénesis (período teratogénico, tercera a octava semana)**, pero el feto es susceptible también en etapas anteriores o ulteriores, de modo que ningún período de la gestación está completamente exento de riesgo. Es posible la **prevención** de muchos defectos congénitos, pero esto depende de la adopción de medidas preventivas antes de la concepción y la toma de conciencia por parte del médico y de las mujeres en edad fértil de los riesgos inherentes.

Se dispone de una variedad de técnicas para evaluar el crecimiento y el estadio de desarrollo del feto. La **ecografía** puede determinar con exactitud la edad fetal y los parámetros de crecimiento y detectar muchas malformaciones. El **estudio del suero materno** para detectar alfafetoproteína puede indicar la presencia de defectos del tubo neural u otras anomalías. La **amniocentesis** es un procedimiento en el cual se introduce una aguja dentro de la cavidad amniótica y se extrae una muestra de líquido. Este líquido puede ser analizado bioquímicamente y también provee de células para cultivo y análisis genético. La **biopsia de vellosidades coriónicas** involucra la aspiración de una muestra de tejido directamente de la placenta para obtener células para análisis genéticos. Debido a que muchos de estos procedimientos implican un riesgo potencial para el feto y la madre, solo se usan en embarazos de alto riesgo (salvo la ecografía). Estos factores de riesgo incluyen la edad materna avanzada (35 años o más), el antecedente de defectos del tubo neural en la familia, una gestación previa con anomalías cromosómicas, anomalías cromosómicas en cualquiera de los padres, y una madre portadora de un trastorno ligado a X.

La medicina moderna también ha hecho del feto un paciente que puede recibir tratamientos, como transfusiones, medicamentos para enfermedades, cirugía fetal y terapia génica.

Problemas a resolver

1. La amniocentesis revela cifras elevadas de alfafetoproteína. ¿Qué debería incluirse en el diagnóstico diferencial y cómo podría establecerse el diagnóstico definitivo?
2. Una mujer de 40 años tiene un embarazo de ocho semanas, aproximadamente. ¿Qué pruebas existen para determinar si su hijo tiene síndrome de Down? ¿Cuáles son las ventajas de cada una de las técnicas y cuáles son sus riesgos?
3. ¿Por qué es importante determinar el estado prenatal de un niño? ¿Cuáles son los factores maternos o familiares que podrían generar preocupación acerca del bienestar del niño por nacer?
4. ¿Cuáles son los factores que influyen en la acción de un teratógeno?
5. Una mujer joven que se encuentra en la tercera semana de su embarazo desarrolla fiebre de 40°C, pero se niega a tomar medicamentos porque teme que perjudiquen a su hijo. ¿Es eso correcto?
6. Una mujer joven que está planeando formar una familia recibe información sobre el ácido fólico y otras vitaminas. ¿Debería tomar un suplemento? Y si esto fuese correcto, ¿cuándo y cuánto debería tomar?
7. Una mujer joven diabética insulinodependiente desea programar su maternidad y le preocupan los potenciales efectos perjudiciales de su enfermedad sobre el futuro hijo. ¿Es válida su preocupación? ¿Qué le recomendaría?

Lecturas recomendadas

Barlow S, Kavlock RJ, Moore JA, Shantz S, Sheehan DL, Shuey DL, Lary JM: Teratology Society Public Affairs Committee Position Paper: developmental toxicity of endocrine disruptors to humans Teratology 60-365, 1999.

Barnea ER, Hustin J, Jauniaux E (eds): The First Twelve Weeks of Gestation. Berlin, Springer-Verlag, 1992.

Bendich A, et al.: Influence of maternal nutrition on pregnancy outcome public policy issues. Introduction to Part V. Ann N Y Acad Sci 678:284, 1993.

Boehm CE, Kazazian HH Jr: Prenatal diagnosis by DNA analysis. In Harrison MR, Golbus MS, Filly RA (eds): The Unborn Patient: Prenatal Diagnosis and Treatment. 2nd ed. Philadelphia, WB Saunders, 1991.

Brent RL, Beckman DA: Angiotensin-converting enzyme inhibitors, an embryopathic class of drugs with unique properties: information for clinical teratology counselors. Teratology 43:543, 1991.

Brent RL, Holmes LB: Clinical and basic science from the thalidomide tragedy: what have we learned about the causes of limb defects? Teratology 38:241, 1988.

Buehler BA, Rao V, Finnell RH: Biochemical and molecular teratology of fetal hydantoin syndrome. Ped Neuro Genet 12:741, 1994.

Centers for Disease Control Contribution of birth defects to infant mortality—United States, 1986. MMWR Morb Mortal Wkly Rep 38(37):633, 1989.

Colborn T, Dumanoski D, Myers JP: Our Stolen future. New York, Dutton, 1996.

Cooper RL, Kavloch RJ: Endocrine disrupters and reproductive development: a weight of evidence overview [review]. J Endocrinol 152(2): 159, 1997.

Cunningham FG, Gant NE, Leveno KJ, Gilstrap LC, Hauth JC, Wenstrom KD: Fetal abnormalities and acquired disorders In Williams Obstetrics. 21 st ed. New York, McGraw Hill, 2001.

Dansky LV, Finnell RH: Parental epilepsy, anticonvulsant drugs, and reproductive outcome: epidemiologic and experimental findings spanning three decades: 2: human studies. Reprod Toxicol 5:301, 1991.

Generoso WM. et al.: Mutagen induced fetal anomalies and death following treatment of females within hours after mating. Mutat Res 199: 175, 1988.

Gorlin RJ, Cohen MM, Levin LS (eds): Syndromes of the Head and Neck. 3rd ed. New Yorh, Oxford University Press, 1990.

Graham JM, Edwards MJ: Teratogen update: gestational effects of maternal hyperthermia due to febrile illnesses and resultant pattern of defects in humans. Teratology 58:209, 1998.

Gray LE, Ostby J: Effects of pesticides and toxic substances on behavioral and morphological reproductive development: endocrine versus nonendocrine mechanisms. Toxicol Ind Healh 14: 159, 1998.

Gregg NM: Congenital cataract following German measles in mothers. Trans Ophthalmol Soc Aust 3:35. 1941.

Hales BF, Robaire B: Paternally mediated effects on development In Hood RD (ed): Handbook of Developmental Toxicology New York, CRC Press, 1997.

Jones KL (ed): Smith's Recognizable Paterns of Human Malformation. 4th ed. Philadelphia, WB Saunders, 1988.

Jones KL, Smith DW, Ulleland CN, et al.: Pattern of malformation in offspring of chronic alcoholic mothers Lancet 1:1267, 1973.

Kaufman RH, Binder GS, Gray PM, Adam E: Upper genital tract changes associated with exposure in utero to diethylstilbestrol. Am J Obstet Gynecol 128:51, 1977.

Khatta KS, Moghtader GK, McMartin K, Berrera M, Kennedy D, Koren G: Pregnancy outcome following gestational exposure to organic solvents JAMA 281: 1106, 1999.

Lammer FJ, et al.: Retinoic acid embryopathy. N Engl J Med 313:837, 1985.

Lenke RR, Levy HL: Maternal phenylketonuria and hyperphenylalaninemia: an international survey of untreated and treated pregnancies. N Engl J Med 303: 1202, 1980.

Lenz W: A short history of thalidomide embryopathy. Teratology 38:203, 1988.

Lie RT, Wilcox AJ, Skjaerven R: Survival and reproduction among males with birth defects and risk of recurrence in their children JAMA 285:755, 2001.

Manning FA: General principles and applications of ultrasonography In Creasy RK, Resnik R (eds.): Maternal Fetal Medicine. 4th ed. Philadelphia, WB Saunders, 1999.

McIntosh GC, Olshan AF, Baird PA: Paternal age and the risk of birth defects in offspring. Epidemiology 6: 282, 1995.

Nash JE, Persaud TVN: Embryopathic risks of cigarette smoking. Exp Pathol 33:65, 1988.

Sadler TW, Denno KM, Hunter ES III: Effects of altered maternal metabolism during gastrulation and neurulation stages of development. Ann N Y Acad Sci 678:48, 1993.

Sampson PD, et al.: Incidence of fetal alcohol syndrome and prevalence of alcohol-related neurodevelopmental disorder. Teratology 56:317, 1997.

Schmidt RR, Johnson EM: Principles of teratology. In Hood RD (ed): Handbook of Developmental Toxicology New York, CRC Press, 1997.

Scioscia AL: Prenatal genetic diagnosis. In Creasy RK, Resnik R (eds.): Maternal Fetal Medicine. 4th ed. Philadelphia, WB Saunders, 1999.

Shaw GM, Todoroff K, Finnell RH, Lammer EJ: Spina bifida phenotypes in infants of fetuses of obese mothers. Teratology 61 : 376, 2000.

Shenefelt RE: Morphogenesis of malformations in hamsters caused by retinoic acid: relation to dose and stage of development. Teratology 5: 103, 1972.

Shepard TH: Catalog of Teratogenic Agents. 7th ed. Baltimore, Johns Hopkins University Press, 1992.

Spirt BA, Fordon LP, Oliphant M: Prenatal Ultrasound: A Color Atlas With Anatomic and Pathologic Correlation. New York, Churchill Livingstone, 1987.

Stevenson RE, Hall JG, Goodman RM (eds): Human Maformations and Related Anomalies, vols 1 and 2. New York, Oxford University Press, 1993.

Wald N: Folic acid and prevention of neural tube defects. Ann N Y Acad Sci 678: 112, 1993.

Weaver DD: Inborn errors of metabolism. In Weaver DD (ed): Catalogue of Prenatally Diagnosed Conditions. Baltimore. Johns Hopkins University Press, 1989.

Werler MM, Prober BR, Holmes LB: Smoking and pregnancy. In Sever JL, Brent RL (eds): Teratogen Update. Environmentally Induced Birth Defect Risks. New York, Alan R Liss, 1986.

Wilcox AJ, Weinberg CR, Baird DD: Timing of sexual intercourse in relation to ovulation. N Engl J Med 333: 1517, 1995.

Wilson JG, Fraser FC: Handbook of Teratology, vols 1 -3. New York, Plenum, 1977.

Woods KA, Camach-Hubner C, Savage MO, Clark AJL: Intrauterine growth retardation and postnatal growth failure associated with deletion of the insulin-like growth factor 1 gene. N Engl J Med 335: 1363, 1996.

parte dos

Embriología
Especial

capítulo 8

Sistema esquelético

El sistema esquelético se desarrolla a partir del **mesodermo paraxial**, la **lámina lateral del mesodermo (hoja somática)** y la **cresta neural**. El mesodermo paraxial forma bloques de tejido dispuestos en serie a cada lado del tubo neural, denominados **somitómeros** en la región cefálica y **somitas** desde la región occipital hacia el extremo caudal. Los somitas se diferencian en una porción ventromedial, el **esclerotoma**, y una parte dorsolateral, el **dermomiotoma**. Al finalizar la cuarta semana, las células del esclerotoma se tornan polimorfas y constituyen un tejido laxo, el **mesénquima** o tejido conectivo embrionario (fig. 8-1). Las células mesenquimáticas se caracterizan porque emigran y se diferencian de muchas maneras: pueden convertirse en fibroblastos, condroblastos u **osteoblastos (células formadoras de hueso)**.

La capacidad de formar hueso que tiene el mesénquima no está limitada a las células del esclerotoma; también tiene lugar en la hoja somática del mesodermo de la pared corporal, que aporta células mesodérmicas para formar las cinturas escapular y pelviana y los huesos largos de las extremidades. También se ha demostrado que las células de la cresta neural de la región de la cabeza se diferencian en mesénquima y participan en la formación de los huesos de la cara y del cráneo. Los somitas y somitómeros occipitales contribuyen también a la formación de la bóveda craneana y de la base del cráneo. En algunos huesos, como los huesos planos del cráneo, el mesénquima de la dermis se diferencia directamente en hueso, proceso que recibe el nombre de **osificación membranosa (intramembranosa)** (fig. 8-2). No obstante, en la mayoría de los huesos, las células mesenquimáticas dan origen primero a **moldes de cartílago hialino**, los

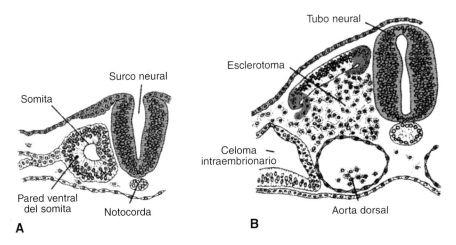

Fig. 8–1. Desarrollo del somita. **A.** Las células del mesodermo paraxial se han dispuesto alrededor de una pequeña cavidad. **B.** Como consecuencia de la ulterior diferenciación, las células de la pared ventromedial pierden su disposición epitelial y se transforman en mesenquimáticas. En conjunto reciben el nombre de esclerotoma. Las células de la pared dorsolateral del somita forman la musculatura del miembro y de la pared corporal, mientras que las células de la región dorsomedial migran debajo del epitelio dorsal remanente (el dermatoma) para formar el miotoma.

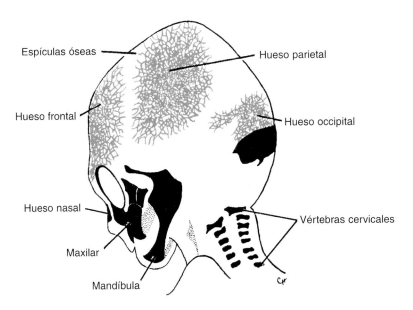

Fig. 8–2. Huesos del cráneo de un feto de 3 meses en el que se observa la diseminación de las espículas óseas a partir de los centros de osificación primarios en los huesos planos del cráneo.

cuales, a su vez, se osifican por el proceso de **osificación endocondral** (figs. 8–5 y 8–13). A continuación se describen el desarrollo y algunas anomalías de las estructuras óseas más importantes.

Cráneo

El cráneo puede dividirse en dos partes: el **neurocráneo**, que forma una cubierta protectora para el encéfalo, y el **viscerocráneo**, que constituye el esqueleto de la cara.

NEUROCRÁNEO

Conviene dividir al neurocráneo en dos partes: a) la porción membranosa formada por los **huesos planos**, que rodean al cerebro como una bóveda, y b) la **porción cartilaginosa** o **condrocráneo**, que forma los huesos de la base del cráneo.

Neurocráneo membranoso

La porción membranosa del cráneo deriva de las células de la cresta neural y del mesodermo paraxial, como se indica en la figura 8–3. El mesénquima de estos dos orígenes reviste el cerebro y experimenta un proceso de **osificación**

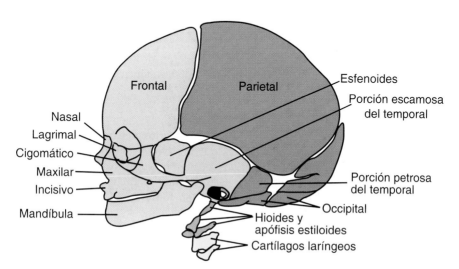

Fig. 8–3. Estructuras esqueléticas de la cabeza y de la cara. El mesénquima de estas estructuras deriva de la cresta neural (azul), el mesodermo de la lámina lateral (amarillo) y el mesodermo paraxial (somitas y somitómeros) (rojo).

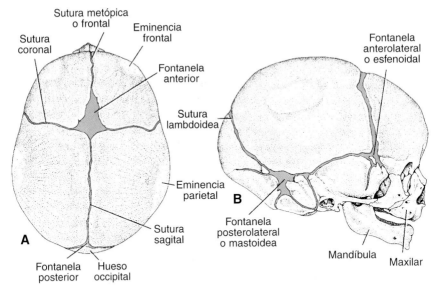

Fig. 8–4. Cráneo de un neonato, visto desde arriba (**A**) y por el lado derecho (**B**). Obsérvense las fontanelas anterior y posterior y las suturas. La fontanela posterior se cierra aproximadamente tres meses después del nacimiento; la fontanela anterior lo hace hacia la mitad del segundo año. Muchas de las suturas desaparecen durante la edad adulta.

membranosa. Como consecuencia de ello se forman una cierta cantidad de huesos membranosos planos que se caracterizan por la presencia de **espículas óseas** semejantes a agujas. Estas espículas se irradian en forma progresiva a partir de los centros de osificación primaria hacia la periferia (fig. 8–2). Al proseguir el crecimiento durante la vida fetal y el período posnatal, los huesos membranosos aumentan de volumen por aposición de nuevas capas sobre su superficie externa y por resorción osteoclástica simultánea desde el interior.

Cráneo del recién nacido

En el momento del nacimiento, los huesos planos del cráneo están separados entre sí por vetas angostas de tejido conectivo, las **suturas**, que también tienen dos orígenes: las células de la cresta neural (sutura sagital) y el mesodermo paraxial (sutura coronal). En los sitios donde se encuentran más de dos huesos, las suturas son anchas y se denominan **fontanelas** (fig. 8–4). La más notable de todas es la **fontanela anterior** o **frontal**, que se encuentra donde se unen los dos huesos parietales y los dos frontales. Las suturas y las fontanelas permiten que los huesos del cráneo se superpongan entre sí durante el parto (proceso denominado **modelado**). Poco después del nacimiento, los huesos membranosos vuelven a su posición original y confieren al cráneo su apariencia voluminosa y redondeada. En realidad, el tamaño de la bóveda es grande en comparación con la pequeña región facial (fig. 8–4B).

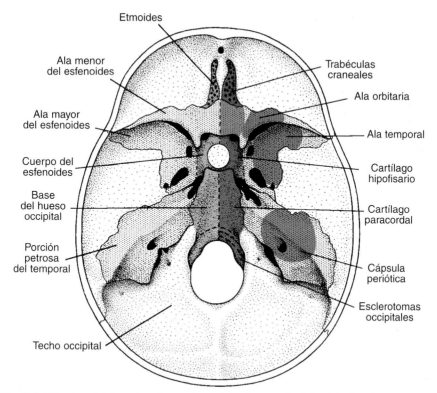

Fig. 8–5. Vista dorsal del condrocráneo o base del cráneo en el adulto. A la derecha están indicados, en azul, los diferentes componentes embrionarios que intervienen en la formación de la parte media del condrocráneo; en rojo aparecen los componentes que van a formar la parte lateral del condrocráneo. A la izquierda se indican los nombres de las estructuras en el adulto. Los huesos que se forman por delante de la mitad rostral de la silla turca se originan en la cresta neural y constituyen el condrocráneo precordal (por delante de la notocorda). Los que se forman por detrás de esta zona se originan en el mesodermo paraxial (condrocráneo cordal).

Diversas suturas y fontanelas mantienen su carácter membranoso bastante tiempo después del nacimiento. El crecimiento de los huesos de la bóveda craneana continúa después del nacimiento y se debe sobre todo al desarrollo del cerebro. Aun cuando el niño de 5 a 7 años tiene casi completa su capacidad craneana, algunas suturas permanecen abiertas hasta la edad adulta. En los primeros años de vida, la palpación de la fontanela anterior proporciona datos valiosos acerca de la normalidad del proceso de osificación del cráneo y de la presión intracraneana.

Neurocráneo cartilaginoso o condrocráneo

El neurocráneo cartilaginoso o condrocráneo está formado, en un comienzo, por varios cartílagos separados (fig. 8–5). Los que se encuentran por delante del límite rostral de la notocorda, que termina a nivel de la glándula hipófisis en el centro de la silla turca, derivan de las células de la cresta neural y forman el **condrocráneo precordal**. Los que se encuentran por detrás de este límite se originan en el mesodermo paraxial y forman el **condrocráneo cordal**. Cuando estos cartílagos se fusionan y osifican por el proceso de osificación endocondral, se forma la base del cráneo.

La base del hueso occipital está constituida por el **cartílago paracordal** y por los cuerpos de tres **esclerotomas occipitales** (fig. 8-5). Por delante de la lámina de la base occipital están los **cartílagos hipofisarios** y las **trabéculas craneales**. Muy pronto estos cartílagos se fusionan para formar el cuerpo del **esfenoides** y el **etmoides**, respectivamente. De esta manera se origina una placa mediana alargada de cartílago, que va desde la región nasal hasta el borde anterior del **agujero occipital (agujero magno)**.

A cada lado de la placa mediana aparecen otras condensaciones mesenquimáticas. La más rostral, el **ala orbitaria**, forma el ala menor del hueso esfenoides. En sentido caudal le sigue el **ala temporal**, que da origen al ala mayor del esfenoides. Un tercer componente, la **cápsula periótica**, origina las porciones petrosa y mastoidea del hueso temporal. Más tarde, estas partes se unen entre sí y con la lámina mediana, a excepción de orificios por donde salen del cráneo los nervios craneales (fig. 8-5).

VISCEROCRÁNEO

El viscerocráneo, formado por los huesos de la cara, se origina principalmente en los cartílagos de los dos primeros arcos faríngeos (véase cap. 15). El primer arco da origen a una porción dorsal, el **proceso maxilar**, que se extiende hacia adelante por debajo de la región del ojo y da lugar al **maxilar**, al **hueso cigomático** y **aparte del hueso temporal** (fig. 8-6). La porción ventral se denomina **proceso mandibular** y contiene el **cartílago de Meckel**. El mesénquima que rodea al cartílago de Meckel se condensa y osifica por el proceso de osificación membranosa para dar origen al **maxilar inferior o mandíbula**. El cartílago de Meckel desaparece, salvo en el ligamento **esfenomandibular**. El extremo dorsal del proceso mandibular, junto con el del segundo arco faríngeo, da origen ulteriormente al **yunque**, al **martillo** y al **estribo** (fig. 8-6). La osificación de estos tres huesillos comienza en el cuarto mes y por eso son los primeros huesos que se osifican por completo. El mesénquima para la formación de los huesos de la cara deriva de células de la cresta neural, que forman los huesos nasal y lagrimal (fig. 8-3).

En un principio, la cara es pequeña en comparación con el neurocráneo. Ello se debe a: a) la falta virtual de senos neumáticos paranasales, y b) el reducido tamaño de los huesos, sobre todo de los maxilares. Con la aparición de los dientes y el desarrollo de las cavidades aéreas paranasales, la cara adquiere sus rasgos infantiles.

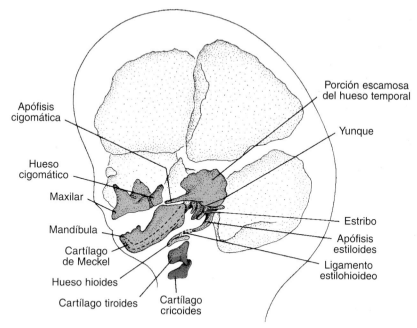

Fig. 8–6. Vista lateral de la cabeza y de la región del cuello de un feto de más edad, donde se ven los derivados de los cartílagos de los arcos que participan en la formación de los huesos de la cara.

ORIENTACIÓN CLÍNICA

Defectos craneofaciales y displasias esqueléticas

Células de la cresta neural

Las células de la cresta neural procedentes del neuroectodermo forman el esqueleto facial y la mayor parte del cráneo. Estas células constituyen también una población vulnerable cuando migran desde el neuroectodermo, y a menudo son el blanco de agentes teratógenos. Por lo tanto, no es sorprendente que las anomalías craneofaciales sean defectos congénitos comunes (véase cap. 15).

Craneosquisis

En algunos casos no se forma la bóveda craneana (**craneosquisis**) y el tejido encefálico que permanece expuesto al líquido amniótico sufre un proceso de degeneración que provoca **anencefalia**. La craneosquisis se debe a la falta de cierre del neuroporo craneal (fig. 8–7A). Aun cuando los niños con defectos graves del cráneo y del cerebro no pueden sobrevivir, aquellos con defectos relativamente pequeños del cráneo por los cuales se hernian las meninges, el

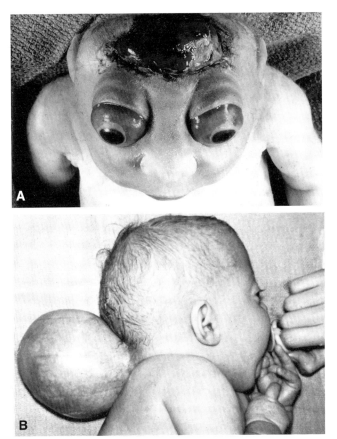

Fig. 8–7. A. Niño con anencefalia. Los pliegues neurales craneales no se elevaron ni se fusionaron y dejaron abierto el neuroporo craneal. El cráneo no llegó a formarse y el tejido nervioso degeneró. **B.** Paciente con meningocele. Se trata de una anomalía bastante frecuente que puede ser reparada con éxito.

tejido cerebral o ambas estructuras (**meningocele craneal** y **meningoencefalocele**, respectivamente) (fig. 8–7B) pueden ser tratados con éxito. En estos casos, el grado de déficit neurológico depende de la extensión del daño del tejido encefálico.

Craneosinostosis y enanismo

El cierre prematuro de una o varias suturas ocasiona otro grupo importante de anomalías del cráneo. Estas anomalías se denominan, en conjunto, **craneosinostosis**, se producen en 1 cada 2.500 nacimientos y se hallan presentes en aproximadamente 100 síndromes genéticos. La forma del cráneo dependerá de cuál de las suturas se cierre prematuramente. El cierre tem-

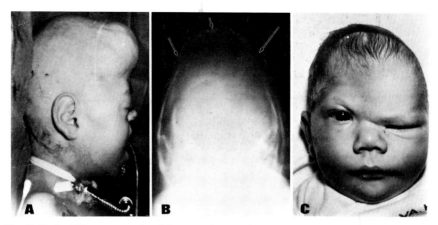

Fig. 8–8. A. Niño con escafocefalia causada por el cierre prematuro de la sutura sagital. Obsérvense las prominencias frontal y occipital. **B.** Radiografía de un niño con acrocefalia ocasionada por el cierre prematuro de la sutura coronal. **C.** Niño con plagiocefalia resultante del cierre prematuro de las suturas coronal y lambdoidea de un lado del cráneo (véanse las suturas en fig. 8–4).

prano de la sutura sagital (57% de los casos) produce expansión frontal y occipital y el cráneo se torna largo y angosto (**escafocefalia**) (fig. 8–8A). El cierre prematuro de la sutura coronal produce un cráneo corto y alto, llamado **acrocefalia** o **turricefalia** (fig. 8–8B). Si las suturas coronal y lambdoidea se cierran prematuramente de un solo lado, el resultado es una craneosinostosis asimétrica conocida como **plagiocefalia** (fig. 8–8C). La regulación del cierre de las suturas involucra la secreción de varias isoformas del factor β de crecimiento y transformación (TGF β).

Uno de los adelantos más emocionantes de la biología y de la genética molecular es el descubrimiento del papel del **factor de crecimiento fibroblásticos** (FGF) y de los **receptores de factores de crecimiento fibroblástico** (FGFR) en las displasias esqueléticas. Hay nueve miembros de la familia del FGF y cuatro receptores. Estos regulan conjuntamente los fenómenos celulares, incluida la proliferación, la diferenciación y la migración celulares. La señalización es mediada por los receptores, que son receptores **tirosina cinasa transmembranosos** que tienen, cada uno, tres dominios de inmunoglobulinas extracelulares, un segmento transmembranoso y un dominio citoplasmático tirosina cinasa. El **FGFR–1** y el **FGFR–2** se coexpresan en las regiones precartilaginosas y preóseas, tales como las estructuras craneofaciales; el **FGFR–3** se expresa en la placa de cartílago de crecimiento de los huesos largos. En general, el FGFR-2 incrementa la proliferación y el FGFR-1 promueve la diferenciación osteogénica; no está claro el papel de FGFR-3, pero su expresión se encuentra incrementada en la región occipital. Las mutaciones de estos receptores, que a menudo involucran solo la sustitución de un único aminoácido, se relacionan con tipos específicos de **craneosinostosis**

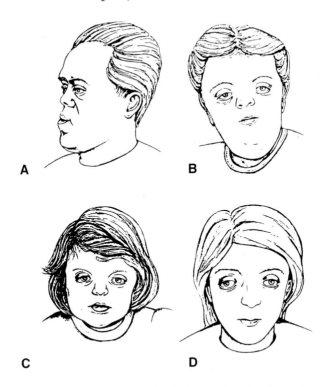

Fig. 8–9. Facies de niños con acondroplasia y diferentes tipos de craneosinostosis. **A.** Acondroplasia. **B.** Síndrome de Apert. **C.** Síndrome de Pfeiffer. **D.** Síndrome de Crouzon. Todos los individuos afectados por estos síndromes tienen en común el escaso desarrollo del área centrofacial (**A**).

(**FGFR–1** y **FGFR–2**) y con varias formas de enanismo (**FGFR–3**) (fig. 8–9 y cuadro 8–1). Además de estos genes, las mutaciones del factor de transcripción *MSX2*, regulador del crecimiento del hueso parietal, provocan craneosinostosis tipo Boston, que puede afectar a varios huesos y suturas. El gen *TWIST* codifica una proteína de unión al DNA y desempeña un papel en la regulación de la proliferación. Las mutaciones de este gen provocan proliferación y diferenciación prematura de la sutura coronal y causan craneosinostosis.

La **acondroplasia**, la forma más común de enanismo (1/26.000 nacidos vivos), afecta primariamente a los huesos largos. Otros defectos esqueléticos son un cráneo grande con hipoplasia centrofacial, dedos cortos y una curvatura espinal acentuada (fig. 8–10). La acondroplasia se hereda de forma autosómica dominante y en el 80% de los casos aparece esporádicamente. La **displasia tanatofórica** es el tipo más común de enanismo neonatal letal (1/20.000 nacidos vivos). Existen dos tipos y ambos son autosómicos dominantes. El tipo I se caracteriza por fémures cortos, curvados, con cráneo en forma de trébol (trilobado) o sin él; en el tipo II, los fémures son rectos y relativamente largos y el cráneo tiene forma de trébol muy notable provocada por la craneosinostosis (fig. 8–11). La **hipocondroplasia**, otra forma de enanismo autosómico dominante, parece ser un tipo moderado de acondroplasia. Todos estos tipos de displasias esqueléticas tienen en común mutaciones del FGFR–3, que provocan una formación anormal de hueso endocondral, de modo que el crecimiento de los huesos largos y de la base del cráneo se ve afectado desfavorablemente.

La **acromegalia** es provocada por el hiperpituitarismo congénito y la producción excesiva de hormona de crecimiento. Se caracteriza por un desproporcionado agrandamiento de la cara, las manos y los pies. Algunas veces, la acromegalia produce un crecimiento excesivo más simétrico y gigantismo.

Microcefalia

La **microcefalia** es una anomalía en la que el cerebro no se desarrolla y como consecuencia de ello el cráneo no se expande. Los niños con microcefalia suelen presentar retardo mental grave.

Extremidades

DESARROLLO Y CRECIMIENTO DE LAS EXTREMIDADES

Los esbozos o primordios de las extremidades aparecen a modo de evaginaciones de la pared ventrolateral del cuerpo al término de la cuarta semana de desarrollo (fig. 8–12A). En un principio están formados por un centro de mesénquima derivado de la hoja somática de la lámina lateral del mesodermo que formará los huesos y tejidos conectivos de la extremidad, cubierto por una capa de ectodermo cúbico. En el borde distal de los esbozos, el ectodermo está engrosado y forma la **cresta ectodérmica apical** (CEA) (fig. 8–13A). Esta cresta tiene influencia inductiva sobre el mesénquima adyacente, lo que hace que este se mantenga como una población de células no diferenciadas en proceso de rápida proliferación, conocida como **zona de progreso**. A medida que crece la extremidad, las células que se encuentran alejadas de la influencia de esta cresta comienzan a diferenciarse en cartílago y músculo. De esta manera, el desarrollo de la extremidad se produce en dirección proximodistal.

En embriones de seis semanas, la porción terminal de los esbozos se aplana y forma las **placas de la mano** y **del pie** y se separa del segmento proximal por una constricción circular (fig. 8–12B). Más tarde, una segunda constricción divide la porción proximal en dos segmentos y entonces pueden identificarse las partes principales de las extremidades (fig. 8–12C). Los dedos de las manos y de los pies se forman cuando la **muerte celular** en la CEA sepa-

Cuadro 8–1. *Genes asociados con defectos esqueléticos*

Gen	Cromosoma	Anomalía	Fenotipo
FGFR1	8p12	Síndrome de Pfeiffer	Craneosinostosis, pulgares y dedos de los pies anchos y grandes, cráneo en forma de trébol (trilobado), escaso desarrollo de la cara
FGFR2	10q26	Síndrome de Pfeiffer	Igual al anterior
		Síndrome de Apert	Craneosinostosis, escaso desarrollo de la cara, sindactilia simétrica de manos y pies
		Síndrome de Jackson–Weiss	Craneosinostosis, escaso desarrollo de la cara, anomalías del pie, manos generalmente respetadas
		Síndrome de Crouzon	Craneosinostosis, escaso desarrollo de la cara, ausencia de defectos en manos y pies
FGFR3	4p16	Acondroplasia	Enanismo con extremidades cortas, escaso desarrollo de la cara
		Displasia tanatofórica (tipo I)	Fémures cortos curvados, con cráneo en forma de trébol o sin él
		Displasia tanatofórica (tipo II)	Fémures relativamente largos, marcados signos de cráneo en forma de trébol
		Hipocondroplasia	Forma moderada de acondroplasia con características craneofaciales normales
MSX2	5q35	Craneosinostosis tipo Boston	Craneosinostosis
TWIST	7p21	Síndrome de Saethre-Chotzen	Craneosinostosis, hipoplasia facial media, hendidura del paladar, anomalías vertebrales, anomalías de manos y pies
HOXA13		Síndrome mano–pie–genitales	Dedos pequeños, cortos, útero dividido, hipospadias
HOXD13	2q31	Simpolidactilia	Dedos múltiples fusionados

ra a esta cresta en cinco partes (fig. 8–14A). La ulterior formación de los dedos depende de su continua evaginación que se produce por influencia de los cinco segmentos del ectodermo de la cresta, la condensación del mesénquima para formar los rayos digitales cartilaginosos y la muerte del tejido intercalado entre los rayos (fig. 8–14B y C).

El desarrollo de las extremidades superiores e inferiores es similar, salvo que la morfogénesis del miembro inferior se produce aproximadamente uno o dos días después que la del miembro superior. También durante la séptima semana de gestación los miembros rotan en direcciones contrarias. El miem-

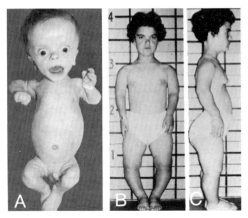

Fig. 8–10. A. Niño de 3 meses con acondroplasia. La cabeza es grande, las extremidades cortas y hay protrusión del abdomen. **B** y **C.** Acondroplasia en una niña de 15 años. El enanismo es del tipo de miembros cortos, que son desproporcionadamente cortos con respecto al tronco. Se observa arqueamiento de las extremidades, aumento de la lordosis lumbar y cara pequeña en relación con la cabeza.

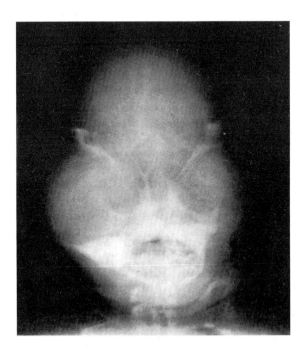

Fig. 8–11. Radiografía de un paciente con cráneo en forma de trébol (trilobado) característico del enanismo tanatofórico tipo II. La forma del cráneo se debe a un crecimiento anormal de la base craneana, causado por una mutación de FGFR–3, seguido de craneosinostosis. Suelen estar involucradas las suturas sagital, coronal y lambdoidea.

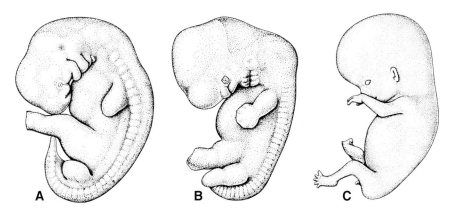

Fig. 8–12. Desarrollo de los esbozos de las extremidades en embriones humanos. **A.** Cinco semanas. **B.** Seis semanas. **C.** Ocho semanas. Adviértase que los esbozos de las extremidades inferiores se hallan algo atrasados en su desarrollo en comparación con los de las superiores.

bro superior gira 90° lateralmente, de modo que los músculos extensores se encuentran sobre la superficie lateroposterior y los pulgares lateralmente, mientras que el miembro inferior experimenta una rotación medial de 90° aproximadamente, lo que hace que los músculos extensores se sitúen en la superficie anterior y el dedo gordo del pie en posición medial.

Mientras se establece la configuración externa, el mesénquima de los esbozos comienza a condensarse y las células se diferencian en condrocitos (fig. 8–13) Hacia la sexta semana de desarrollo pueden identificarse los primeros **moldes de cartílago hialino** que preanuncian la formación de los huesos de las extremidades, y que están formados por estos condrocitos (figs. 8-13 y 8-15). Las articulaciones se forman en las condensaciones cartilaginosas cuando se detiene la condrogénesis y se induce una **interzona** articular. Las células de esta región incrementan su número y densidad, y a continuación se forma una cavidad articular por muerte celular. Las células que la rodean se diferencian en la cápsula articular. Se desconocen los factores que regulan la posición de la articulación, pero la molécula secretada WNT14 parece ser la señal inductora.

La osificación de los huesos de las extremidades, **osificación endocondral**, comienza hacia el final del período embrionario. Hacia la duodécima semana de desarrollo se encuentran en todos los huesos largos de las extremidades **centros de osificación** primarios. A partir del centro primario localizado en la **diáfisis** del hueso, la osificación endocondral avanza en forma gradual hacia los extremos del molde cartilaginoso (fig. 8-15).

Por lo común, en el momento del nacimiento la diáfisis del hueso está completamente osificada, pero ambos extremos, que reciben el nombre de **epífisis**, son todavía cartilaginosos. Sin embargo, poco después aparecen centros de

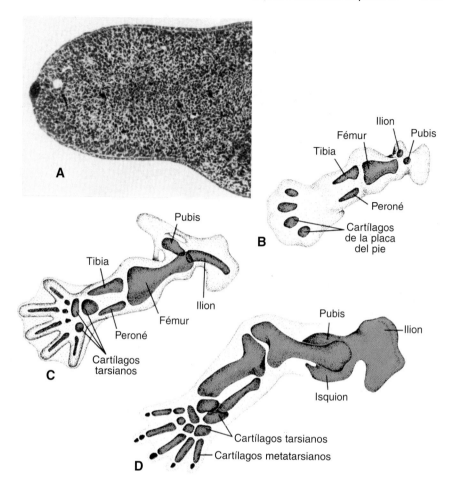

Fig. 8–13. A. Corte longitudinal del esbozo de la extremidad de un embrión de ratón que muestra una parte central de mesénquima cubierta por una capa de ectodermo que se engruesa al llegar al extremo distal del miembro para formar la CEA. En el ser humano esto tiene lugar durante la quinta semana del desarrollo. **B.** Extremidad inferior de un embrión a comienzos de la sexta semana, donde se ilustran los primeros moldes de cartílago hialino. **C** y **D.** Conjunto completo de moldes de cartílago hacia el final de la sexta y a comienzos de la octava semana, respectivamente.

osificación en las epífisis. Entre los centros de osificación diafisario y epifisario se mantiene temporariamente una lámina cartilaginosa, la **placa epifisaria**, que desempeña un importante papel en el crecimiento longitudinal del hueso. A ambos lados de la placa continúa la osificación endocondral (fig. 8-15). Cuando el hueso ha alcanzado su longitud completa, las placas epifisarias desaparecen y las epífisis se unen con la diáfisis del hueso.

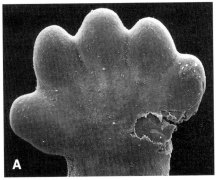

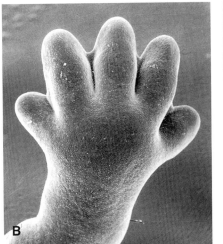

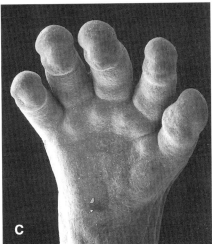

Fig. 8–14. Microfotografías electrónicas de barrido de manos humanas. **A.** A los 48 días. La muerte celular en la cresta ectodérmica apical crea un surco separado para cada dedo. **B.** A los 51 días. La muerte celular en los espacios interdigitales produce la separación de los dedos. **C.** A los 56 días. La separación de los dedos es completa. Nótense las almohadillas digitales donde se formarán las huellas digitales.

En los huesos largos hay una placa epifisaria en ambos extremos; en los más pequeños, como las falanges, solo en un extremo, y en los huesos irregulares, como las vértebras, hay uno o más centros primarios de osificación y, por lo común, varios centros secundarios.

REGULACIÓN MOLECULAR DEL DESARROLLO DE LAS EXTREMIDADES

La posición de las extremidades a lo largo del eje craneocaudal en las regiones laterales del embrión es regulada por los **genes HOX**, que se expresan a

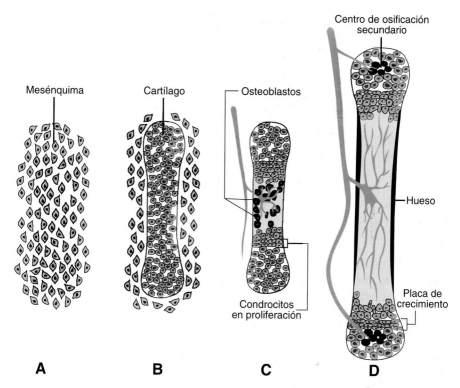

Fig. 8–15. Osificación endocondral. **A.** Las células mesenquimáticas comienzan a condensarse y a diferenciarse en condrocitos. **B.** Los condrocitos forman un molde cartilaginoso del futuro hueso. **C** y **D.** Los vasos sanguíneos invaden los centros del molde cartilaginoso trayendo consigo osteoblastos (células negras), y las células condrocíticas proliferantes quedan restringidas a los extremos de los huesos (epífisis). Los condrocitos próximos al cuerpo del hueso (diáfisis) experimentan hipertrofia y apoptosis a medida que mineralizan la matriz que los rodea. Los osteoblastos se unen a la matriz mineralizada y depositan matriz ósea. Más tarde, a medida que los vasos invaden la epífisis, se forman los centros de osificación secundarios. El crecimiento de los huesos es mantenido por los condrocitos en proliferación en las placas de crecimiento **(D)**.

lo largo de este eje. Estos genes de *caja homeótica* se expresan en patrones superpuestos desde la cabeza hasta la cola (véase cap. 5), ya que algunos tienen el límite más craneal que otros. Por ejemplo, en el borde craneal de la extremidad superior está el límite craneal de expresión de *HOXB8*, cuya expresión inapropiada altera la posición de los brazos.

Una vez que se determina la posición a lo largo del eje craneocaudal, el crecimiento debe ser regulado a lo largo de los ejes proximodistal, anteroposterior y dorsoventral (fig. 8–16). Lo primero que se produce es una evaginación del miembro, iniciada por la acción de *FGF-10* secretado por las células de la lámina lateral del mesodermo (fig. 8–16A). Una vez que ha comenzado la evaginación, las *proteínas morfogénicas del hueso (BMP)*, expresadas en el ectodermo ventral, inducen la formación de la CEA mediante señales generadas a través del gen de caja homeótica *MSX2*. La expresión de **Radical fringe** (un homólogo del gen *fringe de Drosophila*), que tiene lugar en la mitad dorsal del ectodermo del miembro, restringe la localización de la CEA al extremo distal de las extremidades. Este gen induce la expresión de **Ser-2**, un homólogo del gen *serrate de Drosophila*, en el límite entre las células que expresan el gen *Radical fringe* y aquellas que no lo hacen. Es en ese borde donde se establece la CEA. Asimismo, en la formación de este límite colabora la expresión del gen **Engrailed-1** en las células del ectodermo ventral, ya que este gen reprime la expresión de *Radical fringe*. Después que se establece la cresta, esta expresa **FGF-4** y **FGF-8**, que mantienen la **zona de progreso**, una población de células mesenquimáticas en rápida proliferación adyacentes a la cresta (fig. 8-16A). Estas células de rápida proliferación, bajo la influencia de los FGF, se encargan entonces del crecimiento distal del miembro. A medida que se produce este crecimiento, las células mesenquimáticas del extremo proximal de la zona de progreso se encuentran más alejadas de la cresta y de su influencia y comienzan a disminuir su velocidad de división y a diferenciarse.

El patrón del eje anteroposterior del miembro es regulado por la **zona de actividad polarizante (ZAP)**, un grupo de células del borde posterior de la extremidad cerca del flanco (fig. 8-16B). Estas células producen **ácido retinoico (vitamina A)**, el cual comienza la expresión de *sonic hedgehog* (erizo sónico) **(SHH)**, un factor secretado que regula el eje anteroposterior. Así, por ejemplo, los dedos aparecen en el orden apropiado, con el dedo pulgar en el lado radial (anterior). A medida que los miembros crecen, la ZAP se desplaza distalmente para mantenerse cerca del borde posterior de la CEA. La expresión ectópica de ácido retinoico o de *SHH* en el borde anterior de un miembro que posee una ZAP normalmente expresada en el borde posterior da como resultado una imagen duplicada en espejo de las estructuras del miembro (fig. 8-17).

Fig. 8–16. Regulación molecular del establecimiento del patrón y crecimiento del miembro. **A.** La evaginación del miembro es iniciada por *FGF-10* secretado por la lámina lateral del mesodermo en las regiones formadoras del miembro. Una vez que el crecimiento ha comenzado, la CEA es inducida por BMP y restringida en su localización por el gen *Radical fringe* expresado en el ectodermo de la región dorsal. A su vez, su expresión induce la de Ser–2 en células que van a formar la CEA. Tras el establecimiento de la cresta, esta expresa FGF–4 y FGF–8 para mantener la zona de progreso, que está formada por células mesenquimáticas en rápida proliferación que se encuentran junto a la cresta. **B.** El patrón anteroposterior de la extremidad es controlado por células de la ZAP en el borde posterior. Estas células producen ácido retinoico (vitamina A), que provoca la expresión de *sonic hedgehog*, la cual regula el establecimiento del patrón. **C.** El eje dorsoventral de la extremidad es dirigido por WNT7a, que es expresado en el ectodermo dorsal. Este gen induce la expresión del factor de transcripción LMX1 en el mesénquima dorsal y especifica así a estas células como dorsales. **D.** La forma y el tipo de hueso son regulados por los genes *HOX*, cuya expresión es determinada por la expresión combinada de *SHH*, FGF y WNT7A. Los complejos *HOXA* y *HOXD* son los determinantes primarios de la morfología del hueso.

Proximodistal

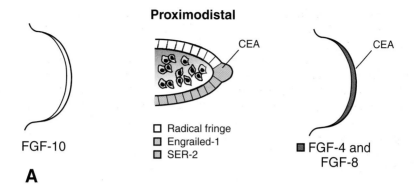

FGF-10

☐ Radical fringe
☐ Engrailed-1
☐ SER-2

CEA

CEA

■ FGF-4 and
FGF-8

A

Anteroposterior

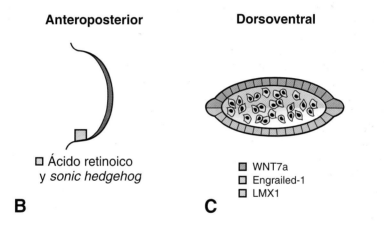

☐ Ácido retinoico
  y *sonic hedgehog*

B

Dorsoventral

■ WNT7a
☐ Engrailed-1
☐ LMX1

C

Expresión de HOX

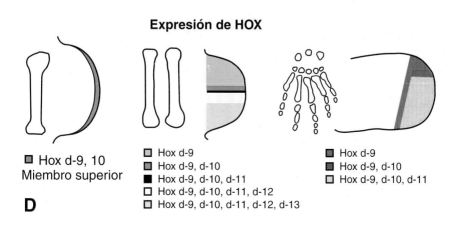

■ Hox d-9, 10
Miembro superior

D

☐ Hox d-9
■ Hox d-9, d-10
■ Hox d-9, d-10, d-11
☐ Hox d-9, d-10, d-11, d-12
☐ Hox d-9, d-10, d-11, d-12, d-13

■ Hox d-9
■ Hox d-9, d-10
☐ Hox d-9, d-10, d-11

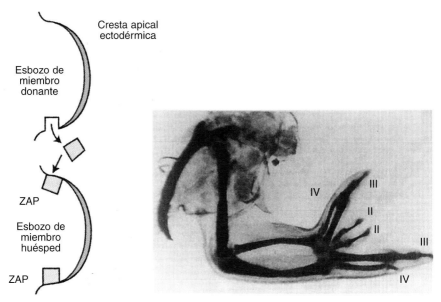

Fig. 8–17. Procedimiento experimental para injertar una nueva ZAP de un esbozo de miembro a otro usando embriones de pollo. El resultado es la producción de una extremidad con dedos duplicados en imagen en espejo (los pollos solo tienen tres dedos, numerados como II, III y IV), lo que indica el papel de la ZAP en la regulación del patrón anteroposterior del miembro. La molécula responsable de su regulación es la proteína *sonic hedgehog* secretada por la ZAP.

El eje dorsoventral también es regulado por BMP en el ectodermo ventral, los que inducen la expresión del factor de transcripción EN1. A su vez, EN1 reprime la expresión de *WNT-7a*, que queda restringida al ectodermo dorsal de la extremidad. La molécula *WNT-7a* es un factor secretado que induce la expresión de *LMX-1*, un factor de transcripción que contiene un homeodominio, en el mesénquima dorsal (fig. 8-16C). *LMX-1* establece los componentes dorsoventrales, debido a que especifica a las células a convertirse en dorsales. Además, *WNT-7a* mantiene la expresión de *SHH* en la ZAP y de esta forma influye indirectamente en el establecimiento del patrón anteroposterior. Estos dos genes están además íntimamente ligados en las vías de señales en *Drosophila*, y esta interacción está conservada en los vertebrados. En realidad, todos los genes que establecen patrones en el miembro tienen circuitos de retroalimentación. A causa de esto, los FGF en la CEA activan a *SHH* en la ZAP, mientras que *WNT-7a* mantiene la señal de *SHH*.

Aunque se han determinado los patrones de genes para los ejes del miembro, son los **genes HOX** los que regulan el tipo y la forma de los huesos de este (fig. 8-16D). Por esta razón, la expresión de los genes *HOX*, que resulta de la expresión combinada de *SHH*, *FGF* y *WNT-7a*, se produce en fases en tres lugares del miembro, que corresponden a la formación de las partes proximal (estilópodo), media (zeugópodo) y distal (autópodo). Los genes de los complejos *HOXA* y *HOXD* son los determinantes primarios en el miembro, y las variaciones de sus patrones combinatorios de expresión podrían ser la razón de las diferencias entre el miembro superior y el miembro inferior. Al igual que en el eje craneocaudal del embrión, los genes *HOX* están incluidos en patrones de expresión superpuestos que de alguna manera regulan el esquema corporal (fig. 8–16D). Los factores determinantes de la diferenciación en extremidad anterior y posterior son los factores de transcripción *TBX5* (extremidad anterior) y *TBX4* (extremidad posterior).

ORIENTACIÓN CLÍNICA

Edad ósea

Para evaluar si el niño ha alcanzado su edad adecuada de maduración, los radiólogos toman en cuenta el aspecto de varios centros de osificación. A partir de los estudios de osificación de las manos y de las muñecas de los niños se obtiene información útil sobre la **edad ósea**. El estudio prenatal de los huesos del feto mediante ecografía proporciona datos acerca del crecimiento fetal y la edad gestacional.

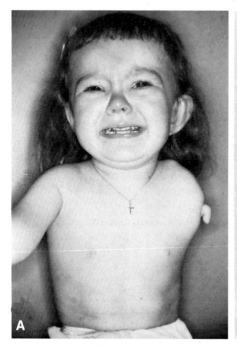
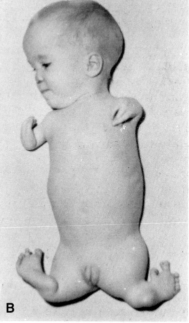

Fig. 8–18. A. Niña con amelia unilateral. **B.** Paciente con un tipo de meromelia denominado focomelia. Las manos y los pies están unidos al tronco por medio de huesos de forma irregular.

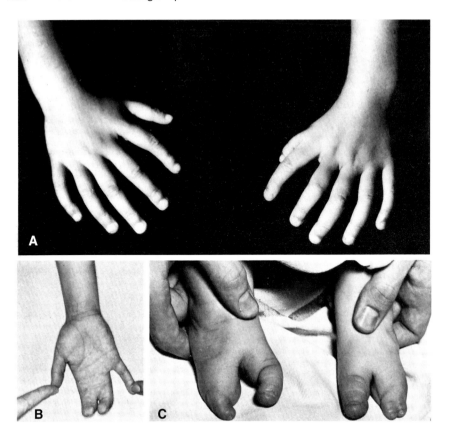

Fig. 8–19. Defectos digitales. **A.** Polidactilia, dedos extra. **B.** Sindactilia, dedos fusionados. **C.** Pie hendido, deformación en pinza de langosta.

Defectos de las extremidades

Las malformaciones de los miembros se producen en 6 de cada 10.000 nacidos vivos, aproximadamente; 3,4 de cada 10.000 tienen afectado el miembro superior y 1,1 de cada 10.000, el inferior. Estos defectos se asocian a menudo con otros defectos congénitos que involucran a las estructuras craneofaciales, al corazón y al aparato genitourinario. Las anomalías de las extremidades varían apreciablemente y pueden estar representadas por la falta parcial (**meromelia**) o completa (**amelia**) de una o más extremidades. En ocasiones faltan los huesos largos y las manos y los pies rudimentarios están unidos al tronco por huesos pequeños de forma irregular (**focomelia**, una forma de meromelia) (fig. 8–18A y B). A veces, los segmentos de las extremidades están completos, pero son anormalmente cortos (**micromelia**).

Si bien estas anomalías son poco frecuentes y, por lo general, de carácter hereditario, se han documentado casos de malformaciones de los miembros provocadas por agentes teratógenos. Por ejemplo, hubo una alta incidencia de malformaciones de los miembros en niños nacidos entre 1957 y 1962. Muchas de las madres de estos niños habían ingerido **talidomida**, un fármaco muy usado como somnífero y antiemético. Así, se comprobó que esta sustancia causa un síndrome característico de malformaciones que consiste en la falta o deformidades patentes de los huesos largos, atresia intestinal y anomalías cardíacas. Debido a que el fármaco ha vuelto a usarse para el tratamiento de pacientes con cáncer y SIDA, existe preocupación de que su retorno pueda provocar una nueva ola de defectos de los miembros. Los estudios indican que el período más sensible para que se produzcan las malformaciones de los miembros inducidas por teratógenos abarca la **cuarta** y la **quinta semana** de desarrollo.

Un grupo distinto de anomalías de las extremidades consiste en la presencia de dedos supernumerarios (**polidactilia**) de las manos o de los pies (fig. 8–19A). Los dedos que están de más carecen con frecuencia de conexiones musculares adecuadas. Las anomalías de número excesivo de huesos suelen ser bilaterales, mientras que la falta de un dedo, como el pulgar (**ectrodactilia**), por lo común es unilateral. La polidactilia puede heredarse como rasgo dominante, aunque también puede ser inducida por agentes teratógenos. Por lo general, la fusión anormal (**sindactilia**) está limitada a los dedos de las manos o bien de los pies. En condiciones normales, el mesénquima que se halla entre los futuros dedos en las palmas de las manos y de los pies desaparece. En 1 de cada 2.000 nacimientos ello no sucede, y el resultado es la fusión de uno o más dedos de las manos o de los pies (fig. 8–19B). En algunos casos, los huesos se fusionan realmente.

La **mano hendida y el pie hendido (deformación en pinza de langosta)** consisten en una hendidura anormal entre el segundo y cuarto hueso metacarpiano (o metatarsiano) y los tejidos blandos correspondientes. Casi siempre faltan el tercer metacarpiano y los huesos de las falanges correspondientes y puede haber fusión del índice y el pulgar, así como del cuarto y quinto dedo (fig. 8–19C). Las dos partes de la mano se hallan en cierto grado de oposición entre sí y actúan a la manera de una pinza de langosta.

El papel de los genes *HOX* en el desarrollo de los miembros es ilustrado por dos fenotipos anormales producidos por mutaciones de estos genes: las mutaciones de *HOXA13* dan como resultado el **síndrome mano–pie–genitales**, que se caracteriza por la fusión de los huesos del carpo y dedos cortos y pequeños. Las mujeres tienen a menudo un útero dividido en forma parcial (bicorne) o completa (didelfo) y una posición anormal del orificio de la uretra. Los varones pueden presentar hipospadias. Las mutaciones de *HOXD13* provocan una combinación de sindactilia y polidactilia (**simpolidactilia**).

El **pie zambo** o equinovaro es una anomalía que suele observarse en combinación con la sindactilia. La planta del pie se vuelve hacia adentro y el pie presenta aducción y flexión plantar. Se observa principalmente en varones y en algunos casos la anomalía es hereditaria. La posición intrauterina anormal de las piernas puede también causar esta anomalía.

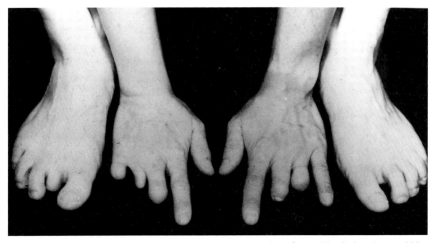

Fig. 8–20. Amputaciones de los dedos como consecuencia de la formación de bandas amnióticas.

La **ausencia congénita** o **deficiencia del radio** es por lo general una anomalía genética que se observa junto con malformaciones de otras estructuras, como en el **síndrome de craneosinostosis–aplasia radial**. Por lo común se encuentran defectos digitales asociados, como ausencia de los pulgares y cúbito corto y curvado.

Las **bandas amnióticas** pueden causar constricciones anulares y amputaciones de los miembros o de los dedos (fig. 8–20). No se ha aclarado el origen de estas bandas, pero podrían representar adherencias entre el amnios y las estructuras afectadas del feto. Otros investigadores creen que las bandan se originan en desgarros del amnios que se desprenden y rodean alguna parte del feto.

La **luxación congénita de cadera** es una anomalía representada por la falta de desarrollo del acetábulo y de la cabeza del fémur. Es bastante común y se observa sobre todo en mujeres. Aun cuando es habitual que la luxación se produzca después del nacimiento, la anomalía ósea se instaura en el período prenatal. Dado que muchos de los niños que presentan esta anomalía han tenido una presentación de nalgas, se cree que esta posición podría haber alterado el desarrollo de la articulación de la cadera. Es frecuente que esta anomalía esté asociada con laxitud de la cápsula articular.

Columna vertebral

Durante la cuarta semana de desarrollo, las células de los esclerotomas cambian de posición para rodear a la médula espinal y la notocorda (fig. 8–1). La columna mesenquimática así formada conserva vestigios de su origen segmentario, pues los bloques de esclerotomas están separados por áreas menos compactas que contienen las **arterias intersegmentarias** (fig. 8–21A).

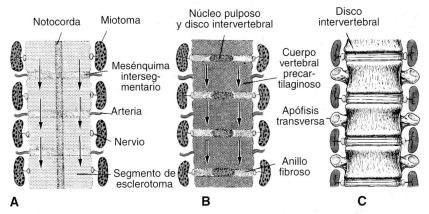

Fig. 8–21. Formación de la columna vertebral en diversas etapas de desarrollo. **A.** En la cuarta semana de desarrollo, los segmentos de esclerotoma están separados por tejido intersegmentario menos compacto. Obsérvese la posición de los miotomas, las arterias intersegmentarias y los nervios segmentarios. **B.** La condensación y proliferación de la mitad caudal de cada esclerotoma avanza hacia el mesénquima intersegmentario y la mitad craneal del esclerotoma subyacente (*flechas* en **A** y **B**). Obsérvese la aparición de los discos intervertebrales. **C.** Los cuerpos vertebrales precartilaginosos son formados por las mitades superior e inferior de dos esclerotomas sucesivos y por el tejido intersegmentario. Los miotomas se disponen a manera de puente sobre los discos intervertebrales y, por lo tanto, pueden mover la columna vertebral.

Durante el desarrollo ulterior, la porción caudal de cada segmento del esclerotoma experimenta una gran proliferación y se condensa (fig. 8–21B). Esta proliferación es tan amplia que avanza hacia el tejido intersegmentario subyacente y une la mitad caudal de un esclerotoma con la mitad cefálica del que se encuentra por debajo (flechas de fig. 8–21A y B). En consecuencia, el cuerpo de la vértebra se vuelve intersegmentario debido a la incorporación del tejido intersegmentario en el **cuerpo vertebral precartilaginoso** (fig. 8–21B). Los genes *HOX* regulan el patrón de la forma de las diferentes vértebras.

Las células mesenquimáticas situadas entre las porciones cefálica y caudal del segmento del esclerotoma original no proliferan y ocupan el espacio entre dos cuerpos vertebrales precartilaginosos. De esta manera contribuyen a la formación del **disco intervertebral** (fig. 8–21B). Aun cuando la notocorda sufre una regresión total en la región de los cuerpos vertebrales, persiste y aumenta de tamaño en la región del disco intervertebral. Aquí contribuye a la formación del **núcleo pulposo** que, ulteriormente, es rodeado por las fibras circulares del **anillo fibroso**. Estas dos estructuras unidas constituyen el **disco intervertebral** (fig. 8–21C).

El reordenamiento de los esclerotomas en vértebras definitivas hace que los miotomas se dispongan a manera de puente sobre los discos intervertebrales, y esta modificación les brinda la posibilidad de mover la columna vertebral (fig. 8–21C). Por el mismo motivo, las arterias intersegmentarias, situadas en un comienzo entre los esclerotomas, pasan entonces a mitad de distancia sobre los cuerpos vertebrales. Sin embargo, los nervios raquídeos se sitúan cerca de los discos intervertebrales y salen de la columna vertebral a través de los agujeros intervertebrales.

ORIENTACIÓN CLÍNICA

Defectos vertebrales

El proceso de formación y reordenamiento de los esclerotomas segmentarios para convertirse en las vértebras definitivas es complicado y no es raro que dos vértebras adyacentes experimenten fusión asimétrica o que falte la mitad de una de ellas, que es la causa de **escoliosis (curvatura lateral de la columna vertebral)**. De todos modos, es habitual que haya un aumento o una disminución del número total de vértebras. Un ejemplo bastante típico de estas anomalías se encuentra en los pacientes afectados por el **síndrome de Klippel–Feil**, que presentan reducción del número de vértebras cervicales, mientras que las restantes a menudo se hallan fusionadas o tienen una morfología anormal. Por lo común, este defecto está relacionado con otras anomalías.

Uno de los defectos vertebrales más serios es consecuencia de la fusión incompleta o nula de los arcos vertebrales; esta anomalía, denominada **espina bífida**, puede afectar solamente los arcos vertebrales óseos sin lesionar la médula espinal. En estos casos, el defecto óseo está cubierto por piel y no hay déficit neurológico (**espina bífida oculta**). Una anomalía más grave es la **espina bífida quística**, en la cual no se produce el cierre del tubo neural, no se forman los arcos vertebrales y el tejido nervioso queda expuesto. El grado de déficit neurológico depende del nivel y la extensión de la lesión. Se da en uno de cada 1.000 nacimientos y, en muchos casos, puede prevenirse mediante la administración de ácido fólico a la madre antes de la concepción. Es posible detectar la espina bífida en el período prenatal por medio de la ecografía (fig. 8–22) y, en los casos de tejido nervioso expuesto, se pueden valorar los niveles elevados de α–fetoproteína en el líquido amniótico mediante la amniocentesis. (Véanse en las figuras 19–15 y 19–16 diferentes tipos de espina bífida.)

Costillas y esternón

Las costillas se forman a partir de las prolongaciones costales de las vértebras torácicas y por eso derivan de la porción esclerotómica del mesodermo paraxial. En cambio, el esternón se desarrolla de modo independiente en el mesodermo somático de la pared corporal ventral. A cada lado de la línea media aparecen dos bandas esternales que después se fusionan y forman los moldes cartilaginosos del manubrio, las esternebras y el apéndice xifoides.

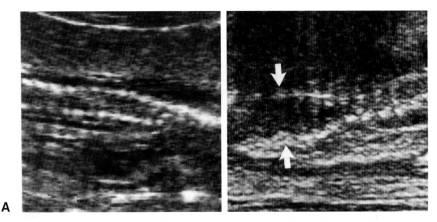

A   B

Fig. 8–22. Ecografías de la columna vertebral de un niño normal (**A**) y de otro con espina bífida (**B**) a los 4 meses de edad. Se observan con facilidad las fisuras de las vértebras (*flechas*).

Resumen

El sistema esquelético se desarrolla a partir del mesénquima, que deriva de la hoja germinativa mesodérmica y de la cresta neural. Algunos huesos, como los huesos planos del cráneo, experimentan un proceso de **osificación membranosa**, esto es, las células mesenquimáticas se transforman directamente en osteoblastos (fig. 8–2). En la mayoría de los huesos, tales como los huesos largos de las extremidades, el mesénquima se condensa y forma el molde de cartílago hialino de los huesos (fig. 8–15). En estos moldes de cartílago aparecen centros de osificación y, gradualmente, el hueso se osifica por un proceso de **osificación endocondral**.

El **cráneo** está compuesto por el **neurocráneo** y el **viscerocráneo** (la cara). El neurocráneo tiene una **porción membranosa** que forma la bóveda craneana y una porción cartilaginosa (**condrocráneo**) que constituye la base del cráneo. Las células de la cresta neural forman la cara, la mayor parte de la bóveda craneana y la porción precordal del condrocráneo (parte que se encuentra por delante de la notocorda). El mesodermo paraxial forma el resto del cráneo.

Los miembros se originan como esbozos que aparecen a ambos lados de la pared del cuerpo en la cuarta semana. La lámina lateral del mesodermo forma los huesos y el tejido conectivo, mientras que las células musculares migran a las extremidades desde los somitas. La **CEA** regula la evaginación del miembro y la **ZAP** controla el establecimiento del patrón anteroposterior. Se han definido muchos de los genes que regulan el establecimiento del patrón del miembro y su crecimiento (fig. 8–16).

La **columna vertebral** y las **costillas** se desarrollan a partir de los segmentos de los **esclerotomas** de los **somitas** y el **esternón** deriva del **mesodermo de la pared corporal ventral**. Para la formación de una vértebra definitiva se requiere la condensación de la mitad caudal de un esclerotoma y su fusión con la mitad craneal del esclerotoma subyacente (fig. 8–21).

En el sistema esquelético se producen numerosas anomalías que comprenden malformaciones vertebrales (espina bífida), craneanas (craneosquisis y craneosinostosis) y faciales (fisura del paladar). Las malformaciones importantes de los miembros son poco frecuentes, pero a menudo se encuentran defectos del radio y de los dedos en asociación con otras anomalías (**síndromes**).

Problemas para resolver

1. ¿Por qué son importantes las suturas craneanas? ¿Tienen relación con algunas anomalías?
2. Si observa una ausencia congénita del radio o defectos digitales, como falta del pulgar o polidactilia, ¿trataría de detectar otras malformaciones en el niño? ¿Por qué?
3. Explique el origen de la escoliosis como anomalía vertebral. ¿Qué genes podrían estar involucrados en esta anomalía?

Lecturas recomendadas

Cohen MM, MacLean: Craniosynostosis. Diagnosis. Evaluation and Management. 2nd ed. New York, Oxford University Press, 2000.

Filly RA: Sonographic anatomy of the normal fetus. In Harrison MR, Golbus MS, Filly RA (eds): The Unborn Patient. Prenatal Diagnosis and Treatment. 2nd ed. Philadelphia, WB Saunders, 1991.

Filly RA, Golbus MS: Ultrasonography of the normal and pathologic fetal skeleton. Radiol Clin North Am 20:311, 1982.

Gorlin RJ: Syndromes of the Head and Neck. 2nd ed. New York, McGraw-Hill, 1976.

Hartman C, Tabin CJ: Wnt 14 plays a pivotal role in inducing synovial joint formation in the developing appendicular sheleton. Cell 104:341, 2001.

Hehr U, Muenke M: Craniosynostosis syndromes: from genes to premature fusion of skull bones. Mol Gen Metab 68:139, 1999.

Jiang X, Isehi S, Maxson RE, Sucov HM, Morriss-Kay GM: Tissue origins and interactions in the mammalian skull vault. Dev Biol 241:106, 2002.

Laufer E, et al.: Expression of Radical fringe in limb bud ectoderm regulates apical ectodermal ridge formation. Nature 386:366, 1997.

Lenz W: Thalidomide and congenital abnormalities. Lancet 1:1219, 1962.

Mortlock D, Innis JW: Mutation of HOXA13 in hand-footgenital syndrome. Nature Genet 15:179, 1997.

Muenke M, Schell U: Fibroblast growth factor receptor mutations in human skeletal disorders. Trends Genet 11:308, 1995.

Muragahi Y, Mundlos S, Upton J, Olsen BR: Altered growth and branching patterns in synpolydactyly caused by mutations in HOXD13. Science 272:548, 1996.

Pizette S, Abate-Shen C, Niswander L: BMP controls proximodistal outgrowth, via induction of the apical ectodermal ridge, and dorsoventral patterning in the vertebrate limb. Development 128:4463, 2001.

Riddle RD, et al.: Induction of the LIM homeobox gene Lmx1 by Wnt7a establishes dorsoventral pattern in the vertebrate limb. Cell 83:631, 1995.

Rodriguez-Estaban C, et al.: Radical fringe positions the apical ectodermal ridge at the dorsoventral boundary of the vertebrate limb. Nature 386:360, 1997.

Shubin N, Tabin C, Carroll S: Fossils, genes and the evolution of animal limbs. Nature 388:639, 1997.

capítulo 9

Sistema muscular

El sistema muscular se desarrolla a partir de la hoja germinativa mesodérmica, con excepción de algunos tejidos musculares lisos (véase más adelante), y está formado por **músculo esquelético, liso** y **cardíaco.** El músculo esquelético deriva del **mesodermo paraxial,** que forma somitas desde la región occipital hasta la región sacra y somitómeros en la cabeza. El músculo liso se diferencia a partir de la **hoja esplácnica del mesodermo** que rodea al intestino y sus derivados, y del ectodermo (músculos del iris, de las glándulas mamarias y de las glándulas sudoríparas). El músculo cardíaco proviene del **mesodermo esplácnico** que circunda el tubo cardíaco.

Músculo estriado esquelético

Los **somitas** y **somitómeros** forman los músculos del esqueleto axial, la pared corporal, las extremidades y la cabeza. Desde la región occipital y en dirección caudal se forman los somitas, cada uno de los cuales se diferencia en esclerotoma, dermatoma y dos regiones formadoras de músculo (fig. 9–1). Una de estas, situada en la región dorsolateral del somita, expresa el gen específico del músculo **MYO-D** y migra para proporcionar células progenitoras para la musculatura de las extremidades y de la pared corporal (hipomérica) (figs. 9–1 y 9–2). La otra región se localiza dorsomedialmente y migra en dirección ventral respecto de las últimas que componen el dermatoma y constituye el **miotoma.** Esta región, que expresa el gen específico del músculo **MYF5,** forma la musculatura epimérica (figs. 9–1 y 9–2). Durante la dife-

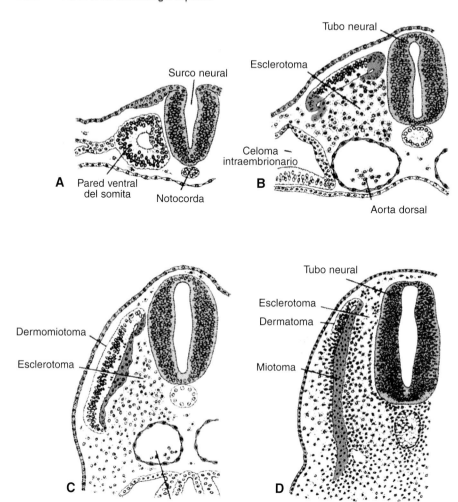

Fig. 9–1. Diferentes estadios en el desarrollo de un somita. **A.** Las células mesodérmicas están dispuestas alrededor de una pequeña cavidad. **B.** Las células de las paredes ventral y medial del somita pierden la disposición epitelial y migran en dirección de la notocorda. Estas células en conjunto constituyen el esclerotoma. Las células de la porción dorsolateral del somita emigran como precursoras de la musculatura del miembro y de la pared corporal. Las células dorsomediales emigran debajo del remanente de epitelio dorsal del somita para formar el miotoma. **C.** Las células que están formando el miotoma continúan extendiéndose debajo del epitelio dorsal. **D.** Después de extenderse el miotoma en dirección ventral, las células del dermatoma pierden su aspecto epitelial y se diseminan por debajo del ectodermo suprayacente para formar la dermis.

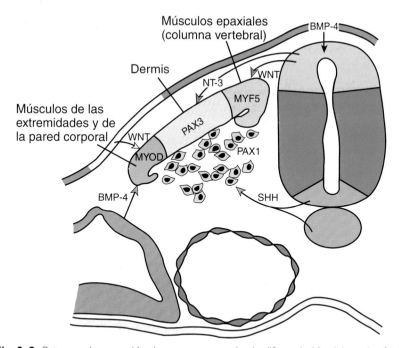

Fig. 9–2. Patrones de expresión de genes que regulan la diferenciación del somita. *Sonic hedgehog (SHH)*, secretado por la notocorda y la placa del piso del tubo neural, hace que la parte ventral del somita forme el esclerotoma y exprese *PAX1*, que a su vez controla la condrogénesis y la formación vertebral. Las proteínas WNT de la región dorsal del tubo neural activan a *PAX3*, que demarca al dermomiotoma. Las proteínas WNT también llevan a la porción dorsomedial del somita a expresar el gen musculoespecífico *MYF5* para formar los músculos epaxiales (de la columna vertebral). La porción mediodorsal del somita se va a convertir en dermis por acción de la neurotrofina *3* (NT–3) expresada por la región dorsal del tubo neural. La musculatura hipaxial (miembro y pared corporal) deriva de la porción dorsolateral del somita, que está bajo la influencia combinada de las proteínas WNT activadoras y la proteína BMP–4 inhibidora, que juntas activan la expresión de *MYO-D*.

renciación, las células precursoras denominadas **mioblastos** se fusionan y forman fibras musculares alargadas y multinucleadas. Muy pronto aparecen miofibrillas en el citoplasma, y, hacia el final del tercer mes, las estrías, que son típicas del músculo esquelético. Un proceso análogo tiene lugar en los siete somitómeros situados en la región cefálica, rostral a los somitas occipitales. Sin embargo, los somitómeros son estructuras que conservan su organización laxa y jamás se segregan en segmentos de esclerotomas y dermomiotomas.

Regulación molecular del desarrollo muscular

Recientemente se identificaron los genes que regulan el desarrollo del músculo. **BMP-4** y probablemente **FGF** de la lámina lateral del mesodermo, junto con las **proteínas WNT** del ectodermo adyacente, generan en las células dorsolaterales del somita la expresión del gen específico de músculo *MYO-D*. El ectodermo suprayacente secreta BMP-4, que induce la producción de proteínas WNT por la región dorsal del tubo neural, que hacen que las células dorsomediales del somita activen el *MYF5*, otro gen específico de músculo (fig. 9-2). Ambos genes son miembros de la familia *MYO-D*, un grupo de genes específicos de músculo que también incluye a los genes de la miogenina y *MRF4*. Las proteínas MYO-D y MYF5 activan los genes de la miogenina y de MRF5, que a su vez promueven la formación de **miotubos** y **miofibras**. Todos los miembros de la familia *MYO-D* tienen sitios de unión al DNA y actúan como factores de transcripción que regulan genes corriente abajo en la vía de diferenciación del músculo.

Patrones del músculo

Los patrones de formación del músculo son controlados por los tejidos conectivos hacia los cuales han emigrado los mioblastos. En la región cefálica, estos tejidos conectivos derivan de células de la cresta neural; en las regiones cervical y occipital, provienen del mesodermo somítico, y en la pared corporal y las extremidades, se originan en el mesodermo somático.

Derivados de los precursores de las células musculares

Hacia el final de la quinta semana, las futuras células musculares están agrupadas en dos porciones: una pequeña porción dorsal, el **epímero**, formado a partir de las células dorsomediales del somita que se han reorganizado como miotomas, y una porción ventral más grande, el **hipómero**, formado por la migración de las células dorsolaterales del somita (figs. 9-1B y 9-3A). Los nervios que inervan a los músculos segmentarios también se dividen en un **ramo primario dorsal** para el epímero y un **ramo primario ventral** para el hipómero (fig. 9-3B), y permanecen con su segmento muscular original a lo largo de toda su migración.

Los mioblastos de los epímeros forman los **músculos extensores** de la columna vertebral, en tanto que los de los hipómeros dan lugar a los músculos de las extremidades y de la pared corporal (fig. 9-3B). Los mioblastos de los hipómeros cervicales forman los **músculos escalenos, geniohioideo** y **prevertebrales**. Los de los segmentos torácicos se separan en tres hojas, representadas en el tórax por los músculos **intercostales externos, intercostales internos** e **intercostales más profundos** o **transverso del tórax** (fig. 9-3B). En la pared abdominal estas tres hojas musculares forman los músculos **oblicuo mayor** o **externo, oblicuo menor** o **interno** y **transverso del abdomen**. Los músculos de la pared del tórax conservan su carácter segmentario debido a las costillas, mientras que en la pared abdominal los músculos de los diversos

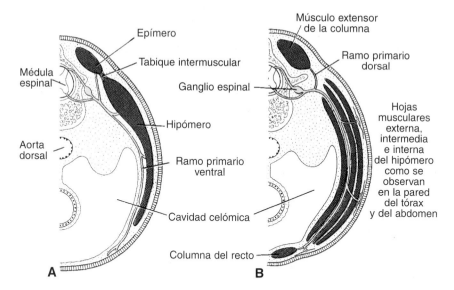

Fig. 9–3. A. Corte transversal a nivel de la región torácica de un embrión de 5 semanas. La porción dorsal de los músculos de la pared corporal (epímero) y la porción ventral (hipómero) están inervadas por un ramo primario dorsal o posterior y un ramo primario ventral o anterior, respectivamente. **B.** Corte similar al de **A**, en etapa ulterior del desarrollo. El hipómero ha formado tres capas musculares y una columna muscular longitudinal ventral.

segmentos se fusionan y forman grandes hojas de tejido muscular. Los mioblastos del hipómero de los segmentos lumbares forman el **músculo cuadrado lumbar**, en tanto que los de las regiones sacra y coccígea forman el **diafragma pelviano** y los **músculos estriados del ano**.

Además de las tres capas musculares ventrolaterales mencionadas, en el extremo ventral de los hipómeros aparece una columna longitudinal ventral (fig. 9–3B). En la región del abdomen, esta columna corresponde al músculo **recto mayor del abdomen**, y en la región cervical, a los **músculos infrahioideos**. En el tórax, los músculos longitudinales normalmente desaparecen, aunque a veces están representados por el **músculo esternal**.

Músculos de la cabeza

Todos los músculos voluntarios de la región cefálica derivan del mesodermo paraxial (somitas y somitómeros), incluidos los músculos de la lengua, el ojo (a excepción de los músculos del iris, que derivan del ectodermo de la cúpula óptica) y los asociados con los arcos faríngeos (viscerales) (cuadro 9–1). Los patrones para la formación de los músculos de la cabeza son dirigidos por los elementos de tejido conectivo que provienen de las células de la cresta neural.

Cuadro 9–1. *Orígenes de los músculos craneofaciales*

Origen mesodérmico	Músculos	Inervación
Somitómeros 1, 2	Rectos superior, interno o medial e inferior o ventral del ojo	Motor ocular común (oculomotor) (III)
Somitómero 3	Oblicuo superior	Patético (troclear) (IV)
Somitómero 4	Músculos para el cierre de la mandíbula	Trigémino (V)
Somitómero 5	Recto externo o lateral	Motor ocular externo (abducente) (VI)
Somitómero 6	Músculos para la apertura de la mandíbula y otros músculos del segundo arco	Facial (VII)
Somitómero 7	Estilofaríngeo	Glosofaríngeo (IX)
Somitas 1, 2	Laríngeos intrínsecos	Vago (X)
Somitas 2–5*	Músculos de la lengua	Hipogloso (XII)

* Los somitas 2–5 representan el grupo occipital (el somita 1 degenera en su mayor parte).

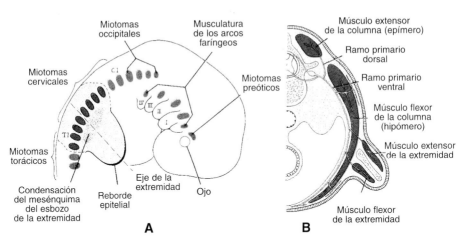

Fig. 9–4. A. Miotomas de las regiones de la cabeza, el cuello y el tórax en un embrión de 7 semanas. Se puede ver la localización de los miotomas preóticos y occipitales y la condensación del mesénquima en la base del esbozo de la extremidad. **B.** Corte transversal que pasa por la zona de inserción del esbozo de la extremidad. También se ven los componentes musculares dorsal (extensor) y ventral (flexor) de la extremidad.

Músculos de las extremidades

Los primeros indicios de la formación de los músculos de las extremidades aparecen a la séptima semana de desarrollo, en forma de condensación del mesénquima que se encuentra próximo a la base de los esbozos (fig.

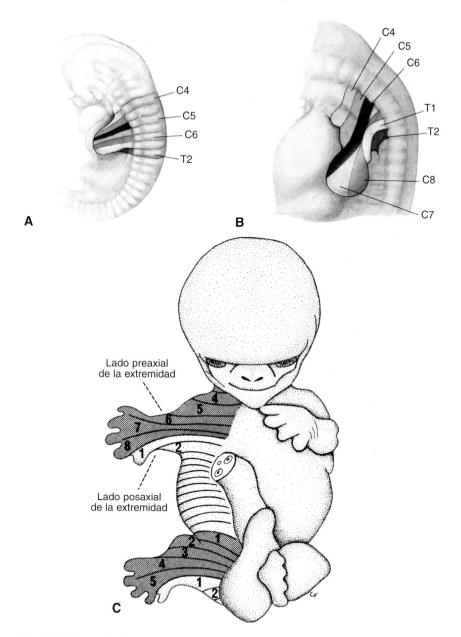

Fig. 9–5. Esbozos de las extremidades, con indicación de sus segmentos de origen. A medida que se van desarrollando, el patrón segmentario desaparece; sin embargo, todavía es posible reconocer en el adulto una sucesión ordenada del patrón de dermatomas. **A.** Esbozo del miembro superior a las 5 semanas. **B.** Esbozo de la extremidad superior a las 6 semanas. **C.** Esbozos de los miembros a las 7 semanas.

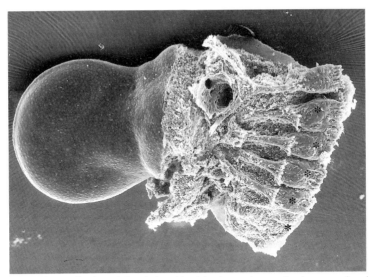

Fig 9–6. Microfotografía electrónica de barrido del esbozo de un miembro superior de ratón, donde se ven los nervios espinales que ingresan en el miembro. *Asteriscos:* ganglios espinales.

9–4A). El mesénquima deriva de las células dorsolaterales de los somitas que emigran hacia el esbozo de la extremidad para formar los músculos. Al igual que en otras regiones, el tejido conectivo es el que gobierna el patrón de formación del músculo y este tejido, que deriva del mesodermo somático, da origen también a los huesos de la extremidad.

Al alargarse los esbozos de las extremidades, el tejido muscular se desdobla en sus componentes flexor y extensor (fig. 9–4B). En un principio, los músculos de las extremidades tienen carácter segmentario, pero con el tiempo se fusionan y entonces se componen de tejido que deriva de varios segmentos.

Los esbozos de las extremidades superiores se encuentran enfrentados a los cinco segmentos cervicales inferiores y a los dos torácicos superiores (fig. 9–5A y B), y los de los miembros inferiores, a los cuatro segmentos lumbares inferiores y a los dos sacros superiores (fig. 9–5C). Los ramos primarios ventrales de los nevios espinales correspondientes se introducen en el mesénquima en cuanto se forman los esbozos de las extremidades (fig. 9–6). Al principio cada ramo ventral entra con ramas dorsales y ventrales aisladas, pero pronto estas se unen para formar nervios dorsales y ventrales de grueso calibre. De tal manera, el **nervio radial**, que inerva a los músculos extensores, está formado por la combinación de las ramas segmentarias dorsales, mientras que los **nervios cubital** y **mediano**, que inervan los músculos flexores, están formados por la combinación de las ramas ventrales. Inmediatamente después de que los nervios han entrado en los esbozos de las extremidades, se ponen en íntimo contacto con las condensaciones mesodérmicas en diferenciación, y este contacto temprano entre el nervio y las células musculares es el requisito previo para su completa diferenciación funcional.

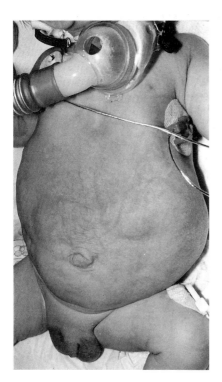

Fig 9–7. Paciente con síndrome de abdomen en ciruela pasa, que muestra el abdomen distendido por aplasia de los músculos de la pared abdominal.

Los nervios raquídeos no solo desempeñan un papel importante en la diferenciación e inervación motora de los músculos de las extremidades, también suministran inervación sensitiva para los dermatomas. Aun cuando el patrón original de los dermatomas se modifica con el crecimiento de las extremidades, todavía es posible reconocer en el adulto una secuencia ordenada (fig. 9–5).

ORIENTACIÓN CLÍNICA

La falta parcial o completa de uno o más músculos es un fenómeno bastante frecuente. Uno de los ejemplos mejor conocidos es la falta parcial o total del pectoral mayor (**anomalía de Poland**). Asimismo, pueden faltar parcial o completamente los músculos palmar largo o menor, serrato anterior y cuadrado crural.

La ausencia parcial o completa de músculos abdominales provoca el síndrome de abdomen en ciruela pasa o aplasia de la pared abdominal (fig. 9–7), en el cual, por lo general, la pared abdominal es tan delgada que los órganos se pueden ver y palpar con facilidad. Por lo común, este defecto se acompaña de malformaciones de las vías urinarias y de la vejiga.

Músculo cardíaco

El músculo cardíaco se desarrolla a partir de la hoja esplácnica del mesodermo que rodea al tubo cardíaco endotelial. Los mioblastos se adhieren entre sí por uniones especiales que, más adelante, se desarrollan para formar **discos intercalares**. Las miofibrillas se desarrollan de la misma manera que en el músculo estriado esquelético, pero los mioblastos no se fusionan. Durante el desarrollo ulterior se tornan visibles algunos fascículos de células musculares especiales, con miofibrillas de distribución irregular. Estos fascículos constituyen las **fibras de Purkinje** y forman el sistema de conducción del corazón.

Músculo liso

El músculo liso de la pared del intestino y sus derivados se origina en el mesodermo esplácnico que rodea al endodermo de estas estructuras. La diferenciación del músculo liso vascular se produce a partir del mesodermo adyacente al endotelio vascular. Los músculos esfínter y dilatador de la pupila y los tejidos musculares de las glándulas mamarias y de las glándulas sudoríparas se originan a partir del ectodermo.

Resumen

La mayoría de los músculos tiene un origen **mesodérmico**. Los músculos esqueléticos derivan del mesodermo paraxial, que incluye: a) somitas, que dan origen a los músculos del esqueleto axial, la pared corporal y las extremidades, y b) somitómeros, que originan los músculos de la cabeza. Las células progenitoras de los tejidos musculares derivan de las porciones dorsolateral y dorsomedial de los somitas. Las células de la porción dorsolateral expresan **MYO-D** y migran para formar el músculo hipómerico; las células de la porción dorsomedial expresan **MYF-5**, migran en sentido ventral al dermatoma para formar el **miotoma** y, finalmente, la musculatura epimérica. Hacia la quinta semana, las células precursoras del músculo están divididas en una porción dorsal pequeña, el **epímero**, inervado por un **ramo primario dorsal**, y otra porción ventral más grande, el **hipómero**, inervado por un **ramo primario ventral**. Los mioblastos de los epímeros forman los músculos extensores de la columna vertebral, mientras que los de los hipómeros forman los músculos de las extremidades y de la pared corporal. El **tejido conectivo** derivado de los somitas, del mesodermo somático y de la cresta neural (región cefálica) proporciona una plantilla para el establecimiento del patrón de formación de los músculos. **La mayoría de los músculos lisos**, lo mismo que las **fibras del músculo cardíaco**, derivan del **mesodermo esplácnico**. Los músculos lisos del iris, de las glándulas mamarias y de las glándulas sudoríparas se diferencian a partir del ectodermo.

Problemas para resolver

1. ¿Cuáles son las dos regiones del somita de donde derivan las células musculares? ¿Qué región forma el epímero? ¿Y el hipómero? ¿Qué músculos se forman a partir de cada una de estas regiones?
2. Cuando examina a una niña recién nacida y observa que el pezón derecho está ubicado más abajo que el izquierdo y que falta casi por completo el pliegue axilar anterior derecho, ¿cuál es su diagnóstico?
3. ¿De qué tipo de tejido depende el patrón de formación de los músculos?
4. ¿Cómo se podría explicar el hecho de que el nervio frénico, que se origina en los segmentos cervicales 3, 4 y 5, inerva al diafragma ubicado en la región torácica?

Lecturas recomendadas

Blagden CS, Hughes SM: Extrinsic influences on limb muscle organization. Cell Tiss Res 296:141, 1999.

Brand-Seberi B, Christ B: Genetic and epigenetic control of muscle development in vertebrates. Cell Tiss Res 296:199, 1999.

Braun T, Arnold HH. Myf5 and MyoD genes are activated in distinc mesenchymal stem cells and determine different skeletal muscle lineages. EMBO J 15:310, 1996.

Chevallier A, Kieny M, Mager A: Limb-somite relationship: origin of the limb musculature. J Embryol Exp Morphol 41:245, 1977.

Christ B, Jacob M, Jacob HJ: On the origin and development of the ventrolateral abdominal muscles in the avian embryo. Anat Embryol 166:87, 1983.

Cossu G, et al.: Activation of different myogenic pathways: myf5 is induced by the neural tube and MyoD by the dorsal ectoderm in mouse paraxial mesoderm. Development 122:429, 1996.

Levi AC, Borghi F, Garavoglia M: Development of the anal canal muscles. Dis Colon Rectum 34:262, 1991.

Noden DM: The embryonic origins of avian cephalic and cervical muscles and associated connective tissues. Am J Anat 168:257, 1983.

Noden DM: Craniofacial development: new views on old problems. Anat Rec 208:113, 1984.

Noden DM: Interactions and fates of avian craniofacial mesenchyme. Development 103:121, 1988.

capítulo 10

Cavidades corporales

Formación de la cavidad intraembrionaria

Hacia el final de la tercera semana, el mesodermo intraembrionario de cada lado de la línea media se diferencia en una porción paraxial, una porción intermedia y una lámina lateral (mesodermo lateral) (fig. 10-1A). Cuando aparecen hendiduras intercelulares en el mesodermo lateral, sus láminas se dividen en dos capas: la **hoja somática** y la **hoja esplácnica**. Esta última se continúa con el mesodermo de la pared del saco vitelino (fig. 10-1B). El espacio limitado por estas hojas forma la **cavidad intraembrionaria (cavidad corporal)**.

Al principio, los lados derecho e izquierdo de la cavidad intraembrionaria se hallan en comunicación con la cavidad extraembrionaria, pero cuando el cuerpo del embrión se pliega en sentidos cefalocaudal y lateral, esta comunicación se pierde (fig. 10-2A–E). Así se constituye una cavidad intraembrionaria amplia que se extiende desde la región torácica hasta la pelviana.

ORIENTACIÓN CLÍNICA

Defectos de la pared corporal

Los defectos de la pared corporal ventral del tórax o del abdomen pueden comprometer al corazón, las vísceras abdominales y los órganos del aparato urogenital. Pueden deberse a un defecto del plegamiento corporal, caso en el cual uno o más de los cuatro pliegues (cefálico, caudal y los

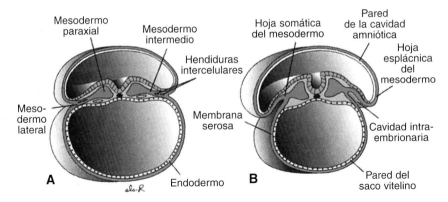

Fig. 10–1. A. Corte transversal de un embrión de 19 días, aproximadamente. En la lámina lateral del mesodermo se aprecian las hendiduras intercelulares. **B.** Corte transversal de un embrión de 20 días, aproximadamente. La lámina lateral se ha dividido en las hojas somática y esplácnica del mesodermo, que revisten el celoma intraembrionario. El tejido que limita al celoma intraembrionario se diferencia en membranas serosas.

dos laterales) que ocasionan el cierre de la pared corporal ventral en el ombligo no llegan hasta esta región. Otra causa de estos defectos es el desarrollo incompleto de las estructuras que forman la pared corporal, como el músculo, el hueso y la piel.

La **fisura del esternón** es un defecto de la pared corporal ventral que se produce como consecuencia de la falta de fusión de las columnas bilaterales del mesodermo que van a formar esta estructura. En algunos casos el corazón protruye a través del defecto esternal (ya sea por una fisura del esternón o por la falta del tercio inferior del hueso) y queda en una situación extracorpórea (**ectopia cardíaca** o **ectopia cordis**) (fig. 10–3A). A veces el defecto abarca el tórax y el abdomen y crea un espectro de anomalías conocido como **pentalogía de Cantrell**, que incluye fisura de esternón, ectopia cardíaca, onfalocele, hernia diafragmática (porción anterior) y cardiopatías congénitas (comunicación interventricular, tetralogía de Fallot). La ectopia cardíaca se debe aparentemente a que los pliegues cefálico y lateral no avanzan.

El **onfalocele** (fig. 10–3B) es la hernia de las vísceras abdominales a través de un anillo umbilical agrandado. Las vísceras, que pueden incluir el hígado, el intestino grueso y el delgado, el estómago, el bazo o la vejiga, están cubiertas por amnios. El origen del defecto es la falta de retorno del intestino a la cavidad corporal desde su hernia fisiológica durante la sexta a la décima semana. La anomalía se produce en 2,5 de cada 10.000 nacimientos y presenta una alta tasa de mortalidad (25%) y malformaciones graves, como anomalías cardíacas (50%) y defectos del tubo neural (40%). En un 50% aproximadamente de los nacidos vivos con onfalocele existen anomalías cromosómicas.

La **gastrosquisis** (fig. 10–3C) es una herniación del contenido abdominal a través de la pared corporal directamente en la cavidad amniótica. El defecto se

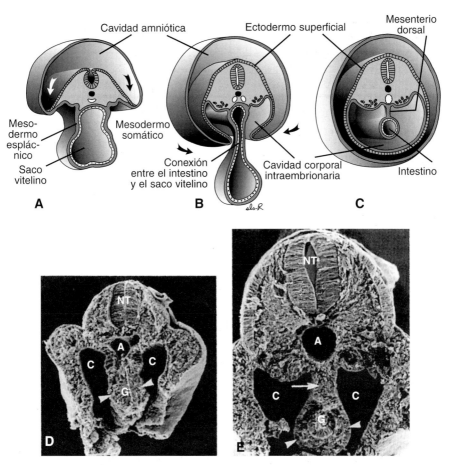

Fig. 10–2. Cortes transversales de embriones en diversas etapas de desarrollo. **A.** La cavidad intraembrionaria se comunica ampliamente con la cavidad extraembrionaria. **B.** La cavidad intraembrionaria está a punto de perder el contacto con la cavidad extraembrionaria. **C.** Al final de la cuarta semana, la hoja esplácnica del mesodermo se continúa con la hoja somática como una membrana de dos capas, el mesenterio dorsal. El mesenterio dorsal se extiende desde el límite caudal del intestino anterior hasta la porción final del intestino posterior. **D** y **E.** Micrografías electrónicas de barrido de cortes de embriones de ratón, en las que se observan detalles similares a los de **B** y **C**, respectivamente. G, Tubo digestivo; *puntas de flecha,* mesodermo esplácnico; C, cavidad corporal; *flecha,* mesenterio dorsal; A, aorta dorsal; NT, tubo neural.

produce lateralmente al ombligo, por lo general a la derecha, a través de una región debilitada por regresión de la vena umbilical derecha, que normalmente desaparece. Las vísceras no están cubiertas por peritoneo ni amnios y el intestino puede resultar dañado por contacto con el líquido amniótico. Tanto el onfalocele como la gastrosquisis producen niveles elevados de α–fetoproteína en el líquido amniótico que pueden detectarse en el período prenatal.

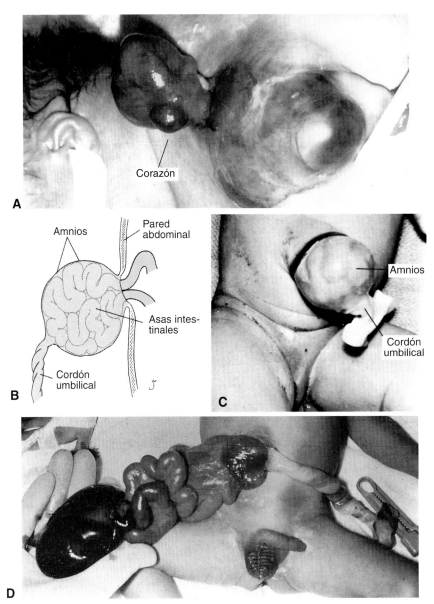

Fig. 10–3. Defectos de la pared corporal ventral. **A.** Niño con ectopia cardíaca (ectopia cordis). El mesodermo del esternón no se ha fusionado y el corazón se encuentra fuera del cuerpo. **B.** Onfalocele provocado por la falta de retorno de las asas intestinales a la cavidad del cuerpo después de la hernia fisiológica. Las asas herniadas están cubiertas por amnios. **C.** Onfalocele en un recién nacido. **D.** Recién nacido con gastrosquisis. Las asas del intestino retornan a la cavidad del cuerpo, pero vuelven a herniarse a través de la pared corporal, por lo común a la derecha del ombligo en la región de la vena umbilical derecha en regresión. A diferencia del onfalocele, el defecto no está cubierto por amnios.

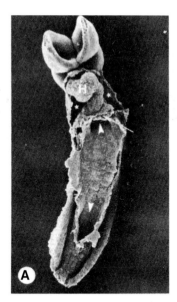

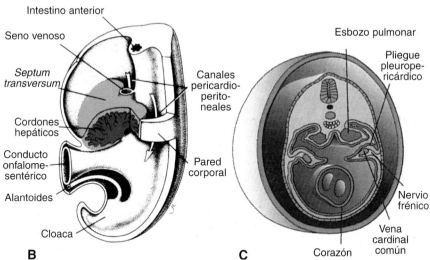

Fig. 10–4. A. Microfotografía electrónica de barrido que muestra la cara ventral de un embrión de ratón (equivalente a la cuarta semana, aproximadamente, del desarrollo humano). El tubo intestinal se está cerrando, se ven los portales intestinales anterior y posterior (*puntas de flecha*) y el corazón (H) que se encuentra en la cavidad pleuropericárdica primitiva (*) y separado en parte de la cavidad abdominal por el septum transversum (*flecha*). **B.** Parte de un embrión de 5 semanas, aproximadamente, en el que se han extirpado porciones de la pared corporal y del septum transversum para mostrar los canales pericardioperitoneales. Obsérvense el tamaño y el grosor del septum transversum y de los cordones hepáticos que se introducen en él. **C.** Crecimiento de los esbozos pulmonares en los canales pericardioperitoneales. Adviértanse los pliegues pleuropericárdicos.

La gastrosquisis se observa en uno de cada 10.000 nacimientos, aunque su frecuencia va en aumento, sobre todo entre mujeres jóvenes, y este aumento podría estar relacionado con el uso de cocaína. A diferencia del onfalocele, la gastrosquisis no está asociada con anomalías cromosómicas u otros defectos graves y, en consecuencia, la tasa de supervivencia es excelente, aunque el vólvulo (rotación del intestino) que compromete la irrigación sanguínea puede destruir grandes porciones de intestino y conducir a la muerte del feto.

Membranas serosas

Las células del mesodermo somático que revisten el celoma intraembrionario se transforman en mesoteliales y constituyen la **hoja parietal de las membranas serosas** que revisten la parte externa de las cavidades peritoneal, pleural y pericárdica. Del mismo modo, las células de la hoja esplácnica del mesodermo formarán la **hoja visceral de las membranas serosas** que cubren los órganos abdominales, los pulmones y el corazón (fig. 10 –1). Las hojas visceral y parietal se continúan una con la otra a nivel de la raíz del **mesenterio dorsal** (fig. 10–2C y E) que mantiene suspendido el tubo intestinal en la cavidad peritoneal. En un principio, este mesenterio dorsal es una banda engrosada de mesodermo que se extiende en forma continua desde el límite caudal del intestino anterior hasta la parte final del intestino posterior. El **mesenterio ventral** solamente se extiende desde el intestino anterior caudal hasta la porción superior del duodeno y es el resultado del adelgazamiento del mesodermo del **septum transversum** (véase cap. 13). Estos mesenterios son capas dobles de peritoneo por donde transcurren los vasos sanguíneos y linfáticos y los nervios hasta los diferentes órganos.

Diafragma y cavidad torácica

El **septum transversum** es una lámina gruesa de tejido mesodérmico que ocupa el espacio entre la cavidad torácica y el pedículo del saco vitelino (fig. 10–4A y B). Este tabique no separa por completo las cavidades torácica y abdominal, sino que deja comunicaciones amplias, los **canales pericardioperitoneales**, a cada lado del intestino anterior (fig. 10–4B).

Cuando comienza el crecimiento de los esbozos pulmonares, estos se expanden en sentido caudolateral dentro de los canales pericardioperitoneales (fig. 10–4C). Como consecuencia del rápido crecimiento de los pulmones, los canales pericardioperitoneales resultan demasiado pequeños y los pulmones comienzan a expandirse dentro del mesénquima de la pared corporal en dirección dorsal, lateral y ventral (fig. 10–4C). Esta expansión en dirección ventral y lateral es posterior a la de los **pliegues pleuropericárdicos**. En un principio estos pliegues aparecen como pequeños rebordes que se proyectan hacia la cavidad torácica primitiva indivisa (fig. 10–4C). Con la expansión de los pul-

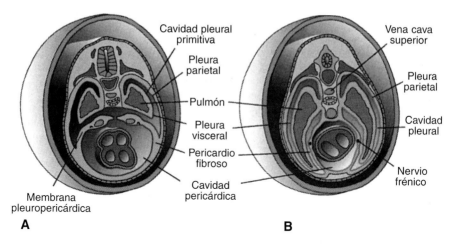

Fig. 10–5. A. Transformación de los canales pericardioperitoneales en cavidades pleurales y formación de las membranas pleuropericárdicas. Nótense los pliegues pleuropericárdicos que contienen la vena cardinal común y el nervio frénico. El mesénquima de la pared corporal se divide en las membranas pleuropericárdicas y la pared corporal definitiva. **B.** El tórax después de la fusión de los pliegues pleuropericárdicos entre sí y con el pedículo pulmonar. Obsérvese la ubicación del nervio frénico que se encuentra ahora en el pericardio fibroso. La vena cardinal común derecha se ha transformado en la vena cava superior.

mones, el mesodermo de la pared del cuerpo se divide en dos componentes (fig. 10–5): a) la pared definitiva del tórax, y b) las **membranas pleuropericárdicas**, que son prolongaciones de los pliegues pleuropericárdicos que contienen las **venas cardinales comunes** y los **nervios frénicos**. Más adelante, como consecuencia del descenso del corazón y los cambios de posición del seno venoso, las venas cardinales comunes se desplazan hacia la línea media y las membranas pleuropericárdicas se extienden a la manera de un mesenterio (fig. 10–5A). Por último, se fusionan entre sí y con la raíz de los pulmones y entonces la cavidad torácica queda dividida en la **cavidad pericárdica** y dos **cavidades pleurales** definitivas (fig. 10–5B). En el adulto, las membranas pleuropericárdicas forman el **pericardio fibroso**.

Formación del diafragma

Aun cuando las cavidades pleurales están separadas de la cavidad pericárdica, permanecen por un tiempo en comunicación directa con la cavidad abdominal (peritoneal) porque el diafragma todavía está incompleto. Durante el desarrollo ulterior, la abertura entre las futuras cavidades pleural y peritoneal es cerrada por pliegues semilunares, los **pliegues pleuroperitoneales**, que se proyectan en el extremo caudal de los canales pericardioperitoneales (fig. 10–6A). Progresivamente, los pliegues se extienden en dirección medial y ventral, de

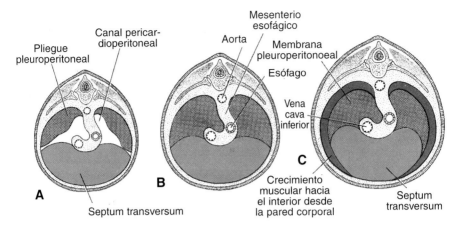

Fig. 10–6. Desarrollo del diafragma. **A.** Los pliegues pleuroperitoneales aparecen al comienzo de la quinta semana. **B.** Los pliegues pleuroperitoneales se han fusionado con el septum transversum y con el mesenterio del esófago en la séptima semana, lo cual separa la cavidad torácica de la cavidad abdominal. **C.** Corte transversal en el cuarto mes de desarrollo. Un borde adicional derivado de la pared corporal forma la porción más periférica del diafragma.

modo que hacia la séptima semana se fusionan con el mesenterio del esófago y con el septum transversum (fig. 10–6B). En consecuencia, la conexión entre las porciones pleural y peritoneal de la cavidad corporal es cerrada por las membranas pleuroperitoneales. La expansión adicional de las cavidades pleurales en el mesénquima de la pared del cuerpo da como resultado el agregado de un reborde periférico a las membranas pleuroperitoneales (fig. 10–6C). Una vez que se ha formado este reborde, los mioblastos que se originan en la pared del cuerpo penetran en las membranas para formar la parte muscular del diafragma.

En consecuencia, el diafragma deriva de las siguientes estructuras: a) el septum transversum, que forma el centro tendinoso del diafragma; b) las dos membranas pleuroperitoneales; c) los componentes musculares de las paredes corporales lateral y dorsal, y d) el mesenterio del esófago, en el cual se desarrollan los **pilares** del diafragma (fig. 10–6C).

En un principio, el septum transversum se encuentra enfrentado a los somitas cervicales, y en él se desarrollan los componentes nerviosos del **tercero**, **cuarto** y **quinto segmento cervical** de la médula espinal. Al comienzo, los nervios, que reciben el nombre de **nervios frénicos**, pasan al septum a través de los pliegues pleuropericárdicos (fig. 10–4B). Ello explica por qué, con la ulterior expansión de los pulmones y el descenso del septum, el nervio frénico que inerva el diafragma se desliza hasta el pericardio fibroso (fig. 10–5).

Si bien durante la cuarta semana el septum transversum está frente a los segmentos cervicales, a la sexta semana el diafragma que se está desarrollando ya está localizado a nivel de los somitas torácicos. El rápido crecimiento de la parte dorsal del embrión (columna vertebral) en comparación con el de la parte ventral produce la reubicación del diafragma. Hacia el comienzo del tercer mes, algunas de las bandas dorsales del diafragma se originan a nivel de la primera vértebra lumbar.

Los nervios frénicos le suministran al diafragma inervación motora y sensitiva. Dado que la parte más periférica del diafragma deriva del mesénquima de la pared torácica, se acepta, en general, que algunos de los nervios intercostales inferiores (torácicos) aportan fibras sensitivas a esa porción.

ORIENTACIÓN CLÍNICA

Hernias diafragmáticas

La **hernia diafragmática congénita** es una de las malformaciones más comunes en el neonato (1:2.000) y se debe la mayoría de las veces a la falta de cierre de los canales pericardioperitoneales por una o ambas membranas pleuroperitoneales. En tal circunstancia, las cavidades peritoneal y pleural se comunican entre sí a lo largo de la pared corporal posterior. Este defecto permite que las vísceras abdominales entren en la cavidad pleural. En el 85 al 90% de los casos, la hernia está en el lado izquierdo, y en la cavidad torácica pueden ingresar asas intestinales, el estómago, el bazo y parte del hígado (fig. 10-7). Debido a la ocupación del tórax por las vísceras abdominales, el corazón es desplazado hacia adelante y los pulmones quedan comprimidos y a menudo se encuentran hipoplásicos. Cuando el defecto es importante, la tasa de mortalidad es elevada (75%) debido a la hipoplasia y la disfunción pulmonares.

A veces no se desarrolla una pequeña porción de las fibras musculares del diafragma y la hernia puede pasar inadvertida hasta que el niño tiene varios años. Esta anomalía se observa con frecuencia en la porción anterior del diafragma y se denomina **hernia paraesternal**. En este caso, pequeño saco peritoneal que contiene asas intestinales puede penetrar en el tórax entre las porciones esternal y costal del diafragma (fig. 10-7A).

Otro tipo de hernia diafragmática, la **hernia esofágica**, se supone que se debe a la presencia de un esófago corto congénito. La porción superior del estómago permanece en el tórax y el estómago presenta una constricción a nivel del diafragma.

Resumen

Hacia el final de la tercera semana de desarrollo aparecen hendiduras intercelulares en el mesodermo, a cada lado de la línea media. Al fusionarse estos espacios se forma la **cavidad intraembrionaria (cavidad corporal)**, limitada por la **hoja somática** y la **hoja esplácnica del mesodermo** (figs. 10-1 y 10-2). Con el plegamiento cefalocaudal y lateral del embrión, la cavidad intraembrionaria se extiende desde la región torácica hasta la pelvia-

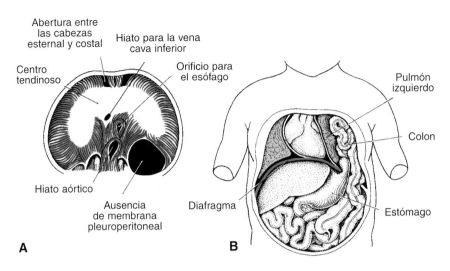

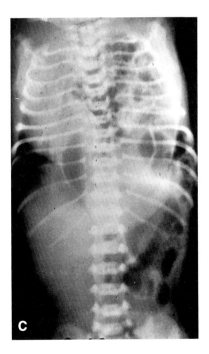

Fig. 10–7. Hernia diafragmática congénita. **A.** Superficie abdominal del diafragma, en la cual puede apreciarse un amplio defecto de la membrana pleuroperitoneal. **B.** Hernia de las asas intestinales y parte del estómago en la cavidad pleural izquierda. A menudo el corazón y el mediastino están desplazados hacia la derecha, mientras que el pulmón izquierdo se halla comprimido. **C.** Radiografía de un recién nacido con un gran defecto del lado izquierdo del diafragma. Las vísceras abdominales ingresan en el tórax a través del defecto.

na. El mesodermo somático formará la **hoja parietal** de las **membranas serosas** que revisten por fuera las **cavidades peritoneal, pleural** y **pericárdica**. La **hoja esplácnica** formará la **hoja visceral de las membranas serosas** que cubre los pulmones, el corazón y los órganos abdominales. Estas hojas se continúan con la raíz de estos órganos en sus cavidades (a la manera de un dedo introducido en una pelota de goma, con la hoja esplácnica o visceral que rodea el dedo mientras que el resto de la pelota representaría la hoja somática o parietal que rodea la cavidad corporal). En el abdomen, las membranas serosas reciben el nombre de **peritoneo**.

El **diafragma** divide la cavidad corporal en una **cavidad torácica** y una **cavidad peritoneal**. Se desarrolla a partir de cuatro componentes: a) el **septum transversum (centro tendinoso)**, b) las **membranas pleuroperitoneales**, c) el **mesenterio dorsal del esófago** y d) los **componentes musculares de la pared corporal** (fig. 10–6). Es frecuente que se produzcan hernias diafragmáticas congénitas como consecuencia de un defecto de la membrana pleuroperitoneal del lado izquierdo.

La **cavidad torácica** queda dividida por las **membranas pleuropericárdicas** en la **cavidad pericárdica** y dos **cavidades pleurales** que alojan a los pulmones (fig. 10–5).

Las capas dobles del peritoneo forman los **mesenterios** que mantienen suspendido el tubo intestinal y proporcionan una vía para el pasaje de los vasos sanguíneos, los linfáticos y los nervios que se dirigen a los diferentes órganos. En un principio, el tubo intestinal, desde el extremo caudal del intestino anterior hasta la porción terminal del intestino posterior, está suspendido de la pared dorsal del cuerpo por el **mesenterio dorsal** (fig. 10–2C y E). Solo existe un **mesenterio ventral** derivado del septum transversum en la región de la parte terminal del esófago, el estómago y la porción superior del duodeno (véase cap. 13).

Problemas para resolver

1. Un niño recién nacido no puede respirar y muere. La autopsia revela un gran defecto diafragmático del lado izquierdo, con el estómago y los intestinos que ocupan el lado izquierdo del tórax. Se aprecia una importante hipoplasia de ambos pulmones. ¿Cuáles son las bases embriológicas de este defecto?

2. Un niño nace con un gran defecto lateral al ombligo. A través del orificio aparecen la mayor parte del intestino grueso y el intestino delgado, no cubiertos por amnios. ¿Cuál es la base embriológica de esta anomalía? ¿Debería pensarse en la presencia de otras malformaciones?

Lecturas recomendadas

Cunniff C, Jones KL, Jones MC: Patterns of malformations in children with congenital diaphragmatic defects. J Pediatr 116:258, 1990.

Puri P, Gormak F: Lethal nonpulmonary anomalies associated with congenital diaphragmatic hernia: implications for early intrauterine surgery. J Pediatr Surg 35:29, 1984.

Shandalakis JE, Gray SW: Embryology for Surgeons: The Embryological Basis for the Treatment of Congenital Anomalies. 2nd ed. Baltimore, Williams & Wilkins, 1994.

capítulo 11

Sistema cardiovascular

Establecimiento del campo cardiogénico

El sistema vascular aparece hacia la mitad de la tercera semana, cuando el embrión ya no es capaz de satisfacer sus requerimientos nutritivos exclusivamente por difusión. Las células cardíacas progenitoras se encuentran en el epiblasto, ubicadas inmediatamente por fuera de la línea primitiva. Desde allí migran a través de ésta. Las que migran en primer lugar corresponde a las células destinadas a formar los segmentos craneales del corazón, el tracto de salida; después lo hacen en orden secuencial las células que forman las porciones más caudales, el ventrículo derecho, el ventrículo izquierdo y el seno venoso, respectivamente. Las células avanzan hacia el cráneo y se disponen rostralmente a la membrana bucofaríngea y a los pliegues neurales (fig. 11-1). Aquí se ubican en la hoja esplácnica de la lámina lateral del mesodermo. En este momento, en el estadio de desarrollo presomítico tardío, el endodermo faríngeo subyacente las induce a formar mioblastos cardíacos. Los islotes sanguíneos también aparecen en este mesodermo, donde darán origen a células y vasos sanguíneos por el proceso de vasculogénesis (véase cap. 5, pág. 109) (fig. 11-1). Con el tiempo, los islotes se unen y constituyen un tubo con forma de **herradura** revestido de endotelio y rodeado de mioblastos. Esta región se conoce como el **campo cardiogénico**; la cavidad intraembrionaria situada por encima de esa región formará después la **cavidad pericárdica** (fig. 11-1D).

Además de la región cardiogénica, aparecen a ambos lados otros islotes sanguíneos, que se disponen en paralelo y próximos a la línea media del escudo embrionario. Estos islotes forman un par de vasos longitudinales, las **aortas dorsales**.

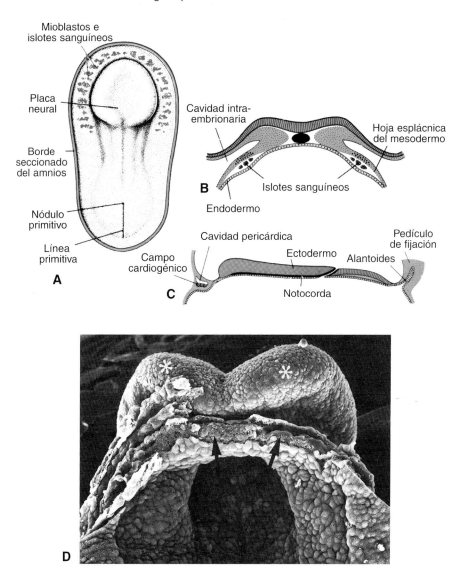

Fig. 11–1. A. Vista dorsal de un embrión presomítico avanzado (18 días, aproximadamente) después de haber extraído el amnios. Los futuros mioblastos y hemangioblastos se ubican en el mesodermo esplácnico por delante de la placa neural y a cada lado del embrión. **B.** Corte transversal de un embrión de estadio similar, que muestra la posición de los islotes sanguíneos en la hoja esplácnica del mesodermo. **C.** Corte cefalocaudal a través de un embrión de la misma edad, que muestra la posición de la cavidad pericárdica y el campo cardiogénico. **D.** Microfotografía electrónica de barrido de un embrión de ratón equivalente a 19 días de desarrollo en el ser humano: se observa coalescencia de los islotes sanguíneos por vasculogénesis para formar un tubo cardíaco con forma de herradura (*flechas*) que se encuentra en la cavidad pericárdica primitiva por debajo de los pliegues neurales craneales (*asteriscos*).

Formación y posición del tubo cardíaco

En un principio, la porción central del área cardiogénica está situada por delante de la membrana bucofaríngea y de la placa neural (fig. 11-2A). Sin embargo, al producirse el cierre del tubo neural y la formación de las vesículas cerebrales, el sistema nervioso central crece tan rápidamente en dirección cefálica que se extiende sobre la región cardiogénica central y la futura cavidad pericárdica (fig. 11-2). Como consecuencia del crecimiento del cerebro y el plegamiento cefálico del embrión, la **membrana bucofaríngea** es traccionada hacia adelante, mientras que el corazón y la cavidad pericárdica se sitúan primero en la región cervical y finalmente en el tórax (fig. 11-2).

Simultáneamente con la flexión cefalocaudal, el embrión también se pliega lateralmente (fig. 11-3). Como resultado, los dos primordios cardíacos se fusionan en sus regiones caudales, salvo en los extremos más caudales. Al mismo tiempo, la porción semilunar del área en forma de herradura se expande para constituir las futuras regiones del tracto de salida y ventricular. De esta manera, el corazón se convierte en un tubo en continua expansión que consta de un revestimiento endotelial interno y una capa miocárdica externa. Recibe el flujo venoso por su polo caudal y comienza a bombear la sangre por el primer arco aórtico hacia la aorta dorsal desde su polo craneal (figs. 11-4 y 11-5).

El tubo cardíaco en desarrollo sobresale gradualmente en la cavidad pericárdica. Sin embargo, en un principio, el tubo permanece unido al lado dorsal de la cavidad pericárdica por medio de un pliegue de tejido mesodérmico, el **mesocardio dorsal** (figs. 11-3 y 11-5). Nunca se forma el mesocardio ventral. Durante el desarrollo ulterior desaparece el mesocardio dorsal y se crea un **seno pericárdico transverso** que conecta ambos lados de la cavidad pericárdica. Ahora el corazón se halla suspendido en la cavidad por los vasos sanguíneos en sus polos craneal y caudal (fig. 11-5).

Mientras se registran estos fenómenos, el miocardio se va engrosando y secreta una gruesa capa de matriz extracelular, rica en ácido hialurónico, que lo separa del endotelio (figs. 11-3 y 11-5). Además, las células mesoteliales de la región del seno venoso migran sobre el corazón para formar el **epicardio**. De este modo, el tubo cardíaco consta de tres capas: a) **endocardio**, que forma el revestimiento endotelial interno del corazón; b) **miocardio**, que constituye la pared muscular, y c) **epicardio** o **pericardio visceral**, que cubre el exterior del tubo. Esta capa externa es responsable de la formación de las arterias coronarias, incluidos su revestimiento endotelial y su músculo liso.

Formación del asa cardíaca

El tubo cardíaco continúa alargándose y comienza a doblarse el día 23. La porción cefálica del tubo se pliega en dirección ventral y caudal y hacia la derecha (fig. 11-6B y C), mientras que la porción auricular (caudal) lo hace en dirección dorsocraneal y hacia la izquierda (figs. 11-6 y 11-7A). Este ple-

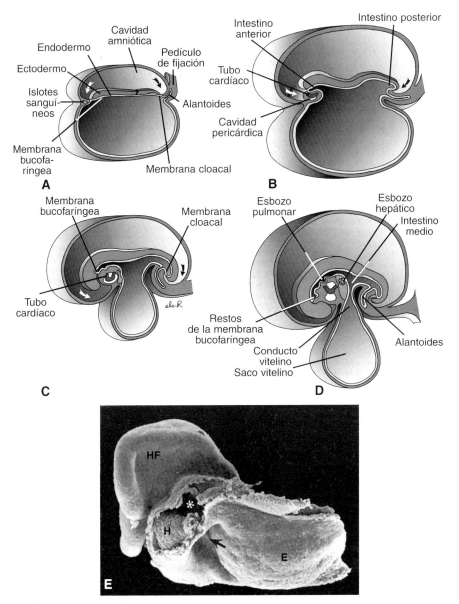

Fig. 11–2. Figuras que muestran el resultado del rápido crecimiento del cerebro sobre la posición del corazón. En una etapa inicial, el área cardiogénica y la cavidad pericárdica están situadas por delante de la membrana bucofaríngea. **A.** 18 días. **B.** 20 días. **C.** 21 días. **D.** 22 días. **E.** Microfotografía electrónica de barrido de un embrión de ratón en un estadio similar al que se muestra en **C.** Se han extraído el amnios, el saco vitelino y la mitad caudal del embrión. Los pliegues cefálicos (HF) están expandiéndose y comenzando a cubrir el corazón (H) y la cavidad pericárdica *(asteriscos)*. Se muestra la abertura intestinal *(flecha)* del tubo digestivo en la faringe primitiva y el endodermo (E) de la región abierta del tubo digestivo.

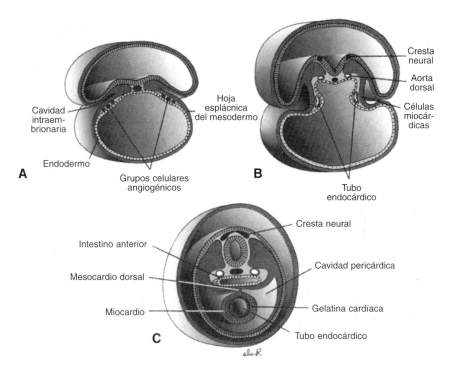

Fig 11–3. Cortes transversales de embriones en diferentes etapas de desarrollo, para mostrar la formación del tubo cardíaco único a partir del primordio doble. **A.** Embrión en período presomítico inicial (17 días). **B.** Embrión en período presomítico avanzado (18 días). **C.** Embrión de ocho somitas (22 días). La fusión se produce únicamente en la región caudal del tubo con forma de herradura (véase fig. 11–4). El tracto de salida y la mayor parte de la región ventricular se forman por expansión y crecimiento de la porción semilunar de la herradura.

gamiento, que se puede deber a cambios de la morfología celular, forma el **asa cardíaca**, y se completa a los 28 días.

Mientras el asa cardíaca se está formando, se advierten expansiones locales en toda la longitud del tubo. La **porción auricular**, que en un principio es una estructura par situada fuera de la cavidad pericárdica, forma una aurícula común y se incorpora a la cavidad pericárdica (fig. 11-7A). La **unión auriculoventricular** sigue siendo angosta y forma el **canal auriculoventricular**, el cual conecta la aurícula común con el ventrículo embrionario primitivo (fig. 11-8). El **bulbo cardíaco** es estrecho, excepto en su tercio proximal. Esta región formará la **porción trabeculada del ventrículo derecho** (figs. 11-7B y 11-8). La porción media, denominada **cono arterial**, formará los infundíbulos (tractos de salida) de los ventrículos. La parte distal del bulbo, el **tronco arterioso**, originará las raíces y la porción proximal de la aorta y la arteria pulmonar (fig. 11-8). La unión entre el ventrículo y el bulbo cardíaco, que por su parte exterior está señalada por el **surco bulboventricular** (fig. 11-6C),

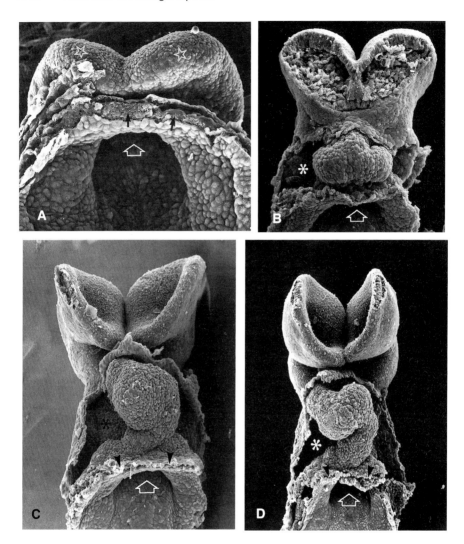

Fig. 11–4. Formación del tubo cardíaco a los 19, 20, 21 y 22 días, como se ve en microfoto-grafías electrónicas de barrido de embriones de ratón en períodos equivalentes del desarrollo humano. **A.** El tubo cardíaco (*flechas*) tiene forma de herradura y se encuentra en la cavidad pericárdica por debajo de los pliegues neurales (*estrellas*). **B.** La porción semilunar de la herra-dura se expande para formar las regiones ventricular y del tracto de salida, en tanto que el ple-gamiento lateral aproxima los polos caudales (venosos) de la herradura (*véase* fig. 11–3). **C.** Las regiones caudales comienzan a fusionarse. **D.** La fusión de las regiones caudales se com-pletó y los polos caudales quedan incluidos en el septum transversum (*puntas de flecha*). También ha comenzado la formación de las asas cardíacas. *Asterisco*, cavidad pericárdica; *flecha grande*, portal intestinal anterior.

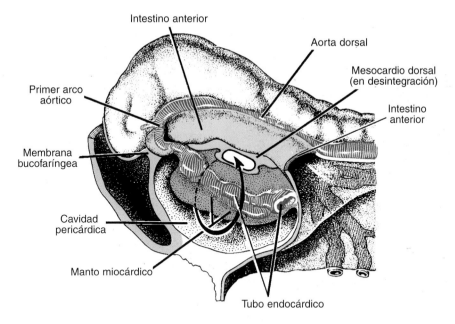

Intestino anterior

Aorta dorsal

Mesocardio dorsal
(en desintegración)

Primer arco
aórtico

Intestino
anterior

Membrana
bucofaríngea

Cavidad
pericárdica

Manto miocárdico

Tubo endocárdico

Fig. 11–5. Extremo cefálico de un embrión en período somítico inicial. El tubo endocárdico en desarrollo y la capa que lo reviste sobresalen en la cavidad pericárdica. El mesocardio dorsal se está desintegrando.

sigue siendo angosta y se denomina **agujero interventricular primario** (fig. 11–8). Así, el tubo cardíaco está organizado por regiones a lo largo de su eje craneocaudal: de la región troncoconal se pasa al ventrículo derecho, al ventrículo izquierdo y a la región auricular, respectivamente (fig 11–6A–C). Las pruebas sugieren que la organización de estos segmentos es regulada por genes de caja homeótica de un modo similar al que existe para el eje craneocaudal del embrión (véase cap. 5).

Hacia el final de la formación del asa, el tubo cardíaco de paredes lisas comienza a formar trabéculas primitivas en dos zonas perfectamente definidas, proximal y distal al **agujero interventricular primario** (fig. 11–8). El bulbo conserva por el momento sus paredes lisas. El ventrículo primitivo, que por entonces es una estructura trabeculada, recibe el nombre de **ventrículo izquierdo primitivo**. De la misma manera, el tercio proximal trabeculado del bulbo cardíaco puede denominarse **ventrículo derecho primitivo** (fig. 11–8).

La porción troncoconal del tubo cardíaco, situada en un principio en el lado derecho de la cavidad pericárdica, se desplaza gradualmente hacia una posición más medial. Este cambio de posición es el resultado de la formación de dos dilataciones transversales de la aurícula que sobresalen a cada lado del bulbo cardíaco (figs. 11–7B y 11–8).

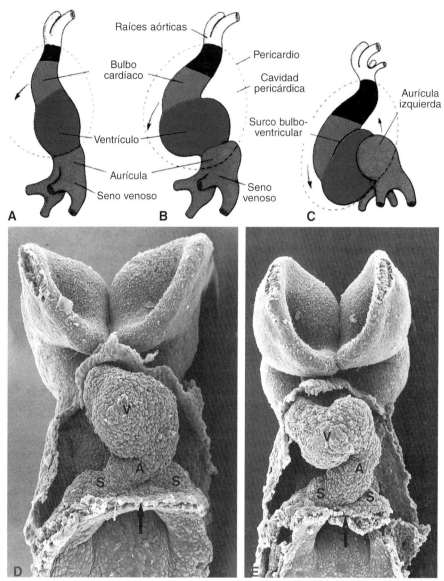

Fig. 11–6. Formación del asa cardíaca. **A.** 22 días. **B.** 23 días. **C.** 24 días. La *línea entrecortada* indica el pericardio. **D** y **E.** Microfotografías electrónicas de barrido de embriones de ratón que muestran vistas frontales del proceso ilustrado en los diagramas. En un comienzo el tubo cardíaco es corto y relativamente recto (**D**), pero a medida que se va alargando se dobla (forma un asa) y lleva la región auricular en dirección craneal y dorsal respecto de la región ventricular (**E**). El tubo está organizado en segmentos, ilustrados por diferentes colores, desde la región del tracto de salida, el ventrículo derecho, el ventrículo izquierdo y la región auricular. Estos segmentos representan un eje craneocaudal que parece estar regulado por la expresión de genes de caja homeótica. A, aurícula primitiva; *flecha*, septum transversum; S, seno venoso; V, ventrículo.

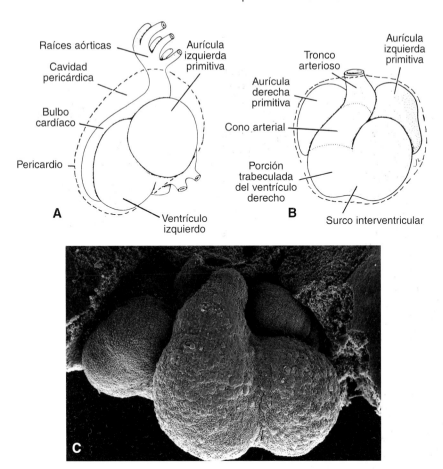

Fig. 11-7. Corazón de un embrión de 5 mm (28 días). **A.** Visto del lado izquierdo. **B.** Visto de frente. El bulbo cardíaco está dividido en el tronco arterioso, el cono arterial y la porción trabeculada del ventrículo derecho. *Línea interrumpida*, pericardio. **C.** Microfotografía electrónica de barrido del corazón de un embrión de ratón en el mismo período, en una vista similar a **B**.

O R I E N T A C I Ó N   C L Í N I C A

Anomalías de la formación del asa cardíaca

La **dextrocardia**, o sea, la ubicación del corazón en el lado derecho del tórax en vez del izquierdo, es provocada porque el asa cardíaca se forma hacia la izquierda en lugar de la derecha. La dextrocardia puede coincidir con el **situs inversus**, que es una inversión completa de la asimetría de todos los órganos. El situs inversus, que se observa en 1/7.000 individuos, generalmente tiene una fisiología normal, a pesar de que existe un leve riesgo de defectos cardíacos. En otros casos la determinación de la asimetría derecha/izquierda es azarosa, de modo que algunos órganos están invertidos y otros no, esto se conoce como **heterotaxia**. Estos casos se clasifican como **secuencias de lateralidad**. Los pacientes con estas afecciones parecen tener un predominio de bilateralidad de lado izquierdo o del lado derecho. El bazo refleja las diferencias; aquellos con bilateralidad del lado izquierdo tienen poliesplenia; aquellos con bilateralidad de lado derecho tienen asplenia o bazo hipoplásico. Los pacientes con **secuencias de lateralidad** muestran además una incidencia incrementada de otras malformaciones, especialmente defectos cardíacos. Los genes reguladores de la lateralidad se expresan durante la gastrulación (véase cap. 4)

Regulación molecular del desarrollo cardíaco

Señales producidas por el endodermo anterior (craneal) inducen una región precursora del corazón en el mesodermo esplácnico suprayacente debido a que provocan la activación del factor de transcripción **NKX2.5**. La señal requiere la secreción de las proteínas morfogénicas del hueso (BMP) 2 y 4 y de los inhibidores (*crescent*, medialunas) de los genes WNT en el endodermo y en la lámina lateral del mesodermo (fig. 11-9). Esta combinación es responsable de la inducción de la expresión de *NKX2.5* que especifica el campo cardiogénico, y más tarde, desempeña un papel en el tabicamiento y en el desarrollo del sistema de conducción.

El *NKX2.5* contiene un homeodominio y es un homólogo del gen *tinman*, que controla el desarrollo del corazón en *Drosophila*. **TBX5** es otro factor de transcripción que contiene un motivo de unión al DNA conocido como caja T. Se expresa más tarde que *NKX2.5* y participa en el tabicamiento.

Desarrollo del seno venoso

Hacia mediados de la cuarta semana el **seno venoso** recibe sangre venosa de las **prolongaciones sinusales derecha** e **izquierda** (fig. 11-10A). Cada prolongación recibe sangre de tres venas importantes: a) la **vena vitelina** u **onfalomesentérica**, b) la **vena umbilical** y c) la **vena cardinal común**. Al principio, la comunicación entre el seno y la aurícula es amplia; sin embargo, poco después la entrada del seno se desplaza hacia la derecha (fig. 11-10B). Esto se debe fundamentalmente a los cortocircuitos sanguíneos de izquierda a derecha que tienen lugar en el sistema venoso durante la cuarta y quinta semana de desarrollo.

Al obliterarse la vena umbilical derecha y la vena onfalomesentérica izquierda durante la quinta semana de desarrollo, la prolongación sinusal izquierda pierde importancia rápidamente (fig. 11-10B). Cuando se oblitera la vena cardinal común izquierda a las 10 semanas, todo cuanto queda de la prolongación sinusal izquierda es la **vena oblicua de la aurícula izquierda** y el **seno coronario** (fig. 11-11).

Como consecuencia de los cortocircuitos sanguíneos de izquierda a derecha, la prolongación sinusal derecha y las venas aumentan considerablemente de

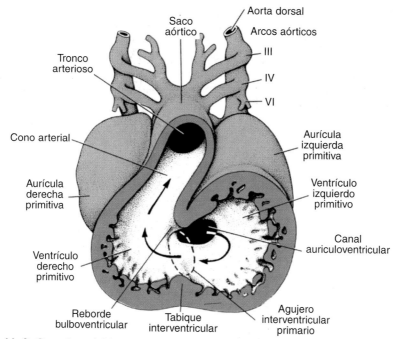

Fig. 11–8. Corte frontal del corazón de un embrión de 30 días, que muestra el agujero inter-ventricular primario y la desembocadura de la aurícula en el ventrículo izquierdo primitivo. Obsérvese el reborde bulboventricular. Las *flechas* indican la dirección de la corriente sanguínea.

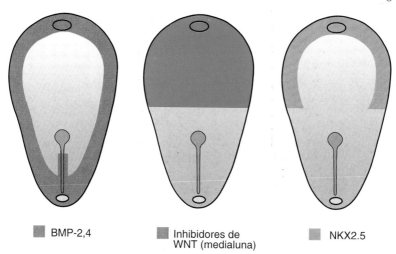

Fig. 11–9. Inducción cardíaca. BMP secretados en la porción posterior de la línea primitiva y en la periferia del embrión, en combinación con la inhibición de la expresión de *WNT* por la medialuna *(crescent)* en la mitad anterior del embrión, induce la expresión de *NKX2.5* en la región de la lámina lateral del mesodermo lateral (hoja esplácnica) que va a formar el corazón. Así, *NKX2.5* es responsable de la inducción cardíaca.

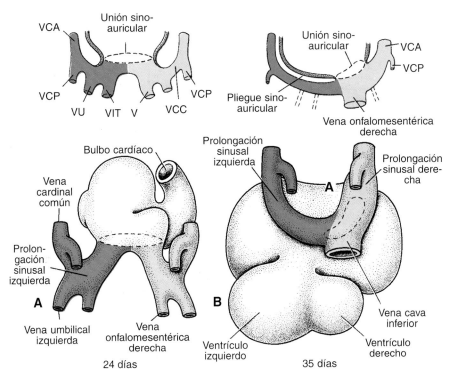

Fig. 11-10. Dos etapas del desarrollo del seno venoso, a los 24 días (**A**) y a los 35 días (**B**), aproximadamente, visto desde la cara dorsal. La *línea interrumpida* indica la desembocadura del seno venoso en la cavidad auricular. Cada dibujo se acompaña de un esquema que muestra en corte transversal las grandes venas y su relación con la cavidad auricular. VCA, vena cardinal anterior; VCP, vena cardinal posterior; VCC, vena cardinal común; VU, vena umbilical; VIT, vena vitelina u onfalomesentérica (véase también fig. 11-41).

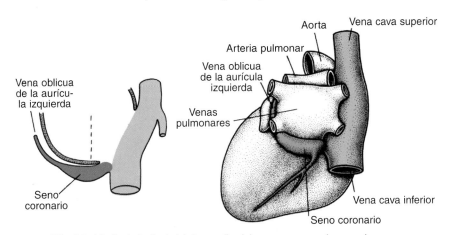

Fig. 11-11. Período final del desarrollo del seno venoso y las grandes venas.

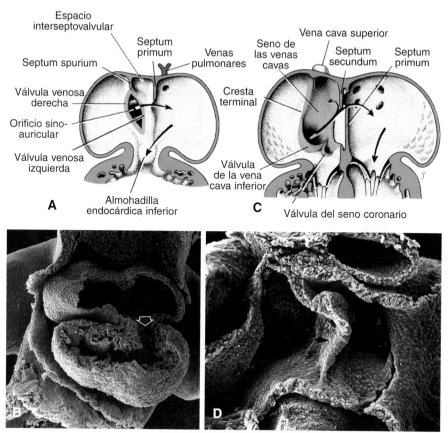

Fig. 11–12. Cortes coronales del corazón a nivel del canal auriculoventricular, vistos por su cara ventral para mostrar el desarrollo de las válvulas venosas. **A.** A las 5 semanas. **B.** Microfotografía electrónica de barrido de un corazón de ratón en etapa similar, que muestra la formación inicial del septum primum; no se aprecia el septum spurium. Nótese el canal auriculoventricular (*flecha*). **C.** Período fetal. El seno de las venas cavas (*azul*) tiene paredes lisas y deriva de la prolongación sinusal derecha. Las *flechas* indican la dirección del flujo sanguíneo. **D.** Vista con gran aumento del tabique interauricular (*flecha*) de un embrión de ratón en período similar a **C.** No se aprecia el agujero oval.

calibre. La prolongación derecha, que representa entonces la única comunicación entre el seno venoso y la aurícula originales, se incorpora a la aurícula derecha para formar la pared lisa de ésta (fig. 11–12). Su desembocadura, el **orificio sinoauricular**, está limitado a cada lado por un pliegue valvular, las **válvulas venosas derecha** e **izquierda** (fig. 11–12A). Estas válvulas se fusionan en dirección dorsocraneal y forman una prominencia denominada **septum spurium** (fig. 11–12A). En un principio, las válvulas son grandes, pero cuando la prolongación derecha del seno queda incorporada a la pared de la aurícula, la válvula venosa izquierda y el septum spurium se fusionan con el tabique interauricular en desarrollo (fig. 11–12C). La porción superior de la válvula venosa derecha desaparece por completo. La porción inferior se desarrolla en dos partes: a) la **válvula de la vena cava inferior** y b) la **válvula del seno coronario** (fig. 11–12C). La **cresta terminal** forma la línea divisoria entre la porción trabeculada original de la aurícula derecha y la porción de pared lisa (**seno de las venas cavas**) que tiene origen en la prolongación sinusal derecha (fig. 11–12C).

Formación de los tabiques cardíacos

Los principales tabiques del corazón se forman entre el vigesimoséptimo y el trigesimoséptimo día de desarrollo cuando el embrión aumenta de longitud desde 5 mm hasta 16 a 17 mm, aproximadamente. Un mecanismo de formación del tabique incluye a dos masas de tejido de crecimiento activo que se aproximan entre sí hasta fusionarse, lo cual divide el interior en dos canales separados (fig. 11–13A y B). Este tabique puede formarse también por el crecimiento activo de una masa de tejido única que continúa su expansión hasta alcanzar el lado opuesto de la cavidad (fig. 11–13C). La formación de estas masas de tejido depende de la síntesis y el depósito de matrices extracelula-

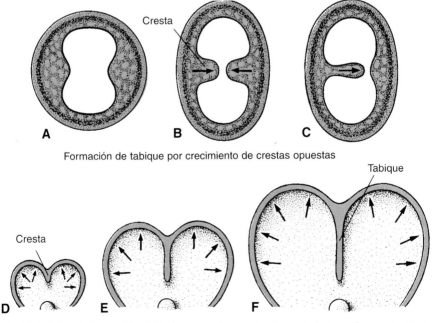

Formación de tabique por crecimiento de crestas opuestas

Fig. 11–13. A y **B.** Formación del tabique por dos crestas de crecimiento activo que se aproximan entre sí hasta que se fusionan. **C.** Tabique formado por una masa celular única de crecimiento activo. **D, E** y **F.** Formación del tabique por fusión de dos porciones de la pared cardíaca en expansión. Este tipo de tabique nunca separa por completo a las dos cavidades.

res y de la proliferación celular. Las masas se denominan **almohadillas endo-cárdicas** y se forman en las regiones **auriculoventricular** y **troncoconal**. En estos sitios contribuyen a la formación de los **tabiques interauricular e inter-ventricular (porción membranosa)**, los **canales y válvulas auriculoventricu-lares**, y los **canales aórtico y pulmonar**.

Otra manera de formación de tabiques no involucra a las almohadillas endocárdicas. Si, por ejemplo, deja de crecer una banda angosta de tejido de la pared de la aurícula o del ventrículo, en tanto que las regiones que se encuentran a ambos lados se expanden rápidamente, se forma una cresta angosta entre las dos porciones en crecimiento (fig. 11–13D y E). Al continuar el crecimiento de estas porciones en expansión a ambos lados de esa parte estrecha, las dos paredes se aproximan entre sí y pueden llegar a fusionarse para formar un tabique (fig. 11–13F). El tabique no divide por completo la cavidad original, sino que deja un estrecho canal de comunicación entre las dos porciones expandidas. Por lo general, los tejidos adyacentes en prolifera-ción contribuyen a su cierre en forma secundaria. Este tipo de tabique divide parcialmente las aurículas y los ventrículos.

ORIENTACIÓN CLÍNICA

Almohadillas endocárdicas y defectos cardíacos

Debido a su localización clave, las anomalías del desarrollo de las almo-hadillas endocárdicas son la base de muchas malformaciones cardíacas, como las **comunicaciones interauricular e interventricular** y los **defectos de los grandes vasos** (p. ej., **transposición de los grandes vasos y tetralogía de Fallot**). Dado que la población celular de las almohadillas troncoconales com-prende **células de la cresta neural**, y como estas células contribuyen también en gran medida al desarrollo de la cabeza y el cuello, las anomalías de estas células, producidas por agentes teratógenos o causas genéticas, suelen pro-ducir defectos cardíacos y craneofaciales en el mismo individuo.

TABICAMIENTO DE LA AURÍCULA COMÚN

Al final de la cuarta semana, desde el techo de la aurícula común crece una cresta falciforme hacia la luz. Esta cresta representa la primera porción del **septum primum** (figs. 11–12A y 11–14A y B). Los dos extremos de este tabi-que se extienden en dirección de las almohadillas endocárdicas en el canal auriculoventricular. El orificio que se encuentra entre el borde inferior del sep-tum primum y las almohadillas endocárdicas es el **ostium primum** (fig. 11–14A y B). Durante el desarrollo ulterior aparecen prolongaciones de las almohadillas endocárdicas superior e inferior, que siguen el borde del septum primum y ocluyen gradualmente el ostium primum (fig. 11–14C y D). Sin embargo, antes que se complete el cierre, la **muerte celular** produce perfora-

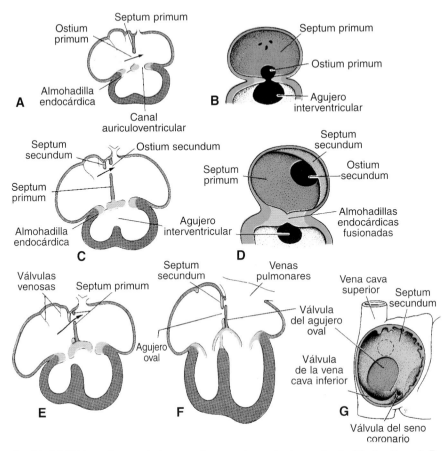

Fig. 11–14. Tabiques interauriculares en diversas etapas de desarrollo. **A.** 30 días (6 mm). **B.** La misma etapa que en **A**, pero visto desde la derecha. **C.** 33 días (9 mm). **D.** La misma etapa que en **C**, pero visto desde la derecha. **E.** 37 días (14 mm). **F.** Neonato. **G.** Tabique interauricular visto desde la derecha, en el mismo período que en **F**.

ciones en la porción superior del septum primum, las cuales, al hacer coalescencia, forman el **ostium secundum** y aseguran así el paso del flujo sanguíneo desde la aurícula primitiva derecha hacia la izquierda (fig. 11–14B y D).

Cuando se amplía la cavidad de la aurícula derecha como consecuencia de la incorporación de la prolongación sinusal, aparece un nuevo pliegue semilunar, el **septum secundum** (fig. 11–14C y D). Este nuevo pliegue nunca divide por completo la cavidad auricular (fig. 11–14G). Su segmento anterior se extiende hacia abajo hasta el tabique del canal auriculoventricular. Cuando la válvula venosa izquierda y el septum spurium se fusionan con el lado derecho del septum secundum, el borde cóncavo libre de este último comienza a superponerse al ostium secundum (fig. 11–12A y B). El orificio que deja el septum

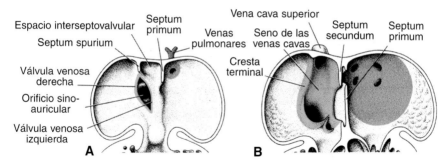

Fig. 11–15. Cortes coronales del corazón que muestran el desarrollo de las porciones de pared lisa de las aurículas derecha e izquierda. Tanto la pared de la prolongación sinusal derecha (*azul*) como las venas pulmonares (*rojo*) se incorporan al corazón para formar las porciones de pared lisa de las aurículas.

secundum es el **agujero oval**. La parte superior del septum primum desaparece gradualmente y la parte que queda se transforma en la **válvula del agujero oval**. La comunicación entre las dos cavidades auriculares consiste en una hendidura oblicua y alargada (fig. 11–14E–G) por la cual pasa la sangre de la aurícula derecha hacia el lado izquierdo (*flechas* en figs. 11–12B y 11–14E).

Después del nacimiento, cuando se inicia la circulación pulmonar y aumenta la presión en la aurícula izquierda, la válvula del agujero oval es comprimida contra el septum secundum y oblitera este agujero, de modo que la aurícula derecha queda aislada de la izquierda. En un 20% de los casos, aproximadamente, la fusión del septum primum y el septum secundum es incompleta y queda una hendidura oblicua y angosta entre las dos aurículas. Este estado se denomina **permeabilidad del agujero oval a los catéteres** y no permite el cortocircuito intracardíaco de la sangre.

Diferenciación ulterior de las aurículas

Mientras la aurícula derecha primitiva aumenta de tamaño con la incorporación de la prolongación sinusal derecha, la aurícula izquierda primitiva también se expande. En un principio se desarrolla una **vena pulmonar** embrionaria única como una evaginación de la pared posterior de la aurícula izquierda, inmediatamente a la izquierda del septum primum (fig. 11–15A). Esta vena establece conexión con las venas de los esbozos pulmonares en desarrollo. Durante el desarrollo ulterior, la vena pulmonar y sus ramas se incorporan a la aurícula izquierda, lo cual origina la porción extensa de **pared lisa** de la aurícula del adulto. Si bien en un principio en la aurícula izquierda penetra una sola vena, al final entran cuatro venas pulmonares (fig. 11–15B) a medida que las ramas se van incorporando a la pared auricular en expansión.

En el corazón completamente desarrollado, la aurícula izquierda embrionaria original corresponde a poco más que la **orejuela auricular trabeculada**, en tanto que la parte lisa de la pared se origina en las venas pulmonares (fig. 11–15). Del lado derecho, la aurícula derecha embrionaria original se convierte en la **orejuela auricular derecha trabeculada** que contiene los músculos pectíneos, mientras que el seno de las venas cavas de pared lisa, tiene origen en la prolongación derecha del seno venoso.

TABICAMIENTO DEL CANAL AURICULOVENTRICULAR

Hacia el final de la cuarta semana aparecen, en los bordes superior e inferior del canal auriculoventricular, dos rebordes mesenquimáticos, las **almohadillas endocárdicas auriculoventriculares** (figs. 11–16 y 11–17). En un principio, el canal auriculoventricular solamente comunica con el ventrículo izquierdo primitivo y está separado del bulbo cardíaco por el **reborde bulboventricular** o **conoventricular** (fig. 11–8). Sin embargo, hacia el final de la quinta semana, el extremo posterior del reborde termina casi a mitad de distancia a lo largo de la base de la almohadilla endocárdica superior y es mucho menos notable que antes (fig. 11–17). Dado que el canal auriculoventricular crece hacia la derecha, la sangre que pasa por el orificio auriculoventricular puede llegar directamente a los ventrículos primitivos izquierdo y derecho.

Además de las almohadillas endocárdicas inferior y superior, en los bordes derecho e izquierdo del canal aparecen otras dos, las **almohadillas auriculoventriculares laterales** (figs. 11–16 y 11–17). Las almohadillas superior e inferior, entre tanto, sobresalen más aún hacia el interior de la cavidad y al llegar al final de la quinta semana se fusionan entre sí, lo cual origina la división completa del canal en orificios auriculoventriculares derecho e izquierdo (fig. 11–16).

Válvulas auriculoventriculares

Después de la fusión de las almohadillas endocárdicas, cada orificio auriculoventricular se halla rodeado por proliferaciones localizadas de tejido mesenquimático (fig. 11–18A). Cuando el tejido situado en la superficie ventricular de estas proliferaciones se excava y se adelgaza a causa de la corriente sanguínea, se forman válvulas que quedan unidas a la pared ventricular por medio de cordones musculares (fig. 11–18B). Por último, el tejido muscular de los cordones degenera y es reemplazado por tejido conectivo denso. En esta etapa, las válvulas consisten en tejido conectivo cubierto de endocardio y están unidas a trabéculas engrosadas en la pared del ventrículo, los **músculos papilares**, por medio de **cuerdas tendinosas** (fig. 11–18C). De esta manera se forman en el canal auriculoventricular izquierdo dos valvas, que constituyen la **válvula mitral o bicúspide**, y tres del lado derecho, las cuales forman la **válvula tricúspide**.

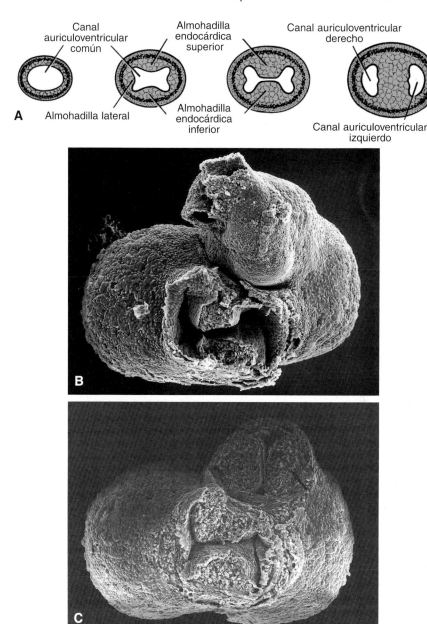

Fig. 11–16. Formación del tabique en el canal auriculoventricular. **A.** De izquierda a derecha, períodos de 23, 26, 31 y 35 días, respectivamente. El orificio, en un principio circular, se ensancha gradualmente en sentido transversal. **B** y **C.** Microfotografías electrónicas de barrido de corazones de embriones de ratón, que muestran el crecimiento y la fusión de las almohadillas endocárdicas superior e inferior en el canal auriculoventricular. En **C**, las almohadillas del tracto de salida *(flecha)* también se están fusionando.

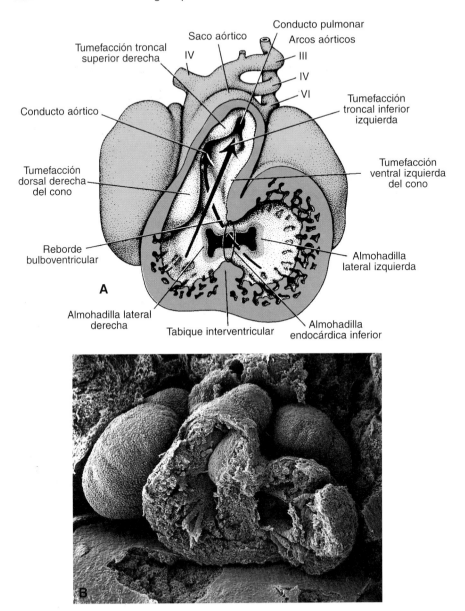

Fig. 11-17. A. Corte frontal del corazón de un embrión de 35 días. En este período del desarrollo la sangre de la cavidad auricular pasa al ventrículo primitivo izquierdo y también al ventrículo primitivo derecho. Obsérvese el desarrollo de las almohadillas en el canal auriculoventricular. Se aprecian también las almohadillas en el tronco y el cono. El *anillo* señala el agujero interventricular primitivo. Las *flechas* indican la dirección de la corriente sanguínea. **B.** Microfotografía electrónica de barrido de un embrión de ratón en un período algo más avanzado, que muestra la fusión de las almohadillas auriculoventriculares y el contacto entre las que están en el tracto de salida.

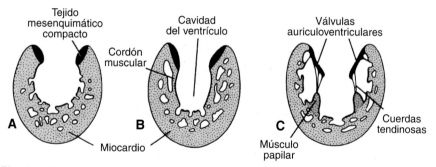

Fig. 11-18. Formación de las válvulas auriculoventriculares y de las cuerdas tendinosas. Obsérvese cómo las valvas se excavan en el lado ventricular, pero permanecen unidas a la pared ventricular por las cuerdas tendinosas.

ORIENTACIÓN CLÍNICA

Defectos cardíacos

Las anomalías cardíacas y vasculares integran la categoría más grande de defectos congénitos humanos, responsables de un 1% de las malformaciones de los niños nacidos vivos. La incidencia entre los mortinatos es diez veces más alta. Se estima que el 8% de las malformaciones cardíacas se deben a factores genéticos, el 2% son causadas por agentes ambientales y la mayoría son provocadas por una compleja interacción entre las influencias genéticas y los agentes ambientales (causas **multifactoriales**). Como ejemplos clásicos de teratógenos cardiovasculares se encuentran el **virus** de la **rubéola** y la **talidomida**, aunque existen otros como la **isotretinoína** (**vitamina A**), el **alcohol** y muchos otros compuestos. Las enfermedades maternas, como la **diabetes** insulinodependiente y la **hipertensión**, se asocian también con la producción de anomalías cardíacas. Las anomalías cromosómicas se asocian con malformaciones cardíacas, ya que un 6 a un 10% de los recién nacidos con defectos cardíacos tienen una anomalía cromosómica no balanceada. Además, en el 33% de los niños con anomalías cromosómicas existe una cardiopatía congénita, con una incidencia cercana al 100% en niños con trisomía 18. Por último, las malformaciones cardíacas están vinculadas con diversos síndromes genéticos, que incluyen anomalías craneofaciales, como los síndromes de **DiGeorge**, de **Goldenhar** y de **Down** (véase cap. 15).

Se está comenzando a identificar y mapear los genes que regulan el desarrollo cardíaco, y han empezado a descubrirse las mutaciones que provocan malformaciones cardíacas. Por ejemplo, las mutaciones del gen *NKX2.5*, en el cromosoma 5q35 que especifica el corazón, producen comunicación interauricular (tipo ostium secundum) y retardo de la conducción auriculoventricular de modo autosómico dominante. Las mutaciones del gen *TBX5* producen el **síndrome de Holt–Oram**, caracterizado por anomalías preaxiales (radiales) de la extremidad y comunicación interauricular. Puede haber también defectos en la porción muscular del tabique interventricular (comunicación interventricular). El síndrome de Holt–Oram integra el grupo de los **síndromes corazón-mano** que ejemplifican que los mismos genes pueden participar en múltiples procesos de desarrollo. Por ejemplo, *TBX5* se expresa en los segmentos distales del esbozo de la extremidad y en el primordio del corazón. El síndrome de Holt–Oram se hereda en forma autosómica dominante, con una frecuencia de 1/100.000 nacidos vivos.

La **comunicación interauricular (defecto del tabique interauricular)** es una cardiopatía congénita con una incidencia de 6,4 cada 10.000 nacimientos y una prevalencia de 2:1 en las mujeres frente a los varones. Una de las anomalías más importantes es el defecto tipo **ostium secundum**, caracterizado por un orificio de tamaño apreciable entre las aurículas izquierda y derecha, a causa de la muerte celular y la resorción excesivas del septum primum (fig. 11–19B y C) o del desarrollo insuficiente del septum secundum (fig. 11–19D y E). Según el tamaño del orificio, puede existir un importante cortocircuito intracardíaco de izquierda a derecha.

La anomalía más grave de este grupo es la falta completa de tabique interauricular (fig. 11–19F). Este estado, denominado aurícula común o **corazón trilocular biventricular**, siempre se acompaña de otros defectos cardíacos graves.

A veces, el agujero oval se cierra durante el período prenatal. Esta anomalía, que recibe el nombre de **cierre prematuro del agujero oval**, causa hipertrofia masiva de la aurícula y del ventrículo derechos y un desarrollo insuficiente del lado izquierdo del corazón. Suele sobrevenir la muerte poco después del nacimiento.

Las **almohadillas endocárdicas** del canal auriculoventricular no solo dividen a este canal en orificios derecho e izquierdo, sino que también participan en la formación de la porción membranosa del tabique interventricular y en el cierre del ostium primum. Esta región tiene forma de cruz; los tabiques interauricular e interventricular forman la parte vertical y las almohadillas auriculoventriculares, la transversal. Un signo importante en ecografías del corazón es la integridad de esta cruz (fig. 11–29C). Cuando las almohadillas no se fusionan, el resultado es un **canal auriculoventricular persistente** combinado con un defecto del tabique cardíaco (fig. 11–20A). Este defecto del tabique tiene un componente auricular y otro ventricular, separados por valvas anormales en el orificio auriculoventricular único (fig. 11–20C).

En ocasiones, las almohadillas endocárdicas del canal auriculoventricular se fusionan solo en parte. El resultado es una comunicación interauricular; sin embargo, el tabique interventricular se cierra (fig. 11–20D y E). Esta malformación, denominada **defecto tipo ostium primum**, suele acompañarse de una hendidura de la valva anterior de la válvula tricúspide (fig. 11–20C).

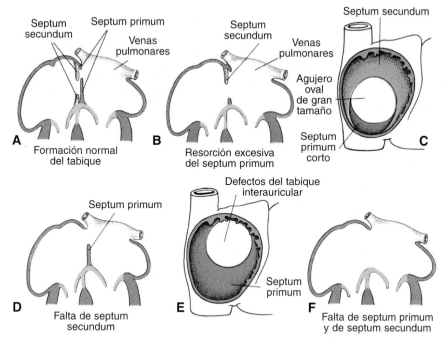

Fig. 11–19.A. Formación normal del tabique interauricular. **B** y **C.** Defecto tipo ostium secundum causado por resorción excesiva del septum primum. **D** y **E.** Defecto semejante causado por la falta de desarrollo del septum secundum. **F.** Aurícula común o corazón trilocular biventricular, por ausencia completa del septum primum y del septum secundum.

La **atresia tricuspídea** comprende la obliteración del orificio auriculoventricular derecho (fig. 11–21B) y se caracteriza por la falta o fusión de las valvas de la tricúspide. El defecto se acompaña invariablemente de: a) persistencia del agujero oval, b) defecto del tabique interventricular (comunicación interventricular), c) hipoplasia del ventrículo derecho y d) hipertrofia del ventrículo izquierdo.

TABICAMIENTO DEL TRONCO ARTERIOSO Y DEL CONO ARTERIAL

Durante la quinta semana aparecen en el tronco un par de rebordes opuestos. Estos rebordes, los **rebordes** o **almohadillas troncales**, están situados en la pared superior derecha (**reborde troncal superior derecho**) y en la pared inferior izquierda (**reborde troncal inferior izquierdo**) (fig. 11–17). El reborde troncal superior derecho crece distalmente y hacia la izquierda, mientras que el reborde troncal inferior izquierdo lo hace distalmente y hacia la derecha. En consecuencia, al crecer en dirección del saco aórtico, estas tumefac-

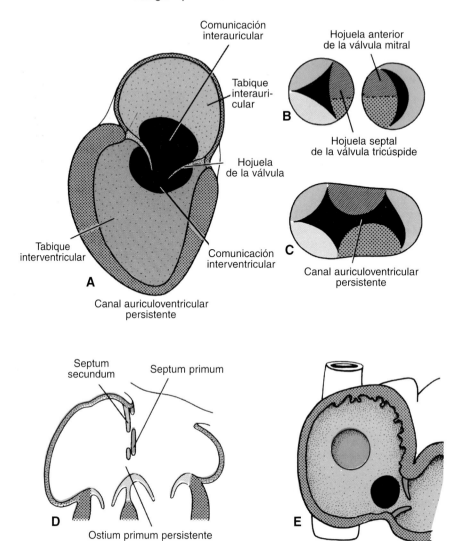

Fig. 11–20. A. Canal auriculoventricular común persistente. Esta anomalía siempre se acompaña de un defecto del tabique en la porción auricular lo mismo que en la ventricular. **B.** Valvas de los orificios auriculoventriculares en condiciones normales. **C.** Válvulas hendidas en caso de canal auriculoventricular persistente. **D** y **E.** Defecto tipo ostium primum causado por fusión incompleta de las almohadillas endocárdicas auriculoventriculares.

ciones se enroscan la una sobre la otra anticipando la forma en espiral del futuro tabique (figs. 11–22 y 11–23). Después de la fusión completa, los rebordes forman el **tabique aortopulmonar** que divide al tronco en un **canal aórtico** y otro **pulmonar**.

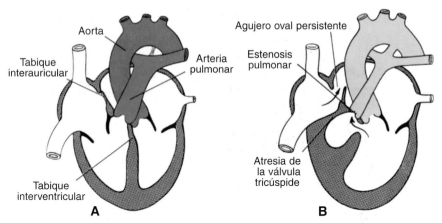

Fig. 11–21. A. Corazón normal. **B.** Atresia tricuspídea. Adviértanse el ventrículo derecho pequeño y el ventrículo izquierdo voluminoso.

Aproximadamente en el momento en que aparecen los rebordes troncales, se presentan tumefacciones similares (almohadillas) a lo largo de las paredes dorsal derecha y ventral izquierda del cono arterial (figs. 11–17 y 11–23). Las tumefacciones del cono se acercan entre sí y en dirección distal para unirse con el tabique del tronco. Cuando se han fusionado los dos rebordes del cono, el tabique divide a este último en una porción anterolateral (el infundíbulo o tracto de salida del ventrículo derecho) (fig. 11–24) y una porción postero-medial (el infundíbulo o tracto de salida del ventrículo izquierdo) (fig. 11–25).

Las células de la cresta neural migran desde los bordes de los pliegues neu-rales en la región del rombencéfalo y contribuyen a la formación de las almo-hadillas endocárdicas en el cono arterial y en el tronco arterioso. La migra-ción, proliferación o diferenciación anormal de estas células da origen a mal-formaciones de esta región, como la tetralogía de Fallot (fig. 11-29), la esteno-sis pulmonar, la transposición de los grandes vasos y el tronco arterioso per-sistente (fig. 11-30). Debido a que las células de la cresta neural también con-tribuyen al desarrollo craneofacial, no es raro ver anomalías cardíacas y facia-les en el mismo individuo.

TABICAMIENTO DE LOS VENTRÍCULOS

Hacia el final de la cuarta semana, los dos ventrículos primitivos comien-zan a expandirse. Ello se debe al continuo crecimiento del miocardio en la parte externa y a la formación ininterrumpida de divertículos y trabéculas en el interior (figs. 11-8, 11-17 y 11-25).

Las paredes internas de los ventrículos en expansión se ponen en contac-to y poco a poco se fusionan, y se forma de tal manera el **tabique interven-tricular muscular** (fig. 11-25). En ocasiones, la fusión entre las paredes es

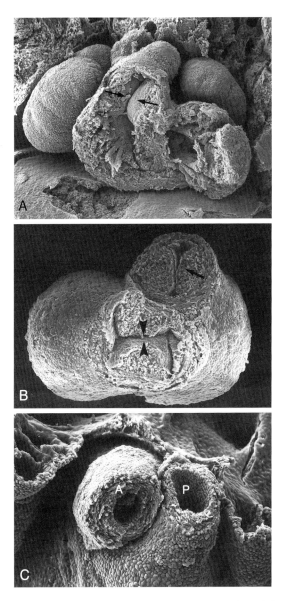

Fig. 11–22. Microfotografías electrónicas de barrido de corazones de embriones de ratón, que muestran la formación de los rebordes troncoconales (almohadillas) que constituyen un tabique en el tracto de salida que divide esta región en los canales aórtico y pulmonar. **A.** Corte frontal que muestra el contacto de las almohadillas *(flechas)* en el tracto de salida. **B.** Corte transversal del canal auriculoventricular *(puntas de flecha)* y del tracto de salida *(flecha)*. Las almohadillas de ambas regiones han establecido un contacto inicial. **C.** Corte transversal de la aorta (A) y de la arteria pulmonar (P) que muestra su recorrido en espiral por enroscamiento de los rebordes troncoconales (véase fig. 11–23). Obsérvese el grosor de la aorta.

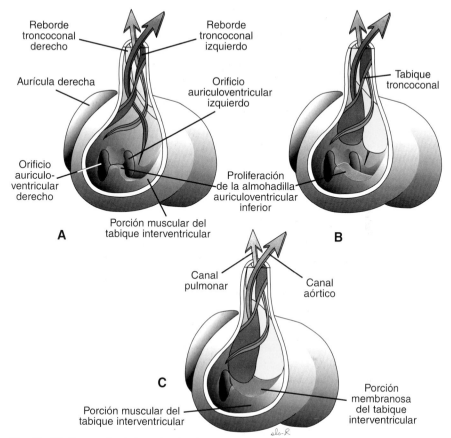

Reborde troncoconal derecho

Reborde troncoconal izquierdo

Aurícula derecha

Orificio auriculoventricular izquierdo

Tabique troncoconal

Orificio auriculo-ventricular derecho

Proliferación de la almohadilla auriculoventricular inferior

Porción muscular del tabique interventricular

A

B

Canal pulmonar

Canal aórtico

C

Porción membranosa del tabique interventricular

Porción muscular del tabique interventricular

Fig. 11–23. Desarrollo de los rebordes (almohadillas) troncoconales y cierre del agujero interventricular. La proliferación de las almohadillas conales derecha e izquierda, sumada a la proliferación de la almohadilla endocárdica inferior, cierra el agujero interventricular y forma la porción membranosa del tabique interventricular. **A.** Embrión de 6 semanas (12 mm). **B.** Al comienzo de la séptima semana (14,5 mm). **C.** Al final de la séptima semana (20 mm).

incompleta, lo cual se manifiesta por una hendidura apical más o menos profunda entre los dos ventrículos. El espacio que queda entre el borde libre del tabique interventricular muscular y las almohadillas endocárdicas fusionadas permite la comunicación entre los dos ventrículos.

El **agujero interventricular**, que se encuentra por arriba de la porción muscular del tabique interventricular, disminuye de tamaño al llegar a término la formación del **tabique del cono** (fig. 11–23). Durante el desarrollo ulterior se produce el cierre del agujero por el crecimiento de tejido de la almohadilla endocárdica inferior a lo largo de la porción superior del tabique interventricular muscular (fig. 11–23). Este tejido se fusiona con las partes colindantes del tabique del cono. Con el cierre completo, el agujero interventricular se transforma en la **porción membranosa del tabique interventricular**.

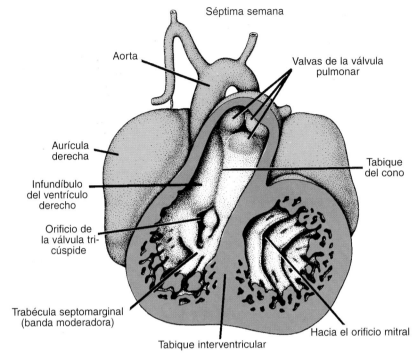

Fig. 11–24. Corte frontal del corazón de un embrión de 7 semanas. Obsérvense el tabique del cono y la posición de las valvas de la válvula pulmonar.

Válvulas semilunares

Cuando el tabicamiento del tronco casi ha terminado, se advierten los primordios de las válvulas semilunares a modo de pequeños tubérculos en los rebordes principales del tronco. Cada uno de estos pares queda asignado a los canales pulmonar y aórtico, respectivamente (fig. 11–26). Frente a las tumefacciones fusionadas del tronco aparece un tercer tubérculo en ambos canales. Gradualmente, los tubérculos se excavan en su cara superior y se forman las **válvulas semilunares** (fig. 11–27). Pruebas recientes indican que las células de la cresta neural contribuyen a la formación de esas válvulas.

ORIENTACIÓN CLÍNICA

Defectos cardíacos

La **comunicación interventricular** (**defecto del tabique ventricular**), que comprende la porción membranosa del tabique (fig. 11–28), es la malformación cardíaca congénita más común, que se presenta en forma aislada en 12 de cada 10.000 nacimientos. Aun cuando puede tratarse de una lesión aisla-

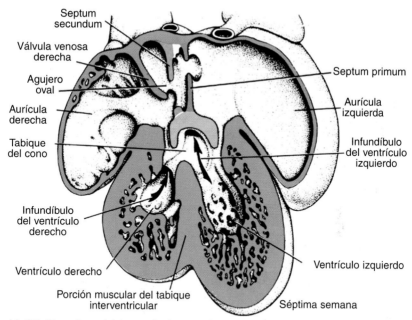

Septum
secundum

Válvula venosa
derecha

Agujero
oval

Aurícula
derecha

Tabique
del cono

Infundíbulo
del ventrículo
derecho

Ventrículo derecho

Porción muscular del tabique
interventricular

Septum primum

Aurícula
izquierda

Infundíbulo
del ventrículo
izquierdo

Ventrículo izquierdo

Séptima semana

Fig. 11–25. Corte frontal del corazón de un embrión al término de la séptima semana. El tabique del cono está completo y la sangre del ventrículo izquierdo pasa a la aorta. Obsérvese el tabique de la región auricular.

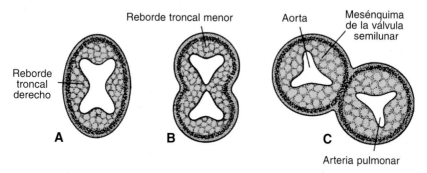

Reborde troncal menor

Aorta

Mesénquima
de la válvula
semilunar

Reborde
troncal
derecho

A   **B**   **C**

Arteria pulmonar

Fig. 11–26. Cortes transversales del tronco arterioso a nivel de las válvulas semilunares en la quinta (**A**), sexta (**B**) y séptima (**C**) semana de desarrollo.

da, también puede acompañarse de anomalías del tabicamiento de la región troncoconal. Según el calibre del orificio, el caudal sanguíneo que lleva la arteria pulmonar puede ser de 1,2 a 1,7 vez más abundante que el de la aorta. En ocasiones, el defecto no se circunscribe a la porción membranosa sino que abarca también la porción muscular del tabique.

La **tetralogía de Fallot** es la anomalía más frecuente de la **región troncoconal** (fig. 11–29) y se debe a la división desigual del cono, causada por el

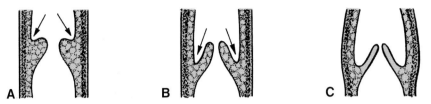

Fig. 11-27. Cortes longitudinales a través de las válvulas semilunares a la sexta (**A**), séptima (**B**) y novena (**C**) semana de desarrollo. La superficie superior se excava (*flechas*) para formar las valvas.

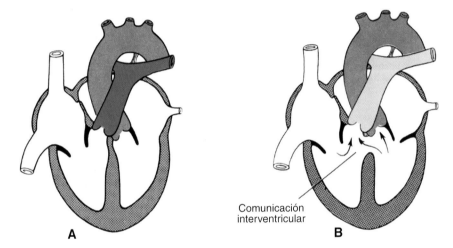

Fig. 11-28. A. Corazón normal. **B.** Defecto aislado de la porción membranosa del tabique interventricular. La sangre del ventrículo izquierdo pasa a la derecha por la comunicación interventricular (*flechas*).

desplazamiento anterior del tabique troncoconal. Esto produce cuatro alteraciones cardiovasculares: a) estrechamiento de la región infundibular del ventrículo derecho, es decir, **estenosis infundibular pulmonar**; b) comunicación interventricular amplia; c) cabalgamiento de la aorta que nace directamente arriba del defecto septal, y d) hipertrofia de la pared ventricular derecha, ocasionada por la alta presión en ese lado. Esta malformación se presenta con una frecuencia de 9,6 cada 10.000 nacimientos, y es compatible con la vida.

El **tronco arterioso persistente** se observa cuando los rebordes troncoconales no se fusionan ni descienden hacia los ventrículos (fig. 11-30). En este caso, cuya frecuencia es de 0,8 cada 10.000 nacimientos, la arteria pulmonar nace un poco por arriba del origen del tronco indiviso. Dado que los rebordes participan también en la formación del tabique interventricular, el tronco persistente siempre se acompaña de una comunicación interventricular. De tal manera, el tronco no dividido cabalga sobre ambos ventrículos y recibe sangre de ambos lados.

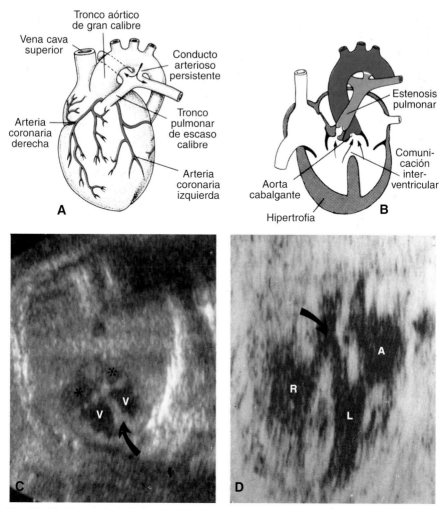

Fig. 11–29. Tetralogía de Fallot. **A.** Vista superficial. **B.** Los cuatro componentes del defecto: estenosis pulmonar, aorta cabalgante, defecto del tabique (comunicación) interventricular e hipertrofia ventricular derecha. **C.** Ecografía de un corazón normal con sus aurículas (*asteriscos*), ventrículos (V) y tabique interventricular (*flecha*). **D.** Imagen ecográfica de un corazón que muestra las características de la tetralogía, esto es, hipertrofia del ventrículo derecho (R) y cabalgamiento de la aorta (*flecha*). L, ventrículo izquierdo; A, aurícula.

La **transposición de los grandes vasos** se produce cuando el tabique troncoconal no sigue su curso normal en espiral sino que desciende en línea recta (fig. 11–31A). En consecuencia, la aorta nace del ventrículo derecho y la arteria pulmonar del izquierdo. Esta anomalía se presenta en 4,8 de cada 10.000 nacimientos y a veces se acompaña de un defecto de la porción membranosa del tabique interventricular. Por lo común está combinada con un conducto

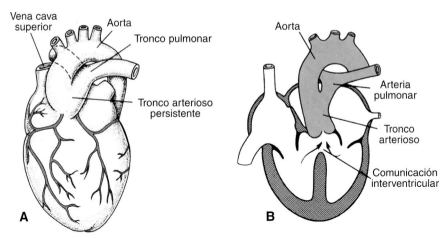

Fig. 11–30. Tronco arterioso persistente. La arteria pulmonar se origina en el tronco común (**A**). No se ha formado el tabique en el tronco ni en el cono (**B**). Esta anomalía siempre se acompaña de una comunicación interventricular.

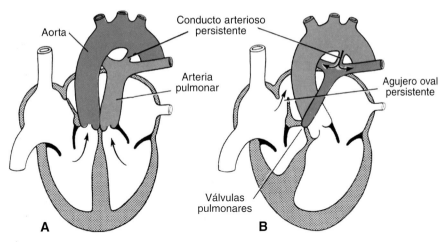

Fig. 11–31.A. Transposición de los grandes vasos. **B.** Atresia de la válvula pulmonar con raíz aórtica normal. La única vía de acceso de la sangre a los pulmones es por el conducto arterioso persistente.

arterioso persistente. Dado que las células de la cresta neural contribuyen a la formación de las almohadillas troncales, las lesiones de estas células pueden provocar defectos cardíacos de la región infundibular.

La **estenosis valvular** de la arteria pulmonar o de la aorta se produce cuando las válvulas semilunares están fusionadas en una distancia variable. La incidencia de la anomalía es análoga en ambas regiones: 3 a 4 cada 10.000 nacimientos, aproximadamente. En caso de **estenosis valvular de la arteria**

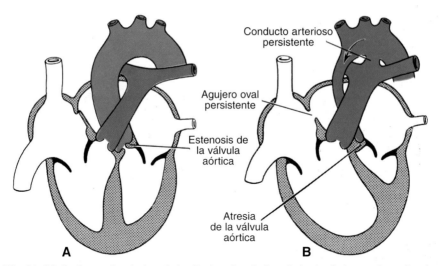

Fig. 11–32. A. Estenosis valvular aórtica. **B.** Atresia valvular aórtica. La *flecha* en el cayado aórtico indica la dirección del flujo sanguíneo. Las arterias coronarias reciben sangre por este flujo retrógrado. Obsérvense el ventrículo izquierdo pequeño y el ventrículo derecho voluminoso.

pulmonar, el tronco de esta arteria es estrecho o atrésico (fig. 11–31B). El agujero oval permeable es entonces la única salida para la sangre del lado derecho del corazón. El conducto arterioso siempre se encuentra permeable y representa la única vía de acceso a la circulación pulmonar.

En el caso de la **estenosis valvular aórtica** (fig. 11–32A), la fusión de las valvas engrosadas puede ser completa, de manera que solo queda un orificio del calibre de una punta de alfiler. Sin embargo, el calibre de la aorta puede ser normal.

Cuando la fusión de las valvas semilunares aórticas es completa –estado denominado **atresia valvular aórtica** (fig. 11–32B)–, la aorta, el ventrículo izquierdo y la aurícula izquierda muestran un desarrollo insuficiente. Por lo común, la anomalía se acompaña de un conducto arterioso permeable, que conduce la sangre a la aorta.

La **ectopia cardíaca** es una anomalía poco frecuente, en la que el corazón se encuentra situado en la superficie del tórax. Esta malformación depende de la falta de cierre de la pared ventral del cuerpo del embrión (véase cap. 10).

Formación del sistema de conducción del corazón

En un principio, el **marcapaso** del corazón se encuentra en la porción caudal del tubo cardíaco izquierdo. Más tarde, esta función es asumida por el seno venoso y, al incorporarse éste a la aurícula derecha, el tejido marcapaso se halla próximo a la desembocadura de la vena cava superior. Así se forma el **nódulo sinoauricular**.

El **nódulo auriculoventricular** y el **haz auriculoventricular** (haz de His) tienen dos orígenes: a) células de la pared izquierda del seno venoso y b) células del canal auriculoventricular. Una vez que el seno venoso se ha incorporado a la aurícula derecha, estas células adoptan su posición definitiva en la base del tabique interauricular.

Desarrollo vascular

SISTEMA ARTERIAL

Arcos aórticos

Cuando se forman los arcos faríngeos durante la cuarta y la quinta semana de desarrollo, cada uno recibe su propio nervio craneano y su propia arteria (véase cap. 15). Estas arterias reciben el nombre de **arcos aórticos** y se originan en el **saco aórtico**, la porción más distal del tronco arterioso (figs. 11-8 y 11-33). Los arcos aórticos se hallan incluidos en el mesénquima de los arcos faríngeos y terminan en las aortas dorsales derecha e izquierda. (En la región de los arcos las aortas dorsales son pares, pero en la región caudal se fusionan para formar un solo vaso.) Los arcos faríngeos y sus vasos aparecen en una secuencia craneocaudal, de manera que no todos se encuentran presentes simultáneamente. El saco aórtico envía una rama a cada nuevo arco y da origen así a un total de cinco pares de arterias. (El quinto arco no se forma nunca o lo hace de manera incompleta y después sufre regresión. En

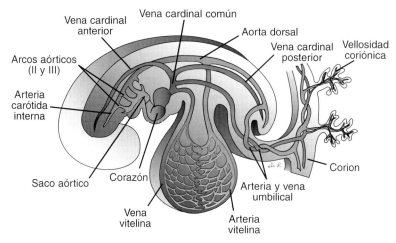

Fig. 11–33. Principales arterias (*rojo*) y venas (*azul*) intraembrionarias y extraembrionarias en un embrión de 4 mm (final de la cuarta semana). Solo están representados los vasos del lado izquierdo del embrión.

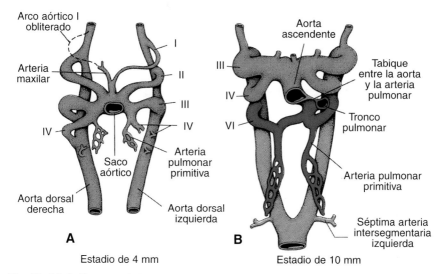

Arco aórtico I
obliterado

Arteria
maxilar

IV

Saco
aórtico

Aorta dorsal
derecha

I

II

III

IV

Arteria
pulmonar
primitiva

Aorta dorsal
izquierda

A

Estadio de 4 mm

Aorta
ascendente

III

IV

VI

Tabique
entre la aorta
y la arteria
pulmonar

Tronco
pulmonar

Arteria pulmonar
primitiva

Séptima arteria
intersegmentaria
izquierda

B

Estadio de 10 mm

Fig. II–34. A. Esquema de los arcos aórticos al final de la cuarta semana. El primer arco aórtico se oblitera antes del desarrollo completo del sexto arco. **B.** Sistema de los arcos aórticos al comienzo de la sexta semana. Adviértanse el tabique aortopulmonar y las arterias pulmonares de grueso calibre.

consecuencia, los cinco arcos se numeran como I, II, III, IV y VI [fig. 11–34].) Durante el desarrollo ulterior, esta disposición arterial se modifica y algunos vasos experimentan una regresión completa.

La división del tronco arterioso por el tabique aortopulmonar divide el canal de salida del corazón en la **aorta ventral** y la **arteria pulmonar**. El saco aórtico forma entonces las prolongaciones derecha e izquierda, que después darán origen a la **arteria braquiocefálica** y al segmento proximal del **cayado de la aorta**, respectivamente (fig. 11–35B y C).

En el embrión de 27 días, la mayor parte del **primer arco aórtico** ha desaparecido (fig. 11–34). Sin embargo, persiste una pequeña porción que forma la **arteria maxilar**. De manera análoga, pronto desaparece el **segundo arco aórtico**; las porciones remanentes de este arco son las **arterias hioidea** y del **músculo del estribo**. El tercer arco es de gran tamaño; el cuarto y el sexto se hallan en proceso de formación. Aun cuando el sexto arco no está completo, ya se encuentra la **arteria pulmonar primitiva** como rama principal (fig. 11–34A).

En el embrión de 29 días han desaparecido los dos primeros arcos aórticos (fig. 11–34B). El tercero, cuarto y sexto arco son voluminosos. El saco troncoaórtico se ha dividido, de manera que los sextos arcos se continúan ahora con el tronco pulmonar.

Durante el desarrollo ulterior el sistema de arcos aórticos pierde su disposición simétrica original, ilustrada en forma esquemática en la figura 11–35A, y adopta el patrón vascular definitivo que se muestra en la figura 11–35B y C. Esta representación ayuda a comprender la transformación que tiene lugar en

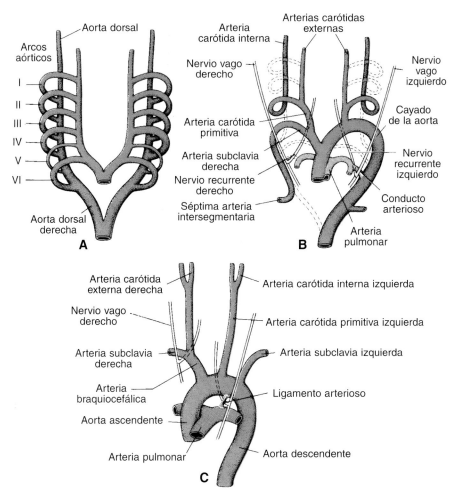

Fig. 11–35. A. Arcos aórticos y aortas dorsales antes de adoptar su patrón vascular definitivo. **B.** Arcos aórticos y aortas dorsales después de la transformación. Los componentes obliterados se indican con *líneas entrecortadas*. Obsérvese el conducto arterioso persistente y la posición de la séptima arteria intersegmentaria, a la izquierda. **C.** Grandes arterias en el adulto. Compárese la distancia entre el sitio de origen de la arteria carótida primitiva izquierda y la subclavia izquierda en **B** y **C**. Después de la desaparición de la parte distal del sexto arco aórtico (el quinto arco nunca se forma por completo), el nervio laríngeo recurrente derecho se engancha en la arteria subclavia derecha. Del lado izquierdo, el nervio conserva su ubicación y se engancha alrededor del ligamento arterioso.

el sistema arterial embrionario para convertirse en el del adulto. Se registran los siguientes cambios:

El **tercer arco aórtico** forma la **arteria carótida primitiva** y la primera porción de la **arteria carótida interna**. El resto de la carótida interna está com-

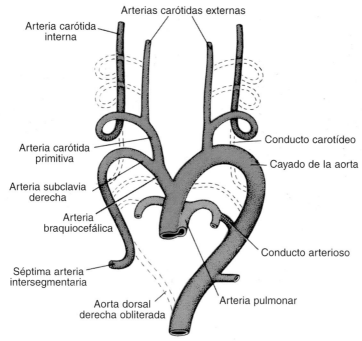

Arterias carótidas externas

Arteria carótida interna

Arteria carótida primitiva

Arteria subclavia derecha

Arteria braquiocefálica

Séptima arteria intersegmentaria

Aorta dorsal derecha obliterada

Conducto carotídeo

Cayado de la aorta

Conducto arterioso

Arteria pulmonar

Fig. 11–36. Cambios producidos en el sistema original de arcos aórticos.

puesto por la porción craneal de la aorta dorsal. La **arteria carótida externa** es un brote del tercer arco aórtico.

El **cuarto arco aórtico** persiste en ambos lados, pero su evolución final es distinta en el derecho y en el izquierdo. Del lado izquierdo forma parte del cayado aórtico, entre la carótida primitiva izquierda y la arteria subclavia izquierda. Del lado derecho, forma el segmento más proximal de la arteria subclavia derecha, cuya porción distal está constituida por una parte de la aorta dorsal derecha y por la séptima arteria intersegmentaria (fig. 11–35B).

El **quinto arco aórtico** nunca llega a formarse o lo hace de manera incompleta y después sufre regresión.

El **sexto arco aórtico**, también llamado **arco pulmonar**, emite una rama importante que crece hacia el esbozo pulmonar (fig. 11–34B). Del lado derecho, la porción proximal se convierte en el segmento proximal de la arteria pulmonar derecha. La porción distal de este arco pierde su conexión con la aorta dorsal y desaparece. Del lado izquierdo, la parte distal persiste durante la vida intrauterina como **conducto arterioso**.

Simultáneamente con estas modificaciones del sistema de los arcos aórticos se producen muchos otros cambios: a) la aorta dorsal entre la desembocadura del tercero y cuarto arco, llamada **conducto carotídeo**, se oblitera (fig. 11–36). b) La aorta dorsal derecha desaparece entre el origen de la séptima arteria intersegmentaria y la unión con la aorta dorsal izquierda (fig. 11–36).

c) El plegamiento cefálico, el desarrollo del prosencéfalo y el alargamiento del cuello hacen que el corazón descienda a la cavidad torácica. En consecuencia, las arterias carótida y braquiocefálica se alargan notablemente (fig. 11-35C). Como resultado de este desplazamiento caudal, la arteria subclavia izquierda, fijada distalmente en el esbozo del brazo, desplaza su punto de origen en la aorta, a nivel de la séptima arteria intersegmentaria (fig. 11-35B), hasta un punto cada vez más alto, hasta que se sitúa cerca del nacimiento de la arteria carótida primitiva izquierda (fig. 11-35C). d) Como consecuencia del desplazamiento caudal del corazón y la desaparición de diversas porciones de los arcos aórticos, el trayecto de los **nervios laríngeos recurrentes** es distinto en el lado derecho y en el izquierdo. En un principio estos nervios, ramas del vago, se distribuyen en los sextos arcos faríngeos. Cuando desciende el corazón, se enganchan alrededor de los sextos arcos aórticos y vuelven a ascender hacia la laringe, lo cual explica su recorrido recurrente. Cuando del lado derecho la parte distal del sexto arco aórtico y el quinto arco aórtico desaparecen, el nervio laríngeo recurrente se desplaza hacia arriba y se engancha alrededor de la arteria subclavia derecha. Del lado izquierdo el nervio no se desplaza hacia arriba, dado que la porción distal del sexto arco aórtico persiste como **conducto arterioso**, que después formará el **ligamento arterioso** (fig. 11-35).

Arterias onfalomesentéricas y umbilicales

Las **arterias onfalomesentéricas** o **vitelinas**, que en un principio son varios vasos dispuestos en pares que irrigan el saco vitelino (fig. 11-33), se fusionan gradualmente y forman las arterias situadas en el mesenterio dorsal del intestino. En el adulto corresponden al **tronco celíaco**, la **arteria mesentérica superior** y la **arteria mesentérica inferior**. Estos vasos se distribuyen en los derivados del **intestino anterior, medio** y **posterior**, respectivamente.

Las **arterias umbilicales** son, en un comienzo, un par de ramas ventrales de la aorta dorsal, que se dirigen hacia la placenta en íntima relación con la alantoides (fig. 11-33). Sin embargo, durante la cuarta semana de vida intrauterina, cada arteria adquiere una conexión secundaria con la rama dorsal de la aorta, la **arteria ilíaca primitiva**, y pierde su sitio temprano de origen. Después del nacimiento, las porciones proximales de las arterias umbilicales persisten en forma de **arterias ilíaca interna** y **vesical superior**, en tanto que las porciones distales se obliteran y forman los **ligamentos umbilicales medios**.

ORIENTACIÓN CLÍNICA

Defectos del sistema arterial

En condiciones normales, el **conducto arterioso** se cierra funcionalmente por la contracción de su pared muscular poco después del nacimiento para formar el **ligamento arterioso**. Sin embargo, su cierre anatómico dependien-

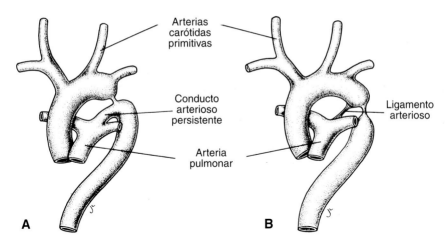

Fig. 11–37. Coartación de la aorta. **A.** Variante preductal. **B.** Variante posductal. La porción caudal del cuerpo recibe irrigación sanguínea por medio de arterias intercostales y torácicas (mamarias) internas de gran calibre e hipertrofiadas.

te de la proliferación de la íntima tiene lugar de uno a tres meses más tarde. El **conducto arterioso persistente** es una de las anomalías más frecuentes de los grandes vasos (8 de cada 10.000 nacimientos), sobre todo en niños prematuros, y puede presentarse aisladamente o en combinación con otros defectos cardíacos (figs. 11–29A y 11–31). En particular, los defectos que provocan grandes diferencias entre las presiones aórtica y pulmonar pueden hacer que pase por el conducto un abundante flujo sanguíneo, lo cual impide su cierre normal.

La **coartación de la aorta** (fig. 11–37A y B), que se produce en 3,2 de cada 10.000 nacimientos, es un estrechamiento apreciable de la luz de la aorta por debajo del origen de la arteria subclavia izquierda. Dado que la constricción puede estar situada por arriba o por debajo de la desembocadura del conducto arterioso, pueden distinguirse dos tipos de coartación: **preductal** y **posductal**. La causa de la estenosis aórtica es, fundamentalmente, una anomalía de la túnica media de la aorta seguida de proliferación de la íntima. En la forma preductal persiste el conducto arterioso, mientras que en la posductal, que es la más común, el conducto suele estar obliterado. En este último caso se establece una circulación colateral entre las porciones proximal y distal de la aorta por medio de arterias intercostales y torácicas (mamarias) internas de grueso calibre. De esta manera, la parte inferior del cuerpo recibe irrigación sanguínea.

El **origen anormal de la arteria subclavia derecha** (fig. 11–38A y B) es una anomalía que se produce cuando la arteria subclavia derecha es formada por la porción distal de la aorta dorsal derecha y por la séptima arteria intersegmentaria. Se ha producido la obliteración del cuarto arco aórtico y de

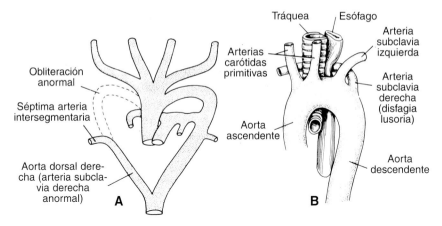

Fig. 11–38. Origen anómalo de la arteria subclavia derecha. **A.** Obliteración del cuarto arco aórtico derecho y de la porción proximal de la aorta dorsal derecha, con persistencia de la porción distal de la aorta dorsal derecha. **B.** La arteria subclavia derecha anómala cruza la línea media por detrás del esófago y puede comprimirlo.

la porción proximal de la aorta dorsal derecha. Con el acortamiento de la aorta entre la carótida primitiva izquierda y la subclavia izquierda, el origen de la arteria subclavia derecha anómala se encuentra finalmente inmediatamente por debajo del nacimiento de la arteria subclavia izquierda. Dado que su tronco deriva de la aorta dorsal derecha, debe atravesar la línea media por detrás del esófago para llegar al brazo derecho. Esta anomalía por lo general no ocasiona dificultades para la deglución y la respiración, porque no se produce compresión importante del esófago ni de la tráquea.

En la **duplicación del cayado aórtico** persiste la aorta dorsal derecha entre el origen de la séptima arteria intersegmentaria y su unión con la aorta dorsal izquierda (fig. 11–39). Se forma así un **anillo vascular** que rodea la tráquea y el esófago y a menudo los comprime, lo que ocasiona dificultades para la respiración y la deglución.

Existe un **cayado aórtico derecho** cuando el cuarto arco y la aorta dorsal del lado izquierdo se obliteran por completo y son reemplazados por los vasos correspondientes del lado derecho. En ocasiones, cuando el ligamento arterioso está situado del lado izquierdo y pasa por detrás del esófago, puede causar molestias durante la deglución.

El **cayado aórtico interrumpido** es una anomalía ocasionada por la obliteración del cuarto arco aórtico del lado izquierdo (fig. 11–40A y B). Con frecuencia se combina con un origen anómalo de la arteria subclavia derecha. El conducto arterioso conserva su permeabilidad y la aorta descendente y la subclavia reciben sangre poco oxigenada. El tronco aórtico surte a las dos arterias carótidas primitivas.

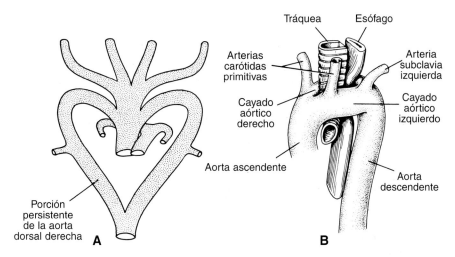

Fig. 11-39. Duplicación del cayado de la aorta. **A.** Persistencia de la porción distal de la aorta dorsal derecha. **B.** El cayado aórtico doble forma un anillo vascular alrededor de la tráquea y el esófago.

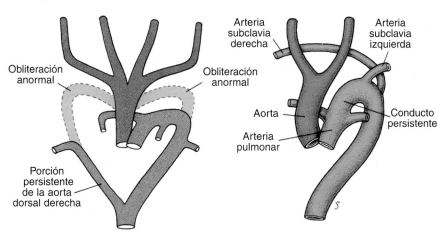

Fig. 11-40. A. Obliteración del cuarto arco aórtico del lado derecho y del izquierdo y persistencia de la porción distal de la aorta dorsal derecha. **B.** Cayado aórtico interrumpido. La aorta irriga la cabeza, y la arteria pulmonar, a través del conducto arterioso, irriga el resto del cuerpo.

SISTEMA VENOSO

En la quinta semana se pueden distinguir tres pares de venas de grueso calibre: a) las **venas onfalomesentéricas** o **vitelinas**, que llevan sangre del saco vitelino al seno venoso; b) las **venas umbilicales**, que se originan en las vellosidades coriónicas y transportan sangre oxigenada al embrión, y c) las **venas cardinales**, que reciben sangre del cuerpo del embrión propiamente dicho (fig. 11-41).

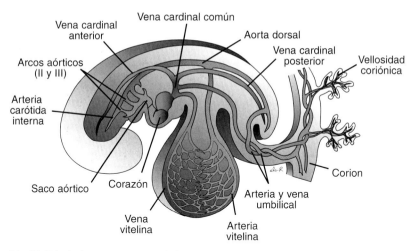

Fig. I I–4I. Principales componentes de los sistemas venoso y arterial en un embrión de 4 mm (final de la cuarta semana).

Venas onfalomesentéricas o vitelinas

Antes de ingresar en el seno venoso, las venas onfalomesentéricas o vitelinas forman un plexo alrededor del duodeno y pasan a través del septum transversum. Los cordones hepáticos que se forman en el tabique interrumpen el recorrido de las venas y se constituye una extensa red vascular, la de los **sinusoides hepáticos** (fig. 11–42).

Al producirse la reducción de la prolongación sinusal izquierda, la sangre que proviene del lado izquierdo del hígado es recanalizada hacia la derecha y produce un agrandamiento de la vena onfalomesentérica derecha (conducto hepatocardíaco derecho). Por último, el conducto hepatocardíaco derecho forma la **porción hepatocardíaca de la vena cava inferior.** Desaparece por completo la porción proximal de la vena onfalomesentérica izquierda (fig. 11–43A y B). La red anastomótica periduodenal se transforma en un vaso único, la **vena porta** (fig. 11–43B). La **vena mesentérica superior**, que drena el asa intestinal primitiva, deriva de la vena onfalomesentérica derecha. También desaparece la porción distal de la vena onfalomesentérica izquierda (fig. 11–43A y B).

Venas umbilicales

En una etapa inicial, las venas umbilicales pasan a cada lado del hígado, pero algunas se comunican con los sinusoides hepáticos (fig. 11–42A y B). Desaparece entonces la porción proximal de ambas venas umbilicales, lo mismo que el resto de la vena umbilical derecha, de modo que la vena umbi-

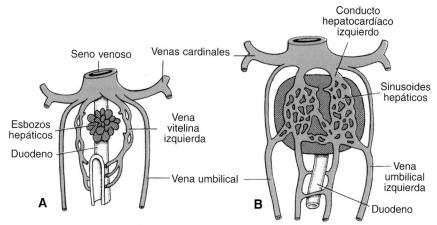

Fig. 11–42. Desarrollo de las venas umbilicales y onfalomesentéricas (vitelinas) durante la cuarta (**A**) y la quinta semana (**B**). Adviértase el plexo que rodea al duodeno, la formación de los sinusoides hepáticos y el comienzo del cortocircuito de izquierda a derecha entre las venas onfalomesentéricas.

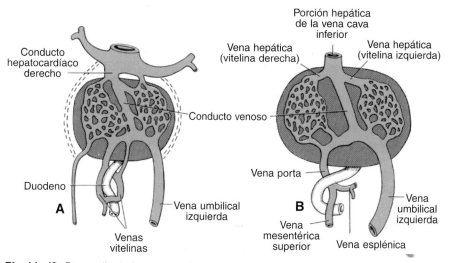

Fig. 11–43. Desarrollo de las venas onfalomesentéricas y umbilicales durante el segundo (**A**) y el tercer mes (**B**). Obsérvese la formación del conducto venoso, la vena porta y la porción hepática de la vena cava inferior. Las venas esplénica y mesentérica superior desembocan en la vena porta.

lical izquierda es la única que transporta sangre de la placenta al hígado (fig. 11–43). Al aumentar la circulación placentaria se establece una comunicación directa entre la vena umbilical izquierda y el conducto hepatocardíaco derecho, el **conducto venoso** (fig. 11–43A y B). Este vaso permite que la sangre sortee el plexo sinusoidal del hígado. Después del nacimiento se obliteran la vena umbilical izquierda y el conducto venoso y forman, respectivamente, el **ligamento redondo del hígado** y el **ligamento venoso**.

Venas cardinales

En un principio, las venas cardinales forman el principal sistema de drenaje venoso del embrión. Este sistema está compuesto por las **venas cardinales anteriores**, que reciben la sangre de la porción cefálica del embrión, y las **venas cardinales posteriores**, que drenan el resto del cuerpo. Las venas anteriores y posteriores se unen antes de penetrar en la prolongación sinusal y forman las **venas cardinales comunes**, más cortas. Durante la cuarta semana, las venas cardinales constituyen un sistema simétrico (fig. 11–44A).

Durante la quinta a la séptima semana se forman otras venas: a) las **venas subcardinales**, que drenan sangre principalmente de los riñones, b) las **venas sacrocardinales**, que drenan las extremidades inferiores y c) las **venas supracardinales**, que drenan la sangre de la pared del cuerpo por medio de las venas intercostales y asumen de tal manera la función de las venas cardinales posteriores (fig. 11–44).

Una característica de la formación del sistema de la vena cava es la aparición de anastomosis entre la izquierda y la derecha, de manera tal que la sangre de la izquierda es canalizada hacia el lado derecho.

La **anastomosis entre las venas cardinales anteriores** forma la **vena braquiocefálica izquierda** (fig. 11–44A y B). En consecuencia, la mayor parte de la sangre del lado izquierdo de la cabeza y de la extremidad superior izquierda es canalizada hacia la derecha. La porción terminal de la vena cardinal posterior izquierda, que penetra en la vena braquiocefálica izquierda, continúa como un vaso de pequeño calibre, la **vena intercostal superior izquierda** (fig. 11–44B). Este vaso recibe sangre de los espacios intercostales segundo y tercero. La **vena cava superior** está formada por la vena cardinal común derecha y la porción proximal de la vena cardinal anterior derecha.

La **anastomosis entre las venas subcardinales** forma la **vena renal izquierda**. Una vez establecida esta comunicación, la vena subcardinal izquierda desaparece y queda únicamente su porción distal, que forma la **vena gonadal izquierda**. En consecuencia, la vena subcardinal derecha se convierte en el principal conducto de drenaje y se transforma en el segmento renal de la vena cava inferior (fig. 11–44B).

La **anastomosis entre las venas sacrocardinales** forma la **vena ilíaca primitiva izquierda** (fig. 11–44B). La vena sacrocardinal derecha se transforma en el segmento sacrocardinal de la vena cava inferior. Cuando el segmento renal de la vena cava inferior se conecta con el segmento hepático, que deriva de la vena onfalomesentérica derecha, la vena cava inferior queda completa y está formada, entonces, por un segmento hepático, un segmento renal y un segmento sacrocardinal.

Al obliterarse la porción principal de las venas cardinales posteriores, las venas supracardinales se tornan más importantes en el drenaje de la pared

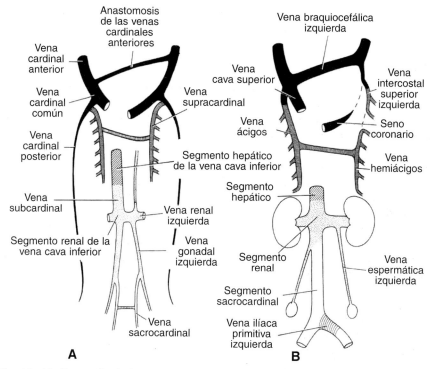

Fig. 11–44. Desarrollo de la vena cava inferior, la vena ácigos y la vena cava superior. **A.** Séptima semana. Anastomosis que se han formado entre las subcardinales, las supracardinales, las sacrocardinales y las cardinales anteriores. **B.** Sistema venoso en el neonato. Adviértanse los tres componentes de la vena cava inferior.

corporal. Las venas intercostales derechas cuarta a undécima drenan en la vena supracardinal derecha, la cual, junto con una porción de la vena cardinal posterior, forma la **vena ácigos** (fig. 11–44). Del lado izquierdo, las venas intercostales cuarta a séptima desembocan en la vena supracardinal izquierda, y ésta, denominada **vena hemiácigos**, drena en la vena ácigos (fig. 11–44B).

ORIENTACIÓN CLÍNICA

Defectos del sistema venoso

El complejo desarrollo de la vena cava explica por qué es frecuente observar desviaciones del patrón normal.

La **duplicación de la vena cava inferior** se produce cuando la vena sacrocardinal izquierda no pierde su conexión con la vena subcardinal izquierda (fig. 11–45A). La vena ilíaca primitiva izquierda puede existir o no. Sin

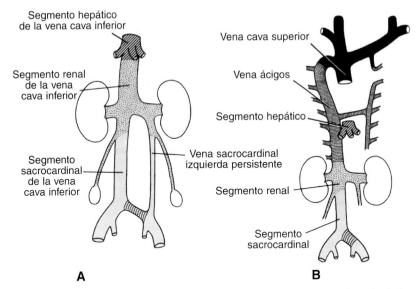

Fig. 11-45. A. Vena cava inferior doble a nivel lumbar a causa de la persistencia de la vena sacrocardinal izquierda. **B.** Ausencia de la vena cava inferior. La mitad inferior del cuerpo es drenada por la vena ácigos, la cual desemboca en la vena cava superior. La vena hepática vierte su sangre en el corazón por el sitio de la vena cava inferior.

embargo, siempre se encuentra la vena gonadal izquierda al igual que en condiciones normales.

La **vena cava inferior** está **ausente** cuando la vena subcardinal derecha no ha establecido conexión con el hígado y desvía la sangre directamente hacia la vena supracardinal derecha (figs. 11-44 y 11-45B). En consecuencia, la sangre que proviene de la porción caudal del cuerpo llega al corazón por la vena ácigos y la vena cava superior. La vena hepática desemboca en la aurícula derecha en el sitio que corresponde a la vena cava inferior. Por lo general, esta anomalía se acompaña de otras malformaciones cardíacas.

La **vena cava superior izquierda** es una anomalía causada por la persistencia de la vena cardinal anterior izquierda y la obliteración de la vena cardinal común y de la porción proximal de las venas cardinales anteriores del lado derecho (fig. 11-46A). En este caso, la sangre del lado derecho pasa al izquierdo a través de la vena braquiocefálica. La vena cava superior izquierda desemboca en la aurícula derecha por la prolongación sinusal izquierda, esto es, el seno coronario.

La **duplicación de la vena cava superior** se caracteriza por la persistencia de la vena cardinal anterior izquierda y la falta de formación de la vena braquiocefálica izquierda (fig. 11-46B). La vena cardinal anterior izquierda persistente, denominada **vena cava superior izquierda**, desemboca en la aurícula derecha a través del seno coronario.

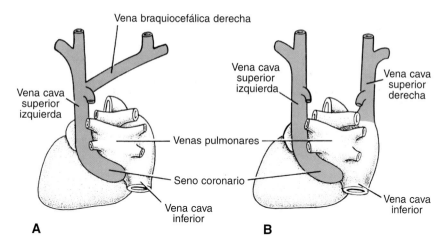

Fig. 11–46.**A.** Vena cava superior izquierda que desemboca en la aurícula derecha por medio del seno coronario (vista dorsal). **B.** Duplicación de la vena cava superior. No se ha formado la vena comunicante (braquiocefálica) entre las dos cardinales anteriores (vista dorsal).

Circulación antes y después del nacimiento

CIRCULACIÓN FETAL

Antes del nacimiento, la sangre de la placenta, saturada con oxígeno en un 80%, aproximadamente, vuelve al feto por la vena umbilical. Al acercarse al hígado, el caudal principal de esta sangre fluye por el conducto venoso directamente hacia la vena cava inferior sin pasar por él. Una pequeña parte entra en los sinusoides hepáticos y allí se mezcla con la sangre de la circulación portal (fig. 11–47). Un **mecanismo de esfínter** en el **conducto venoso**, cerca de la desembocadura de la vena umbilical, regula el flujo de sangre umbilical por los sinusoides hepáticos. Se considera que este esfínter se cierra cuando, a causa de las contracciones uterinas, el retorno venoso es excesivo, lo cual impide la sobrecarga brusca del corazón.

Después de un corto trayecto en la vena cava inferior, donde la sangre placentaria se mezcla con la sangre desoxigenada que retorna de las extremidades inferiores, desemboca en la aurícula derecha. Aquí es guiada hacia el agujero oval por la válvula de la vena cava inferior y la parte principal de la corriente circulatoria pasa directamente a la aurícula izquierda. Sin embargo, una pequeña porción no puede pasar porque se lo impide el borde inferior del septum secundum, la **crista dividens**, y permanece en la aurícula derecha, donde se mezcla con la sangre desoxigenada que vuelve de la cabeza y los brazos por la vena cava superior.

Desde la aurícula izquierda, donde se mezcla con un pequeño volumen de sangre desoxigenada que llega de los pulmones, la corriente circulatoria

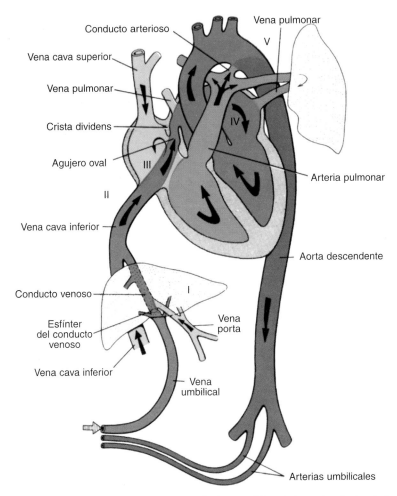

Fig. 11–47. Patrón de la circulación sanguínea fetal antes del nacimiento. Las *flechas* indican la dirección de la corriente circulatoria. Obsérvense los sitios en los cuales la sangre oxigenada se mezcla con sangre desoxigenada: en el hígado (I), en la vena cava inferior (II), en la aurícula derecha (III), en la aurícula izquierda (IV) y en la desembocadura del conducto arterioso en la aorta descendente (V).

desemboca en el ventrículo izquierdo y la aorta ascendente. Dado que las arterias coronarias y carótidas son las primeras ramas de la aorta ascendente, el miocardio y el cerebro reciben sangre bien oxigenada. La sangre desoxigenada que proviene de la vena cava superior fluye por el ventrículo derecho hacia el tronco de la pulmonar. Como la resistencia de los vasos pulmonares durante la vida intrauterina es alta, el volumen principal de esta sangre pasa directamente por el **conducto arterioso** hacia la aorta descendente, donde se mezcla con sangre de la aorta proximal. Desde allí la sangre se dirige a la placenta por las dos arterias umbilicales. La saturación de oxígeno en las arterias umbilicales es del 58%, aproximadamente.

En el trayecto desde la placenta hasta los órganos del feto, la alta concentración de oxígeno en la sangre de la vena umbilical disminuye gradualmente al mezclarse con sangre desoxigenada. En teoría, esto podría suceder en los siguientes sitios (fig. 11–47, I–V): I) en el hígado, por mezcla con un pequeño volumen de sangre que vuelve del sistema portal; II) en la vena cava inferior, que transporta sangre desoxigenada que retorna de las extremidades inferiores, la pelvis y los riñones; III) en la aurícula derecha, al mezclarse con sangre que proviene de la cabeza y de los brazos; IV) en la aurícula izquierda, por mezcla con sangre que retorna de los pulmones, y V) en la desembocadura del conducto arterioso en la aorta descendente.

CAMBIOS CIRCULATORIOS EN EL NACIMIENTO

Los cambios repentinos que tienen lugar en el sistema vascular en el momento del nacimiento son ocasionados por la interrupción del flujo sanguíneo placentario y el comienzo de la respiración pulmonar. Dado que al mismo tiempo el conducto arterioso se cierra por contracción muscular de su pared, el volumen de sangre que fluye por los vasos pulmonares aumenta con rapidez. Esto provoca, a su vez, un aumento de la presión en la aurícula izquierda. Simultáneamente, disminuye la presión en la aurícula derecha como consecuencia de la interrupción de la circulación placentaria. Entonces, el septum primum se adosa al septum secundum y se produce el cierre funcional del agujero oval.

En resumen, los cambios que tienen lugar en el sistema vascular después del nacimiento son los siguientes (fig. 11–48):

La **obliteración de las arterias umbilicales**, acompañada de la contracción de los músculos lisos de sus paredes, es causada probablemente por estímulos mecánicos y térmicos y por un cambio de la tensión de oxígeno. Desde el punto de vista funcional, las arterias se cierran unos minutos después del nacimiento. No obstante, la obliteración verdadera por proliferación fibrosa puede insumir de dos a tres meses. Las porciones distales de las arterias umbilicales forman entonces los **ligamentos umbilicales medios**, en tanto que las porciones proximales conservan su permeabilidad y forman las **arterias vesicales superiores** (fig. 11–48).

La **obliteración de la vena umbilical** y **del conducto venoso** se produce poco después del cierre de las arterias umbilicales. En consecuencia, el recién nacido puede recibir sangre de la placenta algún tiempo después del nacimiento. La vena umbilical ya obliterada forma el **ligamento redondo del hígado** en el borde inferior del ligamento falciforme. El conducto venoso, que va desde el ligamento redondo hasta la vena cava inferior, también se oblitera y forma el **ligamento venoso**.

La **obliteración del conducto arterioso**, por contracción de su pared muscular, se produce casi inmediatamente después del nacimiento y es mediada por la **bradicinina**, una sustancia liberada por los pulmones durante el período de insuflación inicial. Se considera que transcurren de 1 a 3 meses para la obliteración anatómica completa por proliferación de la túnica íntima. En el adulto, el conducto arterioso obliterado forma el **ligamento arterioso**.

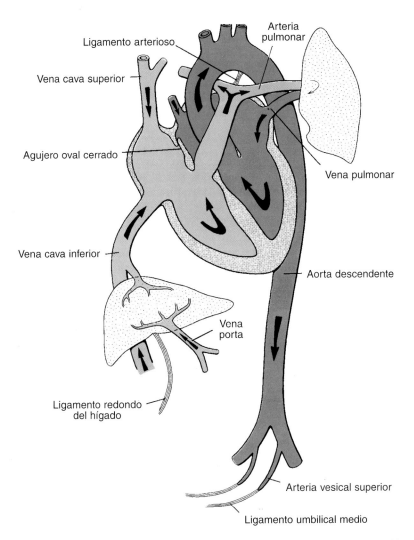

Fig. 11–48. Patrón de la circulación sanguínea posnatal humana. Adviértanse los cambios que se producen como consecuencia del comienzo de la respiración y el cese del flujo sanguíneo placentario. *Flechas*, dirección del flujo sanguíneo.

El **cierre del agujero oval** se debe al aumento de la presión en la aurícula izquierda combinado con el descenso de la presión del lado derecho. Al producirse la primera respiración profunda, el septum primum es presionado contra el septum secundum. Sin embargo, en los primeros días de la vida este cierre es reversible. El llanto del niño crea un cortocircuito de derecha a izquierda, que explica los períodos de cianosis en el neonato. La aposición constante conduce gradualmente a la fusión de los dos tabiques hacia el primer año de vida, aproximadamente. No obstante, es probable que en un 20% de los individuos nunca se produzca la obliteración anatómica completa (**agujero oval permeable a catéteres**).

Sistema linfático

El **sistema linfático** inicia su desarrollo más tarde que el sistema cardiovascular y no aparece hasta la quinta semana de la gestación. No resulta claro el origen de los vasos linfáticos, pero podrían formarse a partir del mesénquima in situ o aparecer como evaginaciones saculares del endotelio de las venas. Como consecuencia de ello se forman seis sacos linfáticos primarios: dos **yugulares** en la unión de las venas subclavias y las cardinales anteriores; dos **ilíacos** en la unión de las venas ilíacas y las cardinales posteriores; uno **retroperitoneal** próximo a la raíz del mesenterio, y la **cisterna del quilo** dorsal al saco retroperitoneal. Numerosos canales conectan a estos sacos entre sí y también drenan la linfa de las extremidades, la pared corporal y la cabeza y el cuello. Dos canales principales, los **conductos torácicos** derecho e izquierdo, conectan los sacos yugulares con la cisterna del quilo y enseguida se forma una anastomosis entre estos conductos. Entonces se desarrolla el **conducto torácico** a partir de la porción distal del conducto torácico derecho, la anastomosis y la porción craneal del conducto torácico izquierdo. El **conducto linfático derecho** deriva de la porción craneal del conducto torácico derecho. Ambos conductos mantienen sus conexiones originales con el sistema venoso y desembocan en la unión de la vena yugular interna con la subclavia. Debido a que existen numerosas anastomosis, la morfología final del conducto torácico es muy variable.

Resumen

El sistema cardiovascular en su totalidad –el corazón, los vasos y las células sanguíneas– tiene su origen en la hoja germinativa mesodérmica. Aun cuando en una etapa inicial forma una estructura par, hacia el vigesimosegundo día de desarrollo los dos tubos (figs. 11–3 y 11–4) forman un único tubo cardíaco, ligeramente incurvado (fig. 11–6), constituido por un tubo endocárdico interno y un manto miocárdico que lo rodea. En el curso de la cuarta a la séptima semana el corazón se divide en una estructura típica con cuatro cámaras.

El tabicamiento del corazón se debe, en parte, al desarrollo del tejido de las **almohadillas endocárdicas** en el canal auriculoventricular (**almohadillas auriculoventriculares**) y en la región troncoconal (**rebordes troncoconales**). Debido a la localización clave de este tejido, muchas malformaciones cardíacas están relacionadas con la morfogénesis anormal de éste.

Tabicamiento de la aurícula. El **septum primum**, una cresta falciforme que desciende desde el techo de la aurícula, nunca divide por completo a la aurícula en dos, sino que deja un espacio, el **ostium primum**, para la comunicación entre ambas (fig. 11–14). Más tarde, cuando se oblitera el ostium primum por fusión del septum primum con las almohadillas endocárdicas, se forma, por muerte celular programada en este septum, el **ostium secundum**. Por último se forma un **septum secundum**, pero se mantiene un orificio interauricular, el **agujero oval**. Únicamente en el **momento del nacimiento**, cuando aumenta la presión en la aurícula izquierda, los dos tabiques quedan comprimidos entre sí y se cierra toda comunicación entre ambos lados. Las anomalías del tabique interauricular pueden variar desde su falta total (fig. 11–19) hasta un pequeño orificio que se denomina **agujero oval permeable a catéteres**.

Tabicamiento del canal auriculoventricular. Cuatro **almohadillas endocárdicas** rodean el canal auriculoventricular. La fusión de las almohadillas superior e inferior opuestas divide el orificio en los canales auriculoventriculares derecho e izquierdo. El tejido de las almohadillas se vuelve fibroso y forma la válvula mitral (bicúspide) a la izquierda y la válvula tricúspide a la derecha (fig. 11–17). La persistencia del canal auriculoventricular común (fig. 11–20) o su división anormal (fig. 11–21B) son defectos conocidos.

Tabicamiento de los ventrículos. El tabique interventricular está formado por una porción **muscular** gruesa y una porción **membranosa** delgada (fig. 11–25) constituida por: a) una almohadilla endocárdica auriculoventricular inferior, b) el reborde del cono derecho y c) el reborde del cono izquierdo (fig. 11–23). En muchos casos no se produce la fusión de estos tres componentes, lo cual deja un agujero interventricular abierto. Si bien esta anomalía puede aparecer aisladamente, con frecuencia se combina con otros defectos compensatorios (figs. 11–28 y 11–29).

Tabicamiento del bulbo. El bulbo se divide en: a) el tronco (aorta y tronco pulmonar), b) el cono (infundíbulo de la aorta y del tronco pulmonar) y c) la porción trabeculada del ventrículo derecho. La región del tronco se halla dividida por **el tabique aortopulmonar** de forma espiral en las dos arterias principales (fig. 11–22). Las tumefacciones del cono dividen a los infundíbulos de los canales aórtico y pulmonar y ocluyen el orificio interventricular con tejido de la almohadilla endocárdica inferior (fig. 11–23). Muchas anomalías vasculares, como la **transposición de los grandes vasos** y la **atresia valvular pulmonar**, son consecuencia de la división anormal de la región troncoconal, y en ellas pueden intervenir las células de la cresta neural que contribuyen a la formación del tabique en la región troncoconal.

Cada uno de los cinco arcos faríngeos tiene su propio arco aórtico (figs. 11–35). Cuatro importantes derivados del sistema original de arcos aórticos son: a) las arterias carótidas (tercer arco); b) el cayado de la aorta (cuarto arco aórtico izquierdo); c) la arteria pulmonar (sexto arco aórtico), la cual durante la vida intrauterina está conectada con la aorta por medio del conducto arterioso, y d) la arteria subclavia derecha, formada por el cuarto arco aórtico derecho, la porción distal de la aorta dorsal derecha y la séptima arteria intersegmentaria (fig. 11–35B). Las anomalías más comunes del sistema de arcos aórticos comprenden: a) conducto arterioso persistente y coartación de la aorta (fig. 11–37), y b) cayado aórtico derecho persistente y arteria subclavia derecha anómala (figs. 11–38 y 11–39), dos anomalías que ocasionan dificultades para la respiración y la deglución.

Las arterias **onfalomesentéricas o vitelinas** en un principio se distribuyen en el saco vitelino, pero después forman el **tronco celíaco** y las **arterias mesentéricas superior** e **inferior**, que irrigan las regiones del **intestino anterior, medio** y **posterior**, respectivamente.

El par de **arterias umbilicales** se origina en las arterias ilíacas primitivas. Después del nacimiento, las porciones distales de estas arterias se obliteran y forman los **ligamentos umbilicales medios**, en tanto que las porciones proximales persisten en forma de **arterias ilíaca interna** y **vesical**.

Sistema venoso. Pueden reconocerse tres sistemas: a) el **sistema onfalomesentérico** o **vitelino**, que se transforma en el **sistema portal**; b) el sistema cardinal, que forma el **sistema de la vena cava**, y c) el **sistema umbilical**, que desaparece después del nacimiento. El complejo sistema de la vena cava se caracteriza por numerosas anomalías, como duplicación de la vena cava inferior y superior y vena cava superior izquierda (fig. 11–46).

Modificaciones al nacer. Durante la vida prenatal, la circulación placentaria proporciona oxígeno al feto, pero después del nacimiento los pulmones se hacen cargo del intercambio de gases. En el momento del nacimiento y durante los primeros meses de vida tienen lugar las siguientes modificaciones del sistema circulatorio: a) obliteración del conducto arterioso; b) obliteración del agujero oval; c) obliteración de la vena umbilical y del conducto venoso, que se transforman en el **ligamento redondo del hígado** y el **ligamento venoso**, y d) obliteración de las arterias umbilicales que forman los **ligamentos umbilicales medios**.

Sistema linfático. El sistema linfático se desarrolla más tarde que el sistema cardiovascular y se forma a partir de cinco sacos: dos yugulares, dos ilíacos y uno retroperitoneal, y la cisterna del quilo. Se establecen numerosos canales que comunican estos sacos y drenan otras estructuras. Por último se forma el **conducto torácico** por anastomosis de los conductos torácicos derecho e izquierdo, la porción distal del conducto torácico derecho y la porción craneal del conducto torácico izquierdo. El **conducto linfático derecho** surge a partir de la porción craneal del conducto torácico derecho.

Problemas para resolver

1. En la ecografía de una mujer de 35 años que se encuentra en la duodécima semana de gestación se observa una imagen anómala del corazón fetal. En lugar de la visión de las cuatro cámaras que proporciona la típica "cruz", se advierte la falta de una porción por debajo de la barra transversal. ¿Qué estructuras comprende la cruz y qué defecto tiene probablemente el niño?

2. En el momento del nacimiento un niño presenta graves malformaciones craneofaciales y transposición de los grandes vasos. ¿Cuál sería la población celular que ha intervenido en estas anomalías y qué tipo de factor lesivo pudo haber producido este efecto?

3. ¿Qué tipo de tejido es crítico para el mecanismo de división del corazón en cuatro cámaras y la transformación del tracto de salida en los canales aórtico y pulmonar?

4. Un paciente presenta dificultades para la deglución. ¿Qué tipo de anomalía o anomalías vasculares podrían haber producido este padecimiento? ¿Cuál es su origen embriológico?

Lecturas recomendadas

Adkins RB, et al.: Dysphagia associated with aortic arch anomaly in adults. Am Surg 52:238, 1986.

Basson CT, et al.: Mutations in human TBX5 cause limb and cardiac malformation in Holt-Oram syndrome. Nat Genet 15:30, 1997.

Bruyer HJ, Kargas SA, Levy JM: The causes and underlying developmental mechanisms of congenital cardiovascular malformation: a critical review. Am J Med Genet 3:411, 1987.

Clark EB: Cardiac embryology: its relevance to congenital heart disease. Am J Dis Child 140:41, 1986.

Coffin D, Poole TJ: Embryonic vascular development: immunohistochemical identification of the origin and subsequent morphogenesis of the major vessel primordia of quail embryos. Development 102:735, 1988.

Fishman MC, Chien KR: Fashioning the vertebrate heart: earliest embryonic decisions. Development 124:2099, 1997.

Harvey RP: NK-2 homeobox genes and heart development. Dev Biol 178:203, 1996.

Hirakow R: Development of the cardiac blood vessels in staged human embryos. Acta Anat 115:220, 1983.

Ho E, Shimada Y: Formation of the epicardium studied with the scanning electron microscope. Dev Biol 66:579, 1978.

Jiang X, Rowitch DH, Soriano P, McMahon AP, Sucov HM: Fate of the mammalian neural crest. Development 127:1607, 2000.

Kirklin JW, et al.: Complete transposition of the great arteries: treatment in the current era. Pediatr Clin North Am 37:171, 1990.

Li QY, et al: Holt-Oram syndrome is caused by mutations in TBX5, a member of the Brachyury (T) gene family. Nat Genet, 15:21, 1997.

Manasek FJ, Burnside MB, Waterman RE: Myocardial cell shape change as a mechanism of embryonic heart looping. Dev Biol 29:349, 1972.

Marvin MJ, DiRocco GD, Gardiner A, Bush SA, Lassar AB: Inhibition of Wnt activity induced heart formation from posterior mesoderm. Genes Dev 15:316, 2001.

Noden DM: Origins and assembly of avian embryonic blood vessels. Ann N Y Acad Sci 588:236, 1490.

Schott JJ, et al: Congenital heart disease caused by mutations in the transcription factor NKX2-5. Science 281:108, 1498.

Shandalakis JE, Gray SW: Embryology for Surgeons: The Embryological Basis for the Treatment of Congenital Anomalies. 2nd ed. Baltimore, Williams & Wilkins, 1994.

Waldo K, Miyagawa-Tomita S, Kumiski D, Kirby ML: Cardiac neural crest cells provide new insight into septation of the cadiac outflow tract: aortic sac to ventricular septal closure. Dev Biol 196:129, 1998.

capítulo 12

Aparato respiratorio

Formación de los esbozos pulmonares

Cuando el embrión tiene aproximadamente cuatro semanas, aparece el **divertículo respiratorio (esbozo pulmonar)** como una evaginación de la pared ventral del intestino anterior (fig. 12–1A). La localización del esbozo a lo largo del tubo digestivo es determinada por señales que provienen del mesénquima que lo rodea, entre ellas, los factores de crecimiento fibroblástico (FGF) que "instruyen" al endodermo. En consecuencia, el **epitelio** de revestimiento interno de la laringe, la tráquea y los bronquios, lo mismo que el de los pulmones tiene **origen endodérmico**. Los componentes **cartilaginoso, muscular** y **conectivo** de la tráquea y los pulmones, derivan del **mesodermo esplácnico** que circunda al intestino anterior.

En un período inicial, el esbozo pulmonar se comunica ampliamente con el intestino anterior (fig. 12–1B), pero cuando el divertículo se extiende en dirección caudal queda separado de éste por la aparición de dos crestas longitudinales, los **rebordes traqueoesofágicos** (fig. 12–2A). Al fusionarse más tarde estos rebordes forman el **tabique traqueoesofágico**, de modo que el intestino anterior queda dividido en una porción dorsal, el **esófago**, y otra ventral, la **tráquea** y los **esbozos pulmonares** (fig. 12–2B y C). Sin embargo, el primordio respiratorio sigue comunicado con la faringe a través del **orificio laríngeo** (fig. 12–2D).

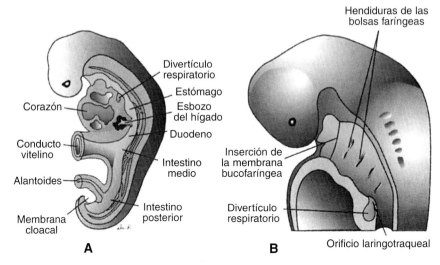

Fig. 12–1. A. Embrión de 25 días de gestación, aproximadamente, que muestra la relación del divertículo respiratorio con el corazón, el estómago y el hígado. **B.** Corte sagital a través del extremo cefálico de un embrión de 5 semanas, para mostrar las hendiduras de las bolsas faríngeas y el orificio laringotraqueal.

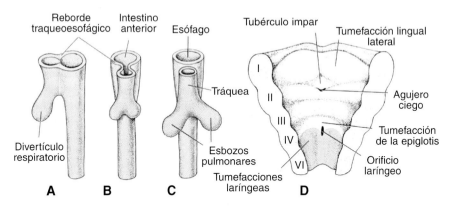

Fig. 12–2. A, B y **C.** Etapas sucesivas del desarrollo del divertículo respiratorio. Obsérvense los rebordes traqueoesofágicos y la formación del tabique, que divide al intestino anterior en el esófago y en la tráquea con los esbozos pulmonares. **D.** Porción ventral de la faringe vista desde arriba. Nótense el orificio laríngeo y las tumefacciones que lo rodean.

ORIENTACIÓN CLÍNICA

Las anomalías de la separación del esófago y la tráquea por el tabique traqueoesofágico producen **atresia esofágica** acompañada o no de **fístulas traqueoesofágicas**. Estos defectos aparecen con una frecuencia de uno cada 3.000 nacimientos, aproximadamente, y en el 90% de los casos la porción superior

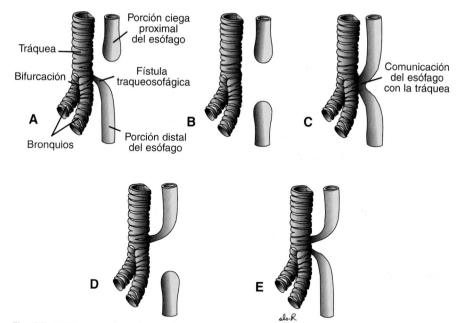

Tráquea

Bifurcación

A

Bronquios

Porción ciega
proximal
del esófago

Fístula
traqueoesofágica

Porción distal
del esófago

B

C

Comunicación
del esófago
con la tráquea

D

E

Fig. 12–3. Diversos tipos de atresia esofágica y fístula traqueoesofágica. **A.** La anomalía más frecuente (90% de los casos) se produce cuando el extremo superior del esófago termina en un saco ciego y el segmento inferior forma una fístula con la tráquea. **B.** Atresia esofágica aislada (4% de los casos). **C.** Fístula traqueoesofágica en forma de H (4% de los casos). **D** y **E.** Otras variantes (1% de los casos cada una).

del esófago termina en un saco ciego, mientras que el segmento inferior forma una fístula que lo comunica con la tráquea (fig. 12–3A). La atresia esofágica aislada (fig. 12–3B) y la fístula traqueoesofágica en forma de H sin atresia esofágica (fig. 12–3C) representan, cada una, el 4% de los casos. Otras variantes (fig. 12–3D y E) comprenden el 1%, aproximadamente, cada una. Estas anomalías se acompañan de otros defectos congénitos, como anomalías cardíacas, que se presentan en el 33% de estos casos. Así, las fístulas traqueoesofágicas forman parte de la asociación **VACTERL** (anomalías vertebrales, atresia anal, defectos cardíacos, fístula traqueoesofágica, atresia esofágica, anomalías renales y de las extremidades [en inglés, *v*ertebral anomalies, *a*nal atresia, *c*ardiac defects, *t*racheoesophageal fistula, *e*sophageal atresia, *r*enal anomalies and limb defects)], conjunto de anomalías de etiología desconocida, pero que aparece con mayor frecuencia que la esperada por azar únicamente.

Una complicación de algunas fístulas traqueoesofágicas es el polihidramnios, dado que en algunos tipos de fístulas el líquido amniótico no puede pasar al estómago y los intestinos. Además, pueden entrar en la tráquea a través de una fístula el contenido gástrico o líquido amniótico, o ambos, y causar neumonitis y neumonía.

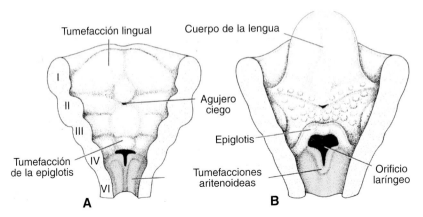

Fig. 12–4. Orificio laríngeo y tumefacciones que lo rodean en etapas sucesivas de desarrollo. **A.** A las 6 semanas. **B.** A las 12 semanas.

Laringe

El revestimiento interno de la laringe es de origen endodérmico, pero los cartílagos y los músculos provienen del mesénquima de los **arcos faríngeos cuarto** y **sexto**. Como consecuencia de la rápida proliferación de este mesénquima, se modifica la conformación del orificio laríngeo, que de una hendidura sagital adquiere la forma de una T (fig. 12–4A). En un período ulterior, cuando el mesénquima de los dos arcos se convierte en los **cartílagos tiroides, cricoides y aritenoides**, puede identificarse la forma característica del orificio laríngeo del adulto (fig. 12–4B).

Más o menos en la misma época en que se desarrollan los cartílagos, también prolifera rápidamente el epitelio laríngeo, lo cual provoca la oclusión temporaria de su luz. Después, cuando tienen lugar la vacuolización y la recanalización, se forman un par de recesos laterales, los **ventrículos laríngeos**. Estos espacios están limitados por pliegues de tejido que se convierten por diferenciación en las **cuerdas vocales falsas** y **verdaderas**.

Como los músculos de la laringe derivan del mesénquima del cuarto y sexto arco faríngeo, todos ellos están inervados por ramos del décimo par craneal, el **nervio vago**. El **nervio laríngeo superior** inerva a los derivados del cuarto arco faríngeo, y el nervio laríngeo **recurrente**, a los del sexto arco faríngeo. (Se encontrarán más detalles acerca de los cartílagos laríngeos en el capítulo 15.)

Tráquea, bronquios y pulmones

En el curso de su separación del intestino anterior, el **esbozo pulmonar** forma la tráquea y dos evaginaciones laterales, los **esbozos bronquiales** (fig. 12–2B y C). Al comienzo de la quinta semana, cada uno de estos esbozos se

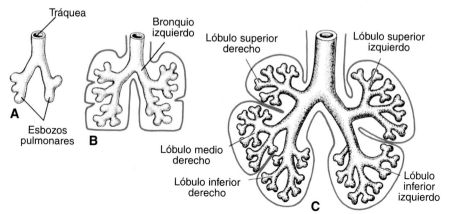

Fig. 12–5. Estadios sucesivos de desarrollo de la tráquea y los pulmones. **A.** A las 5 semanas. **B.** A las 6 semanas. **C.** A las 8 semanas.

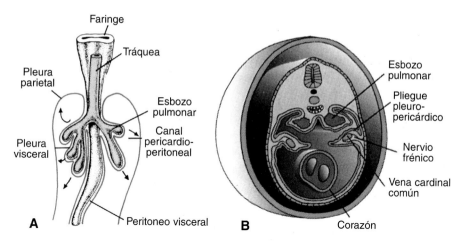

Fig. 12–6. Expansión de los esbozos pulmonares en los canales pericardioperitoneales. En este período de desarrollo los canales se comunican con las cavidades peritoneal y pericárdica. **A.** Esbozos pulmonares vistos por su cara ventral. **B.** Corte transversal de los esbozos pulmonares. Obsérvense los pliegues pleuropericárdicos que dividirán a la porción torácica de la cavidad corporal en las cavidades pleural y pericárdica.

agranda para formar los bronquios principales derecho e izquierdo. El derecho se divide más tarde en tres bronquios secundarios, y el izquierdo, en dos (fig. 12–5A), lo cual preanuncia la presencia de tres lóbulos derechos y dos izquierdos (fig. 12–5B y C).

Al producirse el crecimiento en dirección caudal y lateral, los esbozos pulmonares se expanden en la cavidad corporal (fig. 12–6). Estos **espacios para los pulmones** son bastante angostos y reciben el nombre de **canales pericar-**

dioperitoneales. Se encuentran a cada lado del intestino anterior (fig. 10–4) y gradualmente son ocupados por los esbozos pulmonares en crecimiento. Cuando los canales pericardioperitoneales son separados de las cavidades peritoneal y pericárdica por los pliegues pleuroperitoneales y pleuropericárdicos, respectivamente, los espacios que quedan son las **cavidades pleurales primitivas** (véase cap. 10). El mesodermo, que recubre la parte externa del pulmón, evoluciona para convertirse en la **pleura visceral**. La hoja somática de mesodermo, que cubre el interior de la pared del cuerpo, se transforma en la pleura parietal (fig. 12–6A). El espacio que queda entre la pleura parietal y la visceral es la **cavidad pleural** (fig. 12–7).

En el desarrollo ulterior, los bronquios secundarios se dividen repetidamente en dos y forman 10 bronquios **terciarios (segmentarios)** en el pulmón derecho y 8 en el izquierdo, con lo que se crean los **segmentos broncopulmonares** del pulmón del adulto. Hacia el final del sexto mes se han originado aproximadamente 17 generaciones de subdivisiones. Antes de que el árbol bronquial alcance su forma definitiva, sin embargo, **tienen lugar seis divisio-**

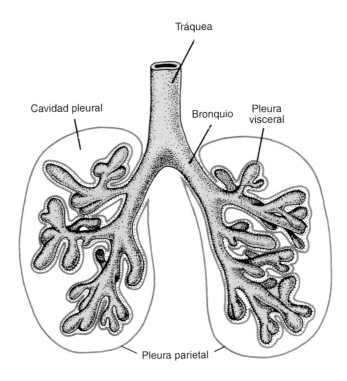

Fig. 12–7. Después que los canales pericardioperitoneales han quedado separados de la cavidad pericárdica y de la cavidad peritoneal, respectivamente, los pulmones se dilatan en las cavidades pleurales. Obsérvense la pleura parietal y visceral y la cavidad pleural definitiva. La pleura visceral se extiende entre los lóbulos pulmonares.

nes adicionales en el período posnatal. Las ramificaciones son reguladas por interacciones epiteliomesenquimáticas entre el endodermo de los esbozos pulmonares y el mesodermo esplácnico que los rodea. Las señales para las ramificaciones, liberadas desde el mesodermo, pueden involucrar a miembros de la familia del factor de crecimiento fibroblástico (FGF). Mientras se forman estas nuevas subdivisiones y el árbol bronquial se está desarrollando, los pulmones adoptan una posición más caudal y en el momento del nacimiento la bifurcación de la tráquea se encuentra a la altura de la cuarta vértebra torácica.

Maduración de los pulmones (cuadro 12–1)

Hasta el séptimo mes de desarrollo intrauterino, los bronquíolos se dividen continuamente en conductos cada vez más pequeños (fase canalicular) (fig. 12–8A) y su vascularización aumenta de manera constante. Cuando algunas de las células de los **bronquíolos respiratorios** cúbicos se transforman en células delgadas y planas, es posible la respiración (fig. 12–8B). Estas células se hallan en estrecha relación con numerosos capilares sanguíneos y linfáticos, y los espacios rodeados por ellas reciben el nombre de **sacos terminales** o **alvéolos primitivos.** En el séptimo mes hay suficientes capilares como para que tenga lugar el normal intercambio de gases y para permitir la supervivencia del recién nacido prematuro.

En los dos últimos meses de vida intrauterina y durante varios años después del nacimiento, aumenta de modo constante el número de sacos terminales. Además, las células de revestimiento de los sacos, denominadas **células epiteliales alveolares de tipo I**, se adelgazan, de manera que los capilares circundantes sobresalen en los sacos alveolares (fig. 12–9). El íntimo contacto que se establece entre las células epiteliales y las endoteliales representa la **barrera hematogaseosa.** Antes del nacimiento no se observan **alvéolos maduros.** Además de las células endoteliales y de las células epiteliales alveolares

Cuadro 12–1. *Maduración de los pulmones*

Período seudoglandular	5–16 semanas	Continúa la ramificación para formar bronquíolos terminales. No se encuentran bronquíolos respiratorios ni alvéolos
Período canalicular	16–26 semanas	Cada bronquíolo terminal se divide en dos bronquíolos respiratorios o más, los cuales a su vez se dividen en 3 a 6 conductos alveolares
Período de sacos terminales	26 semanas hasta el nacimiento	Se forman los sacos terminales (alvéolos primitivos) y los capilares establecen íntimo contacto con ellos
Período alveolar	8 meses hasta la infancia	Alvéolos maduros con contactos epiteliales endoteliales (capilares) bien desarrollados

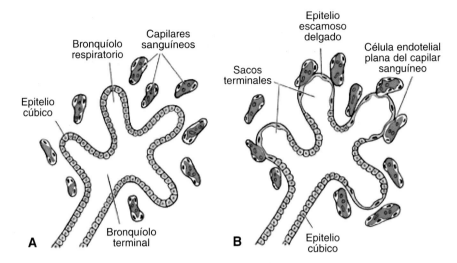

Fig. 12–8. Desarrollo histológico y funcional del pulmón. **A.** La fase canalicular abarca desde la semana 16 a la 26. Nótense las células cúbicas que revisten los bronquíolos respiratorios. **B.** El período de sacos terminales comienza hacia el final del sexto mes y a comienzos del séptimo mes de vida intrauterina. Las células cúbicas se adelgazan mucho y están íntimamente asociadas con el endotelio de los capilares sanguíneos y linfáticos o forman sacos terminales (alvéolos primitivos).

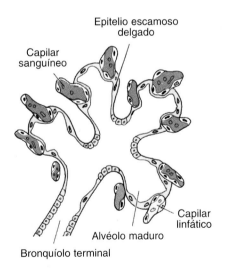

Fig. 12–9. Tejido pulmonar en el recién nacido. Nótense las células epiteliales escamosas delgadas (que también se denominan células epiteliales alveolares de tipo I) y los capilares circundantes que sobresalen en los alvéolos maduros.

planas, aparece hacia el final del sexto mes otro tipo de células, las **células epiteliales alveolares de tipo II**, encargadas de la producción de **surfactante** (agente tensioactivo), líquido con alto contenido de fosfolípidos que tiene la facultad de disminuir la tensión superficial en la interfase aire–sangre alveolar.

Antes del nacimiento, los pulmones se encuentran ocupados por líquido que contiene una elevada concentración de cloro, escasas proteínas y algo de moco que proviene de las glándulas bronquiales, así como el surfactante formado por las células epiteliales alveolares (tipo II). El volumen de surfactante que contiene el líquido va en aumento, sobre todo durante las dos últimas semanas de la vida intrauterina.

Los **movimientos respiratorios** del feto comienzan antes del nacimiento y ocasionan la aspiración de líquido amniótico. Estos movimientos son importantes porque estimulan el desarrollo de los pulmones y producen el condicionamiento de los músculos de la respiración. Cuando se inicia la respiración en el momento del nacimiento, la mayor parte del líquido que ocupaba los pulmones es reabsorbido rápidamente por los capilares sanguíneos y linfáticos, mientras que es probable que una pequeña cantidad sea expulsada por la tráquea y los bronquios durante el parto. Sin embargo, cuando el líquido es reabsorbido de los sacos alveolares, el surfactante permanece depositado en forma de una delgada capa de fosfolípidos sobre las membranas de las células alveolares. Al entrar aire en los alvéolos con la primera respiración, la capa de surfactante impide que se produzca una interfase aire–agua (sangre) de alta tensión superficial. Si no existiera esta capa lipídica de surfactante, se produciría el colapso alveolar durante la espiración (atelectasia).

Los movimientos respiratorios después del nacimiento hacen que entre aire en los pulmones, los cuales se expanden y llenan la cavidad pleural. Aun cuando los alvéolos aumentan algo de volumen, el crecimiento de los pulmones en el período posnatal obedece principalmente al incremento del número de bronquíolos respiratorios y alvéolos. Se calcula que en el momento del nacimiento solo existe una sexta parte de los alvéolos que corresponden a una persona adulta. Los restantes se forman durante los 10 primeros años de vida posnatal por el proceso de aparición continua de nuevos alvéolos primitivos.

ORIENTACIÓN CLÍNICA

El surfactante es muy importante para la supervivencia del **recién nacido prematuro**. Si el volumen de esa sustancia es insuficiente, se eleva la tensión superficial de la interfase aire–agua (sangre) y existe un gran riesgo de que se produzca el colapso de los alvéolos durante la espiración. En tal caso sobreviene el **síndrome de dificultad respiratoria (SDR)**, causa común de muerte del niño prematuro. En esta afección, los alvéolos parcialmente colapsados contienen un líquido de alta concentración proteica y numerosas membranas hialinas, así como cuerpos lamelares derivados probablemente de la capa de surfactante. El SDR, conocido también como **enfermedad de la mem-**

brana hialina, es la causa de aproximadamente el 20% de las muertes en el período neonatal. La elaboración reciente de un surfactante artificial y el tratamiento de los niños prematuros con glucocorticoides a fin de estimular la producción de esa sustancia han reducido de modo considerable la tasa de mortalidad por síndrome de dificultad respiratoria y permitido la supervivencia de algunos niños de tan solo 5 meses y medio de gestación.

Aun cuando se han descrito numerosas anomalías de los pulmones y del árbol bronquial (p. ej., tráquea de extremo ciego con ausencia de los pulmones y agenesia de un pulmón), la mayoría de estas anomalías ostensibles son raras. Es más frecuente encontrar divisiones anómalas del árbol bronquial, que a veces ocasionan la presencia de lóbulos supernumerarios. Estas variaciones revisten escasa importancia funcional, aunque pueden ocasionar dificultades inesperadas cuando se efectúa una broncoscopia.

Ofrecen mayor interés los **lóbulos pulmonares ectópicos** que se originan en la tráquea o el esófago. Se considera que estos lóbulos se forman a partir de esbozos respiratorios adicionales del intestino anterior que se desarrollan independientemente del aparato respiratorio principal.

Los **quistes pulmonares congénitos** tienen mayor importancia desde el punto de vista clínico. Se forman por dilatación de los bronquios terminales o mayores; pueden ser pequeños y múltiples, lo cual le confiere al pulmón un aspecto de panal de abejas en la radiografía, o estar limitados a uno o más quistes de mayor tamaño. Dado que las formaciones quísticas del pulmón suelen drenar de manera insuficiente, es habitual que ocasionen infecciones crónicas.

Resumen

El **aparato respiratorio** es una evaginación de la pared ventral del intestino anterior, y el epitelio de la laringe, la tráquea, los bronquios y los alvéolos es de origen endodérmico. Los componentes cartilaginoso, muscular y conectivo tienen origen mesodérmico. Durante la cuarta semana de desarrollo intrauterino la tráquea queda separada del intestino anterior por el **tabique traqueoesofágico**, que divide de esta manera al intestino anterior en el esbozo pulmonar por delante y el esófago por detrás. Se mantiene el contacto entre estas dos estructuras por medio de la laringe, que está formada por tejido de los arcos faríngeos cuarto y sexto. El esbozo pulmonar se desarrolla en dos bronquios principales: el de la derecha forma tres bronquios secundarios y tres lóbulos; el de la izquierda forma dos bronquios secundarios y dos lóbulos. El tabicamiento insuficiente del intestino anterior por el tabique traqueoesofágico ocasiona atresias esofágicas y la formación de fístulas traqueoesofágicas (fig. 12–3).

Luego de una fase seudoglandular (5 a 16 semanas) y otra canalicular (16 a 26 semanas), las células cúbicas que recubren a los bronquíolos se transforman en células planas y delgadas, las **células epiteliales alveolares de tipo**

I, en íntima asociación con los capilares sanguíneos y linfáticos. En el séptimo mes ya es posible el intercambio de gases entre la sangre y el aire en los **alvéolos primitivos**. Antes del nacimiento, los pulmones están ocupados por un líquido que contiene escasas proteínas, algo de moco y una sustancia denominada **surfactante**. Esta sustancia es producida por las **células epiteliales alveolares de tipo II** y forma una capa fosfolipídica sobre las membranas alveolares. Al iniciarse la respiración, el líquido pulmonar es reabsorbido, con excepción de la capa de surfactante que impide el colapso de los alvéolos durante la espiración ya que reduce la tensión superficial en la interfase aire–sangre capilar. La falta de surfactante o su escaso volumen en el neonato prematuro ocasiona el **síndrome de dificultad respiratoria (SDR)** por colapso de los alvéolos primitivos (**enfermedad de la membrana hialina**).

El crecimiento de los pulmones en el período posnatal se debe principalmente al aumento del **número** de bronquíolos respiratorios y alvéolos y no al incremento del **volumen** de los alvéolos. Durante los 10 primeros años de vida se forman nuevos alvéolos.

Problemas para resolver

1. Una ecografía prenatal revela polihidramnios en el feto y en el momento del nacimiento el niño presenta excesiva cantidad de líquido en la boca. ¿Qué tipo de defecto congénito podría existir y cuál sería su origen embriológico? ¿Debería examinar al niño con todo cuidado para detectar otras anomalías congénitas? ¿Por qué?
2. Un niño nacido a los 6 meses de gestación presenta dificultades para respirar. ¿Por qué?

Lecturas recomendadas

Bellusci S, et al.: Fibroblast growth factor 10 (FGF 10) and branching morphogenesis in the embryonic mouse lung. Development 124:4867, 1997.

Endo H, Oka T: An immunohistochemical study of bronchial cells producing surfactant protein A in the developing human fetal lung. Early Hum Dev 25:149, 1991.

Kozuma S, Nemoto A, Okai T, Mizuno M: Maturational sequence of fetal breathing movements. Biol Neonate 60(suppl 1):36, 1991.

Shannon JM, Nielson LD, Gebb SA, Randell SH: Mesenchyme specifies epithelial differentiation in reciprocal recombinants of embryonic lung and trachea. Dev Dynam 212:482, 1998.

Whitsett JA: Molecular aspects of the pulmonary surfactant system in the newborn. In Chernick V, Mellins RB (eds): Basic Mechanisms of Pediatric Respiratory Disease: Cellular and Integrative. Philadelphia, BC Decker, 1991.

capítulo 13

Aparato digestivo

Divisiones del tubo digestivo

Como consecuencia del plegamiento cefalocaudal y lateral del embrión, una porción de la cavidad del saco vitelino revestida de endodermo queda incorporada al embrión para formar el **intestino primitivo**. Las otras dos porciones de la cavidad revestida por endodermo, el **saco vitelino** y la **alantoides**, permanecen en posición extraembrionaria (fig. 13–1A–D).

Tanto en el extremo cefálico como en la porción caudal del embrión, el intestino primitivo forma un tubo ciego, el **intestino anterior** y el **intestino posterior**, respectivamente. La parte media, el **intestino medio**, conserva por un tiempo su comunicación con el saco vitelino a través del **conducto onfalomesentérico** o **pedículo vitelino** (fig. 13–1D).

Por lo general se estudia el desarrollo del intestino primitivo y sus derivados en cuatro partes: a) el **intestino faríngeo o faringe**, que se extiende desde la membrana bucofaríngea hasta el divertículo traqueobronquial (fig. 13–1D); dado que esta parte tiene especial importancia para el desarrollo de la cabeza y el cuello, se tratará en el capítulo 15. b) El **intestino anterior**, situado caudalmente respecto al tubo faríngeo y que llega caudalmente hasta el origen del esbozo hepático. c) El **intestino medio**, que comienza caudalmente al esbozo hepático y se extiende hasta el sitio donde, en el adulto, se encuentra la unión de los dos tercios derechos con el tercio izquierdo del colon transverso. d) El **intestino posterior**, que va desde el tercio izquierdo del colon transverso hasta la membrana cloacal (fig. 13–1). El endodermo forma el revestimiento epitelial del aparato digestivo y da ori-

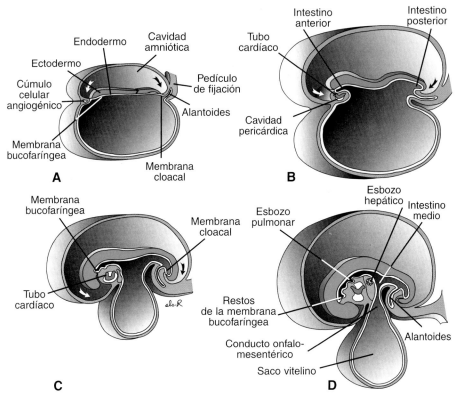

Fig. 13–1. Cortes sagitales a través de embriones en diversas etapas de desarrollo, para mostrar el efecto del plegamiento cefalocaudal y lateral sobre la posición de la cavidad revestida por endodermo. Obsérvese la formación del intestino anterior, el intestino medio y el intestino posterior. **A.** Embrión en período presomítico. **B.** Embrión de 7 somitas. **C.** Embrión de 14 somitas. **D.** Al final del primer mes.

gen al **parénquima** de las glándulas, como el hígado y el páncreas. Los componentes muscular, peritoneal y de tejido conectivo de la pared del intestino derivan de la hoja esplácnica del mesodermo.

Regulación molecular del desarrollo del tubo digestivo.

La diferenciación de varias regiones del intestino y sus derivados depende de una interacción recíproca entre el endodermo (epitelio) del tubo digestivo y el mesodermo esplácnico que lo rodea. El mesodermo determina el tipo de estructura que se puede formar, por ejemplo, los pulmones en la región torácica y el colon descendente a partir de la región del intestino posterior, por medio de un **código HOX** similar al que establece el eje corporal anterior (craneal)-posterior (caudal). La expresión de *sonic hedgehog (SHH)* en el endo-

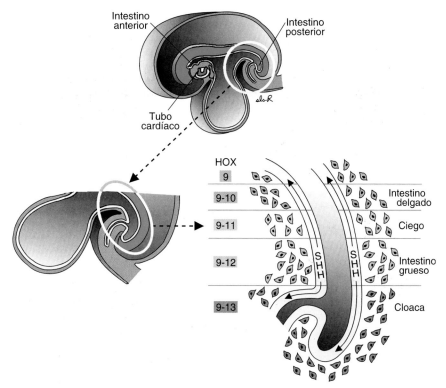

Fig. 13–2. Diagrama de las regiones del intestino medio y posterior. El morfógeno *sonic hedgehog (SHH)* es secretado por el endodermo del tubo digestivo e induce en el mesodermo que lo rodea una expresión superpuesta de los genes *HOX*. La expresión de genes *HOX* inicia entonces una cascada de genes que "instruyen" al endodermo del tubo digestivo a diferenciarse en sus identidades regionales. Las señales entre los dos tejidos constituyen un ejemplo de interacción epiteliomesenquimática.

dermo del tubo digestivo es la responsable de la inducción del código *HOX*. Debido a esto, en la región del intestino medio y posterior, la expresión de *SHH* en el endodermo del tubo digestivo establece una expresión "superpuesta" del código *HOX* en el mesodermo (fig. 13-2). Una vez que el mesodermo es especificado por este código, instruye al endodermo a formar los diversos componentes de las regiones del intestino medio y posterior, como el intestino delgado, el ciego, el colon y la cloaca (fig. 13-2). Interacciones similares son responsables de las divisiones del intestino anterior.

Mesenterios

Partes del tubo intestinal y sus derivados se hallan suspendidos de la pared corporal dorsal y ventral por medio de **mesenterios**, capas dobles de perito-

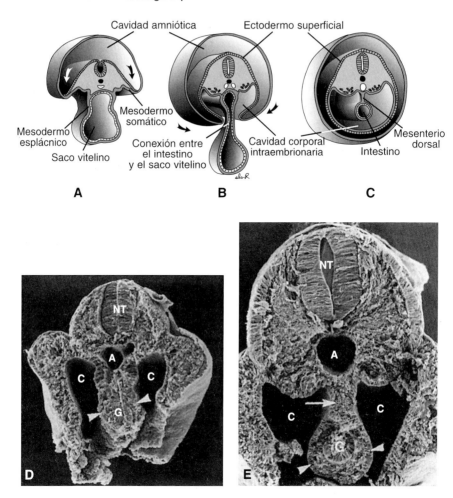

Fig. 13–3. Cortes transversales de embriones en diversas etapas de desarrollo. **A.** La cavidad intraembrionaria, rodeada por las hojas esplácnica y somática del mesodermo lateral, se halla en amplia comunicación con la cavidad extraembrionaria. **B.** La cavidad intraembrionaria está perdiendo su amplia conexión con la cavidad extraembrionaria. **C.** Al final de la cuarta semana, las hojas esplácnicas del mesodermo están fusionadas en la línea media y constituyen una membrana de doble capa (mesenterio dorsal) entre las mitades derecha e izquierda de la cavidad corporal. Solamente existe un mesenterio ventral en la región del septum transversum (no ilustrada). **D.** Microfotografía electrónica de barrido de un embrión de ratón de aproximadamente el mismo estadio que en **B.** El mesodermo (*puntas de flecha*) rodea el tubo digestivo (G) y lo sostiene desde la pared corporal posterior dentro de la cavidad corporal (C). **E.** Microfotografía electrónica de barrido de un embrión de ratón de aproximadamente el mismo estadio que el mostrado en **C.** El mesodermo suspende al tubo digestivo desde la pared corporal posterior dentro de la cavidad corporal (C) y se adelgaza para formar el mesenterio dorsal (*flecha*). NT, tubo neural; A, aorta dorsal.

neo que envuelven a los órganos y los conectan con la pared del cuerpo. Se dice entonces que estos órganos son **intraperitoneales**, mientras que los que se encuentran contra la pared corporal posterior y están cubiertos por peritoneo en su superficie anterior únicamente (p. ej., el riñón) se consideran **retroperitoneales**. Los **ligamentos peritoneales** están constituidos por capas dobles de peritoneo (mesenterios) que van de un órgano a otro, o de un órgano a la pared corporal. A través de los mesenterios y los ligamentos transcurren los vasos sanguíneos y linfáticos y los nervios que van hacia las vísceras abdominales o salen de ellas (figs. 13–3 y 13–4).

En un comienzo, el intestino anterior, el medio y el posterior se encuentran en amplia comunicación con el mesénquima de la pared abdominal posterior (fig. 13–3). Hacia la quinta semana de la gestación, el puente de tejido que los conecta se ha estrechado y la porción caudal del intestino anterior, el intestino medio y una parte importante del intestino posterior están suspendidos de la pared abdominal por el **mesenterio dorsal** (figs. 13–3C y 13–4), que se extiende desde el extremo inferior del esófago hasta la región cloacal del intestino posterior. En la región del estómago recibe el nombre de **mesogastrio dorsal** o **epiplón mayor**; en la región del duodeno se denomina **mesoduodeno** dorsal, y en la del colon, **mesocolon dorsal**. El mesenterio dorsal de las asas yeyunales e ileales es el llamado **mesenterio propiamente dicho**.

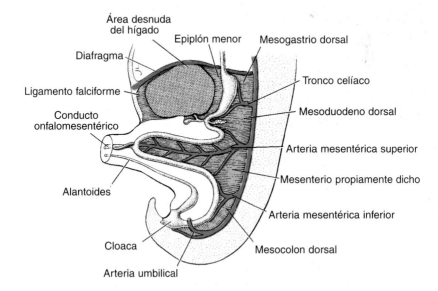

Fig. 13–4. Mesenterios dorsal y ventral primitivos. El hígado se halla unido a la pared abdominal ventral y al estómago por medio del ligamento falciforme y el epiplón menor, respectivamente. La arteria mesentérica superior se dirige a través del mesenterio propiamente dicho hacia el saco vitelino, como arteria onfalomesentérica o vitelina.

El **mesenterio ventral** existe solamente en la región del segmento terminal del esófago, el estómago y la porción superior del duodeno (fig. 13-4) y deriva del **septum transversum**. El crecimiento del hígado en el mesénquima del septum transversum divide al mesenterio ventral en: a) el **epiplón menor**, que se extiende desde la porción inferior del esófago, el estómago y la parte superior del duodeno hasta el hígado, y b) el **ligamento falciforme**, que va desde el hígado hasta la pared corporal ventral (fig. 13-4).

Intestino anterior

ESÓFAGO

Cuando el embrión tiene aproximadamente cuatro semanas, aparece el **divertículo respiratorio (esbozo pulmonar)** en la pared ventral del intestino anterior, en el límite con el intestino faríngeo (fig. 13-5). Este **divertículo** se separa poco a poco de la porción dorsal del intestino anterior por medio del **tabique traqueoesofágico** (fig. 13-6). De tal manera, el intestino anterior queda dividido en una porción ventral, el **primordio respiratorio**, y una porción dorsal, el **esófago** (véase cap. 12).

Inicialmente el esófago es corto (fig. 13-5A), pero al producirse el descenso del corazón y los pulmones se alarga con rapidez (fig. 13-5B). La capa muscular, formada por el mesénquima esplácnico circundante, es estriada en sus dos tercios superiores y está inervada por el vago; en el tercio inferior el músculo es liso y está inervado por el plexo esplácnico.

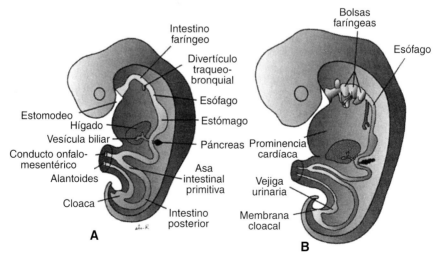

Fig. 13-5. Esquemas de embriones durante la cuarta **(A)** y la quinta **(B)** semana de desarrollo, que muestran la formación del aparato gastrointestinal y los diversos derivados que se originan en la hoja germinativa endodérmica.

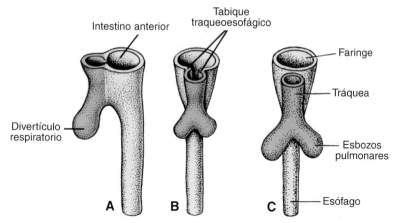

Fig. 13–6. Etapas sucesivas del desarrollo del divertículo respiratorio y del esófago por tabicamiento del intestino anterior. **A.** Al final de la tercera semana (vista lateral). **B** y **C.** Durante la cuarta semana (vista ventral).

ORIENTACIÓN CLÍNICA

Anomalías esofágicas

La **atresia esofágica** o la **fístula traqueoesofágica**, o ambas, son consecuencia de la desviación espontánea del **tabique traqueoesofágico** en dirección dorsal o de algún factor mecánico que empuja la pared dorsal del intestino anterior en sentido ventral. En su forma más corriente, la porción proximal del esófago es un saco ciego, mientras que la porción distal se comunica con la tráquea por un conducto de escaso calibre, inmediatamente por arriba de la bifurcación (fig. 13–7A). Otros tipos de defectos son menos frecuentes en esta región (fig. 13–7B–E) (véase cap. 12).

La atresia esofágica impide el paso normal de líquido amniótico hacia el tracto intestinal; esto provoca la acumulación de exceso de líquido en el saco amniótico (**polihidramnios**). Además de las atresias, puede hallarse reducida la luz del esófago, lo cual produce **estenosis esofágica**. Por lo común, la estenosis se sitúa en el tercio inferior y puede ser causada por recanalización incompleta o por anomalías o accidentes vasculares que comprometen el flujo sanguíneo. En ocasiones, el esófago no se alarga lo suficiente y como consecuencia de ello el estómago es traccionado en sentido cefálico a través del hiato esofágico del diafragma. El resultado es una **hernia hiatal congénita**.

ESTÓMAGO

El estómago aparece como una dilatación fusiforme del intestino anterior en la cuarta semana del desarrollo (fig. 13–8). Durante las semanas siguientes

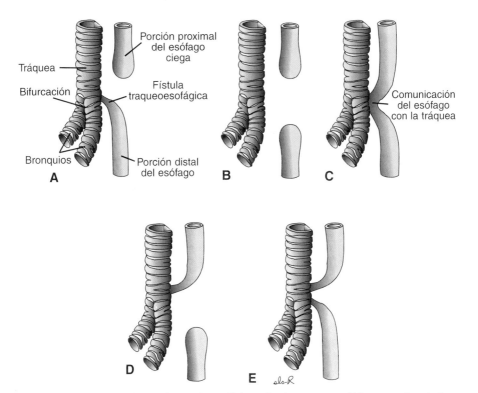

Fig. 13–7. Distintas variantes de atresia esofágica y fístula traqueoesofágica, en orden de frecuencia: **A**, 90%; **B**, 4%; **C**, 4%; **D**, 1%, y **E**, 1%.

se modifican apreciablemente su aspecto y posición como consecuencia de diferencias en la rapidez de crecimiento de diversas regiones de su pared y de cambios en la posición de los órganos adyacentes. Los cambios de posición del estómago se explican fácilmente suponiendo que efectúa una rotación alrededor de dos ejes: uno longitudinal y otro anteroposterior (fig. 13–8).

Alrededor del eje longitudinal, el estómago efectúa una rotación de 90° en el sentido de las agujas del reloj, de modo que el lado izquierdo se orienta hacia adelante y el lado derecho hacia atrás (fig. 13–8A–C). En consecuencia, el nervio vago izquierdo, que inicialmente inervaba el lado izquierdo del estómago, se distribuye ahora en la pared anterior; de manera análoga, el nervio vago derecho va a inervar la pared posterior. Durante esta rotación, la pared posterior original del estómago crece con más rapidez que la porción anterior, lo cual da lugar a la formación de las **curvaturas mayor y menor** (fig. 13–8C).

En un principio, los extremos cefálico y caudal del estómago se encuentran en la línea media, pero durante el crecimiento el estómago efectúa una rotación alrededor de su eje anteroposterior, de manera que la **porción pilórica** o caudal se desplaza hacia la derecha y arriba mientras que la **porción**

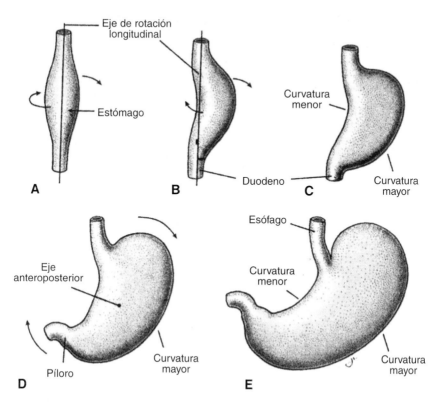

Fig. 13–8. A, B y **C.** Rotación del estómago alrededor del eje longitudinal, visto por delante. **D** y **E.** Rotación del estómago alrededor del eje anteroposterior. Obsérvese el cambio de posición del píloro y el cardias.

cardíaca o cefálica se mueve hacia la izquierda y algo hacia abajo (fig. 13–8D y E). Así, el estómago va a ocupar su posición definitiva, con su eje longitudinal descendente de izquierda a derecha.

Dado que el estómago está unido a la pared dorsal del cuerpo por el **mesogastrio dorsal** y a la pared corporal ventral por el **mesogastrio ventral** (figs. 13–4 y 13–9A), su rotación y crecimiento desproporcionado alteran la posición de estos mesenterios. La rotación alrededor del eje longitudinal tira del mesogastrio dorsal hacia la izquierda y forma un espacio detrás del estómago, la **bolsa omental (saco peritoneal menor)** o **trascavidad de los epiplones** (figs. 13–9 y 13–10). Esta rotación tracciona también el mesogastrio ventral hacia la derecha. A medida que continúa el proceso durante la quinta semana de desarrollo, aparece el primordio del bazo en forma de una proliferación mesodérmica entre las dos hojas del mesogastrio dorsal (figs. 13–10 y 13–11). Al continuar la rotación del estómago, el mesogastrio dorsal se alarga y la porción que se encuentra entre el bazo y la línea media dorsal se desplaza hacia

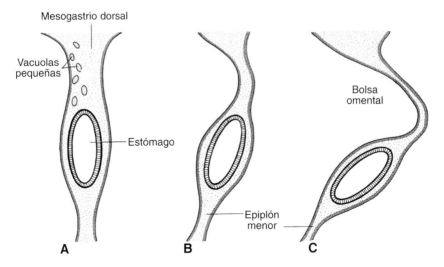

Fig. 13–9. A. Corte transversal a través de un embrión de cuatro semanas, para mostrar las hendiduras intercelulares que aparecen en el mesogastrio dorsal. **B** y **C.** Las hendiduras se han fusionado y se ha formado la bolsa omental como una extensión del lado derecho de la cavidad intraembrionaria por detrás del estómago.

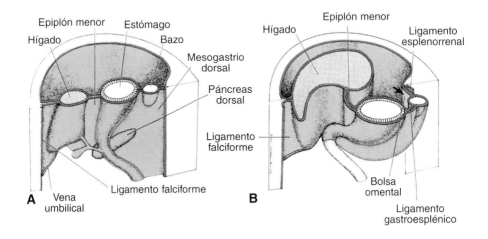

Fig. 13–10. A. Posiciones del bazo, del estómago y del páncreas al final de la quinta semana. Nótese la posición del bazo y del páncreas en el mesogastrio dorsal. **B.** Posición del bazo y del estómago en la undécima semana. Obsérvese la formación de la bolsa omental o saco peritoneal menor.

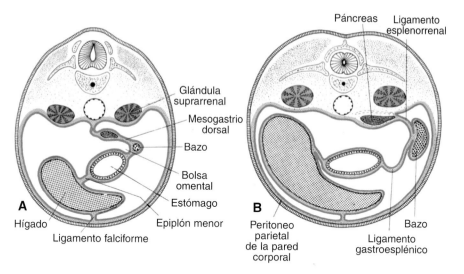

Páncreas   Ligamento esplenorrenal

Glándula suprarrenal

Mesogastrio dorsal

Bazo

Bolsa omental

A   Estómago   **B**

Hígado   Epiplón menor

Ligamento falciforme

Peritoneo parietal de la pared corporal

Bazo

Ligamento gastroesplénico

Fig. 13–11. Cortes transversales a través de la región del estómago, del hígado y del bazo, que muestran la formación del saco peritoneal menor, la rotación del estómago y la posición del bazo y la cola del páncreas entre las dos hojas del mesogastrio dorsal. Al continuar el desarrollo, el páncreas adopta una posición retroperitoneal.

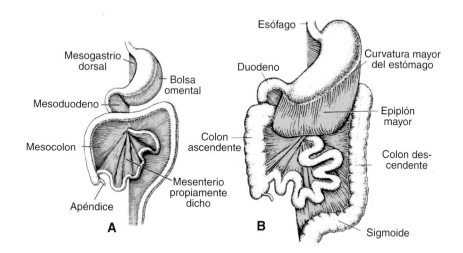

Esófago

Mesogastrio dorsal

Duodeno

Curvatura mayor del estómago

Bolsa omental

Mesoduodeno

Epiplón mayor

Mesocolon

Colon ascendente

Colon descendente

Mesenterio propiamente dicho

Apéndice

A   **B**

Sigmoide

Fig. 13–12. A. Derivados del mesenterio dorsal al término del tercer mes. El mesogastrio dorsal sobresale del lado izquierdo del estómago, donde forma parte del borde de la bolsa omental. **B.** El epiplón mayor cuelga suspendido de la curvatura mayor del estómago por delante del colon transverso.

la izquierda, para fusionarse con el peritoneo de la pared abdominal posterior (figs. 13-10 y 13-11). Se produce entonces la desaparición de la hoja posterior del mesogastrio dorsal y del peritoneo correspondiente a esta línea de fusión. El bazo, que mantiene en todo momento una posición intraperitoneal, se halla entonces conectado con la pared corporal en la región del riñón izquierdo por medio del **ligamento esplenorrenal** y con el estómago por el **ligamento gastroesplénico** (figs. 13-10 y 13-11). El alargamiento y la fusión del mesogastrio dorsal con la pared posterior del cuerpo determina también la posición definitiva del páncreas. En un principio, este órgano se desarrolla en el mesoduodeno dorsal, pero por último su cola se extiende hasta el mesogastrio dorsal (fig. 13-10A). Dado que esta porción del mesogastrio dorsal se fusiona con la pared corporal dorsal, la cola del páncreas se halla adosada a esta región (fig. 13-11). Una vez que la hoja posterior del mesogastrio dorsal y el peritoneo de la pared corporal posterior desaparecen a lo largo de la línea de fusión, la cola del páncreas se encuentra cubierta por peritoneo en su superficie anterior únicamente y, en consecuencia, se halla en situación **retroperitoneal**. (Los órganos como el páncreas, que en un principio estaban cubiertos por peritoneo pero que después se fusionan con la pared posterior del cuerpo para adoptar una posición retroperitoneal, se denominan **secundariamente retroperitoneales**.)

Como consecuencia de la rotación del estómago alrededor de su eje anteroposterior, el mesogastrio dorsal sobresale hacia abajo (fig. 13-12). Continúa su crecimiento en esta dirección para formar un saco de doble capa que se extiende sobre el colon transverso y las asas del intestino delgado a la manera de un delantal (fig. 13-13A); éste es el **epiplón mayor**, cuyas capas se fusionan más adelante para formar una lámina única que cuelga de la curvatura mayor del estómago (fig. 13-13B). La capa posterior del epiplón mayor también se fusiona con el mesenterio del colon transverso (fig. 13-13B).

El **epiplón menor** y el **ligamento falciforme** se forman a partir del mesogastrio ventral, el cual a su vez deriva del mesodermo del septum transversum. Cuando crecen los cordones hepáticos en el septum, éste se adelgaza para formar: a) el peritoneo del hígado; b) el **ligamento falciforme**, que va desde el hígado hasta la pared ventral del cuerpo, y c) el **epiplón menor**, que se extiende desde el estómago y la porción superior del duodeno hasta el hígado (figs. 13-14 y 13-15). El borde libre del ligamento falciforme aloja la vena umbilical (fig. 13-10A), la cual, después del nacimiento, se oblitera para formar el **ligamento redondo del hígado**. El borde libre del epiplón menor que conecta al duodeno con el hígado (**ligamento hepatoduodenal**) contiene el colédoco, la vena porta y la arteria hepática (**tríada portal**). Este borde libre forma también el techo del **agujero epiploico de Winslow**, que es el orificio que comunica a la bolsa omental (saco peritoneal menor) con el resto de la cavidad peritoneal (saco peritoneal mayor) (fig. 13-16).

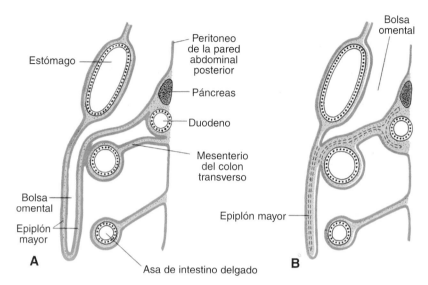

Fig. 13–13. A. Corte sagital que muestra la relación entre el epiplón mayor, el estómago, el colon transverso y las asas del intestino delgado a los 4 meses. El páncreas y el duodeno ya han adoptado una posición retroperitoneal. **B.** Corte similar al de **A** en el recién nacido. Las hojas del epiplón mayor se han fusionado entre sí y con el mesocolon transverso. Éste cubre al duodeno, que se fusiona con la pared corporal posterior para adoptar una posición retroperitoneal.

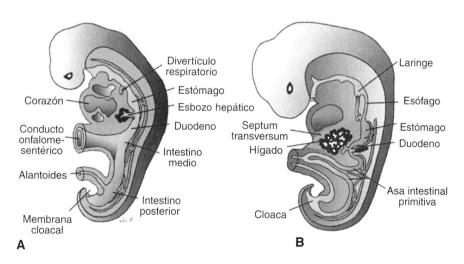

Fig. 13–14. A. Embrión de 3 mm (25 días, aproximadamente) que muestra el aparato gastrointestinal primitivo y la formación del esbozo hepático. Este esbozo surge del revestimiento endodérmico del intestino anterior. **B.** Embrión de 5 mm (32 días, aproximadamente). Los cordones hepáticos epiteliales penetran en el mesénquima del septum transversum.

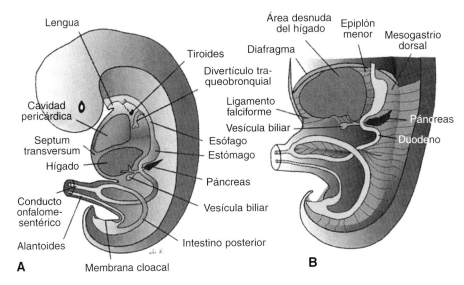

Fig. 13–15. A. Embrión de 9 mm (36 días, aproximadamente). El hígado crece caudalmente hacia la cavidad abdominal. Obsérvese la condensación del mesénquima en la zona situada entre el hígado y la cavidad pericárdica que preanuncia la formación del diafragma a partir de una porción del septum transversum. **B.** Un embrión algo mayor. Nótense el ligamento falciforme que va desde el hígado hasta la pared abdominal anterior, y el epiplón menor entre el hígado y el intestino anterior (estómago y duodeno). El hígado está rodeado por completo de peritoneo, excepto en la zona de contacto con el diafragma, denominada área desnuda del hígado.

ORIENTACIÓN CLÍNICA

Anomalías del estómago

La **estenosis pilórica** se produce cuando hay hipertrofia de la capa muscular circular y, en menor medida, de la capa muscular longitudinal del estómago en la región del píloro. Es una de las anomalías gástricas más corrientes en neonatos y se considera que se instaura durante la vida fetal. El calibre del píloro se reduce extraordinariamente, lo cual provoca la obstrucción del paso de los alimentos y origina importantes vómitos. En algunos casos existe atresia del píloro. Otras anomalías del estómago, como la duplicación y la presencia de tabique prepilórico, son poco comunes.

DUODENO

Esta porción del aparato intestinal está compuesta por la parte terminal del intestino anterior y la porción cefálica del intestino medio. La unión de ambas porciones está situada en un punto inmediatamente distal al origen del esbozo hepático (figs. 13–14 y 13–15). Con la rotación del estómago, el duodeno adop-

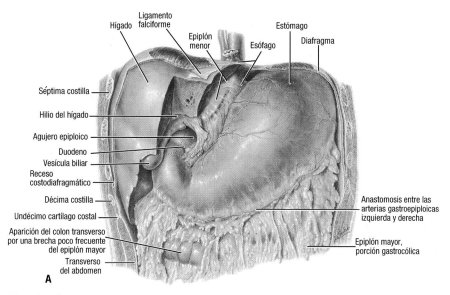

Fig. 13–16. El epiplón menor se extiende desde el hígado hasta la curvatura menor del estómago (ligamento gastrohepático) y el duodeno (ligamento hepatoduodenal). En su borde libre, por delante del agujero epiploico (de Winslow), se encuentran la arteria hepática, la vena porta y el conducto colédoco (tríada portal).

ta la forma de un asa en C y gira hacia la derecha. Esta rotación, sumada al rápido crecimiento de la cabeza del páncreas, hace que el duodeno se desplace de su posición inicial en la línea media hacia el lado izquierdo de la cavidad abdominal (figs. 13–10A y 13–17). El duodeno y la cabeza del páncreas quedan comprimidos contra la pared corporal, y la superficie derecha del mesoduodeno dorsal se fusiona con el peritoneo adyacente. A continuación desaparecen ambas capas, de modo que el duodeno y la cabeza del páncreas quedan fijos en una **posición retroperitoneal**. Por lo tanto, todo el páncreas adopta una posición retroperitoneal. El mesoduodeno dorsal desaparece por completo excepto en la región del píloro, donde una pequeña porción del duodeno (**bulbo duodenal**) retiene su mesenterio y mantiene una posición intraperitoneal.

Durante el segundo mes, se oblitera la luz del duodeno por proliferación de las células de sus paredes. Sin embargo, poco después vuelve a canalizarse (fig. 13–18A y B). Dado que el **intestino anterior** es irrigado por el **tronco celíaco** y el intestino medio por la **arteria mesentérica superior**, el duodeno recibe ramas de las dos arterias (fig. 13–14).

HÍGADO Y VESÍCULA BILIAR

El primordio hepático aparece hacia la mitad de la tercera semana como una evaginación del epitelio endodérmico en el extremo distal del intestino

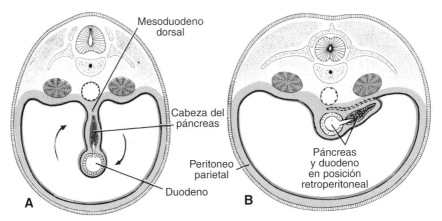

Fig. 13–17. Cortes transversales a través de la región del duodeno en diversas etapas de desarrollo. Al principio, el duodeno y la cabeza del páncreas están situados en el plano medio (**A**), pero más tarde se desplazan hacia la derecha y adoptan una posición retroperitoneal (**B**).

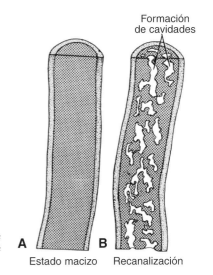

Fig. 13–18. Porción superior del duodeno, que muestra el estado macizo (**A**) y la formación de cavidades (**B**) producida por la recanalización.

anterior (figs. 13–14 y 13–15). Esta evaginación, denominada **divertículo hepático** o **esbozo hepático**, consta de células de proliferación rápida que se introducen en el **septum transversum**, es decir, la placa mesodérmica entre la cavidad pericárdica y el pedículo del saco vitelino (figs. 13–14 y 13–15). Mientras las células hepáticas siguen introduciéndose en el septum, la comunicación entre el divertículo hepático y el intestino anterior (duodeno) disminuye de calibre y se forma de tal manera el **conducto colédoco**. Éste produce una pequeña evaginación ventral que dará origen a la **vesícula biliar** y al **conducto cístico** (fig. 13–15). Durante el desarrollo ulterior, los cordones epiteliales hepáticos se entremezclan con las venas onfalomesentéricas y umbilicales para formar los sinusoides hepáticos. Los cordones hepáticos se diferencian como **parénquima (hepatocitos)** y forman el revestimiento de los conductos biliares. Las **células hematopoyéticas**, las **células de Kupffer** y las **células de tejido conectivo** derivan del mesodermo del septum transversum.

Cuando las células hepáticas han invadido todo el septum transversum de manera que el hígado sobresale caudalmente en la cavidad abdominal, el mesodermo del septum transversum situado entre el hígado y el intestino anterior y entre el hígado y la pared abdominal ventral se torna membranoso y forma el **epiplón menor** y el **ligamento falciforme**, respectivamente. Estas estructuras en combinación constituyen la conexión peritoneal entre el intestino anterior y la pared ventral del abdomen y se denominan **mesogastrio ventral** (fig. 13-15).

El mesodermo de la superficie del hígado se diferencia en peritoneo visceral, excepto en la superficie craneal (fig. 13-15B). En esta región, el hígado se mantiene en contacto con el resto del septum transversum original. Esta porción del septum está compuesta por mesodermo compacto y formará la porción tendinosa central del **diafragma**. La superficie del hígado que se halla en contacto con el futuro diafragma, nunca está revestida de peritoneo y por eso se la denomina **área desnuda del hígado** (fig. 13-15).

En la décima semana de desarrollo, el peso del hígado es de aproximadamente un 10% del peso corporal total. Aun cuando ello pueda atribuirse en parte a los abundantes sinusoides, otro factor importante es su **función hematopoyética**. Entre las células hepáticas y las paredes de los vasos se encuentran nidos voluminosos de células en proliferación, que darán origen a eritrocitos y leucocitos. Esta actividad disminuye gradualmente en los dos últimos meses de vida intrauterina, y en el momento del nacimiento solo quedan pequeños islotes hematopoyéticos. En esta etapa, el peso del hígado corresponde apenas al 5% del peso corporal total.

Otra función importante del hígado comienza alrededor de la duodécima semana de desarrollo. En esta etapa, las células hepáticas empiezan a formar bilis. Dado que, mientras tanto, se han desarrollado la **vesícula biliar** y el **conducto cístico**, y este último se ha unido al conducto hepático para formar el **conducto colédoco** (fig. 13-15), la bilis puede pasar al tracto gastrointestinal. Como consecuencia de ello, el contenido de ese tracto toma una coloración verde oscura. A raíz de los cambios de posición del duodeno, poco a poco la desembocadura del colédoco se desplaza de su localización anterior inicial para adoptar otra posterior y, en consecuencia, el conducto colédoco pasa por detrás del duodeno (véanse figs. 13-21 y fig. 13-22).

Regulación molecular de la inducción hepática

Todo el endodermo del intestino anterior tiene el potencial para expresar genes específicos del hígado y para diferenciarse en tejido hepático. Sin embargo, esta expresión es bloqueada por factores producidos por tejidos adyacen-

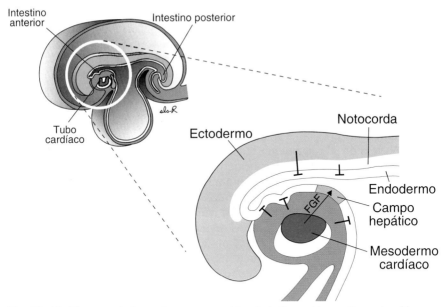

Fig. 13–19. Diagrama de las regiones responsables de la formación cardíaca y hepática que representa la inducción del desarrollo del hígado. Todo el endodermo del tubo digestivo tiene el potencial para formar tejido hepático, pero esta capacidad es reprimida por inhibidores secretados por el mesodermo, el ectodermo y la notocorda vecinos. La estimulación del desarrollo hepático por el mesodermo cardíaco es llevada a cabo mediante la secreción de factor de crecimiento fibroblástico (FGF) que inhibe la actividad de los inhibidores. Como consecuencia, se especifica el campo hepático y comienza el desarrollo del hígado. Esta interacción demuestra que no todos los procesos inductivos son el resultado de una señal directa ejercida por una molécula inductora, sino que podrían deberse a la eliminación de una señal represora.

tes, como el ectodermo, el mesodermo no cardíaco y particularmente la notocorda (fig. 13-19). Mediante **factores de crecimiento fibroblástico (FGF)** secretados por el mesodermo cardíaco, estos inhibidores son bloqueados en la futura región hepática. Así, el mesodermo cardíaco "instruye" al endodermo del tubo digestivo a expresar genes específicos del hígado al inhibir a un factor inhibidor de estos mismos genes. Una vez que esta "instrucción" es recibida, las células del campo hepático se diferencian en linajes de hepatocitos y células biliares, proceso que es al menos regulado en parte por *factores de transcripción nuclear de hepatocitos (HNF3 y 4)*.

ORIENTACIÓN CLÍNICA

Anomalías del hígado y de la vesícula biliar

Es frecuente que se produzcan variaciones en la lobulación del hígado, pero carecen de consecuencias clínicas. También son comunes los **conductos hepáticos accesorios** y la **duplicación de la vesícula biliar** (fig. 13–20) que, en

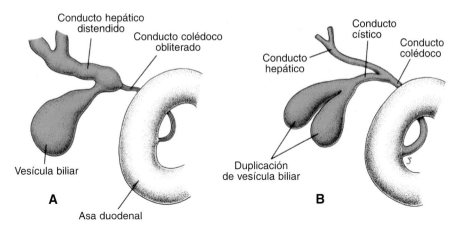

Fig. 13-20. A. Obliteración del conducto colédoco que produce dilatación de la vesícula biliar y de los conductos hepáticos. **B.** Duplicación de la vesícula biliar.

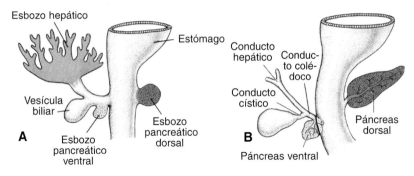

Fig. 13-21. Etapas sucesivas del desarrollo del páncreas. **A.** A los 30 días (5 mm, aproximadamente). **B.** A los 35 días (7 mm, aproximadamente). El esbozo pancreático ventral está situado en un principio cerca del esbozo hepático, pero ulteriormente se desplaza hacia atrás alrededor del duodeno, en dirección del esbozo pancreático dorsal.

general, no provocan síntomas. Sin embargo, en condiciones patológicas adquieren importancia clínica. En algunos casos, los conductos, que durante su desarrollo pasan por una fase estructural maciza, no vuelven a canalizarse (fig.13-20). Este defecto, la **atresia biliar extrahepática**, se observa con una frecuencia de uno cada 15.000 nacidos vivos. Del 15 al 20% de los pacientes con este tipo de malformación tienen conductos proximales permeables y un defecto que puede ser corregido, pero por lo general el resto de los pacientes mueren si no se les realiza un trasplante de hígado. Otro problema relacionado con la formación de los conductos se encuentra en el propio hígado y es la **atresia e hipoplasia de los conductos biliares intrahepáticos**. Esta anomalía es rara (uno cada 100.000 nacidos vivos) y puede deberse a infecciones fetales. Puede ser mortal, aunque por lo general sigue un curso benigno prolongado.

PÁNCREAS

El páncreas se forma por dos esbozos que se originan en el revestimiento endodérmico del duodeno (fig. 13–21). Mientras que el **esbozo pancreático dorsal** está situado en el mesenterio dorsal, el **esbozo pancreático ventral** guarda íntima relación con el colédoco (fig. 13–21). Cuando el duodeno efectúa su rotación hacia la derecha y toma forma de C, el esbozo pancreático ventral se desplaza dorsalmente, de manera parecida al desplazamiento de la

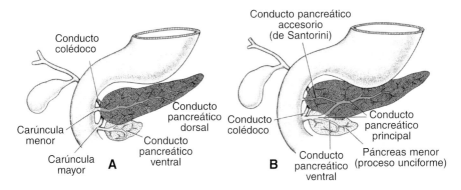

Fig. 13–22. A. El páncreas durante la sexta semana de desarrollo. El esbozo pancreático ventral está en íntimo contacto con el esbozo pancreático dorsal. **B.** Fusión de los conductos pancreáticos. El conducto pancreático principal (de Wirsung) desemboca en el duodeno junto con el colédoco en la carúncula mayor. El conducto pancreático accesorio o de Santorini (cuando se halla presente) desemboca en el duodeno en la carúncula menor.

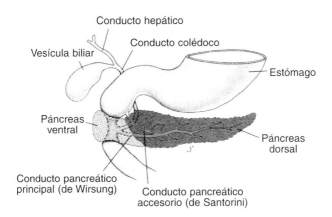

Fig. 13–23. Páncreas anular. El páncreas ventral se divide y forma un anillo alrededor del duodeno, que a veces produce estenosis duodenal.

desembocadura del colédoco (fig. 13–21). Por último, el esbozo ventral se sitúa inmediatamente por debajo y detrás del esbozo dorsal (fig. 13–22). Más tarde se fusionan el parénquima y el sistema de conductos de los esbozos pancreáticos dorsal y ventral (fig. 13–22B). El esbozo ventral forma el **páncreas menor** o **proceso unciforme del páncreas** y la porción inferior de la cabeza pancreática. El resto de la glándula deriva del esbozo dorsal. La porción distal del conducto pancreático dorsal y la totalidad del conducto pancreático ventral forman el **conducto pancreático principal** (de **Wirsung**) (fig. 13–22B). La porción proximal del conducto pancreático dorsal se oblitera o persiste en forma de un canal de pequeño calibre, el **conducto pancreático accesorio** (de **Santorini**). El conducto pancreático principal, junto con el colédoco, se introduce en el duodeno en el sitio correspondiente a la **carúncula (papila) mayor**; la desembocadura del conducto accesorio (cuando existe) se halla en el sitio correspondiente a la **carúncula (papila) menor**. En un 10% de los casos, los conductos no se fusionan y persiste el sistema doble original.

Los islotes **pancreáticos** (de **Langerhans**) se desarrollan a partir del tejido pancreático parenquimatoso en el tercer mes de la vida intrauterina y se hallan dispersos en la glándula. La **secreción de insulina** comienza aproximadamente en el quinto mes. También a partir de las células parenquimatosas se desarrollan las células que secretan glucagón y somatostatina. La hoja esplácnica de mesodermo que rodea a los esbozos pancreáticos forma el tejido conectivo de la glándula.

REGULACIÓN MOLECULAR DEL DESARROLLO DEL PÁNCREAS

El **factor de crecimiento fibroblástico (FGF)** y la **activina** (miembro de la familia TGF-β) producidos por la notocorda reprimen la expresión de *SHH* en el endodermo del tubo digestivo destinado a formar el páncreas. Como consecuencia, se regula en más la expresión del *gen de caja homeótica pancreático y duodenal 1 (PDX)*, un gen maestro para el desarrollo del páncreas. Aunque todos los efectores del desarrollo pancreático corriente abajo no han sido determinados, aparentemente la expresión de los genes de caja homeótica *PAX4* y **6** apareados especifica el linaje celular endocrino, de modo que las células que expresan ambos genes pasan a ser **células β (insulina)**, **δ (somatostatina)** y **γ (polipéptido pancreático)** mientras que aquellas que expresan solo *PAX6* se convierten en **células α (glucagón)**.

ORIENTACIÓN CLÍNICA

Anomalías pancreáticas

El esbozo pancreático ventral está formado por dos componentes que, en condiciones normales, se fusionan y experimentan una rotación alrededor del duodeno de manera que se sitúan por debajo del esbozo pancreático dorsal. Sin embargo, en ocasiones la porción derecha del esbozo ventral migra siguiendo su camino normal, pero la porción izquierda lo hace en dirección opuesta. Así, el duodeno es rodeado por tejido pancreático y se forma el **páncreas anular** (fig. 13–23). A veces, esta malformación comprime el duodeno y ocasiona su obstrucción completa.

Puede encontrarse **tejido pancreático accesorio** en cualquier sitio, desde el extremo distal del esófago hasta la punta del asa intestinal primaria. Es más frecuente observarlo en la mucosa gástrica y en el divertículo de Meckel, donde puede presentar todas las características histológicas del páncreas.

Intestino medio

En el embrión de 5 semanas, el intestino medio está suspendido de la pared abdominal dorsal por un mesenterio corto y se comunica con el saco vitelino por **el conducto onfalomesentérico** o **pedículo del saco vitelino** (figs. 13–1 y 13–15). En el adulto, el intestino medio comienza inmediatamente distal a la desembocadura del colédoco en el duodeno (fig. 13–15) y termina a nivel de la unión de los dos tercios proximales del colon transverso con el tercio distal. En toda su extensión, el intestino medio es irrigado por la **arteria mesentérica superior** (fig. 13–24).

El desarrollo del intestino medio se caracteriza por el alargamiento rápido del intestino y su mesenterio, lo cual forma el **asa intestinal primitiva** (figs. 13–24 y 13–25). En su vértice, el asa se mantiene en comunicación con el

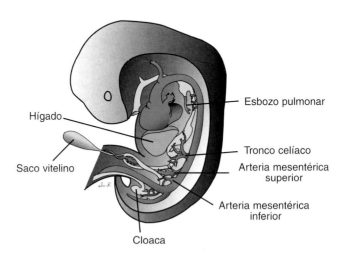

Fig. 13–24. Embrión durante la sexta semana de desarrollo que muestra la irrigación de los segmentos del intestino y la formación y rotación del asa intestinal primitiva. La arteria mesentérica superior constituye el eje de esta rotación e irriga el intestino medio. El tronco celíaco y la arteria mesentérica inferior irrigan el intestino anterior y el intestino posterior, respectivamente.

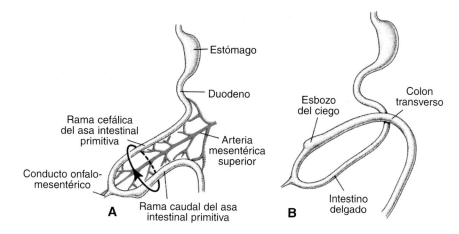

Fig. 13–25. A. Asa intestinal primitiva antes de la rotación (vista lateral). La arteria mesentérica superior forma el eje del asa. La *flecha* indica la dirección de la rotación en sentido antihorario. **B.** Vista similar a la de **A**, donde se observa el asa intestinal primitiva después de una rotación antihoraria de 180°. Adviértase que el colon transverso pasa por delante del duodeno.

saco vitelino por medio del **conducto onfalomesentérico** (fig. 13–24), de escaso calibre. La rama cefálica del asa se convierte en la porción distal del duodeno, el yeyuno y parte del íleon. La rama caudal se convierte en la porción inferior del íleon, el ciego y el apéndice, el colon ascendente y los dos tercios proximales del colon transverso.

HERNIA FISIOLÓGICA

El desarrollo del asa intestinal primitiva se caracteriza por su alargamiento rápido, sobre todo de la rama cefálica. Como consecuencia de este crecimiento rápido y el simultáneo aumento de volumen del hígado, la cavidad abdominal resulta temporariamente demasiado pequeña para contener las asas intestinales, las cuales se introducen en el celoma extraembrionario del cordón umbilical durante la sexta semana de desarrollo (**hernia umbilical fisiológica**) (fig. 13–26).

ROTACIÓN DEL INTESTINO MEDIO

Simultáneamente con su aumento de longitud, el asa intestinal primitiva experimenta rotación sobre un eje formado por la **arteria mesentérica superior** (fig. 13–25). Visto desde la cara ventral, este movimiento de rotación tiene lugar en dirección antihoraria y cuando se completa abarca aproximadamen-

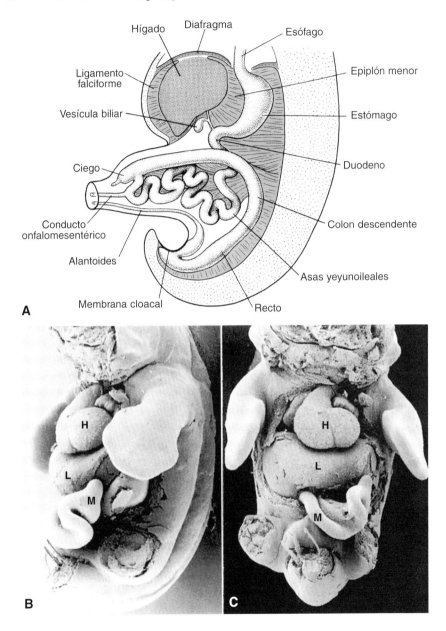

Fig. 13–26. A. Hernia umbilical de las asas intestinales en un embrión de 8 semanas, aproximadamente (longitud vértice–nalga, 35 mm). Durante la herniación se enrollan las asas del intestino delgado y se forma el ciego. Los primeros 90° de rotación se producen durante la herniación, mientras que los 180° restantes otienen lugar durante el retorno del intestino a la cavidad abdominal, en el curso del tercer mes. **B.** Microfotografía electrónica de barrido de una vista lateral de un embrión de ratón de aproximadamente el mismo estadio que el mostrado

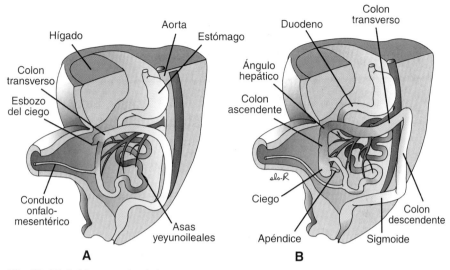

Fig. 13–27. A. Vista anterior de las asas intestinales después de la rotación antihoraria de 270°. Obsérvense el enrollamiento de las asas del intestino delgado y la posición del esbozo del ciego en el cuadrante superior derecho del abdomen. **B.** Vista igual a la de **A**, con las asas intestinales en su posición definitiva. Por desplazamiento en dirección caudal, el ciego y el apéndice se han situado en el cuadrante inferior derecho del abdomen.

te 270° (figs. 13–24 y 13–25). Aun durante el movimiento de rotación continúa el alargamiento del asa del intestino delgado, y el yeyuno y el íleon forman asas enrolladas (fig. 13–26). De igual manera, el intestino grueso se alarga considerablemente, pero no participa en el fenómeno de enrollamiento. La rotación tiene lugar durante la formación de la hernia (90°, aproximadamente), lo mismo que durante el retorno a la cavidad abdominal de las asas intestinales (180° restantes) (fig. 13–27).

RETRACCIÓN DE LAS ASAS HERNIADAS

Durante la décima semana, las asas intestinales herniadas comienzan a volver a la cavidad abdominal. Aun cuando no se han dilucidado los factores que ocasionan este retorno, se considera que desempeñan un papel importante la regresión del riñón mesonéfrico, la disminución del crecimiento del hígado y el aumento de volumen de la cavidad abdominal.

en **A**, con la pared corporal y el amnios extraídos. El corazón (H) ocupa la mayor parte de la región torácica, y el hígado (L), la mayor parte del abdomen. El intestino medio (M) herniado está comenzando a enrollarse y protruye desde el abdomen. **C.** Vista frontal del embrión mostrado en **B.** Obsérvense el tamaño extremo del hígado, que en este momento tiene una función hematopoyética, y la rotación inicial de las asas herniadas del intestino medio. Se ha extraído diafragma entre el corazón y el hígado.

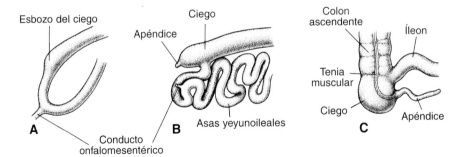

Fig. 13–28. Etapas sucesivas del desarrollo del ciego y del apéndice. **A.** A las 7 semanas. **B.** A las 8 semanas. **C.** En el neonato.

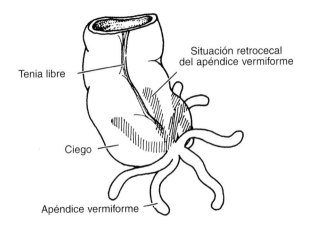

Fig. 13–29. Diferentes posiciones del apéndice. En un 50% de los casos, aproximadamente, el apéndice se encuentra en posición retrocecal o retrocólica.

La porción proximal del yeyuno es la primera en volver a la cavidad abdominal y se sitúa del lado izquierdo (fig. 13–27A). Las asas que penetran ulteriormente se disponen cada vez más hacia la derecha. El **esbozo del ciego**, que aparece en la sexta semana, aproximadamente, como una dilatación cónica pequeña de la rama caudal del asa intestinal primitiva, es la última parte del intestino que vuelve a la cavidad abdominal. Por un tiempo se sitúa en el cuadrante superior derecho, inmediatamente por debajo del lóbulo derecho del hígado (fig. 13–27A). Desde allí desciende a la fosa ilíaca derecha y forma el **colon ascendente** y el **ángulo hepático** en el lado derecho de la cavidad abdominal (fig. 13–27B). Durante este proceso, el extremo distal del esbozo del ciego da origen a un divertículo de escaso calibre, el **apéndice** (fig. 13–28).

Dado que el apéndice se desarrolla en el curso del descenso del colon, es comprensible que su localización final sea con frecuencia por detrás del ciego

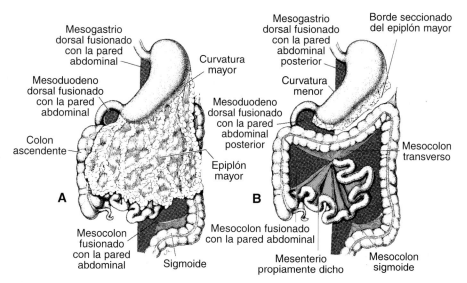

Fig. 13–30. Vista frontal de las asas intestinales con el epiplón mayor (**A**) y después de haberse extirpado éste (**B**). Las *áreas grisadas* representan partes del mesenterio dorsal que se fusionan con la pared abdominal posterior. Nótese la línea de inserción del mesenterio propiamente dicho.

o del colon. Esta posición del apéndice se dice que es **retrocecal** o **retrocólica**, respectivamente (fig. 13–29).

MESENTERIOS DE LAS ASAS INTESTINALES

El mesenterio del asa intestinal primitiva, el **mesenterio propiamente dicho**, experimenta profundos cambios con la rotación y el enrollamiento de las asas. Cuando la rama caudal del asa se desplaza hacia el lado derecho de la cavidad abdominal, el mesenterio dorsal se enrosca alrededor del sitio de origen de la **arteria mesentérica superior** (fig. 13–24) y después, cuando las porciones ascendente y descendente del colon adoptan su posición definitiva, sus mesenterios se ven comprimidos contra el peritoneo de la pared abdominal posterior (fig. 13–30). Después que estas capas se fusionan, el colon ascendente y el descendente quedan fijados de manera permanente en posición retroperitoneal. Sin embargo, el apéndice, el extremo inferior del ciego y el colon sigmoide conservan su mesenterio libre (fig. 13–30B).

En cuanto al mesocolon transverso, su destino final es diferente. Se fusiona con la pared posterior del epiplón mayor (fig. 13–13), pero mantiene su movilidad. Por último, su línea de inserción se extiende desde el ángulo hepático del colon ascendente hasta el ángulo esplénico del colon descendente (fig. 13–30B).

El mesenterio de las asas yeyunoileales, en un período inicial, se continúa con el del colon ascendente (fig. 13-12A). Cuando el mesenterio del mesocolon ascendente se fusiona con la pared abdominal posterior, el mesenterio de las asas yeyunoileales se inserta en una nueva línea que va desde la región en que el duodeno se vuelve intraperitoneal hasta la unión ileocecal (fig. 13-30B).

Anomalías de los mesenterios

En condiciones normales, el colon ascendente, excepto en su porción más caudal (aproximadamente, 2,5 cm), está fusionado con la pared abdominal posterior y cubierto por peritoneo en su cara anterior y a ambos lados. La persistencia de una porción del mesocolon da origen al **ciego móvil**. En su expresión máxima, el mesenterio del colon ascendente no se fusiona con la pared corporal posterior. Así, este mesenterio largo permite que se produzcan movimientos anormales del intestino o incluso el **vólvulo** del ciego y del colon. De igual modo, pueden producirse bolsas retrocólicas detrás del mesocolon ascendente a raíz de la fusión incompleta del mesenterio con la pared corporal posterior. Una **hernia retrocólica** representa el atrapamiento de porciones del intestino delgado por detrás del mesocolon.

Defectos de la pared corporal

El **onfalocele** (fig. 13-31A y B) involucra la herniación de las vísceras abdominales a través de un anillo umbilical agrandado. Las vísceras, que pueden incluir el hígado, el intestino grueso y delgado, el estómago, el bazo o la vesícula biliar, están cubiertas por amnios. El defecto se debe a que el intestino no vuelve a la cavidad corporal desde la hernia fisiológica producida durante la sexta a la décima semana del desarrollo. La anomalía se presenta en 2,5 de cada 10.000 nacimientos y se acompaña de una alta tasa de mortalidad (25%) y de graves malformaciones, como anomalías cardíacas (50%) y defectos del tubo neural (40%). El 50%, aproximadamente, de los niños nacidos vivos con onfalocele tienen anomalías cromosómicas.

La **gastrosquisis** (fig. 13-31C) es la herniación del contenido abdominal directamente en la cavidad amniótica a través de la pared corporal. El defecto es lateral al ombligo, por lo general a la derecha, en una región debilitada por la regresión de la vena umbilical derecha, que en condiciones normales desaparece. Las vísceras no se hallan cubiertas por peritoneo ni por amnios, y el intestino puede resultar dañado por el contacto con el líquido amniótico. La gastrosquisis se observa en uno de cada 10.000 nacimientos, pero su frecuencia va en aumento sobre todo en los hijos de mujeres jóvenes, fenómeno que quizás esté relacionado con el consumo de cocaína. A diferencia del onfalocele, la gastrosquisis no se acompaña de anomalías cromosómicas

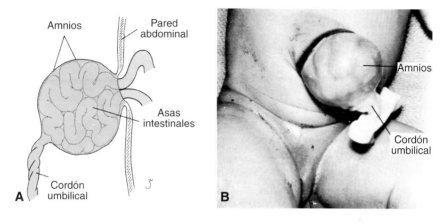

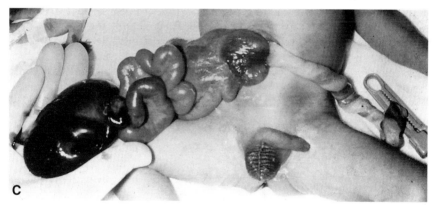

Fig. 13–31. A. Onfalocele en el que se muestra la falla de las asas intestinales para retornar a la cavidad abdominal después de la hernia fisiológica. Las asas herniadas están cubiertas por amnios. **B.** Onfalocele en un neonato. **C.** Recién nacido con gastrosquisis. Las asas intestinales retornan a la cavidad abdominal, pero vuelven a herniarse a través de la pared corporal, por lo general a la derecha del ombligo en la región de la vena umbilical derecha en vías de regresión. A diferencia del onfalocele, el defecto no está cubierto por amnios.

u otros defectos graves y, en consecuencia, la tasa de supervivencia es excelente. Sin embargo, el vólvulo (rotación del intestino) que compromete la irrigación sanguínea puede destruir grandes porciones del intestino y provocar la muerte del feto.

Anomalías del conducto onfalomesentérico o vitelino

En el 2 al 4% de las personas persiste una pequeña porción del **conducto onfalomesentérico** como una evaginación del íleon, el **divertículo ileal** o **de Meckel** (fig. 13–32A). En el adulto, este divertículo se encuentra situado

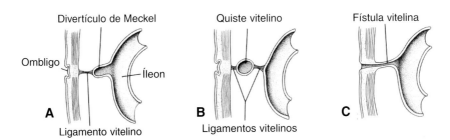

Fig. I3–32. Restos del conducto onfalomesentérico. **A.** Divertículo ileal o de Meckel combinado con cordón fibroso (ligamento onfalomesentérico o vitelino). **B.** Quiste vitelino unido al ombligo y a la pared del íleon por ligamentos onfalomesentéricos. **C.** Fístula vitelina que comunica la luz del íleon con el ombligo.

a unos 40 a 60 cm aproximadamente de la válvula ileocecal, en el borde antimesentérico del íleon, y por lo general no ocasiona síntomas. Sin embargo, cuando contiene tejido pancreático o mucosa gástrica heterotópicos, puede producirse ulceración, hemorragia y aun perforación. A veces, los dos extremos del conducto vitelino se transforman en cordones fibrosos y la porción media origina un quiste voluminoso, el **enterocistoma** o **quiste vitelino** (fig. 13–32B). Dado que los cordones fibrosos atraviesan la cavidad peritoneal, las asas intestinales pueden enrollarse alrededor de estos cordones fibrosos y obstruirse con la consiguiente estrangulación o vólvulo intestinal. En otro tipo de variante, el conducto onfalomesentérico mantiene su permeabilidad en toda su longitud y genera una comunicación directa entre el ombligo y el tracto intestinal. Esta anomalía se denomina **fístula umbilical** o **vitelina** (fig. 13–32C). En estas circunstancias puede haber expulsión de heces por el ombligo.

Defectos de la rotación intestinal

La **rotación anormal del asa intestinal** puede hacer que el intestino se enrolle (**vólvulo**) y quede comprometida su irrigación sanguínea. El asa intestinal primitiva experimenta normalmente una rotación antihoraria de 270°. Sin embargo, a veces esta rotación es de 90° solamente. Cuando así ocurre, el colon y el ciego son las primeras porciones del intestino que vuelven a la cavidad abdominal desde el cordón umbilical y se sitúan en el lado izquierdo de ésta (fig. 13–33A). Las asas que se introducen ulteriormente se sitúan cada vez más hacia la derecha, y ello da por resultado la anomalía denominada **colon de ubicación izquierda**.

La **rotación invertida del asa intestinal** se produce cuando el asa primitiva experimenta una rotación de 90° en el sentido de las agujas del reloj. En esta anomalía, el colon transverso pasa por detrás del duodeno (fig. 13–33B) y se sitúa detrás de la arteria mesentérica superior.

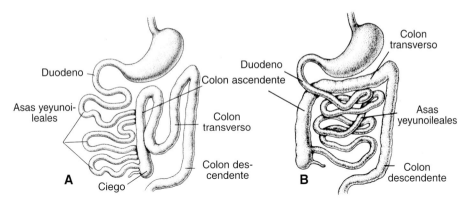

Fig. 13–33. A. Rotación anormal del asa intestinal primitiva. El colon está situado en el lado izquierdo del abdomen y las asas del intestino delgado están del lado derecho. Obsérvese que el íleon desemboca en el lado derecho del ciego. **B.** El asa intestinal primitiva experimenta una rotación de 90° en dirección horaria (rotación invertida). El colon transverso pasa por detrás del duodeno.

Las **duplicaciones de las asas intestinales** y los **quistes** pueden observarse en cualquier sitio del tubo digestivo. Son más frecuentes en la región del íleon, donde pueden variar desde un divertículo pequeño hasta abarcar un largo segmento. Por lo común, los síntomas aparecen tempranamente y en el 33% de los casos se encuentran asociados otros defectos, como atresias intestinales, ano imperforado, gastrosquisis y onfalocele. No se conoce el origen de estas alteraciones, aunque podrían ser la consecuencia de la proliferación anormal del parénquima intestinal.

Atresias y estenosis del intestino

Las **atresias** y las **estenosis** pueden localizarse en cualquier sitio del intestino. La mayoría se producen en el duodeno, la menor proporción en el colon, y se encuentran en igual número en el yeyuno y en el íleon (uno de cada 1.500 nacimientos). Las atresias de la porción superior del duodeno se deben probablemente a la falta de recanalización (fig. 13–18). Sin embargo, a partir de la porción distal del duodeno y en sentido caudal, es muy probable que las estenosis y las atresias sean causadas por "**accidentes**" **vasculares**. Éstos pueden ser provocados por rotación anormal, vólvulo, gastrosquisis, onfalocele y otros factores. En consecuencia, se halla comprometida la irrigación sanguínea de una región del intestino y un segmento se necrosa, lo cual ocasiona el estrechamiento o la pérdida completa de esa región. En el 50% de los casos hay pérdida de una región del intestino, mientras que en el 20% persiste un cordón fibroso (fig. 13–34A y B). En otro 20% hay estrechamiento y un delgado diafragma separa las partes mayor y menor del intestino (fig. 13–34C). Las estenosis y las atresias múltiples constituyen el 10% restante de estos defectos, con una frecuencia del 5% para cada uno de ellos

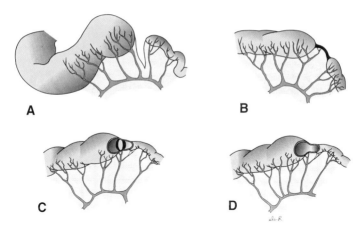

A **B**

C **D**

Fig. 13–34. Atresias y estenosis intestinales más frecuentes. **A.** La más común, que se presenta en el 50% de los casos. **B** y **C.** Dos tipos que tienen una incidencia del 20%, cada uno. **D.** Forma que se produce en el 5% de los casos. La mayoría de estas anomalías son causadas por accidentes vasculares, excepto las que se localizan en la porción superior del duodeno, que pueden ser ocasionadas por falta de recanalización. Las atresias (**A, B** y **C**) representan el 95% de los casos totales y las estenosis (**D**) solamente el 5%.

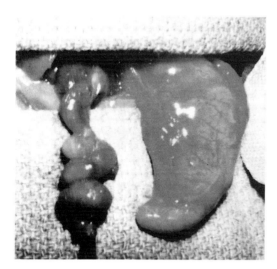

Fig. 13–35. Atresia en "cáscara de manzana", que se produce en el yeyuno y representa el 10% de todas las atresias intestinales. La porción afectada del intestino se enrolla alrededor de un resto de mesenterio.

(fig. 13–34D). La **atresia "en cáscara de manzana"** es un tipo especial de defecto que representa el 10% de las atresias; en este caso, la atresia se halla localizada en la porción proximal del yeyuno y se aprecia un intestino corto, con la porción distal de la lesión enroscada alrededor de un resto mesentérico (fig. 13–35). Los niños que presentan este defecto tienen bajo peso al nacer y otras anomalías.

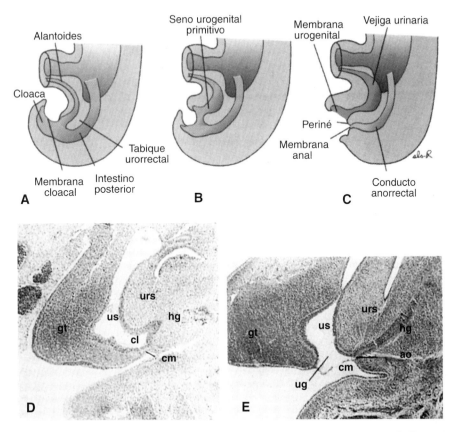

Fig. 13–36. Región de la cloaca en embriones en etapas sucesivas de desarrollo. **A.** El intestino posterior se continúa con la porción posterior de la cloaca, el futuro conducto anorrectal; la alantoides se continúa con la porción anterior, el futuro seno urogenital. El tabique urorrectal se forma por la fusión del mesodermo que cubre la alantoides y el saco vitelino (fig. 13–1D). La membrana cloacal, que forma el límite ventral de la cloaca, está compuesta por ectodermo y endodermo. **B.** A medida que continúa el plegamiento caudal del embrión, el tabique urorrectal se desplaza hasta acercarse a la membrana cloacal, aunque nunca entabla contacto con ella. **C.** El alargamiento del tubérculo genital tracciona a la porción urogenital de la cloaca hacia adelante; la rotura de la membrana cloacal produce un orificio para el intestino posterior y otro para el seno urogenital. El extremo del tabique urorrectal forma el cuerpo perineal. **D.** Corte histológico a través de la región cloacal de un embrión humano de 6 semanas similar al representado en **B.** La cloaca (cl) tiene una región posterior más pequeña en el orificio del intestino posterior (hg) y una región anterior más grande, el seno urogenital (us). El tabique urorrectal (urs) divide parcialmente las dos regiones, y la membrana cloacal (cm) forma un límite en el extremo caudal de la cavidad cloacal; gt, tubérculo genital. **E.** Corte histológico a través de la región cloacal de un embrión humano de 7 semanas similar al de **C.** El tabique urorrectal (urs) se ubica cerca de la membrana cloacal (cm), que está comenzando a romperse, lo que dejan el conducto anal abierto (ao) para el intestino posterior (hg) y un orificio separado para el seno urogenital (us). El extremo del tabique urorrectal formará el cuerpo perineal. El crecimiento del tubérculo genital (gt) cambiará la forma del seno urogenital, que a la larga se cierra por fusión de los pliegues uretrales en el varón. En la mujer, el orificio permanece como el vestíbulo de la vagina y de la uretra (véase cap. 14).

Intestino posterior

El intestino posterior da origen al tercio distal del colon transverso, el colon descendente, el sigmoide, el recto y la porción superior del conducto anal. El endodermo del intestino posterior forma asimismo el revestimiento interno de la vejiga y de la uretra (véase cap. 14).

La porción terminal del intestino posterior se continúa con la región posterior de la cloaca, el primitivo **conducto anorrectal**; la alantoides se continúa con la porción anterior, el **seno urogenital** primitivo (fig. 13–36A). La cloaca es una cavidad tapizada de endodermo que está revestida en su límite ventral por ectodermo superficial. La zona limítrofe entre el endodermo y el ectodermo forma la **membrana cloacal** (fig. 13–36). Una capa de mesodermo, el **tabique urorrectal**, separa la región entre la alantoides y el intestino posterior. Este tabique deriva de la fusión del mesodermo que cubre el saco vitelino con el que rodea la alantoides (figs. 13–1 y 13–36). A medida que el embrión crece y continúa el plegamiento caudal, el extremo del tabique urorrectal se aproxima hasta ubicarse cercano a la membrana cloacal, aunque las dos estructuras nunca toman contacto (fig. 13–36B y D). Al final de la séptima semana, la membrana cloacal se rompe, lo cual origina la abertura anal para el intestino posterior y un orificio ventral para el seno urogenital. Entre los dos orificios, el extremo del tabique urorrectal forma el cuerpo perineal (fig. 13–36C y E). En este momento, la proliferación del ectodermo cierra la región más caudal del conducto anal. Durante la novena semana, esta región se recanaliza. En consecuencia, la porción caudal del conducto anal es de origen ectodérmico y está irrigada por las **arterias rectales inferiores**, ramas de las **arterias pudendas internas**. La porción craneal del conducto anal se origina en el endodermo y es vascularizada por la **arteria rectal superior**, una continuación de la **arteria mesentérica inferior**, la arteria del intestino posterior. La unión entre las porciones endodérmica y ectodérmica del conducto anal está representada por la **línea pectínea**, que se encuentra inmediatamente por debajo de las columnas anales. A nivel de esta línea, el epitelio cilíndrico se transforma en pavimentoso estratificado.

ORIENTACIÓN CLÍNICA

Anomalías del intestino posterior

Las **atresias** y **fístulas rectoanales**, que se producen en uno de cada 5.000 nacidos vivos, son provocadas por anomalías en la formación de la cloaca. Debido a esto, si la porción posterior de la cloaca es demasiado pequeña y por ende la membrana posterior de la cloaca es corta, el orificio del intestino posterior se desplaza hacia adelante. Si el defecto de la cloaca es pequeño, el desplazamiento es mínimo y genera una abertura baja del intestino posterior en la vagina o la uretra (fig. 13–37A y B). Si la región posterior de la cloaca es muy pequeña, la localización del orificio del intestino posterior tiene

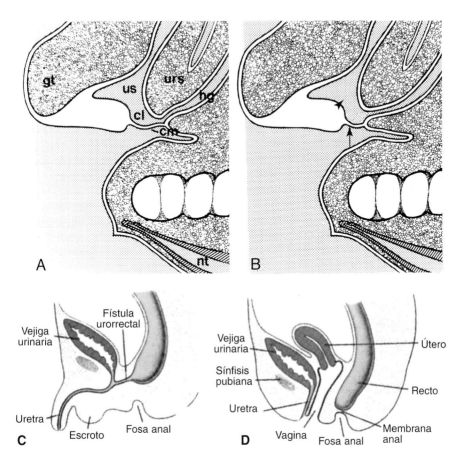

Fig. 13–37. A. Desarrollo normal de la región de la cloaca a las 7 semanas. La porción anterior de la cloaca (cl) forma el seno urogenital (us); la porción posterior se continúa con la aberturadel intestino posterior (hg). La membrana cloacal (cm) cierra la cloaca y se extiende posteriormente cerca del extremo del intestino posterior. Urs, tabique urorrectal; nt, tubo neural; gt, tubérculo genital. **B.** La región cloacal de un embrión de 7 semanas muestra una disminución del tamaño de la porción posterior de la cloaca y un acortamiento de la membrana cloacal (*flecha*). Este defecto determina una posición ectópica del orificio anal en el seno urogenital (*puntas de flecha*) y una fístula urorrectal baja. **C.** Fístula urorrectal alta, originada por una significativa disminución del tamaño de la porción posterior de la cloaca y de la membrana cloacal que desplazan el orificio del intestino posterior hacia adelante. **D.** Ano imperforado. El conducto anal no se recanaliza, lo que deja un diafragma entre las porciones superior e inferior de ese conducto.

un mayor desplazamiento anterior con una localización más alta (fig. 13–37C). Por esta razón, las atresias y fístulas rectoanales se deben a la posición ectópica del orificio anal y no a defectos del tabique urorrectal. Las lesiones bajas son dos veces más comunes que las altas, mientras que la variedad intermedia es la menos común. Aproximadamente el 50% de los niños con atresias rectoanales presentan otros defectos congénitos.

El **ano imperforado** no tiene orificio anal. Este defecto se produce por falta de recanalización de la región inferior del conducto anal (fig. 13-37D).

El **megacolon congénito** se debe a la ausencia de ganglios parasimpáticos en la pared intestinal (**megacolon aganglionar** o **enfermedad de Hirschsprung**). Estos ganglios derivan de las células de la cresta neural que emigran desde los pliegues neurales a la pared del intestino. Las mutaciones del gen *RET*, que codifica a un receptor tirosina cinasa involucrado en la migración de las células de la cresta neural (véase cap. 19), pueden ocasionar megacolon congénito. En la mayoría de los casos está afectado el recto y en el 80% el defecto se extiende hasta el punto medio del sigmoide. Solamente en el 10 al 20% están comprometidos los segmentos colónicos transverso y ascendente, y en un 3% el colon en su totalidad.

Resumen

El epitelio del aparato digestivo y el parénquima de sus derivados son de origen endodérmico; los componentes de tejido conectivo, musculares y peritoneales tienen origen mesodérmico. La diferenciación del intestino y sus derivados depende de una interacción recíproca entre el endodermo del intestino (epitelio) y el mesodermo que lo rodea. Los genes *HOX* en el mesodermo son inducidos por *sonic hedgehog (SHH)* secretado por el endodermo del intestino y regulan la organización craneocaudal del intestino y de sus derivados. El aparato digestivo se extiende desde la membrana bucofaríngea hasta la membrana cloacal (fig. 13-1) y se divide en intestino faríngeo, intestino anterior, intestino medio e intestino posterior. El intestino faríngeo origina principalmente la faringe y las glándulas relacionadas (véase cap. 15).

El **intestino anterior** da origen al esófago, la tráquea y los esbozos pulmonares, el estómago y la porción del duodeno proximal a la desembocadura del conducto colédoco. Además, el hígado, el páncreas y el aparato biliar se desarrollan a partir de evaginaciones del epitelio endodérmico de la porción superior del duodeno (fig. 13-15). Dado que la parte superior del intestino anterior queda dividida por un tabique (tabique traqueoesofágico) en el esófago por detrás y la tráquea y los esbozos pulmonares por delante, la desviación de este tabique puede ocasionar comunicaciones anormales entre la tráquea y el esófago. Los cordones hepáticos epiteliales y el sistema biliar se desarrollan en el septum transversum (fig. 13-15) y se diferencian en parénquima. Las células hematopoyéticas (que se encuentran en el hígado en cantidad considerable en etapas previas al nacimiento), las células de Kupffer y las del tejido conectivo son de origen mesodérmico. El páncreas se desarrolla a partir de un esbozo ventral y otro dorsal, los cuales en etapa ulterior se fusionan para formar el páncreas definitivo (figs. 13–21 y 13–22). En ocasiones, ambas partes rodean al duodeno (páncreas anular) y provocan la constricción del intestino (fig. 13–23).

El **intestino medio** forma el asa intestinal primitiva (fig. 13–24), da origen al duodeno distalmente a la desembocadura del colédoco y se continúa hasta la unión de los dos tercios proximales del colon transverso con el tercio distal. En su vértice, el asa primitiva mantiene transitoriamente una comunicación amplia con el saco vitelino por medio del conducto onfalomesentérico o pedículo del saco vitelino. Durante la sexta semana de desarrollo, el asa experimenta un crecimiento tan rápido que sobresale en el cordón umbilical (hernia fisiológica) (fig. 13–26). Durante la décima semana, vuelve a introducirse en la cavidad abdominal. En tanto se producen estos fenómenos, el asa del intestino medio experimenta una rotación antihoraria de 270° (fig. 13–25). Los restos del conducto onfalomesentérico, la falta de reingreso del intestino medio en la cavidad abdominal, la rotación anormal, la estenosis y las duplicaciones de porciones del intestino representan anomalías corrientes.

El **intestino posterior** da origen al tubo digestivo desde el tercio distal del colon transverso hasta la porción superior del conducto anal; la porción distal del conducto anal deriva del ectodermo. El intestino posterior desemboca en la región posterior de la cloaca (futuro conducto anorrectal), y la alantoides, en la región anterior de la cloaca (futuro seno urogenital). La rotura de la membrana cloacal que cubre esta área proporciona una comunicación con el exterior para el ano y el seno urogenital. Las anomalías del tamaño de la región posterior de la cloaca desplazan la entrada del ano hacia adelante y provoca fístulas y atresias rectovaginales y rectouretrales (figs. 13–36 y 13–37).

Problemas para resolver

1. Una ecografía prenatal a las 36 semanas de gestación revela polihidramnios y en el momento del nacimiento el niño presenta exceso de líquido en la boca y dificultad para respirar. ¿Qué defecto congénito podría causar estas alteraciones?

2. Una ecografía del feto obtenida a las 20 semanas revela una masa en la línea media que aparentemente contiene intestinos y está limitada por una membrana. ¿Cuál sería el diagnóstico y cuál el pronóstico para este niño?

3. En el momento del nacimiento, una niña no presenta orificio anal y tiene meconio en la vagina. ¿Qué tipo de defecto puede sufrir y cuál sería su origen embriológico?

Lecturas recomendadas

Apelqvist A, Ahlgreen U, Edlund H: Sonic hedgehog directs specialized mesoderm differentiation in the intestines and pancreas. Curr Biol 7:801, 1997.

Brassett C, Ellis H: Transposition of the viscera. Clin Anat 4: 139, 1991.

Duncan SA: Transcriptional regulation of liver development. Dev Dynam 219:131, 2000.

Galloway J: A handle on handedness Nature (Lond) 346:223, 1990.

Gualdi R, Bossard P, Zheng M, Hamada Y, Coleman JR, Zaret KS: Hepatic specification of the gut endoderm in vitro: cell signaling and transcriptional control. Genes Dev 10: 1670, 1996.

Kluth D, Hillen M, Lambrecht W: The principles of normal and abnormal hindgut development. J Pediatr Surg 30: 1143, 1995.

Nievelstein RAJ, Van der Werff JFA, Verbeeh FJ, Vermeij-Keers C: Normal and abnormal development of the anorectum in human embryos. Teratology 57:70, 1998.

Severn CB: A morphological study of the development of the human liver: 1 Development of the hepatic diverticulum. Am J Anat 131:133, 1971.

Severn CB: A morphological study of the development of the human liver: 2 Establishment of liver parenchyma, extrahepatic ducts, and associated venous channels. Am J Anat 133:85, 1972.

Sosa-Pineda B, Chowdhury K, Torres M, Oliver G, Gruss P: The Pax 4 gene is essential for differentiation of insulin producing cells in the mammalian pancreas. Nature 386:399, 1997.

St. Onge L, Sosa-Pineda B, Chowdhury K, Mansouri A, Gruss P: Pax 6 is required for differentiation of glucagon-producing cells in mouse pancreas. Nature 387:406, 1997.

Stevenson RE, Hall JG, Goodman RM (eds): Human Malformations and Related Anomalies. New York, Oxford University Press, 1993.

Torfs C, Curry C, Roeper P: Gastroschisis. J Pediatr 116: 1, 1990.

Vellguth S, van Gaudecker B, Muller-Hermelink HK: The development of the human spleen Cell Tissue Res 242:579, 1985.

Yokoh Y: Differentiation of the dorsal mesentery in man. Acta Anat 76:56, 1970.

capítulo 14

Aparato urogenital

Desde el punto de vista funcional, el aparato urogenital puede dividirse en dos componentes completamente diferentes: a) el **aparato urinario** y b) el **aparato genital**. Desde el punto de vista embriológico y anatómico, sin embargo, ambos aparatos guardan íntima relación. Los dos provienen de una cresta mesodérmica común (**mesodermo intermedio**) situada a lo largo de la pared posterior de la cavidad abdominal, y en un período inicial los conductos excretores de los dos sistemas desembocan en una cavidad común, la cloaca.

Aparato urinario

SISTEMAS RENALES

Durante la vida intrauterina se forman en los seres humanos tres sistemas renales ligeramente superpuestos siguiendo una secuencia craneal a caudal: el **pronefros**, el **mesonefros** y el **metanefros**. El primero de estos sistemas es rudimentario y no funciona; el segundo puede funcionar durante un breve lapso al comienzo del período fetal y el tercero forma el riñón definitivo.

Pronefros

Al comienzo de la cuarta semana, el pronefros está representado por 7 a 10 grupos celulares macizos, dispuestos en la región cervical (figs. 14–1

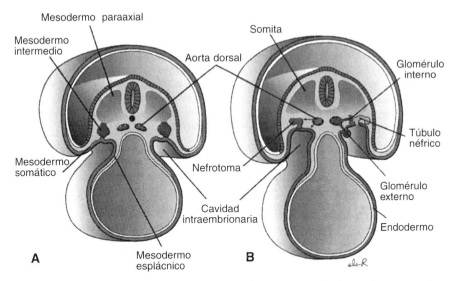

Fig. 14–1. Cortes transversales de embriones en diversas etapas de desarrollo que muestran la formación de los túbulos néfricos. **A.** A los 21 días. **B.** A los 25 días. Obsérvense la formación de los glomérulos externos e internos y la comunicación entre la cavidad intraembrionaria y el túbulo néfrico.

y 14–2). Estos grupos forman unidades excretoras vestigiales, los nefrotomas, que experimentan regresión antes de que se originen los más caudales. Hacia el final de la cuarta semana desaparece todo indicio del sistema pronéfrico.

Mesonefros

El mesonefros y los conductos mesonéfricos derivan del mesodermo intermedio de los segmentos torácicos superiores a lumbares superiores (L3) (fig. 14–2). Durante la regresión del sistema pronéfrico a comienzos de la cuarta semana de desarrollo, aparecen los primeros túbulos excretores del mesonefros. Éstos se alargan rápidamente, forman un asa en S y adquieren un ovillo de capilares que formarán el glomérulo en el extremo interno (fig. 14–3A). Los túbulos forman, alrededor de los glomérulos, la **cápsula de Bowman**, y estas estructuras en conjunto constituyen un **corpúsculo renal**. En el extremo opuesto, el túbulo desemboca en el conducto colector longitudinal denominado **conducto mesonéfrico** o **de Wolff** (figs. 14–2 y 14–3).

Hacia la mitad del segundo mes de desarrollo, el mesonefros forma un órgano ovoide voluminoso a cada lado de la línea media (fig. 14–3). Dado que la gónada en desarrollo está situada en el lado interno del mesonefros, el relieve producido por ambos órganos se denomina **cresta urogenital** (fig. 14–3). Mientras los túbulos caudales están aún en diferenciación, los túbulos y glomérulos craneales muestran cambios degenerativos y hacia el final del segundo mes la mayoría han desaparecido. Sin embargo, en el varón persisten algu-

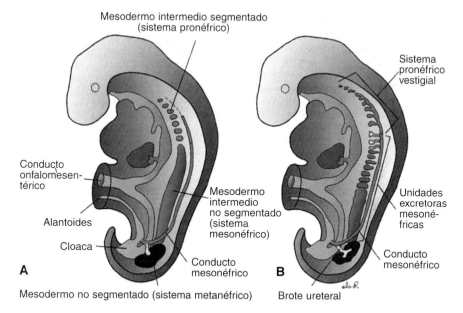

Fig. 14–2. A. Relación del mesodermo intermedio de los sistemas pronéfrico, mesonéfrico y metanéfrico. En las regiones cervical y torácica superior, el mesodermo intermedio está segmentado; en las zonas torácica inferior, lumbar y sacra forma una masa maciza y no segmentada, el cordón nefrógeno. Obsérvese el conducto colector longitudinal, formado en la etapa inicial por el pronefros y después por el mesonefros. **B.** Túbulos excretores de los sistemas pronéfrico y mesonéfrico en un embrión de 5 semanas.

nos túbulos caudales y el conducto mesonéfrico, los cuales participan en la formación del aparato genital, pero en la mujer desaparecen por completo (véase Aparato genital).

Metanefros: el riñón definitivo

Durante la quinta semana de desarrollo aparece el tercer órgano urinario, el **metanefros** o **riñón definitivo**. Sus unidades excretoras se desarrollan a partir del **mesodermo metanéfrico** (fig. 14–4) de manera análoga a como lo hacen en el sistema mesonéfrico. Sin embargo, el desarrollo del sistema de conductos difiere del de los otros sistemas renales.

Sistema colector. Los túbulos colectores del riñón definitivo se desarrollan a partir del **brote ureteral**, que es una evaginación del conducto mesonéfrico próxima a su desembocadura en la cloaca (fig. 14–4). El brote se introduce en el tejido metanéfrico, el cual es moldeado para formar una caperuza sobre su extremo distal (fig. 14–4). Ulteriormente, el esbozo se dilata y forma la **pelvis renal** primitiva y se divide en una porción craneal y otra caudal, los futuros cálices mayores (fig. 14–5A y B).

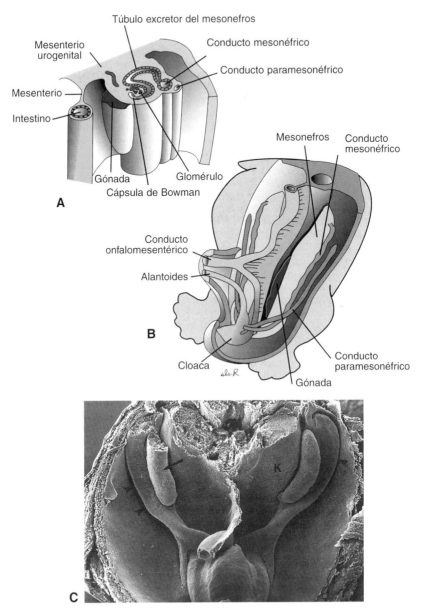

Fig. 14–3. A. Corte transversal a través de la cresta urogenital en la región torácica inferior de un embrión de cinco semanas, donde se muestra la formación de un túbulo excretor del sistema mesonéfrico. Adviértase la aparición de la cápsula de Bowman y del pliegue o cresta gonadal. El mesonefros y la gónada están unidos a la pared abdominal posterior por un mesenterio urogenital ancho. **B.** Relación de la gónada con el mesonefros. Obsérvese el volumen del mesonefros. El conducto mesonéfrico (de Wolff) transcurre por el lado externo del mesonefros. **C.** Microfotografía electrónica de barrido de un embrión de ratón, que muestra la cresta genital (*flecha*) y el conducto mesonéfrico (*puntas de flecha*). K, riñones.

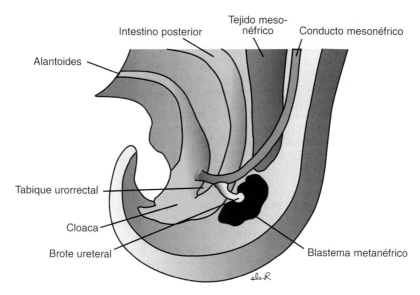

Fig. 14–4. Relación del intestino posterior con la cloaca al final de la quinta semana. El brote ureteral se introduce en el mesodermo metanéfrico (blastema).

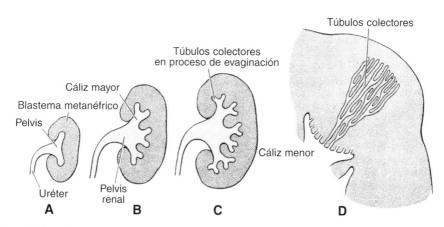

Fig. 14–5. Desarrollo de la pelvis renal, los cálices y los túbulos colectores del metanefros. **A.** A las 6 semanas. **B.** Al final de la sexta semana. **C.** A las 7 semanas. **D.** En el neonato. Adviértase la forma piramidal de los túbulos colectores que llegan al cáliz menor.

Cada cáliz, al introducirse en el tejido metanéfrico, forma dos nuevos brotes, los cuales siguen subdividiéndose hasta constituir doce generaciones de túbulos o más (fig. 14–5). Mientras tanto, en la periferia se producen más túbulos hasta el final del quinto mes. Los túbulos de segundo orden crecen e incorporan a los de la tercera y cuarta generación, y forman los **cálices menores** de la pelvis renal. Al continuar el desarrollo, los túbulos colectores de la quinta generación y de las sucesivas se alargan considerablemente y convergen en el cáliz menor, para formar la **pirámide renal** (fig. 14–5D). En consecuencia, **el brote ureteral origina el uréter, la pelvis renal, los cálices mayores y menores y de uno a tres millones de túbulos colectores, aproximadamente.**

Sistema excretor. Cada túbulo colector neoformado está cubierto en su extremo distal por una **caperuza de tejido metanéfrico** (fig. 14–6A). Por influencia inductora del túbulo, las células del tejido de la caperuza forman pequeñas vesículas, las **vesículas renales**, las cuales a su vez originan túbulos más pequeños con forma de S (fig. 14–6B y C). Los capilares crecen dentro de una concavidad en uno de los extremos de la S y se diferencian en **glomérulos**. Estos túbulos, junto con los ovillos capilares llamados glomérulos, forman las **nefronas** o **unidades excretoras**. El extremo proximal de cada nefrona constituye la **cápsula de Bowman**, en cuya concavidad está incluido el glomérulo (fig. 14–6C y D). El extremo distal desemboca en uno de los túbulos colectores, lo cual establece un pasaje desde la cápsula de Bowman

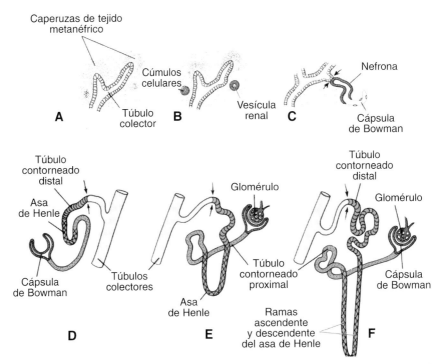

Fig. 14–6. Desarrollo de una unidad excretora metanéfrica. Las *flechas* indican el sitio donde la unidad excretora (*azul*) se comunica libremente con el sistema colector (*amarillo*), lo cual permite que fluya orina desde el glomérulo hacia los túbulos colectores.

hasta la unidad colectora. El alargamiento continuo del túbulo excretor da como resultado la formación del **túbulo contorneado proximal**, el **asa de Henle** y el **túbulo contorneado distal** (fig. 14–6E y F). En consecuencia, el riñón tiene dos orígenes diferentes en su desarrollo: a) el mesodermo metanéfrico, que proporciona las unidades excretoras, y b) el brote ureteral, que da origen al sistema colector.

Las nefronas se forman hasta el nacimiento, momento en el que hay un millón, aproximadamente, en cada riñón. La producción de orina se inicia tempranamente en la gestación, poco después de la diferenciación de los capilares glomerulares, que comienzan a formarse hacia la décima semana. En el momento del nacimiento, los riñones tienen un aspecto lobulado, pero durante la infancia la lobulación desaparece como consecuencia del ulterior crecimiento de las nefronas, a pesar de que el número de éstas no aumenta.

REGULACIÓN MOLECULAR DEL DESARROLLO DEL RIÑÓN

Al igual que en la mayoría de los órganos, la diferenciación del riñón involucra interacciones epiteliomesenquimáticas. En este caso, el epitelio del brote ureteral del mesonefros interactúa con el mesénquima del blastema metanéfri-

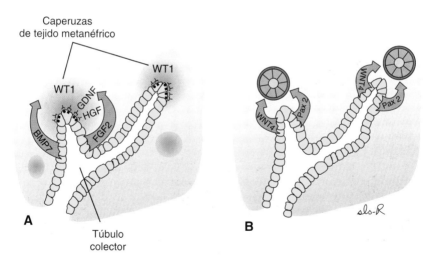

Fig. 14–7. Genes involucrados en la diferenciación del riñón **A.** *WT1* es expresado por el mesénquima y le permite a este tejido responder a la inducción ejercida por el brote ureteral. El GDNF y el HGF, también producidos por el mesénquima, interactúan por medio de sus receptores, RET y MET, respectivamente, en el epitelio del brote ureteral, para estimular el crecimiento de éste y mantener las interacciones. Los factores de crecimiento FGF-2 y BMP-7 estimulan la proliferación del mesénquima y mantienen la expresión de WT1. **B.** PAX2 y WNT4, producidos por el brote ureteral, provocan la transformación epitelial del mesénquima como preparación para la diferenciación en túbulos excretores. La laminina y el colágeno tipo IV forman una membrana basal para las células epiteliales.

co (fig. 14-7). El mesénquima expresa **WT1**, un factor de transcripción que le permite a este tejido volverse competente para responder a la inducción por el brote ureteral. WT1 también regula la producción del **factor neurotrófico derivado de la glia (GDNF)** y del **factor de crecimiento de hepatocitos (HGF o factor de dispersión)** por el mesénquima, y estos factores estimulan el crecimiento de los brotes ureterales (fig. 14-7A). Los **receptores tirosina cinasa RET**, para el GDNF, y **MET**, para el HGF, son sintetizados por el epitelio de los brotes ureterales y establecen vías de señales entre estos dos tejidos. A su vez, los brotes inducen al mesénquima por medio del **factor de crecimiento fibroblástico 2 (FGF-2)** y la **proteína morfogénica del hueso 7 (BMP-7)** (fig.14-7A). Ambos factores de crecimiento bloquean la apoptosis y estimulan la proliferación en el mesénquima metanéfrico mientras mantienen la producción de WT1. La transformación del mesénquima en un epitelio para la formación de la nefrona es mediada también por los brotes ureterales, en parte mediante la modificación de la matriz extracelular. De este modo, la **fibronectina**, el **colágeno I** y el **colágeno III** son reemplazados por **laminina** y **colágeno tipo IV**, característico de una lámina basal epitelial (fig. 14-7B). Además, se sintetizan las moléculas de adhesión celular **sindecán** y **cadherina E**, que son esenciales para la condensación del mesénquima en un epitelio. Los genes que regulan la conversión del mesénquima en epitelio parecen incluir a *PAX2* y *WNT4* (fig. 14-7B).

ORIENTACIÓN CLÍNICA

Anomalías y tumores renales

El **tumor de Wilms** es un cáncer del riñón que generalmente afecta a niños de alrededor de 5 años, pero también puede desarrollarse en el feto. Se debe a mutaciones del gen WT1 en el cromosoma 11p13, y puede estar asociado con otras anomalías y síndromes. Por ejemplo, el **síndrome WAGR** se caracteriza por aniridia, anomalías genitourinarias, retardo mental y tumor de Wilms. El **síndrome de Denys-Drash** consiste en falla renal, seudohermafroditismo y tumor de Wilms.

Las **displasias** y **agenesias renales** abarcan un espectro de graves malformaciones que representan enfermedades primarias que requieren diálisis y trasplante en los primeros años de vida. Un ejemplo de este grupo de anomalías es el **riñón displásico multiquístico**, en el cual numerosos conductos están rodeados por células indiferenciadas. Las nefronas no pueden desarrollarse y el brote ureteral no se ramifica, de modo que nunca se forman los túbulos colectores. En algunos casos, estos defectos provocan la involución de los riñones y **agenesia renal**. Esta última también puede producirse si los brotes ureterales no logran tomar contacto o inducir al mesodermo metanéfrico. La agenesia renal bilateral, que se observa en 1 de cada 10.000 nacimientos, determina ausencia renal. El recién nacido presenta la **secuencia de Potter**, caracterizada por anuria, oligohidramnios (disminución del volumen

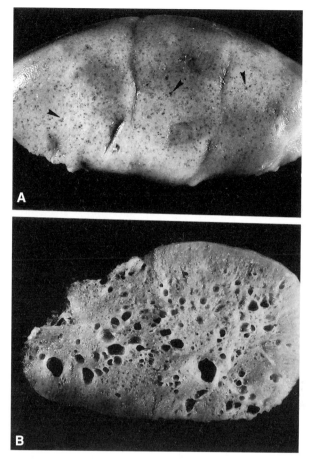

Fig. 14–8. A. Vista superficial de un riñón fetal con múltiples quistes (*puntas de flecha*) característicos de la enfermedad renal poliquística. **B.** Corte del riñón que se ve en **A**, donde se aprecian múltiples quistes.

de líquido amniótico) y pulmones hipoplásicos secundarios a este último. En el 85% de los casos se hallan presentes otros defectos graves, como ausencia o anomalías de la vagina y del útero, de los conductos deferentes y de las vesículas seminales. Defectos comunes asociados de otros sistemas son anomalías cardíacas, atresias traqueal y duodenal, hendidura del paladar y labio leporino y anomalías cerebrales.

En el **riñón poliquístico congénito** (fig. 14–8) se forman numerosos quistes. Este trastorno puede ser heredado como rasgo autosómico recesivo o dominante o puede ser causado por otros factores. La **enfermedad renal poliquística autosómica recesiva**, que se observa en 1 de cada 5.000 nacimientos, es un trastorno progresivo en el que se forman quistes a partir de los túbulos colectores. Los riñones se vuelven muy grandes y sobreviene insuficiencia renal en la lactancia o en la niñez. En la **enfermedad renal poliquística autosómica dominante**, los quistes se forman en todos los segmentos de la nefrona y por lo general no provocan insuficiencia renal hasta la edad adulta. La enfermedad autosómica dominante es más común (1/500 a 1/1.000 recién nacidos), pero menos progresiva que la enfermedad autosómica recesiva.

La duplicación del uréter es el resultado de la bifurcación temprana del brote ureteral (fig. 14-9). La bifurcación podría ser parcial o completa, y el tejido metanéfrico puede dividirse en dos partes, cada una de las cuales posee pelvis renal y uréter propios. Sin embargo, lo más frecuente es que las dos porciones presenten varios lóbulos comunes, como consecuencia de que se entremezclan los túbulos colectores. En casos poco frecuentes, un uréter desemboca en la vejiga urinaria mientras que el otro es ectópico y penetra en la vagina, la uretra o el vestíbulo (fig. 14-9C). Esta anomalía se explica por la formación de dos brotes ureterales. Uno de ellos suele tener posición normal, en tanto que el anormal se desplaza hacia abajo junto con el conducto mesonéfrico. Ésta es la causa de su desembocadura baja anormal en la vejiga urinaria, la uretra, la vagina o la región del epidídimo.

POSICIÓN DEL RIÑÓN

En una etapa inicial los riñones están situados en la región pélvica y más tarde se desplazan hacia una posición más craneal en el abdomen. Este **ascenso del riñón** es ocasionado por la disminución de la curvatura del cuerpo así como por el crecimiento de éste en las regiones lumbar y sacra (fig. 14-10). En la pelvis, el metanefros recibe irrigación desde una rama pélvica de la aorta. Durante su ascenso hasta el nivel abdominal, es vascularizado por arterias que nacen de la aorta a niveles cada vez más altos. Los vasos inferiores generalmente degeneran, pero algunos podrían mantenerse.

ORIENTACIÓN CLÍNICA

Localización anormal de los riñones

Durante su ascenso, los riñones atraviesan la bifurcación formada por las arterias umbilicales, pero a veces uno de ellos no asciende, sino que permanece en la pelvis cerca de la arteria ilíaca primitiva, y se denomina **riñón pélvico** (fig. 14-11A). A veces, ambos riñones se sitúan muy juntos, de manera que al pasar por la bifurcación arterial y sus polos inferiores se fusionan, para formar un **riñón en herradura** (fig. 14-11B y C). Por lo común, el riñón en herradura está situado a nivel de las vértebras lumbares inferiores, pues la raíz de la arteria mesentérica inferior impide su "ascenso" (fig. 14-11B). Los

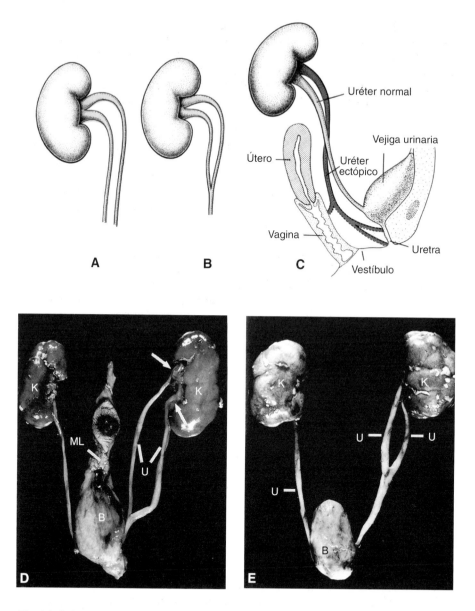

Fig. 14–9. A y **B.** Duplicación completa y parcial del uréter. **C.** Sitios posibles de desemboca-dura ureteral ectópica en la vagina, la uretra y el vestíbulo. **D** y **E.** Microfotografías de duplica-ciones completa y parcial de los uréteres (U). *Flechas,* hilio duplicado; B, vejiga urinaria; K, riño-nes; ML, ligamento umbilical medio.

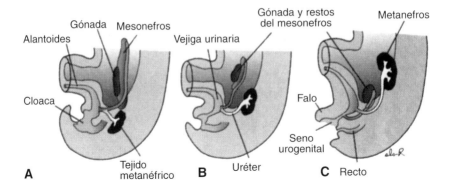

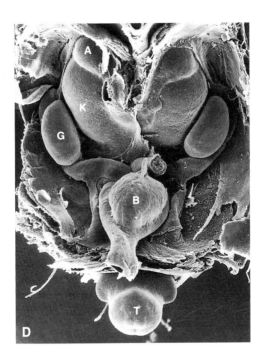

Fig. 14–10. A a **C.** Ascenso de los riñones. Obsérvese el cambio de posición entre los sistemas metanéfrico y mesonéfrico. El sistema mesonéfrico degenera casi por completo y únicamente quedan algunos vestigios en íntimo contacto con la gónada. En el embrión masculino y en el femenino, las gónadas descienden desde su nivel original hasta una posición mucho más baja. **D.** Microfotografía electrónica de barrido de un embrión de ratón, que muestra los riñones situados en la pelvis. B, vejiga urinaria; K, riñón; A, glándula suprarrenal; G, gónada; T, cola.

uréteres nacen en la cara anterior del riñón y pasan ventralmente al istmo en dirección caudal. El riñón en herradura es una anomalía bastante frecuente y se observa en una de cada 600 personas.

Las **arterias renales accesorias** son comunes y representan la persistencia de vasos embrionarios que se formaron durante el ascenso de los riñones. Por lo general, estas arterias se originan en la aorta e ingresan en los polos superior e inferior de los riñones.

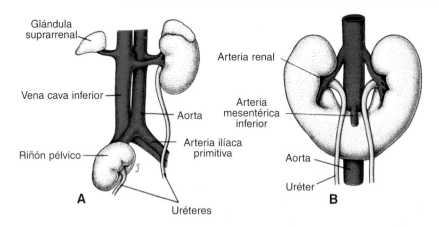

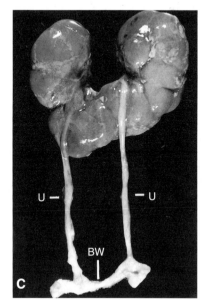

Fig. 14–11.A. Riñón pélvico unilateral que muestra la posición de la glándula suprarrenal del lado afectado. **B** y **C.** Esquema y microfotografía, respectivamente, de riñones en herradura. Nótese el origen de la arteria mesentérica inferior. BW, pared de la vejiga; U, uréteres.

FUNCIÓN DEL RIÑÓN

El riñón definitivo formado a partir del metanefros empieza a funcionar alrededor de la duodécima semana. La orina es emitida hacia la cavidad amniótica y se mezcla con el líquido amniótico. Este líquido es deglutido por el feto y reciclado a través de los riñones. Durante la vida intrauterina, los riñones no tienen a su cargo la excreción de productos de desecho, ya que esta función es realizada por la placenta.

VEJIGA Y URETRA

Desde la cuarta a la séptima semana de desarrollo, la **cloaca** se divide en el **seno urogenital,** por delante, y el **conducto anorrectal,** por detrás (fig. 14–12) (véase cap. 13). El **tabique urorrectal** es una capa de mesodermo entre el conducto anorrectal y el seno urogenital. El extremo del tabique formará el **cuerpo perineal** (fig. 14–12C). En el seno urogenital se pueden distinguir tres porciones. La parte superior y más voluminosa es la **vejiga urinaria** (fig. 14–13A). En un principio, la vejiga se continúa con la alantoides, pero cuando la cavidad de esta última se oblitera, el vértice de la vejiga queda unido con el ombligo por un grueso cordón fibroso, el **uraco** (fig. 14–13B). En el adulto también recibe el nombre de **ligamento umbilical medio**. A la vejiga le sigue un conducto bastante estrecho, la **porción pélvica del seno urogenital,** que en el varón da origen a las porciones **prostática** y **membranosa** de la **uretra**. La última parte del seno urogenital es la **porción fálica**. Ésta es bastante aplanada de un lado a otro y, a medida que el tubérculo genital crece, esta parte del seno es desplazada ventralmente (fig. 14–13A) (El desarrollo de la parte fálica del seno urogenital difiere considerablemente en los dos sexos; véase Aparato genital.)

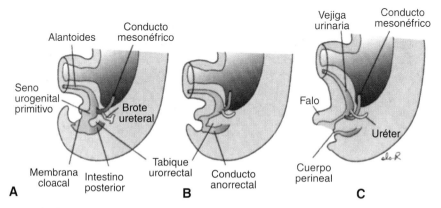

Fig. 14–12. Divisiones de la cloaca en el seno urogenital y el conducto anorrectal. El conducto mesonéfrico se incorpora gradualmente a la pared del seno urogenital y los uréteres desembocan por separado. **A.** Final de la quinta semana. **B.** A las 7 semanas. **C.** A las 8 semanas.

Durante la diferenciación de la cloaca, las porciones caudales de los conductos mesonéfricos se incorporan gradualmente a la pared de la vejiga urinaria (fig. 14-14). En consecuencia, los uréteres, que en un principio eran evaginaciones de los conductos mesonéfricos, entran en la vejiga por separado (fig. 14-14B). Como resultado del ascenso de los riñones, los orificios de los uréteres se desplazan más aún en sentido craneal; los de los conductos mesonéfricos se acercan entre sí para penetrar en la uretra prostática y en el varón forman los **conductos eyaculadores** (fig. 14-14C y D). Dado que tanto los conductos mesonéfricos como los uréteres tienen origen mesodérmico, la mucosa de la vejiga en la porción formada por la incorporación de los conductos (el **trígono vesical**) es de origen mesodérmico. Con el tiempo, el revestimiento mesodérmico del trígono es reemplazado por epitelio endodérmico, de manera que, en definitiva, el interior de la vejiga queda revestido por completo de epitelio de origen endodérmico.

URETRA

El epitelio de la uretra masculina y femenina es de origen endodérmico, mientras los tejidos conectivo y muscular que la rodean derivan de la hoja esplácnica del mesodermo. Hacia el final del tercer mes, el epitelio de la uretra prostática comienza a proliferar y forma varias evaginaciones que se introducen en el mesénquima circundante. En el varón, estos brotes originan la **glándula prostática** (fig. 14-13B). En la mujer, la porción craneal de la uretra da origen a las **glándulas uretrales** y **parauretrales**.

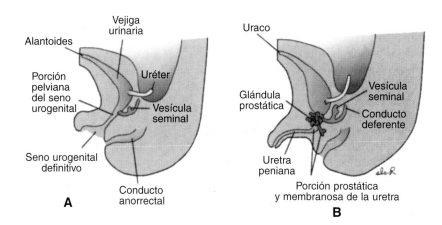

Fig. 14-13. A. Desarrollo del seno urogenital que origina la vejiga urinaria y el seno urogenital definitivo. **B.** En el varón, el seno urogenital definitivo da origen a la uretra peniana. La glándula prostática se forma por evaginaciones desde la uretra, y las vesículas seminales provienen de una evaginación del conducto deferente.

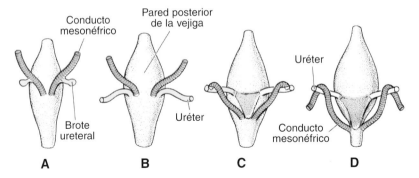

Fig. 14–14. Vistas dorsales de la vejiga urinaria que muestran la relación de los uréteres y los conductos mesonéfricos durante el desarrollo. En el período inicial, los uréteres se forman por evaginación del conducto mesonéfrico (**A**), pero con el tiempo desembocan por separado en la vejiga urinaria (**B–D**). Obsérvese el trígono de la vejiga, formado por la incorporación de los conductos mesonéfricos (**C** y **D**).

ORIENTACIÓN CLÍNICA

Anomalías de la vejiga

La **fístula uracal** se produce cuando persiste la permeabilidad en toda la porción intraembrionaria de la alantoides, y entonces puede fluir orina por el ombligo (fig. 14–15A). En caso de que solo persista una zona localizada de la alantoides, la actividad secretoria de su revestimiento produce dilatación quística, el llamado **quiste uracal** (fig. 14–15B). Cuando persiste la luz en la porción superior, se forma el **seno uracal**, que suele ser continuo con la vejiga (fig. 14–15C).

La **extrofia de la vejiga** (fig. 14–16A) es un defecto de la pared corporal ventral en el cual la mucosa de la vejiga queda al descubierto. Una característica constante es el epispadias (fig. 14–35): el tracto urinario abierto se extiende por la cara dorsal del pene y pasa por la vejiga hasta el ombligo. La extrofia de la vejiga puede deberse a la falta de migración mesodérmica hacia la región entre el ombligo y el tubérculo genital, seguida por la rotura de la delgada capa de ectodermo. Esta anomalía es poco frecuente y se encuentra en 2 de cada 100.000 nacidos vivos.

La **extrofia cloacal** (fig. 14–16B) representa un defecto de la pared corporal ventral más grave, en el cual está inhibida la migración del mesodermo hacia la línea media y el pliegue caudal no avanza. En consecuencia, existe una fina capa de ectodermo extendido que se rompe. El defecto incluye extrofia de la vejiga, defectos raquídeos con mielomeningocele o sin él, ano imperforado y, por lo común, onfalocele. La aparición de esta anomalía es rara (una de cada 30.000) y su causa no ha sido definida, aunque el defecto está relacionado con la rotura prematura de las membranas amnióticas.

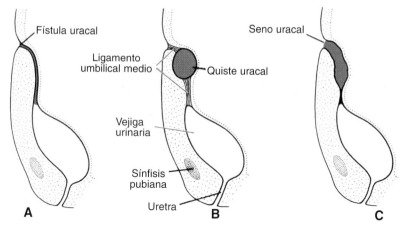

Fig. 14–15.A. Fístula uracal. **B.** Quiste uracal. **C.** Seno uracal. El seno puede hallarse en comunicación con la vejiga urinaria o no.

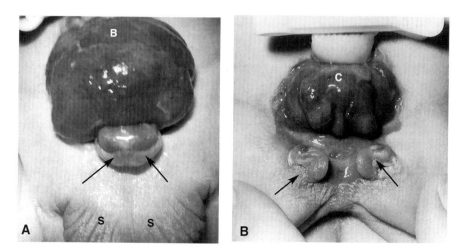

Fig. 14–16.A. Paciente con extrofia de vejiga urinaria (B). *Flechas*, pene con epispadia; S, escroto. **B.** Extrofia cloacal en un recién nacido. C: cloaca; *flecha*, prominencias genitales sin fusionarse.

Aparato genital

La diferenciación sexual es un proceso complejo en el que intervienen muchos genes, entre ellos algunos que están en los cromosomas autosómicos. La clave del dimorfismo sexual es el cromosoma Y, que contiene el **gen SRY** (**región determinante del sexo en el cromosoma Y**) en su brazo corto (Yp11). El producto proteico de este gen es un factor de transcripción que inicia una cascada de genes corriente abajo que determinan el destino de los órganos sexuales rudimentarios. La proteína SRY es el **factor determinante testicular**; la presencia de este factor produce el desarrollo en sentido masculino y su ausencia determina el desarrollo en sentido femenino.

GÓNADAS

Si bien el sexo del embrión es determinado genéticamente en el momento de la fecundación, las gónadas solo adquieren caracteres morfológicos masculinos o femeninos a partir de la séptima semana del desarrollo.

Las gónadas aparecen inicialmente como un par de eminencias longitudinales, los **pliegues** o **crestas genitales** o **gonadales** (fig. 14–17), que se forman por la proliferación del epitelio superficial y la condensación del mesénquima subyacente. Las **células germinales** solo aparecen en los pliegues genitales a partir de la sexta semana del desarrollo.

En los embriones humanos, las células germinales primordiales aparecen en una etapa temprana del desarrollo, entre las células endodérmicas de la pared del saco vitelino cerca de la alantoides (fig. 14–18A). Emigran por movimientos ameboideos a lo largo del mesenterio dorsal del intestino posterior (fig. 14–18B y C) y llegan a las gónadas primitivas al comienzo de la quinta semana de desarrollo, y en la sexta invaden las crestas genitales. En caso de no llegar a estas últimas, las gónadas no se desarrollan. Por eso, las células germinales primordiales tienen una influencia inductora sobre el desarrollo de la gónada como ovario o como testículo.

Poco antes de la llegada de las células germinales primordiales, y durante su arribo, el epitelio de la cresta genital prolifera y las células epiteliales penetran en el mesénquima subyacente. Aquí forman varios cordones irregulares, los **cordones sexuales primitivos** (fig. 14–19). Tanto en embriones masculinos como femeninos, estos cordones están unidos al epitelio de la superficie, y en esta etapa es imposible diferenciar entre la gónada masculina y femenina. En consecuencia, se la denomina **gónada indiferente**.

Testículo

Si el embrión es genéticamente masculino, las células germinales primordiales tienen un complejo de cromosomas sexuales XY. Por influencia del gen *SRY* localizado en el cromosoma Y, que codifica al factor determinante testicular, los cordones sexuales primitivos siguen proliferando y se introducen profundamente en la médula gonadal para formar los **cordones testiculares** o **medulares** (figs. 14–20A y 14–21). Hacia el hilio de la glándula, los cordones se disgregan en una red de diminutos filamentos celulares que ulteriormente darán origen a los túbulos de la **red de Haller** o **rete testis** (fig. 14–20A y B). Durante el desarrollo ulterior, una capa compacta de tejido conectivo fibroso, la **túnica albugínea**, separa a los cordones del testículo del epitelio superficial (fig. 14–20).

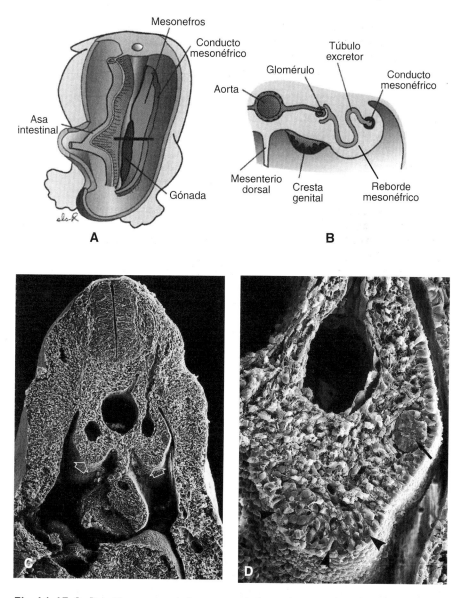

Fig. 14–17. A. Relación que guarda la cresta genital con el mesonefros. Obsérvese la situación del conducto mesonéfrico. **B.** Corte transversal a través del mesonefros y de la cresta genital en el nivel indicado en **A**. **C.** Microfotografía electrónica de barrido de un embrión de ratón, donde puede verse la cresta genital (*flechas*). **D.** La cresta genital vista con mayor aumento, donde puede apreciarse el conducto mesonéfrico (*flecha*) y la gónada en desarrollo (*puntas de flecha*).

En el cuarto mes, los cordones testiculares adquieren forma de herradura y sus extremos se continúan con los de la red de Haller (fig. 14–20B). Los cordones testiculares están formados en este momento por células germinales primordiales y **células sustentaculares de Sertoli**, derivadas del epitelio superficial de la glándula.

Las **células intersticiales de Leydig** se desarrollan a partir del mesénquima original de la cresta gonadal y se encuentran entre los cordones testiculares. Comienzan a desarrollarse poco después de iniciada la diferenciación de los

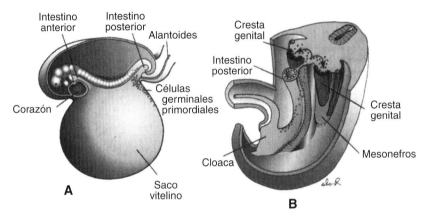

Fig. 14–18. A. Embrión de 3 semanas, en el cual se advierten las células germinales primordiales en la pared del saco vitelino, cerca de la inserción de la alantoides. **B.** Camino que siguen en su migración las células germinales primordiales a lo largo de la pared del intestino posterior y el mesenterio dorsal hacia la cresta genital.

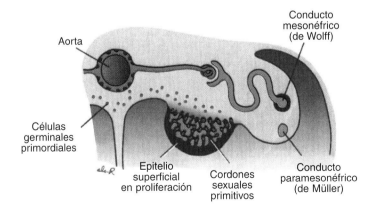

Fig. 14–19. Corte transversal por la región lumbar de un embrión de 6 semanas, donde se ve la gónada indiferente con los cordones sexuales primitivos. Algunas de las células germinales primordiales están rodeadas por células de los cordones sexuales primitivos.

cordones. En la octava semana del desarrollo, las células de Leydig empiezan a producir **testosterona** y, en esta etapa, el testículo puede influir en la diferenciación sexual de los conductos genitales y de los genitales externos.

Los cordones testiculares se mantienen macizos hasta la pubertad, cuando se canalizan y dan origen a los **túbulos seminíferos**. Cuando se ha producido la canalización de estos túbulos se unen a los de la red de Haller, los cuales a su vez penetran en los **conductillos eferentes**. Estos conductillos eferentes son las porciones restantes de los túbulos excretores del sistema mesonéfrico y actúan como vínculo entre la red de Haller y el conducto mesonéfrico o de Wolff, que recibe el nombre de **conducto deferente** (fig. 14–20B).

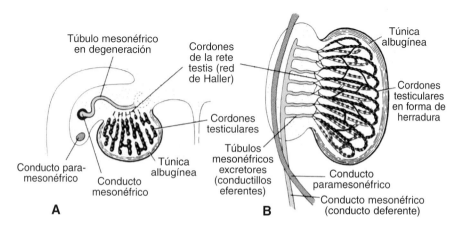

Fig. 14–20. A. Corte transversal a través del testículo en la octava semana de desarrollo. Obsérvense la túnica albugínea, los cordones testiculares, la rete testis (red de Haller) y las células germinales primordiales. El glomérulo y la cápsula de Bowman del túbulo excretor mesonéfrico están en regresión. **B.** Testículo y conductos genitales en el cuarto mes de desarrollo. Los cordones testiculares con forma de herradura se continúan con los cordones de la rete testis. Obsérvense los conductillos eferentes (túbulos mesonéfricos excretores) que desembocan en el conducto mesonéfrico.

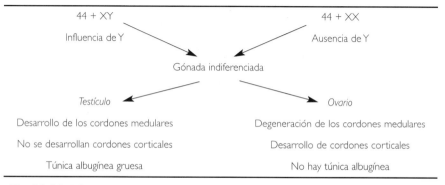

Fig. 14–21. Influencia de las células germinales primordiales sobre la gónada indiferenciada.

Ovario

En embriones femeninos con complemento cromosómico sexual XX y ausencia del cromosoma Y, los cordones sexuales primitivos se disgregan en cúmulos celulares irregulares (figs. 14–21 y 14–22A). Estos cúmulos, que contienen grupos de células germinales primordiales, están situados principalmente en la porción medular del ovario. Más tarde desaparecen y son sustituidos por una estroma vascularizada que forma la **médula ovárica** (fig. 14–22).

El epitelio superficial de la gónada femenina, a diferencia de lo que sucede con la masculina, continúa proliferando. En la séptima semana da origen a una segunda generación de cordones, los **cordones corticales**, los cuales penetran en el mesénquima subyacente aunque permanecen cerca de su superficie (fig. 14–22A). En el cuarto mes, estos cordones también se disgregan en cúmulos celulares aislados, cada uno de ellos alrededor de una o más células germinales primordiales (fig. 14–22B). Las células germinales se convierten ulteriormente en ovogonios, en tanto que las células epiteliales circundantes, que provienen del epitelio superficial, forman las **células foliculares** (véase cap. 1).

Puede afirmarse entonces que el sexo genético de un embrión es determinado en el momento de la fecundación y depende de que el espermatozoide tenga un cromosoma X o un cromosoma Y. En los embriones con complemento cromosómico sexual XX, los cordones medulares de la gónada experimentan regresión y se desarrolla una generación secundaria de cordones corticales (figs. 14–21 y 14–22). En embriones con complemento cromosómico sexual XY, los cordones medulares se convierten en cordones testiculares y no se desarrollan cordones corticales secundarios (figs. 14–20 y 14–21).

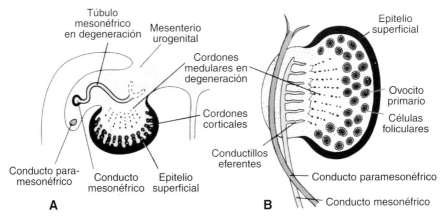

Fig. 14–22. A. Corte transversal a través del ovario en la séptima semana de desarrollo, para mostrar la degeneración de los cordones sexuales primitivos (medulares) y la formación de los cordones corticales. **B.** El ovario y los conductos genitales en el quinto mes de la vida intrauterina. Obsérvese la degeneración de los cordones medulares. Los túbulos mesonéfricos excretores (conductillos eferentes) no se comunican con la red. La zona cortical del ovario contiene grupos de ovogonios rodeados por células foliculares.

CONDUCTOS GENITALES

Período indiferenciado

Los embriones tanto masculinos como femeninos tienen inicialmente dos pares de conductos genitales: los **conductos mesonéfricos** (o **de Wolff**) y los **conductos paramesonéfricos** (o **de Müller**). El conducto paramesonéfrico aparece como una invaginación longitudinal del epitelio en la cara anteroexterna de la cresta urogenital (fig. 14–23). En dirección craneal, el conducto desemboca en la cavidad abdominal por medio de una estructura infundibuliforme. En sentido caudal, primero se sitúa por fuera del conducto mesonéfrico, pero después lo cruza ventralmente y se desarrolla en dirección caudal e interna (fig. 14–23). En la línea media, se pone en íntimo contacto con el conducto paramesonéfrico del lado opuesto. En un principio, los dos conductos están separados por un tabique, pero después se fusionan para formar el **conducto uterino** (fig. 14–24A). El extremo caudal de los conductos combinados se proyecta hacia la pared posterior del seno urogenital, donde produce un pequeño abultamiento, el tubérculo paramesonéfrico o de Müller (fig. 14–24A). Los conductos mesonéfricos desembocan en el seno urogenital, a cada lado del tubérculo de Müller.

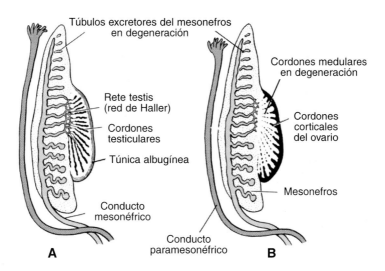

Fig. 14–23 A. Conductos genitales en la sexta semana de desarrollo en el varón (**A**) y en la mujer (**B**). Los conductos mesonéfrico (de Wolff) y paramesonéfrico (de Müller) se encuentran tanto en el varón como en la mujer. Obsérvense los túbulos excretores del mesonefros y su relación con la gónada en desarrollo en ambos sexos.

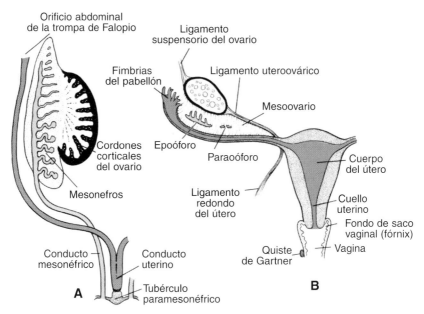

Fig. 14–24. A. Conductos genitales femeninos al final del segundo mes de vida intrauterina. Adviértanse el tubérculo paramesonéfrico o de Müller y la formación del conducto uterino. **B.** Conductos genitales después del descenso del ovario. Solo quedan del sistema mesonéfrico el epoóforo, el paraoóforo y el quiste de Gartner. Obsérvense el ligamento suspensorio del ovario, el ligamento uteroovárico y el ligamento redondo del útero.

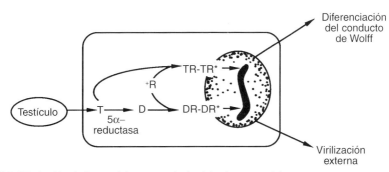

Fig. 14–25. Acción de los andrógenos a nivel celular. Los complejos receptores con testosterona (T) y dihidrotestosterona (D) interactúan con el DNA para controlar la diferenciación del conducto de Wolff y de los genitales externos, respectivamente. R, receptor de andrógenos; R*, complejo receptor de andrógenos transformado–hormona.

Regulación molecular del desarrollo de los conductos genitales

SRY es el gen maestro para el desarrollo testicular y actúa, al parecer, en forma directa sobre la cresta gonadal e indirectamente sobre el conducto mesonéfrico. Como consecuencia, este gen induce al testículo a secretar un factor quimiotáctico que lleva a los túbulos del conducto mesonéfrico a penetrar en la cresta gonadal y a estimular el ulterior desarrollo testicular. De hecho, si no hay penetración por estos túbulos, falla la diferenciación de los testículos. El *SRY* también regula en más al *factor de esteroidogénesis 1 (SF1)*, que actúa por medio de otro factor de transcripción, *SOX9*, para inducir la diferenciación de las células de Sertoli y de Leydig. Posteriormente, las células de Sertoli producen **sustancia inhibidora mülleriana** (**MIS**, u **hormona antimülleriana** [**AMH**]), que provoca la regresión de los conductos paramesonéfricos (de Müller). Las células de Leydig producen **testosterona**, que ingresa en las células de los tejidos efectores, donde puede permanecer intacta o ser convertida en **dihidrotestosterona** por acción de la enzima 5α–reductasa. La testosterona y la dihidrotestosterona se unen a una proteína receptora intracelular de alta afinidad, específica para ellas, y por último este complejo hormona-receptor se une al DNA para regular la transcripción de genes específicos de los tejidos y sus productos proteicos (fig. 14–25). Los complejos testosterona-receptor intervienen en la virilización de los conductos mesonéfricos, mientras que los complejos dihidrotestosterona-receptor modulan la diferenciación de los genitales externos masculinos (fig. 14–26).

Se pensaba que la diferenciación sexual femenina era un mecanismo por omisión, que se producía ante la ausencia del cromosoma Y, pero actualmente parece que existen genes específicos que inducen el desarrollo del ovario. Por ejemplo, *DAX1*, un miembro de la familia de receptores nucleares de hor-

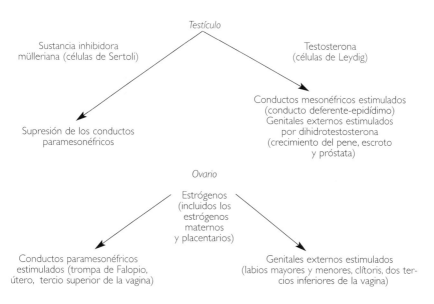

Fig. 14–26. Influencia de las glándulas sexuales sobre la diferenciación sexual ulterior.

monas, se encuentra localizado en el brazo corto del cromosoma X y actúa regulando en menos la actividad de **SF1**, y de este modo previene la diferenciación de las células de Sertoli y de Leydig. El factor de crecimiento secretado **WNT4** también contribuye a la diferenciación del ovario, y su expresión temprana en la cresta gonadal se mantiene en las mujeres y es regulada en menos en los varones. Ante la ausencia de la producción de MIS por las células de Sertoli, el conducto paramesonéfrico (de Müller) es estimulado por los estrógenos para formar las trompas de Falopio, el útero, el cuello uterino y la porción superior de la vagina. Los estrógenos también actúan sobre los genitales externos en el estadio indiferenciado para formar los labios mayores, los labios menores, el clítoris y la porción inferior de la vagina (fig. 14-26).

Conductos genitales masculinos

Al producirse la regresión del mesonefros, algunos túbulos excretores, los **túbulos epigenitales**, entablan contacto con los cordones de la red de Haller y por último forman los **conductillos eferentes** del testículo (fig. 14–27). Los túbulos excretores situados en el polo caudal del testículo, los **túbulos para-**

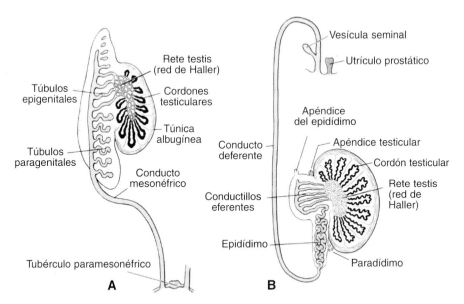

Fig. 14–27. A. Conductos genitales en el varón en el cuarto mes de desarrollo. Los segmentos craneal y caudal del sistema mesonéfrico (túbulos paragenitales) sufren regresión. **B.** Conducto genital después del descenso del testículo. Obsérvense los cordones testiculares en herradura, la red de Haller y los conductillos eferentes que desembocan en el conducto deferente. El paradídimo es formado por los restos de los túbulos mesonéfricos paragenitales. El conducto paramesonéfrico (de Müller) ha degenerado, excepto en el apéndice del testículo (hidátide de Morgagni). El utrículo prostático es una evaginación de la uretra.

genitales, no se unen con los cordones de la red de Haller (fig.14–27B). En conjunto, los vestigios de estos conductillos se denominan **paradídimo**.

Los conductos mesonéfricos persisten, excepto en su porción más craneal denominada **apéndice del epidídimo** o idátide pediculada, y forman los conductos genitales principales (fig. 14–27). Inmediatamente por debajo de la desembocadura de los conductillos eferentes, los conductos mesonéfricos se alargan en forma considerable y se arrollan sobre sí mismos, lo que da origen al **epidídimo**. Desde la cola del epidídimo hasta la evaginación de la **vesícula seminal**, los conductos mesonéfricos adquieren una gruesa túnica muscular y se convierten en el **conducto deferente**. Más allá de la vesícula seminal reciben el nombre de **conducto eyaculador**. En el varón, el conducto paramesonéfrico degenera, excepto una pequeña porción de su extremo craneal, el **apéndice del testículo** o hidátide sésil (de Morgagni) (fig. 14–27B).

Conductos genitales femeninos

Los conductos paramesonéfricos se convierten en los conductos genitales principales femeninos. En un principio, se identifican tres porciones en cada conducto: a) una porción craneal vertical, que desemboca en la cavidad abdominal; b) una porción horizontal, que cruza el conducto mesonéfrico, y c) una porción caudal vertical, que se fusiona con la correspondiente del lado opuesto (fig.14–24A). Al producirse el descenso del ovario, las dos primeras porciones se convierten en la **trompa uterina** o **de Falopio** (fig. 14–24B) y las

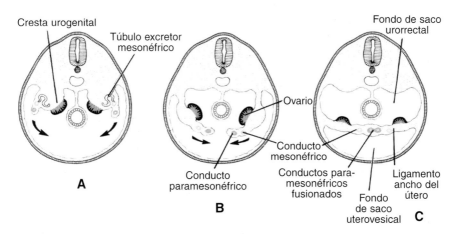

Fig. 14–28. Cortes transversales a través del pliegue urogenital en niveles progresivamente más bajos. **A** y **B**. Los conductos paramesonéfricos se aproximan el uno al otro en la línea media para fusionarse. **C**. Como consecuencia de esta fusión, en la pelvis se forma un pliegue transversal, el ligamento ancho del útero. Las gónadas quedan situadas en la cara posterior del pliegue transversal.

partes caudales fusionadas forman el **conducto uterino**. Cuando la segunda parte del conducto paramesonéfrico se desplaza en dirección caudal e interna, las crestas urogenitales se sitúan poco a poco en un plano transversal (fig. 14–28A y B). Después de que los conductos se han fusionado en la línea media, se crea un repliegue pelviano transversal ancho (fig. 14–28C). Este pliegue, que va desde las partes externas de los conductos paramesonéfricos fusionados hasta la pared pelviana, se llama **ligamento ancho del útero**. En su borde superior está la trompa de Falopio y en la superficie posterior, el ovario (fig. 14–28C). El útero y los ligamentos anchos dividen a la cavidad pelviana en el **fondo de saco uterorrectal** y el **fondo de saco vesicouterino**. Los conductos paramesonéfricos fusionados dan origen al **cuerpo** y al **cuello del útero**. Están rodeados por una capa de mesénquima, que constituye la túnica muscular del útero o **miometrio** y su revestimiento peritoneal, el **perimetrio**.

VAGINA

Poco después de que el extremo macizo de los conductos paramesonéfricos ha llegado al seno urogenital (figs. 14–29A y 14–30A), dos evaginaciones macizas se extienden desde la porción pélvica del seno (figs. 14–29B y 14–30B). Estas evaginaciones, llamadas **bulbos sinovaginales**, proliferan y forman una **lámina vaginal** maciza. La proliferación continúa en el extremo cra-

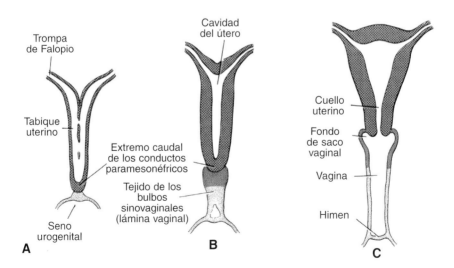

Fig. 14–29. Formación del útero y la vagina. **A.** A las 9 semanas. Nótese la desaparición del tabique uterino. **B.** Al final del tercer mes. Adviértase el tejido de los bulbos sinovaginales**. C.** Recién nacida. La parte superior de la vagina y los fondos de saco vaginales se forman por vacuolización del tejido paramesonéfrico, y la porción inferior de la vagina, por vacuolización de los bulbos sinovaginales.

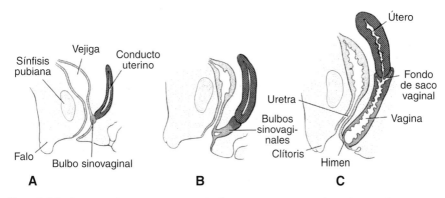

Fig. 14–30. Cortes sagitales para mostrar la formación del útero y la vagina en diversas etapas de desarrollo. **A.** Nueve semanas. **B.** Fines del tercer mes. **C.** Recién nacida.

neal de la lámina y aumenta así la distancia entre el útero y el seno urogenital. Hacia el quinto mes de desarrollo la evaginación vaginal está completamente canalizada. Las prolongaciones a manera de alas de la vagina alrededor del extremo del útero, los **fondos de saco vaginales** que forman con este la **cúpula vaginal**, son de origen paramesonéfrico (fig. 14–30C). De tal modo, la vagina tiene doble origen, ya que la parte superior deriva del conducto uterino y la parte inferior, del seno urogenital.

El interior de la vagina permanece separado del interior del seno urogenital por una lámina delgada, el **himen** (figs. 14–29C y 14–30C), el cual está formado por el revestimiento epitelial del seno y una delgada capa de células vaginales. Generalmente se forma en esta lámina un pequeño orificio durante la vida perinatal.

En la mujer pueden encontrarse algunos restos de los túbulos excretores craneales y caudales localizados en el mesoovario, donde forman el **epoóforo** y el **paraoóforo**, respectivamente (fig. 14–24B). El conducto mesonéfrico desaparece por completo, excepto una pequeña porción craneal que se encuentra en el epoóforo y, en ocasiones, una pequeña porción caudal que puede observarse en la pared del útero o de la vagina. Es posible que más adelante forme un quiste, llamado **quiste de Gartner** (fig. 14–24B).

ORIENTACIÓN CLÍNICA

Defectos uterinos y vaginales

Las **duplicaciones del útero** son consecuencia de la falta de fusión de los conductos paramesonéfricos en una región localizada o a lo largo de la línea normal de fusión. En su forma más extrema, el útero es doble (**útero didelfo**) (fig. 14–31A), y en la variante menos grave presenta apenas un pequeño hundimiento en la parte media (**útero arqueado**) (fig. 14–31B). Una de las anomalías bastante frecuentes es **el útero bicorne**, el cual posee dos cuernos que desembocan en una vagina única (fig. 14–31C). Este estado es normal en muchos mamíferos que se encuentran en la escala zoológica por debajo de los primates.

En pacientes con atresia parcial o completa de uno de los conductos paramesonéfricos, la porción rudimentaria se presenta como un apéndice del lado bien desarrollado. Debido a que por lo regular su luz no se comunica con la vagina, a menudo sobrevienen complicaciones (útero bicorne unicervical con un asta rudimentaria) (fig. 14–31D). Cuando la atresia comprende ambos lados, puede producirse atresia del cuello uterino (fig. 14–31E). Si los bulbos sinovaginales no se fusionan o no se desarrollan, el resultado será la duplicación de la vagina o la atresia vaginal, respectivamente (fig. 14–31A y F). En el último caso, el orificio del cuello del útero está rodeado generalmente por un pequeño saco vaginal originado en los conductos paramesonéfricos.

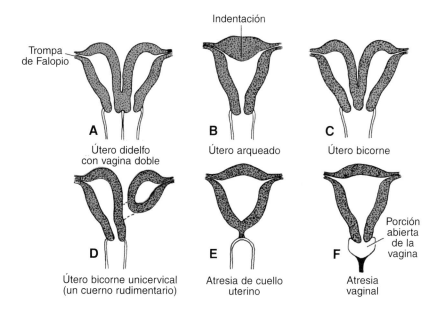

Fig. 14–31. Principales anomalías del útero y la vagina, ocasionadas por la persistencia del tabique uterino o la obliteración de la luz del conducto uterino.

GENITALES EXTERNOS

Período indiferenciado

En la tercera semana de desarrollo, las células mesenquimáticas originadas en la región de la línea primitiva emigran alrededor de la membrana cloacal y forman un par de leves eminencias, los **pliegues cloacales** (fig. 14–32A). En dirección craneal a la membrana cloacal, los pliegues se unen y forman el **tubérculo genital**. En dirección caudal, los pliegues cloacales se subdividen en **pliegues uretrales**, anteriores, y **pliegues anales**, posteriores (fig. 14–32B).

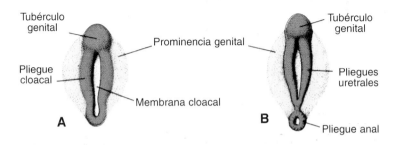

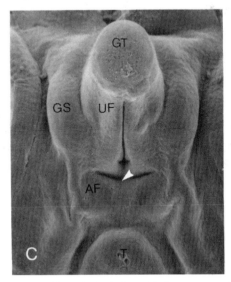

Fig. 14–32. A y **B.** Período indiferenciado de los genitales externos. **A.** Aproximadamente a las 4 semanas. **B.** Alrededor de las 6 semanas. **C.** Microfotografía electrónica de barrido de los genitales externos de un embrión humano a las 7 semanas de desarrollo, aproximadamente. AF, pliegue anal; *punta de flecha*, orificio anal; GS, prominencia genital; GT, tubérculo genital; T, cola; UF, pliegue uretral.

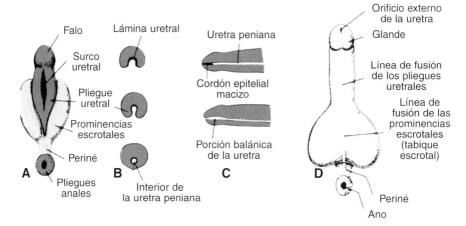

Fig. 14–33.A. Desarrollo de los genitales externos masculinos a las 10 semanas de vida intra-uterina. Obsérvese el profundo surco uretral flanqueado por los pliegues uretrales. **B.** Cortes transversales del falo durante la formación de la uretra peniana. El surco urogenital es cubier-to a manera de puente por los pliegues uretrales. **C.** Desarrollo de la porción balánica de la uretra peniana. **D.** Aspecto en el recién nacido.

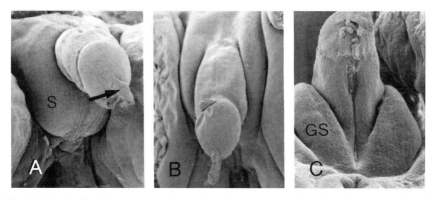

Fig. 14–34. A. Genitales externos de un feto de sexo masculino a las 14 semanas de vida intrauterina, que muestran la fusión de las prominencias escrotales (S). *Flecha*, fragmento epite-lial. **B** y **C.** Vistas dorsal y ventral, respectivamente, de los genitales de un feto de 11 semanas de sexo femenino. En este período el tubérculo genital es más largo que en el varón (**A**) y las prominencias genitales (GS) no se han fusionado.

Mientras tanto, a cada lado de los pliegues uretrales se advierte otro par de elevaciones, las **eminencias genitales**, que en el varón formarán más adelante las **eminencias escrotales** (fig. 14–33A) y en la mujer, los **labios mayores** (fig. 14–36B). Sin embargo, hacia el final de la sexta semana es imposible diferen-ciar el sexo de los embriones (fig. 14–34C).

Genitales externos masculinos

El desarrollo de los genitales externos masculinos se halla bajo la influencia de los andrógenos secretados por los testículos fetales y se caracteriza por el alargamiento rápido del tubérculo genital, que en esta etapa se denomina **falo** (figs. 14–33A y 14–34A). Al alargarse, el falo tira hacia adelante los pliegues uretrales, de manera que forman las paredes laterales del **surco uretral**. Este surco se extiende a lo largo de la cara caudal del falo alargado, pero no llega a la porción más distal llamada glande. El revestimiento epitelial del surco es de origen endodérmico y forma la **lámina uretral** (fig. 14–33B).

Hacia el final del tercer mes, los dos pliegues uretrales se cierran sobre la lámina uretral, lo cual origina la **uretra peniana** (figs. 14–33B y 14–34A). Este conducto no llega hasta el extremo del falo. La porción más distal de la uretra se forma durante el cuarto mes, cuando las células ectodérmicas de la punta del glande se dirigen hacia adentro y forman un cordón epitelial corto. Este cordón ulteriormente experimenta canalización y forma el **meato uretral externo** (fig. 14–33C).

Las eminencias genitales, que en el varón se denominan eminencias escrotales, están situadas en un principio en la región inguinal. Con el desarrollo ulterior se desplazan en sentido caudal, y cada una de ellas forma la mitad del escroto; están separadas entre sí por el **tabique** o **rafe escrotal** (figs. 14–33D y 14–34A).

ORIENTACIÓN CLÍNICA

Defectos de los genitales masculinos

En el **hipospadias**, la fusión de los pliegues uretrales es incompleta y existen aberturas anormales de la uretra en la cara ventral del pene, por lo general cerca del glande, a lo largo del cuerpo del pene o cerca de su base (fig. 14–35). En casos poco frecuentes, el defecto se extiende hasta el rafe escrotal. Cuando falta por completo la fusión de los pliegues uretrales, se forma una hendidura sagital de gran tamaño que corre a lo largo del pene y del escroto. En estos casos, las eminencias escrotales se asemejan mucho a los labios mayores de la mujer. La incidencia de hipospadias es de 3 a 5 cada 1.000 nacimientos, porcentaje que duplica al observado en los últimos 15 a 20 años. Se desconocen las razones del incremento, pero una hipótesis sugiere que podría ser el resultado de un aumento de los estrógenos ambientales (perturbadores endocrinos, véase cap. 7).

En el **epispadias**, rara anomalía (1/30.000 nacimientos), el meato de la uretra se encuentra en el dorso del pene. En lugar de haberse desarrollado en el borde craneal de la membrana cloacal, el tubérculo genital parece haberse formado en la región del tabique urorrectal. En consecuencia, parte de la membrana cloacal ocupa un sitio craneal con respecto al tubérculo genital y, cuando esta membrana se rompe, la desembocadura del seno urogenital se

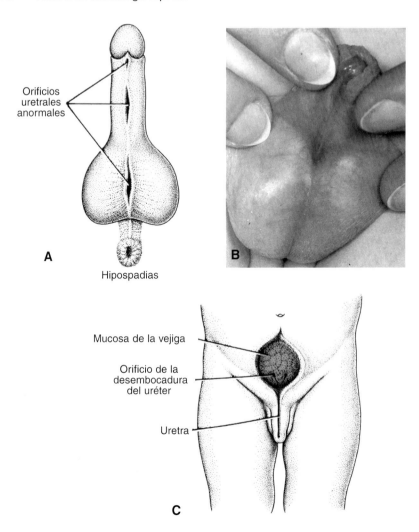

Orificios uretrales anormales

A

Hipospadias

B

Mucosa de la vejiga

Orificio de la desembocadura del uréter

Uretra

C

Fig. 14–35. A. Diversos sitios de localización de los orificios uretrales anormales en el hipospadias. **B.** Paciente con hipospadias. La uretra desemboca en la superficie ventral del pene. **C.** Epispadias combinado con extrofia vesical. La mucosa de la vejiga urinaria queda al descubierto.

sitúa en la porción craneal del pene (fig. 14–35C). Aun cuando esta anomalía puede presentarse como un defecto aislado, con frecuencia se acompaña de extrofia vesical.

En la **extrofia vesical**, de la cual el epispadias es un rasgo constante, la mucosa de la vejiga queda expuesta al exterior (figs. 14–16A y 14–35C). En condiciones normales, la pared abdominal que se encuentra por delante de

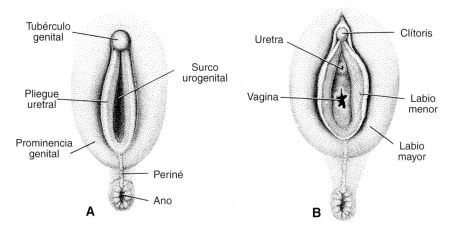

Fig. 14-36. Desarrollo de los genitales externos femeninos a los 5 meses de vida intrauterina (**A**) y en el momento del nacimiento (**B**).

la vejiga está formada por el mesodermo de la línea primitiva, que emigra alrededor de la membrana cloacal. Cuando no se produce esta migración, la rotura de la membrana cloacal puede extenderse en dirección craneal y genera de tal modo la extrofia vesical.

El **micropene** resulta del insuficiente estímulo androgénico para el crecimiento de los genitales externos. Habitualmente esta anomalía es causada por hipogonadismo primario o por disfunción hipotalámica o hipofisaria. Por definición, el pene, medido a lo largo de su superficie dorsal desde el pubis hasta la punta mientras se lo mantiene extendido sobre un apoyo, tiene una longitud de 2,5 desviaciones estándar por debajo del promedio. El **pene bífido** o **pene doble** puede producirse por división del tubérculo genital.

Genitales externos femeninos

Los estrógenos estimulan el desarrollo de los genitales externos femeninos. El tubérculo genital se alarga apenas un poco y forma el **clítoris** (figs. 14-34B y 14-36A); los pliegues uretrales no se fusionan como sucede en el varón, sino que se transforman en los **labios menores**. Las eminencias genitales se agrandan y forman los **labios mayores**. El surco urogenital queda abierto y forma el **vestíbulo** (figs. 14-34C y 14-36B). Si bien en la mujer el tubérculo genital no se alarga mucho, es más grande que en el varón en los primeros períodos del desarrollo (fig. 14-34A y B). De hecho, la utilización de la longitud del tubérculo (controlada mediante ecografía) como parámetro ha llevado a errores de identificación del sexo durante el tercero y el cuarto mes de la gestación.

ORIENTACIÓN CLÍNICA

Defectos de la diferenciación sexual

El **síndrome de Klinefelter**, con un cariotipo 47,XXY (u otras variantes, como XXXY), es la anomalía de diferenciación sexual más común y se presenta con una frecuencia de uno cada 500 varones. Los pacientes se caracterizan por infertilidad, ginecomastia, diverso grado de alteración de la maduración sexual y, en algunos casos, hipoandrogenización. El factor causal más común es la no disyunción de los homólogos XX.

La **disgenesia gonadal** es una afección en la cual faltan los ovocitos y los ovarios aparecen como gónadas rudimentarias lineales. Los individuos tienen fenotipo femenino, pero pueden tener diversos complementos cromosómicos, inclusive XY. La **disgenesia gonadal femenina XY (síndrome de Swyer)** es consecuencia de mutaciones o deleciones puntuales del gen *SRY*. Los individuos parecen ser mujeres normales, pero no tienen menstruaciones y no desarrollan caracteres sexuales secundarios en la pubertad. Los pacientes con **síndrome de Turner** presentan también disgenesia gonadal. Tienen un cariotipo 45,X y presentan baja estatura, paladar ojival, membrana cervical, tórax en escudo, anomalías cardíacas y renales y pezones invertidos (fig. 14–37). La ausencia de ovocitos en los casos de 45,X se debe a un incremento de su pérdida y no a anomalías de las células germinales.

Dado que el desarrollo sexual femenino y masculino comienza de manera idéntica, no sorprende que se produzcan anomalías en la diferenciación y la determinación del sexo. En algunos casos, estas anomalías producen individuos con características de ambos sexos, que reciben el nombre de **hermafroditas**. Los hermafroditas verdaderos tienen tejido testicular y ovárico que por lo común se encuentra combinado en un ovotestis. En el 70% de los casos, el cariotipo es 46,XX y por lo general hay un útero. Los genitales externos son ambiguos o predominantemente femeninos, lo que hace que en la mayoría de los casos estas personas sean criadas como mujeres.

En los estados de **seudohermafroditismo**, el sexo genotípico está oculto por el aspecto fenotípico muy semejante al del sexo opuesto. Si el seudohermafrodita tiene testículos, se dice que es un seudohermafrodita masculino; si tiene ovarios, se llama seudohermafrodita femenino.

La causa más común del **seudohermafroditismo femenino** es la **hiperplasia suprarrenal congénita (síndrome adrenogenital)**. Las anomalías bioquímicas de las glándulas suprarrenales llevan a una reducción de la producción de hormonas esteroideas y un aumento de la hormona adrenocorticotrófica (ACTH). En la mayoría de los casos, la 21–hidroxilación es inhibida, de modo que la 17–hidroxiprogesterona (17–OHP) no se convierte en 11–desoxicortisol. Los niveles de ACTH se incrementan en respuesta a la producción defectuosa de cortisol, que lleva a un aumento en cantidades crecientes de 17–OHP. A su vez, hay una excesiva producción de andrógenos. Las pacientes tienen un cariotipo de 46,XX, núcleos cromatina-positivos y

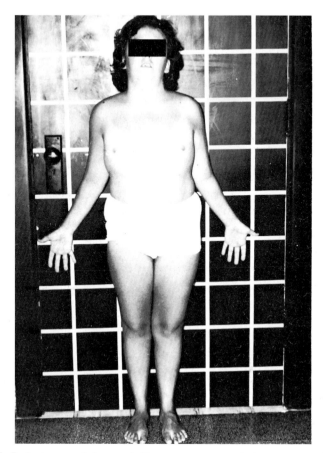

Fig. 14–37. Paciente con síndrome de Turner, que se caracteriza por un cariotipo 45,X. Obsérvese la falta de maduración sexual. Otras características típicas son la membrana cervical, el tórax ancho con pezones muy separados y la baja estatura.

ovarios, pero la producción excesiva de andrógenos hace que los genitales externos se desarrollen en dirección masculina. La masculinización puede variar desde un aumento del volumen del clítoris hasta genitales de aspecto casi masculino (fig. 14–38). A menudo hay hipertrofia del clítoris, fusión parcial de los labios mayores que produce aspecto de escroto y seno urogenital pequeño persistente.

Los **seudohermafroditas masculinos** presentan un cariotipo 46,XY y por lo general sus células son cromatina-negativas. Se considera que la causa es la producción insuficiente de hormonas androgénicas y de MIS. Los caracteres sexuales internos y externos varían considerablemente, según el grado de desarrollo de los genitales externos y la presencia de derivados paramesonéfricos.

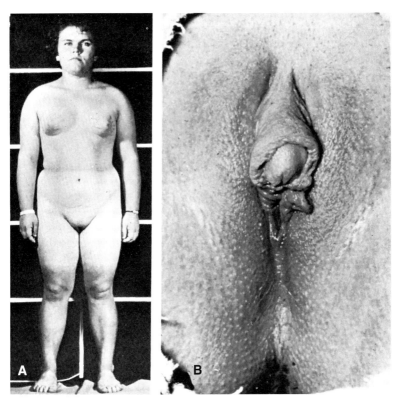

Fig. 14–38. A. Paciente con seudohermafroditismo femenino causado por hiperplasia suprarrenal congénita (síndrome adrenogenital). **B.** Los genitales externos muestran fusión de los labios mayores e hipertrofia del clítoris.

En el **síndrome de insensibilidad a los andrógenos** (antes conocido como síndrome de **feminización testicular**), los pacientes tienen un cariotipo 46,XY, pero su aspecto externo es el de mujeres normales (fig. 14–39). Este trastorno es el resultado de una falta de receptores androgénicos o una falla de los tejidos para responder al complejo receptor–dihidrotestosterona. En consecuencia, los andrógenos producidos por los testículos no son eficaces para inducir la diferenciación de los genitales masculinos. Dado que estos pacientes poseen testículos y MIS, se produce la inhibición del sistema paramesonéfrico y no se observan trompas de Falopio ni útero. La vagina es corta y termina en un saco ciego. A menudo se encuentran los testículos en las regiones inguinales o de los pliegues genitales, pero sin espermatogénesis. Además, es mayor el riesgo de desarrollo de tumores en estas estructuras, y el 33% de los pacientes probablemente presenten procesos malignos antes de los 50 años. El síndrome es un trastorno recesivo ligado al cromosoma X, que se observa en uno de cada 20.000 nacidos vivos.

Fig. 14–39. Paciente con síndrome de feminización testicular (síndrome de insensibilidad a los andrógenos), que se caracteriza por un cariotipo 46, XY.

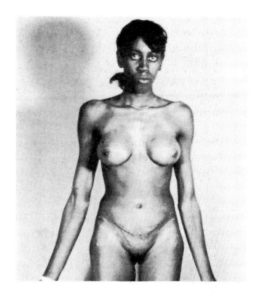

DESCENSO DE LOS TESTÍCULOS

Hacia el final del segundo mes de vida intrauterina, el testículo y el mesonefros están unidos a la pared abdominal posterior por el **mesenterio urogenital** (fig. 14–3A). Al producirse la degeneración del mesonefros, la banda de inserción sirve como mesenterio de la gónada (fig. 14–28B). En dirección caudal se torna ligamentoso y se lo denomina **ligamento genital caudal** (fig. 14–40A). Desde el polo caudal del testículo se extiende también una condensación mesenquimática rica en matrices extracelulares que se denomina **gubernaculum** (fig. 14–40). Antes de producirse el descenso del testículo, esta banda de mesénquima termina en la región inguinal, entre los músculos abdominales oblicuos interno y externo en vías de diferenciación. Más tarde, cuando el testículo comienza a descender hacia el anillo inguinal, se forma la porción extraabdominal del gubernaculum, que crece desde la región inguinal hacia las eminencias escrotales. En el momento en que el testículo atraviesa el conducto inguinal, esta porción extraabdominal toma contacto con el piso escrotal (el gubernaculum también se forma en la mujer, pero en casos normales mantiene su forma rudimentaria).

No están aclarados por completo los factores que gobiernan el descenso del testículo. No obstante, parecería que una evaginación de la porción extraabdominal del gubernaculum produce su migración intraabdominal, que un aumento de la presión intraabdominal provocada por el crecimiento de los órganos produce su paso por el conducto inguinal y que la regresión de la porción extraabdominal del gubernaculum completa el movimiento de los testículos hacia el escroto. Normalmente, el testículo alcanza la región inguinal a las 12 semanas de gestación, aproximadamente; migra a través del canal ingui-

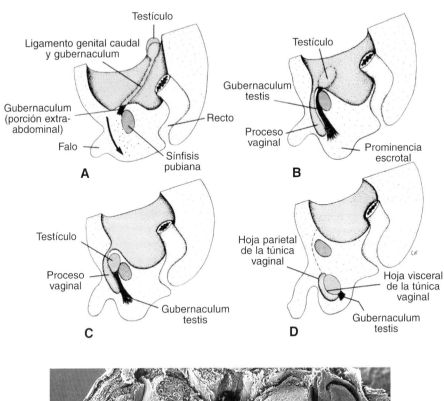

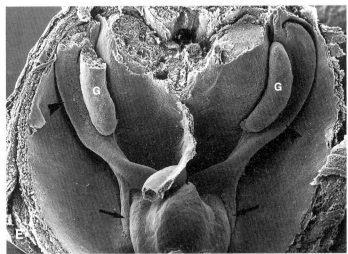

Fig. 14–40. Descenso del testículo. **A.** Durante el segundo mes. **B.** A la mitad del tercer mes. Obsérvese que el peritoneo que tapiza la cavidad corporal se evagina dentro del pliegue escrotal, donde forma el proceso vaginal (túnica vaginal). **C.** Séptimo mes. **D.** Poco después del nacimiento. **E.** Microfotografía electrónica de barrido de un embrión de ratón, que muestra la gónada primitiva (G), el conducto mesonéfrico (*puntas de flecha*) y el gubernaculum (*flechas*).

nal alrededor de la semana 28 y alcanza el escroto en la semana 33 (fig. 14–40). Sin duda, el proceso es influido por hormonas y en él intervendrían los andrógenos y el MIS. Durante el descenso, la irrigación sanguínea de los testículos desde la aorta se mantiene y los vasos espermáticos descienden desde el nivel lumbar de nacimiento hasta el testículo en el escroto.

Independientemente del descenso del testículo, el peritoneo de la cavidad abdominal forma una evaginación a cada lado de la línea media en la pared abdominal ventral. La evaginación sigue el curso del gubernaculum testis en las eminencias escrotales (fig. 14–40B) y se denomina **proceso vaginal** o **conducto peritoneovaginal**. En consecuencia, el proceso vaginal, acompañado de las capas musculares y aponeuróticas de la pared corporal, se evagina dentro de la eminencia escrotal y forma el **conducto inguinal** (fig. 14–41).

El testículo desciende por el anillo inguinal y sobre el borde del pubis y está presente en el escroto en el momento del nacimiento. Es cubierto entonces por la reflexión de un pliegue del proceso vaginal (fig. 14–40D). La capa de peritoneo que cubre al testículo se llama **hoja visceral de la túnica vaginal**; el resto del saco peritoneal forma la **hoja parietal de la túnica vaginal** (fig. 14–40D). El conducto estrecho que conecta el interior del proceso vaginal con la cavidad peritoneal se oblitera en el momento del nacimiento o poco después.

Además de estar cubierto por capas de peritoneo que derivan del proceso vaginal, el testículo está envuelto por capas provenientes de la pared abdominal anterior por la cual pasa. Así, la **fascia transversal** forma la **fascia espermática interna**; el **músculo oblicuo abdominal interno** da origen a la **fascia cremastérica** y al **músculo cremáster**, y el **músculo oblicuo abdominal externo** forma la **fascia espermática externa** (fig. 14–41A). El músculo transverso del abdomen no contribuye con capa alguna, puesto que forma un arco por encima de esta región y no cubre el trayecto de la migración.

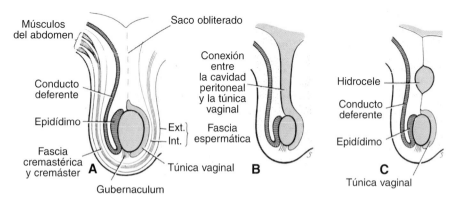

Fig. 14–41. A. Testículo, epidídimo, conducto deferente y las diversas capas de la pared abdominal que rodean al testículo en el escroto. **B.** Proceso vaginal en comunicación con la cavidad peritoneal. En este caso suelen descender hacia el escroto parte de las asas intestinales, lo que ocasiona una hernia inguinal. **C.** Hidrocele.

ORIENTACIÓN CLÍNICA

Hernias y criptorquidia

La comunicación entre la cavidad abdominal y el proceso vaginal en el saco escrotal se cierra normalmente en el primer año de vida (fig. 14-40D). Si esta vía queda abierta, las asas intestinales pueden descender al escroto y ocasionar una **hernia inguinal congénita** (fig. 14-41B). A veces, la obliteración de este conducto es irregular y quedan en su trayecto pequeños quistes. En períodos ulteriores, estos quistes pueden secretar líquido, lo cual origina el **hidrocele del testículo** o **del cordón espermático** (fig. 14-41C).

En el 97% de los varones recién nacidos, los testículos están presentes en el escroto antes del nacimiento. En la mayoría de los restantes, el descenso podría completarse durante los tres primeros meses de la vida posnatal. Sin embargo, en menos del 1% de los lactantes, uno o ambos testículos no descienden. Este estado se denomina **criptorquidia**, y podría ser causado por la producción disminuida de andrógenos (testosterona). El testículo no descendido no produce espermatozoides maduros y se asocia con una incidencia del 3 al 5% de anomalías renales.

DESCENSO DEL OVARIO

En la mujer, el descenso de las gónadas es considerablemente menor que en el varón y los ovarios se sitúan justo por debajo del borde de la pelvis verdadera. El ligamento genital craneal forma el **ligamento suspensorio del ovario**, mientras que el ligamento genital caudal origina el **ligamento uteroovárico** (propio del ovario) y el **ligamento redondo del útero** (fig. 14-24), que se extiende hasta los labios mayores.

Resumen

Los aparatos urinario y genital se desarrollan a partir del tejido mesodérmico. El aparato urinario se desarrolla a partir de tres sistemas sucesivos en una secuencia temporal desde los segmentos craneales a los caudales: El **pronefros**, que se forma en la región cervical, es de carácter vestigial.

El **mesonefros**, que se forma en las regiones torácica y lumbar, es de gran volumen y se caracteriza por unidades excretoras (nefronas) y por su propio conducto colector, el conducto mesonéfrico o de Wolff. En el ser humano puede tener una función temporaria, pero desaparece en su mayor parte. Los conductos y túbulos del mesonefros forman los conductos para los espermatozoides desde los testículos hasta la uretra. En la mujeres estos conductos sufren regresión.

El **metanefros**, o riñón definitivo, se desarrolla a partir de dos orígenes. Al igual que los otros sistemas, forma sus propios túbulos excretores o nefronas, pero su sistema colector se origina en el **brote ureteral**, que es una evaginación del conducto mesonéfrico. Este brote da origen al uréter, la pelvis renal, los cálices y todo el sistema colector (fig. 14-5). Es fundamental para el desarrollo normal la comunicación entre los sistemas de túbulos colectores y excretores (fig. 14-6). *WT1*, que es expresado por el mesénquima, hace a este tejido competente para responder a la inducción por el brote ureteral. Las interacciones entre el brote y el mesénquima se llevan a cabo por medio de la producción de GDNF y HGF por el mesénquima que interactúan con sus receptores tirosina cinasa RET y MET, respectivamente, producidos por el epitelio ureteral. PAX2 y WNT4, producidos por el brote ureteral, provocan la epitelización del mesénquima metanéfrico, como preparación para la diferenciación en túbulos excretores (fig. 14-7). La división prematura del brote ureteral puede producir riñones bífidos o supernumerarios con uréteres ectópicos (fig. 14-9). También es muy conocida la posición anómala del riñón, como en el caso del riñón pélvico y en herradura (fig. 14-11).

El aparato genital consta de: a) las gónadas o glándulas sexuales primitivas, b) los conductos genitales y c) los genitales externos. Los tres componentes pasan por un **período indiferenciado** en el cual pueden desarrollarse en sentido masculino o femenino. El gen *SRY* localizado en el cromosoma Y produce el factor determinante testicular y regula el desarrollo sexual masculino. Los genes corriente abajo de SRY incluyen el *factor de esteroidogénesis (SF1)* y *SOX9*, los cuales estimulan la diferenciación de las células de Sertoli y de Leydig en el testículo. La expresión del gen *SRY* provoca: a) el desarrollo de los cordones medulares (testiculares), b) la formación de la túnica albugínea y c) la falta de desarrollo de los cordones corticales (ováricos). Ante la ausencia del gen *SRY*, la expresión de DAX1, que regula en menos a SF1, junto con la expresión continua de *WNT4* en la cresta gonadal estimula la formación del ovario con: a) sus cordones corticales típicos, b) la desaparición de los cordones medulares (testiculares) y c) la falta de desarrollo de la túnica albugínea (fig. 14-21). Cuando las células germinales primordiales no llegan a la gónada indiferente, ésta se mantiene en ese estado o falta por completo.

El sistema de conductos indiferenciados y los genitales externos se desarrollan por influencia de las hormonas. La **testosterona**, producida por las células de Leydig en los testículos, estimula el desarrollo de los conductos mesonéfricos (conducto deferente, epidídimo), mientras que el **MIS**, producido por las células de Sertoli, provoca la regresión de los conductos paramesonéfricos (sistema de conductos femeninos). La **dihidrotestosterona** estimula el desarrollo de los genitales externos (pene, escroto) y de la próstata (fig. 14-26). Los **estrógenos** influyen en el desarrollo del sistema paramesonéfrico femenino, que comprende las trompas de Falopio, el útero y la porción superior de la vagina. También estimulan los genitales externos, como el clítoris, los labios mayores y menores y la porción inferior de la vagina (fig. 14-26). Los defectos de producción o la falta de sensibilidad a las hormonas por parte de los testículos favorecen el predominio de los caracteres sexuales femeninos por influencia de los estrógenos maternos y placentarios.

1. Durante el desarrollo del aparato urinario se forman tres sistemas diferentes. ¿Cuáles son estos tres sistemas y qué partes de cada uno de ellos persisten en el recién nacido, en el caso de que así ocurra?
2. En el momento del nacimiento un niño aparentemente de sexo masculino no presenta testículos en el escroto. Más adelante se determina que ambos testículos se encuentran alojados en la cavidad abdominal. ¿Cómo se denomina este estado y cómo puede explicarse el origen del defecto sobre bases embriológicas?
3. Se dice que existen homologías entre los genitales externos femeninos y masculinos. ¿Cuáles son y cuál es su origen embriológico?
4. Después de varios años de intentar el embarazo, una mujer joven acude a la consulta. El examen revela la presencia de un útero bicorne. ¿Cómo pudo haberse producido esta anomalía?

Lecturas recomendadas

Behringer RR, Finegold MJ, Cate RL: Mullerian-inhibiting substance function during mammalian sexual development. Cell 79:415, 1994.

Griffin JE, Wilson JD: Disorders of sexual differentiation In Walsh PC et al. (eds): Campbells Urology, Philadelphia, WB Saunders, 1986.

Haqq CM, et al.: Molecular basis of mammalian sexual determination: activation of mullerian inhibiting substance gene expression by SRY Science 266: 1494, 1994.

McElreavey K, et al.: A regulatory cascade hypothesis for mammalian sex determination: SRY represses a negative regulator oF male development. Proc Natl Acad Sci 90:3368, 1993.

Mesrobian HGJ, Rushton HG, Bulas D: Unilateral renal agenesis may result from in utero regression of multicystic dysplasia. J Urol 150:793, 1993.

Mittwoch U: Sex determination and sex reversal: genotype, phenotype, dogma and semantics Hum Genet 89:467, 1992.

O'Rahilly R: The development of the vagina in the human. In Blandau RJ, Bergsma D (eds): Morphogenesis and Malformation of the Genital Systems. New York, Alan R Liss, 1977: 123.

Paulozzi LJ. Erickson JD, Jackson RJ: Hypospadias trends in two US surveillance systems, Pediatrics 100:831, 1997.

Persuad TVN: Embryology of the female genital tract and gonads. In Copeland LJ, Jarrell J, McGregor J (eds): Textbook of Gynecology Philadelphia, WB Saunders, 1992.

Saxen L, Sariola H, Lehtonen E: Sequential cell and tissue interactions governing organogenesis of the kidney Anat Embryol 175: 1, 1986.

Stevenson RE, Hall JG, Goodman RM (eds): Human Malformations and Related Anomalies. vol 2. New York, Oxford University, 1993.

Swain A, Narvaez V, Burgoyne P, Camerino G, Lovell-Badge R: Dax 1 antagonizes Sry action in mammalian sex determination, Nature 391 :761, 1998.

Tilmann C, Capel B: Mesonephric cell migration induces testes cord formation and Sertoli cell differentiation in the mammalian gonad. Dev 126:2883, 1999.

Vaino S, Heikhila M, Kispert A, Chin N. McMahon AP: Female development in mammals in regulated by WNT4 signaling. Nature 397:405, 1999.

Van der Werff JFA, Nievelstein RAJ, Brands E, Linjsterburg AJM, Vermeij-Keers C: Normal development of the male anterior urethra. Teratology 61: 172, 2000.

Vilain E, Jaubert F, Fellows M, McElreavey K: Pathology of 46,XY pure gonadal dysgenesis: absence of testes differentiation associated with mutations in the testes determining factor. Differentiation 52:151, 1993.

Wensing CJG, Colenbrander B: Normal and abnormal testicular descent. Oxf Rev Reprod Biol 130, 1986.

Woolf AS: Clinical impact and biological basis of renal malformations. Seminars Nephrol 15:361, 1995.

Cabeza y cuello

El mesénquima que interviene en la formación de la región de la cabeza deriva del **mesodermo paraaxial** y de la **lámina lateral del mesodermo**, la **cresta neural** y las **placodas ectodérmicas**, que son porciones engrosadas de ectodermo. El mesodermo paraaxial (**somitas y somitómeros**) forma el piso de la caja craneana y una pequeña porción de la región occipital (fig. 15-1) (véase cap. 8), todos los músculos voluntarios de la región craneofacial (véase cap. 9), la dermis y los tejidos conectivos de la región dorsal de la cabeza, y las meninges que se encuentran en posición caudal con respecto al prosencéfalo. La lámina lateral del mesodermo forma los cartílagos laríngeos (aritenoides y cricoides) y el tejido conectivo de esta región. Las células de la cresta neural se originan en el neuroectodermo de las regiones del cerebro anterior, del cerebro medio y del cerebro posterior y emigran en dirección ventral hacia los arcos faríngeos y en dirección rostral alrededor del cerebro anterior y de la cúpula óptica hacia la región facial (fig. 15-2). En estos sitios, forman las estructuras esqueléticas de la región media de la cara y de los arcos faríngeos (fig. 15-1) y los demás tejidos de estas regiones, incluidos el cartílago, el hueso, la dentina, el tendón, la dermis, la piamadre y la aracnoides, las neuronas sensitivas y la estroma glandular. Las células de las **placodas ectodérmicas**, junto con las de la cresta neural, forman las neuronas de los ganglios sensitivos craneales quinto, séptimo, noveno y décimo.

La característica más típica del desarrollo de la cabeza y el cuello es la formación de los **arcos faríngeos** o **branquiales**. Estos arcos aparecen en la cuarta y quinta semana de desarrollo y contribuyen en gran medida al

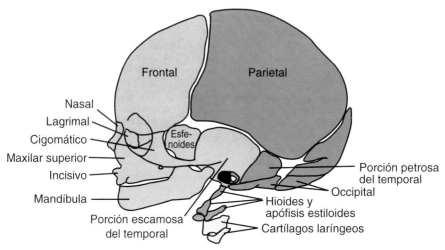

Fig. 15–1. Estructuras esqueléticas de la cabeza y la cara. El mesénquima de estas estructuras deriva de la cresta neural (*azul*), del mesodermo de la lámina lateral (*amarillo*) y del mesodermo paraaxial (somitas y somitómeros) (*rojo*).

aspecto externo característico del embrión (cuadro 15–1 y fig. 15–3). En un período inicial están constituidos por barras de tejido mesenquimático separadas por profundos surcos, las **hendiduras faríngeas** o **branquiales** (figs. 15–3C y 15–6). Simultáneamente con el desarrollo de los arcos y las hendiduras, aparecen varias evaginaciones, las **bolsas faríngeas**, a lo largo de las paredes laterales del intestino faríngeo, la porción más craneal del intestino anterior (figs. 15–4 y 15–6). Las bolsas se introducen en el mesénquima circundante, pero no establecen una comunicación abierta con las hendiduras externas (véase fig. 15–6). En consecuencia, aun cuando el desarrollo de los arcos, las hendiduras y las bolsas faríngeas se parezca a la formación de las agallas o branquias de los peces y anfibios, en el embrión humano nunca se forman verdaderas branquias. Por eso, al hablar del embrión humano se usarán los términos **arcos**, **hendiduras** y **bolsas faríngeos**.

Los arcos faríngeos no solo contribuyen a la formación del cuello, sino también desempeñan un importante papel en la formación de la cara. Hacia el final de la cuarta semana, el centro de la cara está formado por el estomodeo, rodeado por el primer par de arcos faríngeos (fig. 15–5). Cuando el embrión tiene 42 semanas pueden identificarse cinco prominencias mesenquimáticas: los **procesos mandibulares** (primer arco faríngeo), que se localizan caudalmente en relación con el estomodeo; los **procesos maxilares** (porción dorsal del primer arco faríngeo), lateralmente al estomodeo, y la **prominencia frontonasal**, elevación ligeramente redondeada que se encuentra en situación craneal con respecto al estomodeo. El desarrollo de la cara se ve complementado en etapa ulterior con la formación de los **procesos nasales**

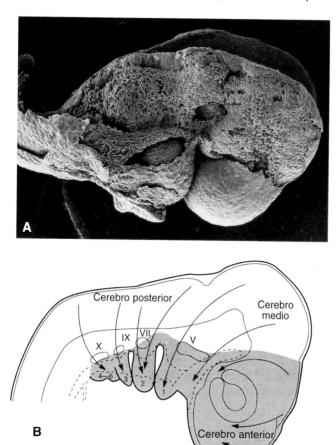

Fig. 15–2.A. Microfotografía electrónica de barrido que muestra las células de la cresta neural craneal durante su migración hacia la región facial por debajo del ectodermo, que ha sido extirpado. **B.** Esquema de las vías de migración de las células de la cresta neural desde las regiones del cerebro anterior, medio y posterior hasta su localización final (*áreas grisadas*) en los arcos faríngeos y la cara. También se muestran las regiones de los engrosamientos ectodérmicos (placodas) que van a participar con las células de la cresta neural en la formación de los ganglios sensitivos de los pares craneales quinto (V), séptimo (VII), noveno (IX) y décimo (X).

(fig. 15–5). En todos los casos, la diferenciación de estructuras derivadas de los arcos, bolsas, hendiduras y prominencias depende de interacciones epiteliomesenquimáticas. En algunos casos, las señales para esas interacciones son similares a las involucradas en el desarrollo de los miembros, como factores de crecimiento fibroblástico (FGF) para la evaginación y *sonic hedgehog* (*SHH*) y *WNT* para el establecimiento de patrones.

Cuadro 15–1. *Derivados de los arcos faríngeos y su inervación*

Arco faríngeo	Nervio	Músculos	Esqueleto
1. Mandibular (procesos maxilar y mandibular)	V. Trigémino, divisiones maxilar superior y mandibular	De la masticación (temporal, masetero, pterigoideos interno y externo), milohioideo, vientre anterior del digástrico, periestafilino externo (tensor del velo del paladar) y músculo del martillo (tensor del tímpano)	Premaxilar, maxilar superior, hueso cigomático, parte del hueso temporal, cartílago de Meckel, mandíbula (maxilar inferior), martillo, yunque, ligamento anterior del martillo, ligamento esfenomandibular
2. Hioideo	VII. Facial	De la expresión facial (buccinador, auricular, frontal, cutáneo del cuello, orbicular de los labios, orbicular de los párpados), vientre posterior del digástrico, estilohioideo, músculo del estribo	Estribo, apófisis estiloides, ligamento estilohioideo, asta menor y porción superior del cuerpo del hueso hioides
3	IX. Glosofaríngeo	Estilofaríngeo	Asta mayor y porción inferior del cuerpo del hueso hioides
4–6	X. Vago – Rama laríngea superior (nervio para el 4° arco) – Rama laríngea inferior o recurrente (nervio para el 6° arco)	Cricotiroideo, elevador del paladar, constrictores de la faringe Intrínsecos de la laringe	Cartílagos laríngeos (tiroides, cricoides, aritenoides, corniculado y cuneiforme)

Arcos faríngeos

Cada uno de los arcos faríngeos está compuesto por un núcleo central de tejido mesenquimático, cubierto por su lado externo por ectodermo superficial y revestido en su interior por epitelio de origen endodérmico (fig. 15–6). Además de mesénquima derivado del mesodermo paraaxial y de la lámina lateral, la parte central de los arcos recibe un significativo aporte de **células de la cresta neural** que emigran hacia ellos para constituir los **componentes esqueléticos** de la cara. El mesodermo original de los arcos forma los múscu-

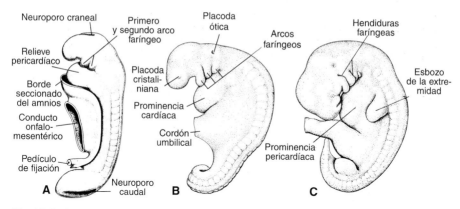

Fig. 15–3. Desarrollo de los arcos faríngeos. **A.** A los 25 días. **B.** A los 28 días. **C.** A las 5 semanas.

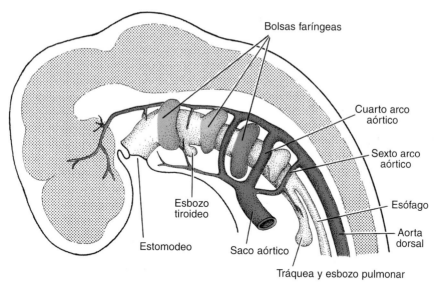

Fig. 15–4. Bolsas faríngeas como evaginaciones del intestino anterior; se observan el primordio de la glándula tiroides y los arcos aórticos.

los de la cara y del cuello. De tal manera, cada arco faríngeo se caracteriza por poseer sus propios **componentes musculares**. Los componentes musculares de cada arco tienen su propio **nervio craneal** y, cualquiera que sea el sitio adonde emigren las células musculares, llevarán con ellas su **componente nervioso** (figs. 15–6 y 15–7). Asimismo, cada arco posee su propio **componente arterial** (figs. 15–4 y 15–6). (En el cuadro 15–1 se resumen los derivados de los arcos faríngeos y su inervación.)

PRIMER ARCO FARÍNGEO

El **primer arco faríngeo** está compuesto por una porción dorsal, el **proceso maxilar**, que se extiende hacia adelante por debajo de la región correspondiente al ojo, y una porción ventral, el **proceso mandibular**, que contiene el **cartílago** de **Meckel** (figs. 15-5 y 15-8A). En el curso del desarrollo, el cartílago de Meckel desaparece, salvo en dos pequeñas porciones en su extremo dorsal que persisten y forman, respectivamente, el **yunque** y el **martillo** (figs. 15-8B y 15-9). El mesénquima del proceso maxilar dará origen más tarde al

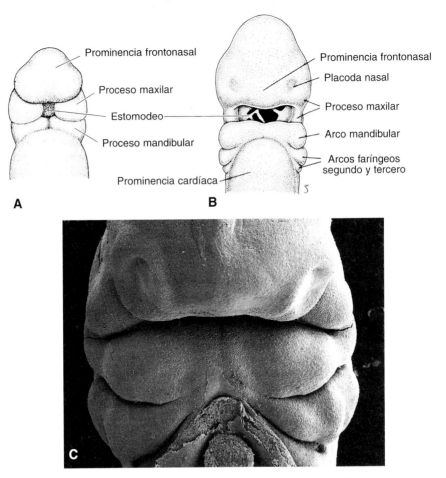

A

Prominencia frontonasal
Proceso maxilar
Estomodeo
Proceso mandibular

B

Prominencia frontonasal
Placoda nasal
Proceso maxilar
Arco mandibular
Arcos faríngeos segundo y tercero
Prominencia cardíaca

C

Fig. 15–5. A. Vista frontal de un embrión de 24 días, aproximadamente. El estomodeo, cerrado temporariamente por la membrana bucofaríngea, está rodeado por cinco prominencias mesenquimáticas. **B.** Embrión algo mayor, visto de frente, donde se ve la rotura de la membrana bucofaríngea y la formación de las placodas nasales en la prominencia frontonasal. **C.** Microfotografía electrónica de barrido de un embrión humano similar al que se ilustra en **B**.

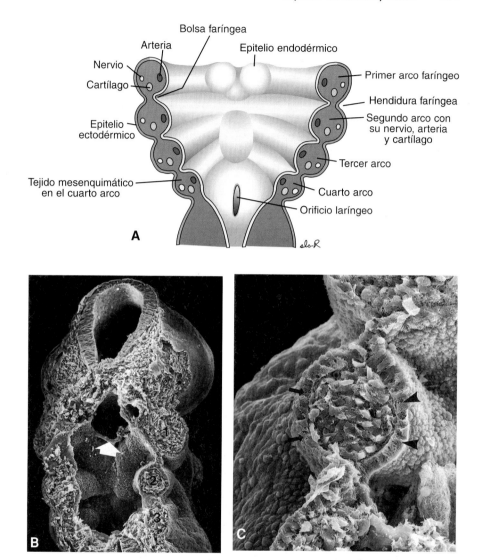

Fig. 15–6.A. Arcos faríngeos. Cada uno de ellos comprende un componente cartilaginoso, un nervio craneal, una arteria y un componente muscular. **B.** Microfotografía electrónica de barrido de la región faríngea de un embrión de ratón, donde se ven los arcos, las bolsas y las hendiduras faríngeos. Pueden apreciarse los tres primeros arcos (I, II y III). En la entrada de la cavidad oral se encuentran vestigios de la membrana bucofaríngea (*flecha*). **C.** Vista con mayor aumento de los arcos faríngeos de un embrión de ratón. Los arcos faríngeos están formados por un núcleo central de mesodermo revestido de endodermo por el lado interno (*puntas de flecha*) y de ectodermo del lado externo (*flechas*). Las bolsas y las hendiduras se producen entre los arcos, en los sitios donde el endodermo y el ectodermo se encuentran en aposición.

premaxilar, al **maxilar**, al **hueso cigomático** y a una parte del **hueso temporal** por osificación membranosa (fig. 15–8B). La **mandíbula** o **maxilar inferior** se forma de manera análoga por osificación membranosa del tejido mesenquimático que rodea al cartílago de Meckel. Además, el primer arco contribuye a la formación de los huesos del oído medio (véase cap. 16).

La musculatura del primer arco faríngeo está constituida por los **músculos de la masticación** (temporal, masetero y pterigoideos), el **vientre anterior del digástrico**, el **milohioideo**, el **músculo del martillo** (tensor del tímpano) y el **periestafilino externo** (tensor del velo del paladar). La **inervación** de los músculos del primer arco es suministrada por la **rama mandibular (maxilar inferior) del nervio trigémino** (fig. 15–7). Dado que el mesénquima del primer arco contribuye también a la formación de la dermis de la cara, la inervación sensitiva de la piel facial depende de las **ramas oftálmica, maxilar superior** y **mandibular del nervio trigémino**.

Los músculos de los diferentes arcos no siempre se adhieren a los componentes óseos o cartilaginosos de su propio arco, sino que a veces emigran hacia regiones adyacentes. Sin embargo, el origen de estos músculos siempre puede conocerse, dado que su inervación proviene del arco de origen.

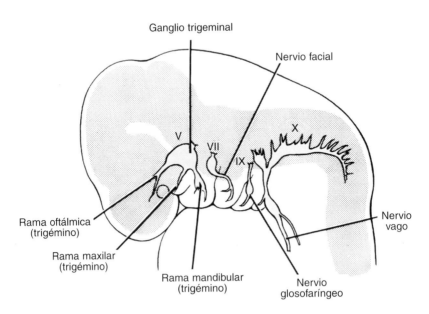

Fig. 15–7. Cada arco faríngeo es inervado por su propio nervio craneal. El nervio trigémino, que corresponde al primer arco faríngeo, presenta tres ramas: oftálmica, maxilar superior y mandibular (maxilar inferior). El nervio del segundo arco es el facial; el del tercero, el nervio glosofaríngeo. Los músculos del cuarto arco son inervados por la rama laríngea superior del vago, y los del sexto arco, por la rama recurrente del nervio vago.

SEGUNDO ARCO FARÍNGEO

El cartílago del **segundo arco faríngeo** o **arco hioideo** (**cartílago de Reichert**) (fig. 15-8B) da origen al **estribo**, la **apófisis estiloides del hueso temporal**, el **ligamento estilohioideo** y, ventralmente, al **asta menor** y la **porción superior del cuerpo del hueso hioides** (fig. 15-9). Los músculos del arco hioideo son el **músculo del estribo**, el **estilohioideo**, el **vientre posterior del digástrico**, el **auricular** y los **músculos de la expresión facial**. Todos estos músculos son inervados por el **nervio facial**, que es el correspondiente al segundo arco.

TERCER ARCO FARÍNGEO

El **cartílago** del tercer arco faríngeo da origen a la **porción inferior del cuerpo** y el **asta mayor del hueso hioides** (fig. 15-9). La **musculatura** se circunscribe a los **músculos estilofaríngeos**. Estos músculos son inervados por el **glosofaríngeo**, el nervio del tercer arco (fig. 15-7).

CUARTO Y SEXTO ARCO FARÍNGEO

Los **componentes cartilaginosos** del cuarto y sexto arco faríngeo se fusionan para formar los **cartílagos de la laringe: tiroides, cricoides, aritenoides, corniculado o de Santorini y cuneiforme o de Wrisberg** (fig. 15-9). Los **músculos** del cuarto arco (**cricotiroideo, periestafilino externo [elevador del velo del paladar]** y **constrictores de la faringe**) son inervados por la **rama laríngea superior del vago**, el nervio del cuarto arco. Los músculos intrínsecos de la laringe reciben inervación de la **rama laríngea recurrente del vago**, el nervio del sexto arco.

Bolsas faríngeas

El embrión humano posee cinco pares de bolsas faríngeas (figs. 15-6 y 15-10). La última es atípica y a menudo se la considera parte de la cuarta. Dado que el **revestimiento epitelial endodérmico** de las bolsas da origen a algunos órganos importantes, se estudiará por separado la evolución de cada bolsa.

PRIMERA BOLSA FARÍNGEA

La primera bolsa faríngea forma un divertículo pediculado, el **receso tubotimpánico**, que se pone en contacto con el revestimiento epitelial de la

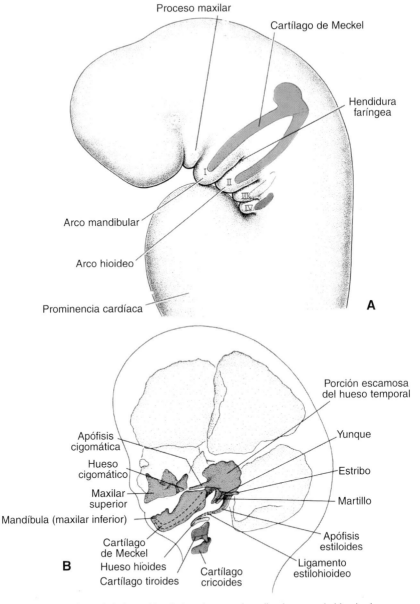

Fig. 15–8. A. Vista lateral de la región de la cabeza y el cuello de un embrión de 4 semanas, que muestra los cartílagos de los arcos faríngeos que participan en la formación de los huesos de la cara y el cuello. **B.** Diversos componentes de los arcos faríngeos en período ulterior de desarrollo. Algunos de los componentes se osifican, en tanto que otros desaparecen o se transforman en ligamentos. El proceso maxilar y el cartílago de Meckel son reemplazados por el maxilar superior e inferior (mandíbula) definitivos, respectivamente, cuyo desarrollo se produce por osificación membranosa.

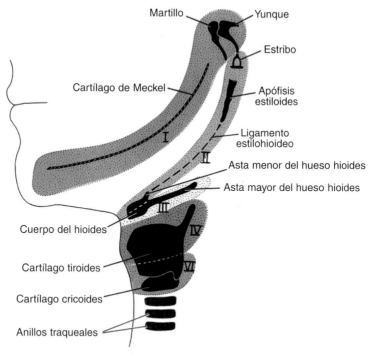

Fig. 15–9. Estructuras definitivas formadas por los componentes cartilaginosos de los diversos arcos faríngeos.

primera hendidura faríngea, el futuro **conducto auditivo externo** (fig. 15–10). La porción distal del divertículo se ensancha en forma de saco y constituye la **cavidad timpánica primitiva** o **cavidad primitiva del oído medio**, mientras que la porción proximal permanece angosta y forma la **trompa auditiva** o **de Eustaquio**. El revestimiento de la cavidad timpánica participa ulteriormente en la formación de la **membrana timpánica** o **tímpano** (véase cap. 16).

SEGUNDA BOLSA FARÍNGEA

El revestimiento epitelial de la segunda bolsa faríngea prolifera y forma brotes que se introducen en el mesénquima adyacente. Los brotes son invadidos secundariamente por tejido mesodérmico y se forma el primordio de la **amígdala palatina** (fig. 15–10). Entre el tercero y el quinto mes se produce la infiltración gradual por tejido linfático de la amígdala. Una porción de la bolsa no desaparece y se encuentra en el adulto como **fosa tonsilar** o **amigdalina**.

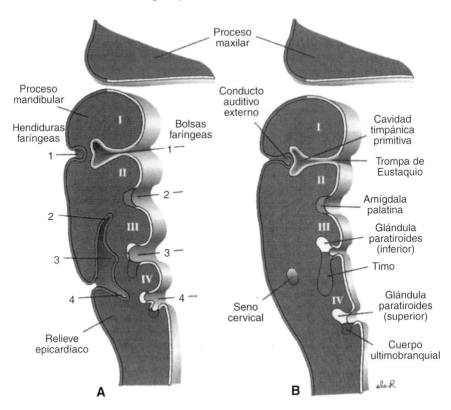

Fig. 15–10. A. Desarrollo de las hendiduras y bolsas faríngeas. Obsérvese que el segundo arco crece sobre el tercero y el cuarto, de manera que hunde las hendiduras faríngeas segunda, tercera y cuarta. **B.** Los restos de la segunda, tercera y cuarta hendidura faríngea forman el seno cervical, que normalmente se halla obliterado. Adviértanse las estructuras formadas por las diversas bolsas faríngeas.

TERCERA BOLSA FARÍNGEA

La tercera y cuarta bolsa se caracterizan por poseer en el extremo distal alas o prolongaciones dorsal y ventral (fig. 15–10). En la quinta semana, el epitelio del ala dorsal de la tercera bolsa se diferencia en la **glándula paratiroides inferior**, mientras que la de la porción ventral forma el **timo** (fig. 15–10). Los primordios de ambas glándulas pierden su conexión con la pared faríngea y el timo emigra entonces en dirección caudal y medial llevando consigo a la **paratiroides inferior** (fig. 15–11). En tanto que la porción principal del timo se desplaza rápidamente hasta alcanzar su localización definitiva en la parte anterior del tórax, donde se fusiona con su contraparte del lado opuesto, la porción de la cola persiste algunas veces incluida en la glándula tiroides o en la forma de nidos tímicos aislados.

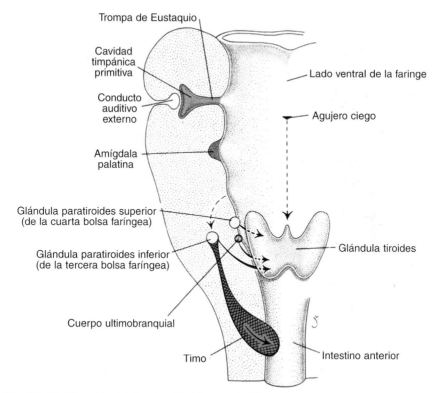

Trompa de Eustaquio

Cavidad
timpánica
primitiva

Lado ventral de la faringe

Conducto
auditivo
externo

Agujero ciego

Amígdala
palatina

Glándula paratiroides superior
(de la cuarta bolsa faríngea)

Glándula paratiroides inferior
(de la tercera bolsa faríngea)

Glándula tiroides

Cuerpo ultimobranquial

Timo

Intestino anterior

Fig. 15-11. Migración del timo, las glándulas paratiroides y el cuerpo ultimobranquial. La glándula tiroides se origina en la línea media a nivel del agujero ciego y desciende hasta alcanzar los primeros anillos traqueales.

El crecimiento y desarrollo del timo continúa después del nacimiento hasta la pubertad. En el niño pequeño, la glándula ocupa un espacio considerable en el tórax y se sitúa detrás del esternón y por delante del pericardio y los grandes vasos. Es difícil identificar esta glándula en personas mayores puesto que se ha atrofiado y ha sido reemplazada por tejido adiposo.

El tejido paratiroideo de la tercera bolsa faríngea se localiza finalmente sobre la cara dorsal de la glándula tiroides y forma la **glándula paratiroides inferior** (fig. 15-11).

CUARTA BOLSA FARÍNGEA

El epitelio del ala dorsal de esta bolsa forma la **glándula paratiroides superior**. Cuando la glándula paratiroides se separa de la pared de la faringe, se fija a la cara dorsal de la glándula tiroides que está emigrando en dirección caudal y constituye la **glándula paratiroides superior** (fig. 15-11).

QUINTA BOLSA FARÍNGEA

Es la última bolsa faríngea que se desarrolla y se la suele considerar parte de la cuarta. Da origen al **cuerpo ultimobranquial**, que más tarde queda incluido en la glándula tiroides. Las células del cuerpo ultimobranquial dan origen a las **células parafoliculares** o **células C** de la glándula tiroides, las cuales secretan **calcitonina**, hormona que interviene en la regulación de la concentración de calcio en la sangre.

Hendiduras faríngeas

El embrión de cinco semanas se caracteriza por la presencia de cuatro hendiduras faríngeas (fig. 15-6), de las cuales solamente una contribuye a la estructura definitiva del embrión. La porción dorsal de la primera hendidura se introduce en el mesénquima subyacente y origina el **conducto auditivo externo** (figs. 15-10 y 15-11). El revestimiento epitelial del fondo del conducto contribuye a la formación del **tímpano** (véase cap. 16).

La proliferación activa del tejido mesenquimático en el segundo arco ocasiona una superposición sobre los arcos tercero y cuarto. Por último, se fusiona con el llamado **relieve epicárdíaco** en la porción inferior del cuello (fig. 15-10), y la segunda, la tercera y la cuarta hendidura pierden contacto con el exterior (fig. 15-10B). Las hendiduras forman una cavidad revestida por epitelio ectodérmico, el **seno cervical**, el cual desaparece por completo durante el desarrollo ulterior.

Regulación molecular del desarrollo facial

Como ya se indicó, muchas de las estructuras faciales derivan de células de la cresta neural que emigran hacia los arcos faríngeos desde los bordes de los pliegues neurales craneales. En el cerebro posterior (rombencéfalo), las células de la cresta se originan en regiones segmentadas denominadas **rombómeros**. En el cerebro posterior se encuentran ocho de estos segmentos (R1 a R8), y las células de la cresta que se originan en segmentos específicos van a poblar arcos específicos (fig. 15-12). Las células de la cresta de R1 y R2 emigran al primer arco, las células de R4 se dirigen al segundo arco, las provenientes de R6 y R7 se localizan en el tercer arco, y las de R8, en los arcos cuarto y sexto. Además, el primer arco recibe células de la cresta originadas en el cerebro medio. Muy pocas células de las crestas –si acaso lo hace alguna– se originan en R3 y R5. La mayoría parte de las células de estos rombómeros experimentan muerte celular por **apoptosis**, mientras que solo unas pocas migran con células de la cresta originadas en segmentos adyacentes.

El patrón de los arcos faríngeos (con excepción del primero) es regulado por los genes *HOX* llevados por las células de la cresta neural que migran

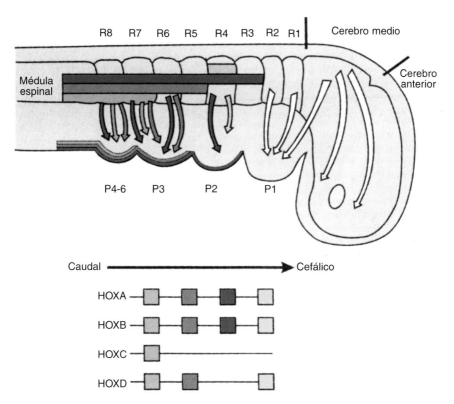

Fig. 15–12. Patrones de migración de las células de la cresta neural hacia los arcos faríngeos y de expresión de los genes *HOX* en los rombómeros del cerebro posterior (rombencéfalo). Los genes *HOX* se expresan en patrones superpuestos; aquellos que se encuentran en el extremo 3'presentan el límite más rostral. Este patrón especifica los derivados de cada rombómero, incluidas las células de la cresta neural y sus vías de migración. El primer arco es invadido también por células de la cresta del cerebro medio. Estas células expresan el factor de transcripción *OTX2*, que contiene un homeodominio.

hacia estas regiones (fig. 15–12). La expresión de los genes *HOX* en el cerebro posterior se produce con patrones de superposición específicos, de modo que la mayoría de los genes del extremo 3' de un grupo presentan el límite más rostral (fig. 15–12). Dado que los genes del extremo 3' son los primeros en expresarse, también se establece una relación temporal para la expresión de los genes *HOX* 3' son los primeros en expresarse. Además, los genes parálogos, como por ejemplo *HOXA3, HOXB3* y *HOXD3* (véanse cap. 5 y fig. 5–22), comparten dominios similares de expresión. Estos patrones de expresión determinan la organización de los ganglios y nervios craneales y de las vías de migración de las células de la cresta neural. Inicialmente, las células de la cresta neural expresan los genes *HOX* de su segmento de origen, pero el mantenimiento de esta expresión específica depende de la interacción de estas

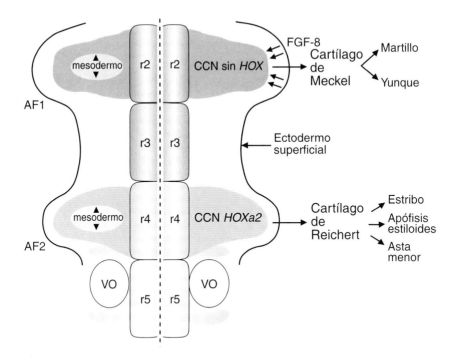

Fig. 15–13. Dibujo esquemático en el que se representan las relaciones entre los dos primeros arcos faríngeos (AF1 y AF2), la segmentación de la región del rombencéfalo en rombómeros 2-5 (r2-r5) y las vías de migración de las células de la cresta neural (*colores*). En el rombencéfalo se establece un código *HOX* que especifica los arcos y las vías de migración de las células de la cresta neural (con excepción del AF1). El mantenimiento de este código en los arcos depende de una interacción entre las células de la cresta y el mesodermo específico de los arcos. El establecimiento del patrón de los arcos en sus derivados requiere de interacciones epiteliomesenquimáticas e incluye señales moleculares desde el ectodermo superficial, por ejemplo, factores de crecimiento fibroblástico (FGF) que actúan sobre células mesenquimáticas subyacentes. CCN, células de la cresta neural; VO, vesícula ótica.

células con el mesodermo de los arcos faríngeos. Por ejemplo, las células de la cresta del segundo arco expresan *HOXA2*, y si estas células interactúan con el mesodermo del segundo arco esta expresión continúa (fig. 15-13). Sin embargo, si la cresta del segundo arco se sitúa en el primer arco, esta expresión es regulada en menos. Por esta razón, aunque el código *HOX* superpuesto es esencial para especificar la identidad de los arcos y de sus derivados, las células de la cresta solas no pueden establecer o mantener el patrón de expresión. No se conoce el modo cómo se traduce el código para controlar la diferenciación de los arcos, pero deben de estar involucrados un sinnúmero de genes corriente arriba y corriente abajo. **Sonic hedgehog** puede ser uno de los reguladores corriente arriba, dado que se expresa en los arcos y se ha demostrado que regula la expresión de los genes *HOX*. Los **retinoides (ácido reti-**

noico) pueden también regular la expresión de los genes *HOX* de una manera dependiente de su concentración, y los genes del extremo 3' responden más que los que se encuentran en el extremo 5'. La regulación se produce por medio de **elementos de respuesta al ácido retinoico** (**RARE**), los cuales son sitios de unión para el ácido retinoico en las regiones promotoras de los genes *HOX*. Las deficiencias y los excesos de los retinoides interfieren en la migración y la identidad axial de las células de la cresta del cerebro posterior, lo cual acarrea graves defectos craneofaciales.

Además de los genes *HOX*, *OTX2* puede participar en la morfogénesis del primer arco. Este gen, que codifica a un factor de transcripción importante para el desarrollo del cerebro, posee un homeodominio y se expresa en las regiones del cerebro anterior y del cerebro medio (véase cap. 19). Las células de la cresta neural que emigran desde el cerebro medio al primer arco llevan consigo *OTX2* a esta región. Presumiblemente *OTX2* y quizá los genes *HOX* interactúen en el primer arco para determinar el patrón de esta estructura.

ORIENTACIÓN CLÍNICA

Defectos congénitos que involucran a la región faríngea

Timo y tejido paratiroideo ectópicos

Dado que el tejido glandular derivado de las bolsas migra, no es raro que persistan glándulas accesorias o restos de tejido en su recorrido. Esto sucede sobre todo con el tejido tímico, que puede persistir en el cuello, y con las glándulas paratiroides. Las glándulas paratiroides inferiores tienen una posición más variable que las superiores y a veces se localizan en la bifurcación de la arteria carótida primitiva.

Fístulas branquiales

Las **fístulas branquiales** se producen cuando el segundo arco faríngeo no crece caudalmente sobre el tercero y el cuarto y los restos de la segunda, tercera y cuarta hendidura mantienen su comunicación con la superficie por medio de un conducto estrecho (fig. 15-14A). Esta fístula se presenta en la cara lateral del cuello, directamente por delante del **músculo esternocleidomastoideo**, y por lo común sirve de drenaje de un **quiste cervical lateral** (fig. 15-14B). Estos quistes son vestigios del seno cervical y suelen localizarse precisamente por debajo del ángulo del maxilar inferior (fig. 15-15). Sin embargo, pueden hallarse en cualquier sitio del borde anterior del músculo esternocleidomastoideo. A menudo, el quiste cervical lateral no resulta visible en el momento del nacimiento, sino que se hace evidente al crecer durante la niñez.

Una anomalía poco frecuente es la **fístula branquial interna**. En estas circunstancias, el seno cervical se comunica con la luz de la faringe por un

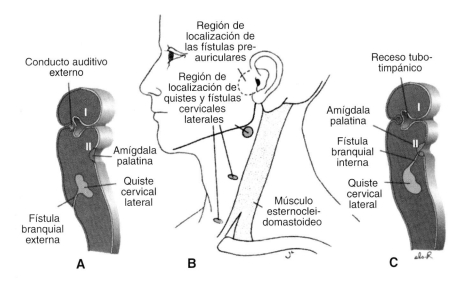

Fig. 15–14.A. Quiste cervical lateral que desemboca en la región lateral del cuello por medio de una fístula. **B.** Localización de los quistes y fístulas cervicales laterales por delante del músculo esternocleidomastoideo. Obsérvese asimismo la región donde se producen las fístulas preauriculares. **C.** Quiste cervical lateral que desemboca en la faringe a la altura de la amígdala palatina.

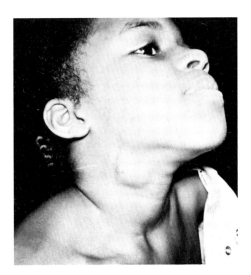

Fig. 15–15. Paciente con un quiste cervical lateral. Este quiste siempre se localiza lateralmente en el cuello por delante del músculo esternocleidomastoideo. Con frecuencia se encuentra debajo del ángulo del maxilar inferior y no aumenta de volumen hasta pasados algunos años.

pequeño conducto que suele desembocar en la región amigdalina (fig. 15-14C). La fístula indica la rotura de la membrana que separa la segunda hendidura y la segunda bolsa faríngea en algún momento del desarrollo.

Células de la cresta neural y defectos craneofaciales

Las **células de la cresta neural** (fig. 15-2) son fundamentales para la formación de gran parte de la región craneofacial. En consecuencia, la interrupción del desarrollo de las células de la cresta provoca graves malformaciones craneofaciales. Dado que las células de la cresta contribuyen también a la formación de las **almohadillas endocárdicas troncoconales**, las cuales tabican el tracto de salida del corazón en un conducto pulmonar y otro aórtico, muchos recién nacidos con defectos craneofaciales presentan también anomalías cardíacas, como tronco arterioso persistente, tetralogía de Fallot o transposición de los grandes vasos. Lamentablemente, las células de la cresta son, al parecer, una población celular muy vulnerable y son destruidas con facilidad por compuestos como el alcohol y el ácido retinoico. Una causa de esta vulnerabilidad podría ser su deficiencia de superóxido dismutasa (SOD) y catalasa, enzimas que tienen a su cargo la eliminación de radicales libres que provocan daño celular. Los ejemplos de anomalías craneofaciales en los que participan las células de la cresta neural comprenden los siguientes:

El **síndrome de Treacher Collins (disostosis mandibulofacial)** se caracteriza por hipoplasia malar, a causa del escaso desarrollo de los huesos cigomáticos, hipoplasia mandibular, hendiduras palpebrales oblicuas, colobomas del párpado inferior y malformaciones del pabellón de la oreja (fig. 15-16A). El síndrome se hereda como carácter autosómico dominante, pero el 60% de los casos se producen por nuevas mutaciones. No obstante, en animales de laboratorio pueden lograrse fenocopias del síndrome mediante la administración de dosis teratógenas de ácido retinoico, lo cual indicaría que en el ser humano algunos casos podrían ser causados por teratógenos.

La **secuencia de Robin** puede aparecer independientemente o junto con otros síndromes y malformaciones. Al igual que en el síndrome de Treacher Collins, en la secuencia de Robin están alteradas las estructuras que derivan del primer arco, y está afectado en particular el desarrollo del maxilar inferior. Los niños por lo común presentan la tríada constituida por micrognatia, fisura de paladar y glosoptosis (posición posterior de la lengua) (fig. 15-16B). El defecto se puede deber a factores genéticos o ambientales, o a una combinación de ambos. También puede considerarse una deformación causada, por ejemplo, por compresión del mentón contra el tórax en el caso de oligohidramnios. El defecto primario es la hipoplasia del maxilar inferior y, como consecuencia de ello, la lengua queda situada atrás y no desciende de su posición entre las crestas palatinas, lo cual impide la fusión de éstas. La anomalía se observa en uno de cada 8.500 nacidos vivos.

La **anomalía de DiGeorge** se produce en uno de cada 2.000 a 3.000 nacimientos y representa el ejemplo más grave de un grupo de anomalías que

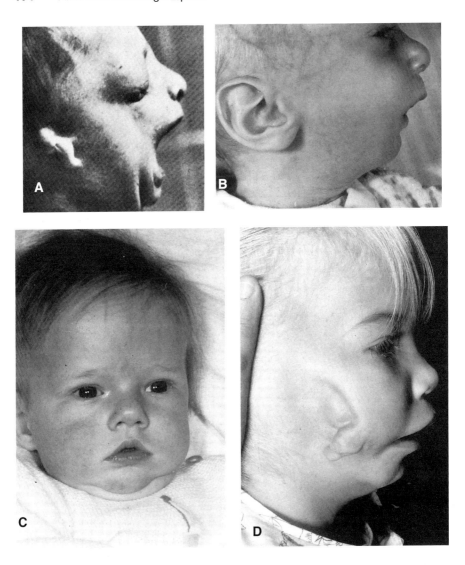

Fig. 15–16. Pacientes con defectos craneofaciales que se cree que son causados por el daño de las células de la cresta neural. **A.** Síndrome de Treacher Collins (disostosis mandibulofacial). Obsérvese el subdesarrollo de los huesos cigomáticos, la mandíbula pequeña y las orejas malformadas. **B.** Secuencia de Robin. Nótese la mandíbula muy pequeña (micrognatia). **C.** Anomalía de DiGeorge. Además de los defectos craneofaciales, como hipertelorismo y microstomía, existe ausencia parcial o completa del timo. **D.** Microsomía hemifacial (espectro oculoauriculovertebral o síndrome de Goldenhar).

también incluyen el **síndrome velocardiofacial y el síndrome facial con anomalía troncoconal** (fig. 15-16C). Todas estas alteraciones son parte de un espectro denominado **CATCH22** debido a que comprende defectos cardíacos, anomalías faciales, hipoplasia tímica, fisura del paladar (*cleft palate*) e hipocalcemia y son el resultado de una deleción en el brazo largo del cromosoma 22 (22q11). Los pacientes con anomalía completa de DiGeorge presentan deficiencias inmunológicas, hipocalcemia y mal pronóstico. El origen de las alteraciones reside en un desarrollo anormal de las células de la cresta neural que contribuyen a la formación de todas las estructuras afectadas. Además de las causas genéticas, la exposición a los retinoides (vitamina A) o al alcohol y la diabetes materna pueden producir estos defectos.

La **microsomía hemifacial (espectro oculoauriculovertebral, síndrome de Goldenhar)** incluye varias anomalías craneofaciales que por lo general afectan a los huesos maxilar superior, temporal y cigomático, que tienen un tamaño reducido y están aplanados. En estos pacientes se observan por lo común defectos del oído externo (anotia, microtia), oculares (tumores y quistes dermoides del globo ocular) y vertebrales (vértebras fusionadas y hemivértebras, espina bífida) (fig. 15-16D). Se observan asimetrías en el 65% de los casos, que se producen con una frecuencia de uno cada 5.600 nacimientos. En el 50% de los casos hay otras malformaciones, entre ellas anomalías cardíacas como la tetralogía de Fallot y las comunicaciones interventriculares. Se desconocen las causas de este trastorno.

Lengua

La lengua aparece en el embrión de cuatro semanas, aproximadamente, como dos **protuberancias linguales laterales** y una **prominencia media**, el **tubérculo impar** (fig. 15-17A y C). Los tres abultamientos se originan en el primer arco faríngeo. Otro abultamiento localizado en la línea media, la **cópula o eminencia hipobranquial**, está constituida por mesodermo del segundo y tercer arco y parte del cuarto. Por último, un tercer abultamiento mediano, formado por la porción posterior del cuarto arco, señala el desarrollo de la epiglotis. Inmediatamente por detrás de esta formación se encuentra el **orificio laríngeo** o conducto traqueolaríngeo, limitado a ambos lados por las **prominencias aritenoideas** (fig. 15-17A y C).

A medida que crecen las protuberancias linguales laterales, exceden el volumen del tubérculo impar y se fusionan entre sí, lo que forma los dos tercios anteriores o cuerpo de la lengua (fig. 15-17B y D). Dado que la mucosa que cubre el cuerpo de la lengua proviene del primer arco faríngeo, la **inervación sensitiva** de esta zona proviene de la **rama mandibular del nervio trigémino**. Los dos tercios anteriores o cuerpo de la lengua están separados del tercio posterior por un surco en forma de V, llamado **surco terminal** (fig. 15-17B y D).

La porción posterior o raíz de la lengua tiene su origen en los arcos faríngeos segundo, tercero y parte del cuarto. El hecho de que en el adulto la iner-

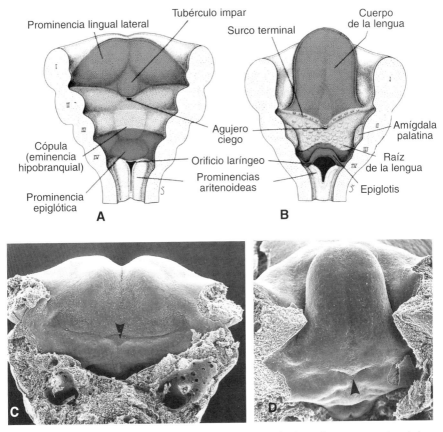

Fig. 15–17. Porción ventral de los arcos faríngeos vistos desde arriba, para apreciar el desarrollo de la lengua. Los arcos faríngeos seccionados se indican con los números I a IV. **A.** A las 5 semanas (6 mm, aproximadamente). **B.** A los 5 meses. Obsérvese el agujero ciego, sitio de origen del primordio tiroideo. **C** y **D.** Microfotografías electrónicas de barrido de etapas similares del desarrollo de la lengua en embriones humanos. El sitio del agujero ciego está marcado por una depresión (*punta de flecha*).

vación sensitiva de esta parte de la lengua provenga del **nervio glosofaríngeo** indica que el tejido del tercer arco ha crecido más que el del segundo.

La porción de la lengua que está más atrás y la epiglotis son inervadas por el **nervio laríngeo superior**, lo cual indica que se desarrollan a partir del cuarto arco faríngeo. Algunos de los músculos de la lengua probablemente se diferencian in situ, pero la mayoría derivan de mioblastos originados en los **somitas occipitales**. De tal manera, los músculos de la lengua son inervados por el **nervio hipogloso**.

Es fácil entender cómo es la inervación sensitiva general de la lengua. El cuerpo está inervado por el nervio trigémino, correspondiente al primer arco; la raíz, por los nervios glosofaríngeo y vago, que son los nervios del tercer y cuarto arco, respectivamente. La **cuerda del tímpano**, rama del **nervio facial**, suministra **inervación sensitiva especial (gustativa)** para los dos tercios anteriores de la lengua, mientras que el nervio glosofaríngeo lo hace para el tercio posterior.

ORIENTACIÓN CLÍNICA

Lengua adherente

La **anquiloglosia (lengua adherente)** indica que la lengua no se ha separado del piso de la boca. En condiciones normales se produce una apreciable degeneración celular y el único tejido remanente que fija la lengua al piso de la boca es el frenillo. En la variante más común de anquiloglosia, el frenillo llega hasta la punta de la lengua.

Glándula tiroides

La glándula tiroides aparece como una proliferación epitelial en el suelo de la faringe, entre el tubérculo impar y la cópula, en un sitio que en una etapa ulterior corresponde al **agujero ciego** (figs. 15-17 y 15-18A). Más tarde, la glándula tiroides desciende por delante del intestino faríngeo como un divertículo bilobulado (fig. 15-18). Durante esta migración, la glándula permanece conectada a la lengua por medio de un conducto de pequeño calibre, el **conducto tirogloso**, el cual después desaparece.

Al continuar el desarrollo, la glándula tiroides desciende por delante del hueso hioides y los cartílagos laríngeos. A la séptima semana alcanza su posición definitiva delante de la tráquea (fig. 15-18B). Para entonces presenta un istmo estrecho en la parte media y dos lóbulos laterales. La glándula tiroides comienza a funcionar aproximadamente hacia el final del tercer mes, momento en el cual pueden observarse los primeros folículos que contienen coloide. Las **células foliculares** producen el coloide que dará origen a la **tiroxina** y la **triyodotironina**. Las **células parafoliculares** o **células C**, derivadas del **cuerpo ultimobranquial** (fig. 15-10), sirven como fuente de **calcitonina**.

ORIENTACIÓN CLÍNICA

Conducto tirogloso y anomalías tiroideas

El **quiste tirogloso** puede presentarse en cualquier sitio del trayecto de migración de la glándula tiroides, pero siempre está situado en la **línea media** del cuello o cerca de ella. Como su nombre lo indica, es un resto quístico del conducto tirogloso. Aun cuando el 50% de estos quistes, aproximadamente, están situados cerca del hueso hioides o por debajo de éste (figs. 15-19 y 15-20), también pueden observarse en la base de la lengua o

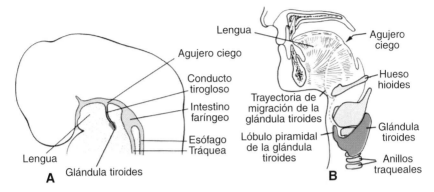

Fig. 15–18. A. El primordio tiroideo aparece en forma de un divertículo epitelial en la línea media de la faringe, inmediatamente caudal al tubérculo impar. **B.** Posición de la glándula tiroides en el adulto. La **línea entrecortada** indica el trayecto de la migración.

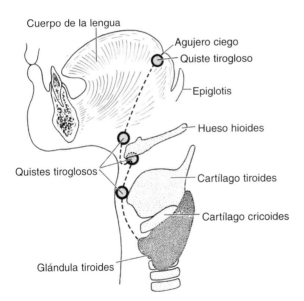

Fig. 15–19. Quistes del conducto tirogloso. Estos quistes, que a menudo se encuentran en la región hioidea, siempre se sitúan cerca de la línea media.

próximos al cartílago tiroides. En ocasiones, el quiste tirogloso se comunica con el exterior por un conducto, la **fístula del conducto tirogloso**, que suele ser secundaria a la rotura de un quiste, aunque puede estar presente en el nacimiento.

En cualquier sitio del trayecto descendente de la glándula tiroides puede encontrarse **tejido tiroideo aberrante**. Por lo común, aparece en la base de la lengua, inmediatamente por detrás del agujero ciego, y puede presentar las enfermedades características de la glándula.

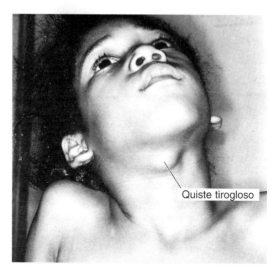

Fig. 15–20. Quistes tiroglosos. Estos quistes son restos del conducto tirogloso y pueden localizarse en cualquier sitio a lo largo del trayecto de migración de la glándula tiroides. A menudo se presentan por detrás del arco del hueso hioides. Una característica diagnóstica importante es su localización en la línea media.

La cara

Hacia el final de la cuarta semana aparecen los **procesos faciales**, consistentes en su mayor parte de mesénquima derivado de la cresta neural y formados principalmente por el primer par de arcos faríngeos. Los **procesos maxilares** se advierten lateralmente al estomodeo y, en posición caudal a éste, los **procesos mandibulares** (fig. 15–21). La **prominencia frontonasal**, formada por proliferación del mesénquima situado ventralmente a las vesículas cerebrales, constituye el borde superior del estomodeo. A cada lado de la prominencia frontonasal se observan engrosamientos locales del ectodermo superficial, las **placodas nasales (olfatorias)**, originadas por influencia inductora de la porción ventral del cerebro anterior (fig. 15–21).

Durante la quinta semana, las placodas nasales se invaginan para formar las **fositas nasales**, con lo cual aparecen rebordes de tejido que rodean a cada fosita y forman los **procesos nasales**. Los del lado externo son los **procesos nasales laterales** y los del lado interno, los **procesos nasales mediales** (fig. 15–22).

En el curso de las dos semanas siguientes los procesos maxilares continúan aumentando de volumen y simultáneamente crecen en dirección medial y comprimen a los procesos nasales mediales hacia la línea media. En una etapa ulterior, la hendidura que se encuentra entre el proceso nasal medial y el maxilar queda cubierta y ambos procesos se fusionan (fig. 15–23). En consecuencia, el labio superior se forma por la fusión de los dos procesos nasales media-

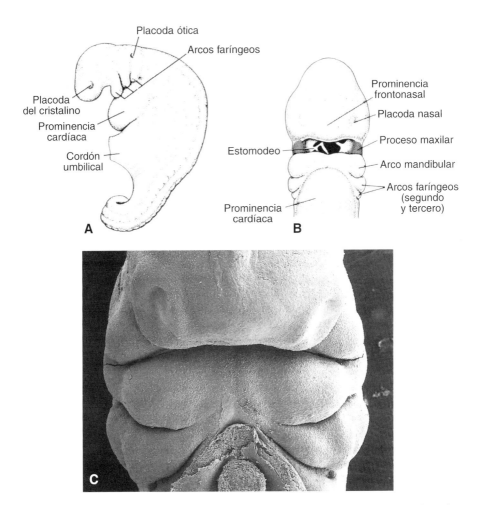

Fig. 15–21. A. Vista lateral de un embrión al término de la cuarta semana, que muestra la posición de los arcos faríngeos. **B.** Vista frontal de un embrión de 4 semanas y media que muestra los procesos mandibular y maxilar. Se observan las placodas nasales a cada lado de la prominencia frontonasal. **C.** Microfotografía electrónica de barrido de un embrión humano en período similar al de **B.**

les y los dos procesos maxilares. Los procesos nasales laterales no participan en la formación del labio superior. El labio inferior y la mandíbula se forman a partir de los procesos mandibulares, que se fusionan en la línea media.

En un principio, los procesos maxilares y nasales laterales están separados por un surco profundo, el **surco nasolagrimal** (figs. 15–22 y 15–23). El ectodermo del suelo de este surco forma un cordón epitelial macizo, el cual se desprende del ectodermo suprayacente. Después de canalizarse, este cordón forma el conducto **nasolagrimal**: su extremo superior se ensancha y forma el **saco lagrimal**. Después del desprendimiento del cordón, los procesos maxilar y nasal lateral se unen y en estas circunstancias el conducto nasolagrimal va desde el ángulo interno del ojo hasta el meato inferior de la cavidad nasal. Los procesos maxilares se ensanchan para formar los **carrillos** y los **maxilares superiores**.

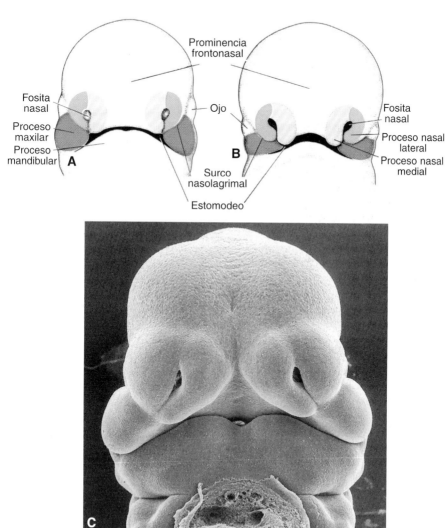

Fig. 15–22. Aspecto de la cara vista de frente. **A.** Embrión de 5 semanas. **B.** Embrión de 6 semanas. Los procesos nasales se separan gradualmente del proceso maxilar por medio de surcos profundos. **C.** Microfotografía electrónica de barrido de un embrión de ratón en período similar al de **B**.

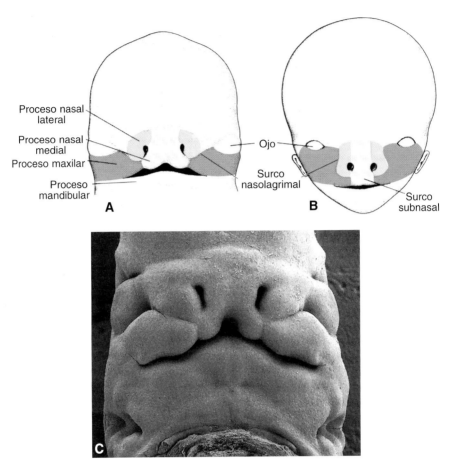

Fig. 15–23. Vistas frontales de la cara. **A.** Embrión de 7 semanas. Los procesos maxilares se han fusionado con los procesos nasales mediales. **B.** Embrión de 10 semanas. **C.** Microfotografía electrónica de barrido de un embrión humano en período similar al de **A.**

Cuadro 15–2. *Estructuras que contribuyen a la formación de la cara*

Prominencia o proceso	Estructuras que forman
Frontonasal[a]	Frente, puente de la nariz, procesos nasales medial y lateral
Maxilar	Carrillos, porción lateral del labio superior
Nasal medial	Surco subnasal del labio superior (philtrum), cresta y punta de la nariz
Nasal lateral	Alas de la nariz
Mandibular (maxilar inferior)	Labio inferior

[a] La prominencia frontonasal representa una estructura impar única; todas las demás son pares.

La **nariz** se forma a partir de cinco prominencias faciales (fig. 15–23): la prominencia frontonasal da origen al puente de la nariz; los procesos nasales mediales fusionados forman la cresta y la punta, y los procesos nasales laterales forman los lados (alas) de la nariz (cuadro 15–2).

Segmento intermaxilar

Como resultado del crecimiento medial de los procesos maxilares, los dos procesos nasales mediales se fusionan no solamente en la superficie, sino también a nivel más profundo. Las estructuras formadas por la fusión de estos procesos reciben, en conjunto, el nombre de **segmento intermaxilar**. Está compuesto por: a) un **componente labial**, que forma el surco subnasal del labio superior; b) un **componente maxilar superior**, que lleva los cuatro incisivos, y c) un **componente palatino**, que forma el paladar primario triangular (fig. 15–24). En dirección craneal, el segmento intermaxilar se continúa con la porción rostral del **tabique nasal**, formado por la prominencia frontonasal.

Paladar secundario

Mientras que el paladar primario deriva del segmento intermaxilar (fig. 15–24), la porción principal del paladar definitivo es formada por dos evaginaciones laminares de los procesos maxilares. Estas evaginaciones, llamadas prolongaciones o **crestas palatinas**, aparecen en la sexta semana de desarrollo y descienden oblicuamente a ambos lados de la lengua (fig. 15–25). Sin embargo, en la séptima semana las crestas palatinas ascienden hasta alcanzar

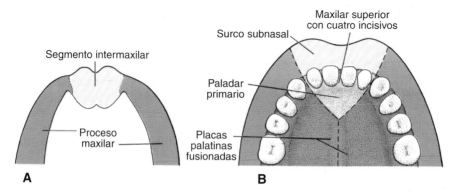

Fig. 15–24. A. Segmento intermaxilar y procesos maxilares. **B.** El segmento intermaxilar da origen al surco subnasal del labio superior, la parte media del hueso maxilar con sus cuatro dientes incisivos y el paladar primario triangular.

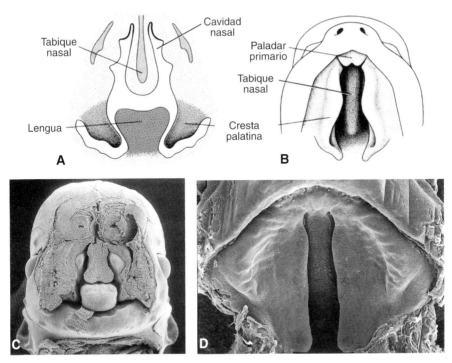

Fig. 15–25. A. Corte frontal de la cabeza de un embrión de 6 semanas y media. Las crestas palatinas están situadas en posición vertical a cada lado de la lengua. **B.** Vista ventral de las crestas palatinas después de la extirpación del maxilar inferior y de la lengua. Obsérvense las hendiduras entre el paladar primario triangular y las crestas palatinas, que todavía conservan su posición vertical. **C.** Microfotografía electrónica de barrido de un embrión de ratón en período similar al de **A. D.** Crestas palatinas en período algo más avanzado que las de **B.** Las crestas se han elevado, pero están muy separadas. El paladar primario se ha fusionado con las crestas palatinas secundarias.

una posición horizontal por arriba de la lengua y se fusionan entre sí: se constituye así el **paladar secundario** (figs. 15–26 y 15–27).

Hacia adelante, las crestas se fusionan con el paladar primario triangular, y el **agujero incisivo** puede considerarse la marca a nivel de la línea media del encuentro entre los paladares primario y secundario (fig. 15–27B). Al mismo tiempo que se fusionan las crestas palatinas, el tabique nasal crece hacia abajo y va a unirse con la superficie cefálica del paladar neoformado (fig. 15–27).

ORIENTACIÓN CLÍNICA

Hendiduras faciales

El labio leporino y la fisura de paladar son defectos comunes que producen un aspecto facial anormal y dificultades del habla. El **agujero incisivo** se

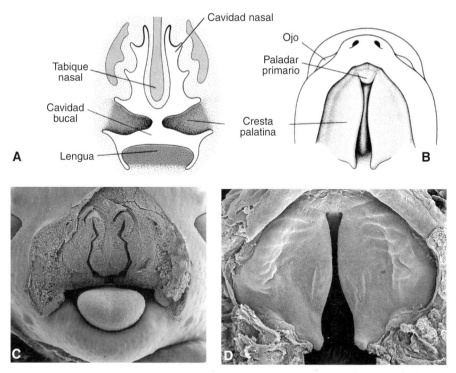

Fig. 15–26. A. Corte frontal de la cabeza de un embrión de 7 semanas y media. La lengua se ha desplazado hacia abajo y las crestas palatinas han alcanzado una posición horizontal. **B.** Vista ventral de las crestas palatinas después de la extirpación del maxilar inferior y de la lengua. Las crestas están en posición horizontal. Adviértase el tabique nasal. **C.** Microfotografía electrónica de barrido de un embrión de ratón en período similar al de **A. D.** Las crestas palatinas en período similar al de **B**.

considera la línea divisoria entre las deformaciones **anteriores** y **posteriores**. Las anteriores al agujero incisivo comprenden el **labio leporino lateral**, la **fisura del maxilar superior** y la **hendidura entre los paladares primario y secundario** (figs. 15–28B y D y 15–29A y B). Estos defectos se deben a la falta de fusión parcial o completa del proceso maxilar con el proceso nasal medial de uno o ambos lados. Los defectos situados por detrás del agujero incisivo comprenden **la fisura del paladar (secundario)** y la **úvula fisurada** (figs. 15–28E y 15–29C y D). La fisura del paladar depende de la falta de fusión de las crestas palatinas que podría deberse al pequeño tamaño de estas, a su falta de ascenso, a la inhibición del propio proceso de fusión o a la presencia de micrognatia que impide que la lengua descienda de entre las crestas. La tercera categoría se forma con una combinación de hendiduras tanto anteriores como posteriores al agujero incisivo (fig. 15–28F). Las fisuras anteriores varían en gravedad desde los defectos apenas visibles del borde mucocutáneo rojo del labio hasta fisuras que se prolongan hasta la nariz (fig.

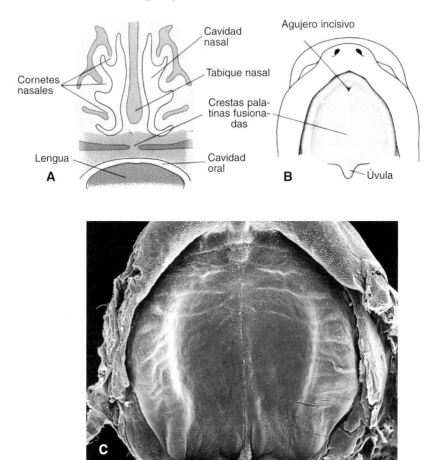

Fig. 15–27. A. Corte frontal de la cabeza de un embrión de 10 semanas. Las dos crestas palatinas se han fusionado entre sí y con el tabique nasal. **B.** Vista ventral del paladar. El agujero incisivo forma el límite anatómico en la línea media entre el paladar primario y el secundario. **C.** Microfotografía electrónica de barrido de las crestas palatinas de un embrión de ratón en período similar al de **B**.

15–29A). En casos más graves, la hendidura llega más profundamente y abarca el maxilar superior, que queda hendido entre el incisivo lateral y el canino. A menudo, las hendiduras de este tipo se extienden hasta el agujero incisivo (fig. 15–28C y D). De manera análoga, puede variar la gravedad de las fisuras posteriores desde las que afectan a todo el paladar secundario (fig. 15–29D) hasta hendiduras que se circunscriben a la úvula.

La **hendidura facial oblicua** se origina por la falta de fusión del proceso maxilar con el proceso nasal lateral correspondiente. Cuando así sucede, el conducto nasolagrimal suele quedar expuesto al exterior (fig. 15–29E).

El **labio leporino mediano**, anomalía poco frecuente, es causado por la fusión incompleta de los dos procesos nasales mediales en la línea media. Esta anomalía se acompaña por lo general de un surco profundo entre los lados derecho e izquierdo de la nariz (fig.15–29F). Los niños que presentan defectos de la línea media tienen a menudo **retardo mental** y a veces también anomalías encefálicas que comprenden diverso grado de pérdida de las estructuras de la línea media. La pérdida de tejido de la línea media puede ser tan amplia que se produce la fusión de los ventrículos laterales (**holoprosencefalia**). Estos defectos son inducidos en períodos iniciales del desarrollo, al comienzo de la neurulación (19–21 días), cuando se está formando la línea media del prosencéfalo.

La mayoría de los casos de labio leporino y fisura del paladar tienen origen multifactorial. El labio leporino (con una frecuencia aproximada de uno cada 1.000 nacimientos) se observa más en los varones (80%) que en las mujeres; su incidencia es algo mayor según aumenta la edad de la madre y varía en distintos grupos de población. Si los padres son normales y han tenido un hijo con labio leporino, la probabilidad de que el niño siguiente presente el mismo defecto es del 4%. Cuando están afectados dos hermanos, el riesgo para el siguiente aumenta al 9%; pero cuando uno de los padres presenta labio leporino y este defecto aparece en un hijo, la probabilidad de que el siguiente hijo resulte afectado se eleva al 17%.

La frecuencia de la **fisura del paladar** aislada es mucho menor que la del labio leporino (uno de cada 2.500 nacimientos), se observa con mayor frecuencia en las mujeres (67%) que en los varones y no tiene relación alguna con la edad de la madre. Si los padres son normales y tienen un hijo con fisura de paladar, la probabilidad de que el siguiente presente la anomalía es del 2%, aproximadamente. Sin embargo, si un familiar o uno de los padres y un hijo presentan fisura del paladar, la probabilidad aumenta al 7% y al 15% respectivamente. Se ha demostrado que en la mujer las crestas palatinas se fusionan alrededor de una semana después que en el varón. Esto explicaría por qué se observa con mayor frecuencia en mujeres que en varones la fisura del paladar aislada. La administración durante el embarazo de **fármacos anticonvulsivantes**, como **fenobarbital** y **difenilhidantoína**, aumenta el riesgo de fisura del paladar.

Cavidades nasales

Durante la sexta semana de desarrollo, las fositas olfatorias se profundizan considerablemente, en parte a causa del crecimiento de los procesos nasales que las rodean y en parte porque se introducen en el mesénquima subyacente (fig. 15–30A). En un principio, la **membrana buconasal** separa las fositas de la cavidad bucal primitiva a través de los orificios neoformados, las **coanas primitivas** (fig. 15–30C). Estas coanas están situadas a cada lado de la línea

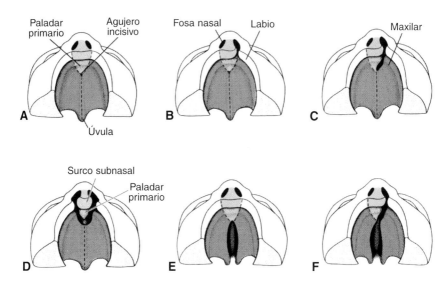

Fig. 15–28. Vista ventral del paladar, la encía, el labio y la nariz. **A.** Normal. **B.** Labio leporino unilateral que llega hasta la nariz. **C.** Fisura unilateral que afecta al labio y al maxilar y se extiende hasta el agujero incisivo. **D.** Fisura bilateral que abarca el labio y el maxilar. **E.** Fisura de paladar aislada. **F.** Fisura de paladar combinada con labio leporino unilateral.

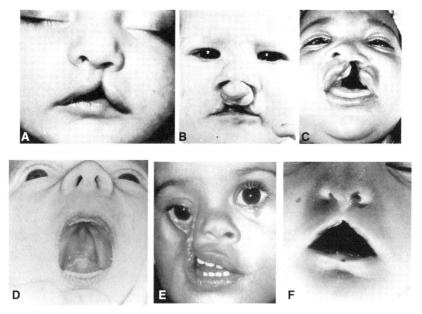

Fig. 15–29. A. Labio leporino incompleto. **B.** Labio leporino bilateral. **C.** Labio leporino, fisura de paladar y de maxilar. **D.** Fisura de paladar aislada. **E.** Hendidura facial oblicua. **F.** Labio leporino mediano.

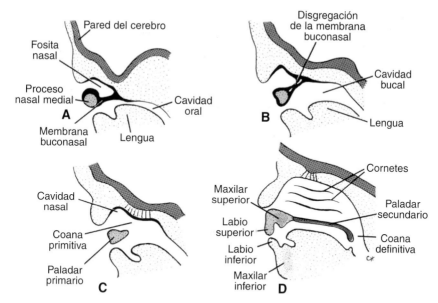

Fig. 15–30. A. Corte sagital que pasa por la fosita nasal y el borde inferior del proceso nasal medial, en un embrión de 6 semanas. La cavidad nasal primitiva está separada de la cavidad bucal por la membrana buconasal. **B.** Corte semejante al de **A**, que muestra la membrana buconasal en proceso de desintegración. **C.** En un embrión de 7 semanas la cavidad nasal primitiva está en comunicación abierta con la cavidad bucal. **D.** Corte sagital de la cara de un embrión de 9 semanas, para mostrar la separación de las cavidades nasal y bucal definitivas por el paladar primario y secundario. Las coanas definitivas se hallan localizadas en la unión de la cavidad bucal con la faringe.

media e inmediatamente por detrás del paladar primario. Más tarde, con la formación del paladar secundario y el ulterior desarrollo de las cavidades nasales primitivas (fig. 15–30D), las **coanas definitivas** se sitúan en la unión de la cavidad nasal con la faringe.

Los **senos paranasales** se desarrollan a modo de divertículos de la pared lateral de la nariz y se extienden dentro de los huesos maxilar superior, etmoides, frontal y esfenoides. Alcanzan sus dimensiones máximas durante la pubertad y contribuyen a la forma definitiva de la cara.

Dientes

La forma de la cara no solo es determinada por el crecimiento de los senos paranasales, sino también por el desarrollo del maxilar inferior y el superior para alojar a los dientes. Los dientes se originan a partir de una interacción epiteliomesenquimática entre el epitelio oral y el mesénquima que se encuentra por debajo, derivado de las células de la cresta neural. Alrededor de la sexta semana de desarrollo, la capa basal del revestimiento epitelial de la cavidad bucal origina una estructura en forma de C, la **lámina dental**, a lo largo de los maxilares superior e inferior. Ulteriormente, esta lámina origina varios brotes o **esbozos dentarios** (fig. 15–31A), en número de 10 por cada maxilar, que forman los primordios de los componentes ectodérmicos de los dientes. Poco después, la superficie profunda de los brotes se invagina y se llega al **período de caperuza del desarrollo dentario** (fig. 15–31B). Esta caperuza consiste en una capa externa, el **epitelio dental externo**, una capa interna, el **epitelio dental interno**, y un centro de tejido laxo, el **retículo estrellado**. El **mesénquima**, originado en la **cresta neural** y situado en la indentación, forma la **papila dental** (fig. 15–31B).

A medida que la caperuza dental crece y se profundiza la indentación, el diente adopta un aspecto de campana (**período de campana**) (fig. 15–31C). Las células mesenquimáticas de la papila adyacentes a la capa dental interna se diferencian en **odontoblastos**, que más tarde producen la **dentina**. Con el engrosamiento de la capa de dentina, los odontoblastos retroceden hacia la papila dental y dejan una fina prolongación citoplasmática (**proceso dental**) detrás de la dentina (fig. 15–31D). La capa de odontoblastos persiste durante toda la vida del diente y constantemente produce predentina. Las células restantes de la papila dental forman la **pulpa** del diente (fig. 15–31D).

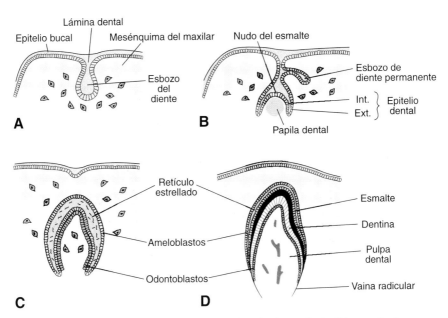

Fig. 15–31. Formación del diente en etapas sucesivas de desarrollo. **A.** Esbozo a las 8 semanas. **B.** Estadio de caperuza a las 10 semanas. **C.** Estadio de campana a los 3 meses. **D.** A los 6 meses.

Entretanto, las células del epitelio dental externo se diferencian en **amelo-blastos (formadores de esmalte)**. Estas células producen largos prismas de esmalte que se depositan sobre la dentina (fig. 15-31 D). Además, un grupo de estas células en el epitelio dental interno forma el **nudo del esmalte** que regula el desarrollo temprano del diente (fig. 15-31B).

En un principio, el esmalte se deposita en el ápice del diente y desde allí se extiende gradualmente hacia el cuello. Al engrosarse el esmalte, los amelo-blastos retroceden hacia el retículo estrellado. Aquí experimentan regresión y dejan temporariamente una membrana delgada (**cutícula dental**) sobre la superficie del esmalte. Después de la erupción del diente, esta membrana se va desprendiendo de a poco.

La formación de la raíz del diente comienza cuando las capas epiteliales dentales penetran en el mesénquima subyacente y forman la **vaina radicular epitelial** (fig. 15-31D). Las células de la papila dental depositan una capa de dentina que se continúa con la de la corona del diente (fig. 15-32). A medi-da que se deposita cada vez más dentina, la cámara pulpar se estrecha y forma finalmente un conducto por el que pasan los vasos sanguíneos y los nervios del diente.

Las células mesenquimáticas situadas por fuera del diente y en contacto con la dentina de la raíz se diferencian en **cementoblastos** (fig. 15-32A). Estas células producen una delgada capa de hueso especializado, el **cemento**. Por fuera de la capa de cemento, el mesénquima da origen al **ligamento perio-dontal** (fig. 15-32), que mantiene firmemente en posición a la pieza dentaria y al mismo tiempo actúa como amortiguador de choques.

A medida que la raíz se alarga, la corona es empujada poco a poco a tra-vés de los tejidos suprayacentes hasta llegar a la cavidad bucal (fig. 15-32B).

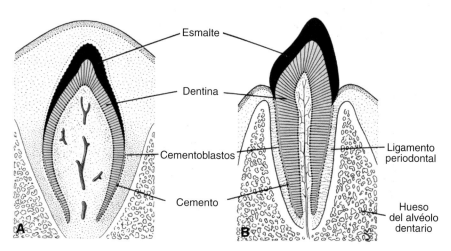

Fig. 15–32. El diente inmediatamente antes del nacimiento (**A**) y después de su erupción (**B**).

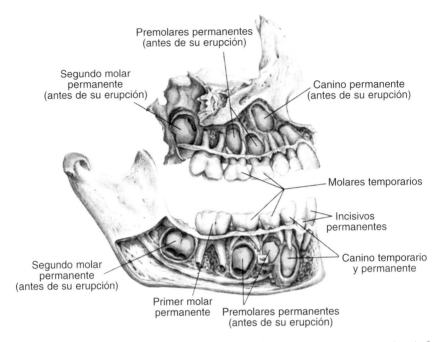

Premolares permanentes
(antes de su erupción)

Segundo molar
permanente
(antes de su erupción)

Canino permanente
(antes de su erupción)

Molares temporarios

Incisivos
permanentes

Segundo molar
permanente
(antes de su erupción)

Canino temporario
y permanente

Primer molar
permanente

Premolares permanentes
(antes de su erupción)

Fig. 15–33. Reemplazo de los dientes temporarios por dientes permanentes en un niño de 8 o 9 años.

La erupción de los **dientes temporarios, deciduos** o **de leche** se produce entre los 6 y los 24 meses después del nacimiento.

Los **esbozos** de los **dientes permanentes** están situados en la cara lingual de los dientes temporarios y se forman durante el tercer mes de la vida intrauterina. Estos esbozos permanecen latentes hasta aproximadamente el sexto año de la vida posnatal (fig. 15–33), cuando empiezan a crecer, empujan a los dientes de leche y contribuyen a su caída. A medida que se va desarrollando un diente permanente, la raíz del diente deciduo correspondiente experimenta resorción por acción de los osteoclastos.

Regulación molecular del desarrollo del diente

Los dientes se encuentran presentes únicamente en los vertebrados y son paralelos a la aparición evolutiva de la cresta neural. El desarrollo del diente representa un clásico ejemplo de interacción epiteliomesenquimática, en este caso entre el epitelio y las células mesenquimáticas derivadas de la cresta neural subyacentes. La regulación del establecimiento del patrón del diente desde los incisivos hasta los molares es generada por una expresión combinatoria de genes *HOX* expresados en el mesénquima. Con respecto al desarrollo individual de cada diente, el epitelio gobierna la diferenciación al estadio de esbozo, momento en que esa función regulatoria es transferida al mesénquima. Las señales para el desarrollo involucran a factores de crecimiento como **WNT**, **proteínas morfogénicas del hueso (BMP)**, **y factores de crecimiento fibroblástico (FGF)**; el factor secretado *sonic hedgehog (SHH)*, y factores de transcripción como **MSX1 Y 2** que interactúan en una compleja vía para producir la diferenciación celular y establecer el patrón de cada diente. Los dientes también tienen, aparentemente, un centro señalizador. Éste representa el "organizador" para el desarrollo del diente, como lo es la actividad del nódulo durante la gastrulación (véase cap. 4). Esta región señalizadora se denomina el **nudo del esmalte** y aparece en una región circunscripta del epitelio dental en el extremo del esbozo de los dientes. A continuación, en el estadio de caperuza aumenta de tamaño para convertirse en un grupo de células fuertemente apiñadas, y finalmente, sufre apoptosis (muerte celular) y desaparece al concluir este estadio (fig. 15-31). Mientras esta región está presente, expresa FGF-4, SHH y BMP-2 y 4. El FGF-4 podría regular la evaginación de las coronas, aunque también participa en la evaginación del miembro producida por la cresta ectodérmica apical (CEA); mientras que la BMP-4 podría regular el tiempo de apoptosis en las células del nudo.

ORIENTACIÓN CLÍNICA

Anomalías dentales

A veces, el neonato presenta **dientes de nacimiento**. Por lo general se trata de los incisivos inferiores, que en estos casos suelen formarse de manera anormal y poseen escaso esmalte.

Los dientes pueden presentar anomalías de número, forma y tamaño. Pueden resultar manchados por sustancias exógenas, como las **tetraciclinas**, o tener esmalte deficiente, lo cual se debe a menudo a **deficiencia de vitamina D (raquitismo)**. Son numerosos los factores que afectan al desarrollo del diente y entre ellos se incluyen las influencias genéticas y ambientales.

Resumen

Los **arcos faríngeos (branquiales)**, formados por barras de tejido mesenquimático separadas entre sí por bolsas y hendiduras faríngeas, confieren el aspecto típico a la cabeza y el cuello durante la cuarta semana (fig. 15-3). Cada arco posee su propia arteria (fig. 15-4), su nervio craneal (fig. 15-7), su elemento muscular y cartilaginoso o elemento esquelético propios (figs. 15-8 y 15-9; cuadro 15-1). El endodermo de las **bolsas faríngeas** origina cierto número de glándulas endocrinas y parte del oído medio. Las bolsas dan origen a estas estructuras en el siguiente orden: a) la **cavidad del oído medio** y la **trompa de Eustaquio** o **auditiva** (bolsa l), b) la estroma de la **amígdala palatina** (bolsa 2), c) las **glándulas paratiroides inferiores** y el timo (bolsa 3) y d) las **glándulas paratiroides superiores** y el **cuerpo ulti-mobranquial** (bolsas 4 y 5) (fig. 15-10).

Las **hendiduras faríngeas** dan origen a una sola estructura, el **conducto auditivo externo**.

Los **genes HOX** están involucrados en el control molecular del desarrollo de los arcos. Estos genes poseen el **código de arco faríngeo**, que llega a la región de los arcos por medio de las células de la cresta neural que migran desde segmentos del cerebro posterior llamados rombómeros (fig. 15-12). Este código es mantenido a continuación por interacciones entre las células de la cresta neural y el mesodermo del arco (fig. 15-13).

La **glándula tiroides** deriva de una proliferación epitelial en el suelo de la lengua y desciende en el curso de su desarrollo hasta su nivel definitivo por delante de los anillos traqueales.

Las prominencias **maxilares, mandibulares** y **frontonasal** son las primeras que aparecen en la región facial. Después se forman los procesos nasales mediales y laterales alrededor de las placodas nasales en la prominencia frontonasal. Todas estas estructuras son muy importantes porque determinan, por su fusión y crecimiento especializado, el tamaño y la integridad del maxilar inferior, el labio superior, el paladar y la nariz (cuadro 15-2). El labio superior se forma por la fusión de los dos procesos maxilares y los dos procesos nasales mediales (figs. 15-22 y 15-23). El segmento intermaxilar proviene de la fusión en la línea media de los dos procesos nasales mediales, y está compuesto por: a) el **surco subnasal** (philtrum), b) el **componente maxilar superior** con los cuatro incisivos y c) el **componente palatino**, que forma el paladar primario triangular. La nariz deriva de: a) la **prominencia frontonasal** que forma el **puente**, b) los **procesos nasales mediales** que forman la **cresta** y la **punta**, y e) los **procesos nasales laterales** que forman las **alas** (fig. 15-23). La fusión de las **crestas palatinas**, formadas a partir de los **procesos maxilares**, origina los **paladares duro** (**secundario**) y **blando**. Pueden presentarse una serie de defectos, como fisuras y hendiduras, por fusión parcial o incompleta de estos tejidos mesenquimáticos, la cual sería causada por factores hereditarios o la administración de fármacos (difenilhidantoína).

La forma adulta definitiva de la cara es determinada en gran medida por el desarrollo de los **senos paranasales**, los **cornetes nasales** y los **dientes**. Estos últimos se desarrollan a partir de las interacciones epiteliomesenquimáticas entre el epitelio oral y el mesénquima derivado de la cresta neural. El **esmalte** es formado por los ameloblastos (figs. 15-31 y 15-32). Se dispone sobre una gruesa capa de **dentina** producida por los **odontoblastos**, derivados de la cresta neural. El **cemento** lo producen los **cementoblastos**, otros derivados mesenquimáticos que se encuentran en la raíz dentaria. Aunque los primeros dientes (**temporarios, deciduos** o **de leche**) aparecen entre los 6 y los 24 meses de la vida posnatal, los **dientes permanentes** o definitivos, que reemplazan a los de leche, se forman principalmente durante el tercer mes de desarrollo intrauterino (fig. 15-33).

Problemas para resolver

1. ¿Por qué se considera que las células de la cresta neural son tan importantes en el desarrollo craneofacial?
2. Supongamos que lo consultan por el caso de un niño con maxilar inferior muy pequeño y orejas que solo están representadas por pequeñas protuberancias bilaterales. El niño ha tenido numerosos episodios de neumonía y se lo considera pequeño para su edad. ¿Cuál podría ser el diagnóstico y qué factores habrían causado estas anomalías?
3. Un niño nace con labio leporino mediano. ¿Hay que buscar otras anomalías?
4. Un niño presenta una tumefacción en la línea media por debajo del arco del hueso hioides. ¿A qué podría corresponder y cuál sería su base embriológica?

Lecturas recomendadas

Francis-West P, Ladher R, Barlow A, Graveson A: Signaling interactions during facial development. Mech Dev 75:3, 1998.

Freidberg J. Pharyngeal cleft sinuses and cysts, and other benign neck lesions. Pediatr Clin North Am 36: 1451, 1989.

Gorlin RJ, Cohen MM, Levin LS (eds): Syndromes of the Head and Neck. 4th ed. New York, Oxford Univesity, 2002.

Hong R. The DiGeorge anomaly (Catch22, DiGeorge/Velocardiofacial syndrome). Sem Hematol 35:282, 1998.

Jiang X, Iseki S, Maxson RE, Sucov HM, Morriss-Kay GM. Tissue origins and interactions in the mammalian skull vault. Dev Biol 241: 106, 2002.

Lumsden A, Sprawson N, Graham A. Segmental origin and migration of neural crest cells in the hindbrain region of the chick embryo. Development 113: 1281, 1991.

Nichols DH: Mesenchyme formation from the trigeminal placodes of the mouse embryo. Am J Anat 176: 1931, 1986.

Noden DM: Cell movements and control o patterned tissue assembly during craniofacial development. J Craniofac Genet Dev Biol 11: 192, 1991.

Osumi-Yamashita N, Ninomiya Y, Doi H, Eto K: The contribution of both forebrain and midbrain crest cells to the mesenchyme in the frontonasal mass of mouse embryos. Dev Biol 164(2): 409, 1994.

Sulik KK, Cooks CS, Webster WS: Teratogens and craniofacial malformations: relationships to cell death. Dev Suppl 103: 213, 1988.

Sulik KK, et al: Fetal alcohol syndrome and DiGeorge anomaly: critical ethanol exposure periods for craniofacial malformation as illustrated in an animal model. Am J Med Genet 2(suppl): 97, 1986.

Sulik KK, Shoenworkf GC: Highlights of craniofacial morphogenesis in mammalian embryos, as revelated by scanning electron microscopy. Scanning Electron Microsc 4:1735, 1985.

Thesleff I, Sharpe P. Signaling networks regulating dental development. Mech Dev 67: 111, 1997.

Thorogood P: The head and fase. In Thorogood P (ed): Embryos Genes and Birth Defects. New York, Wiley & Sons, 1997.

Trainor PA, Kurmlauf R: Hox genes, neural crest cells and branchial arch patterning. Curr Op Cell Biol 13: 698, 2001.

Webster WS, Lipson AH, Sulik KK: Interference with gastrulation during the third week of pregnancy as a cause of some facial abnormalities and CNS defects. Am J Med Genet 51: 505, 1988.

Wilkie AOM, Morriss-Kay GM: Genetics of craniofacial development and malformation. Nature Rev Genet 2:458, 2001.

capítulo 16

Oído

El oído, en el adulto, es una unidad anatómica relacionada con la audición y el equilibrio. Sin embargo, en el embrión se desarrolla a partir de tres porciones totalmente diferentes: a) el **oído externo**, que funciona como órgano que recoge los sonidos; b) el **oído medio**, que conduce los sonidos del oído externo al interno, y c) el **oído interno**, que convierte las ondas sonoras en impulsos nerviosos y registra los cambios de equilibrio.

Oído interno

La primera manifestación del desarrollo del oído puede observarse en embriones de 22 días, aproximadamente, en forma de un engrosamiento del ectodermo superficial a cada lado del rombencéfalo (fig. 16-1). Estos engrosamientos, las **placodas óticas**, se invaginan rápidamente y forman las **vesículas óticas** o **auditivas (otocistos)** (fig. 16-2). En el curso del desarrollo ulterior, cada vesícula se divide en: a) un componente ventral que da origen al **sáculo** y al **conducto coclear**, y b) un componente dorsal que forma el **utrículo**, los **conductos semicirculares** y el **conducto endolinfático** (figs. 16-3 a 16-6). Las estructuras epiteliales así formadas constituyen el **laberinto membranoso**.

SÁCULO, CARACOL Y ÓRGANO DE CORTI

En la sexta semana de desarrollo, el sáculo forma una evaginación tubular en su polo inferior (fig. 16-3C-E y G). Este brote, el **conducto cocle-**

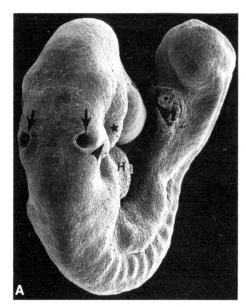
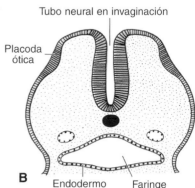

Fig. 16–1.A. Microfotografía electrónica de barrido de un embrión de ratón equivalente a 28 días de desarrollo intrauterino en el ser humano. Las placodas óticas, como se muestran en **B**, se hallan en proceso de invaginación para formar las fositas óticas (*flechas*). *Puntas de flecha*, segundo arco; H, corazón; *asterisco*, prominencia mandibular. **B.** Corte esquemático de la región del rombencéfalo, en el cual se advierten las placodas óticas en un embrión de 22 días.

ar, se introduce en el mesénquima circundante en forma de espiral hasta que, al término de la octava semana, ha completado dos vueltas y media (fig. 16–3D y E). En este momento, su conexión con la porción restante del sáculo se limita a un conducto estrecho, el **conducto saculococlear** o **de Hensen** (ductus reuniens) (fig. 16–3E; véase además fig. 16–8).

El mesénquima que rodea al conducto coclear pronto se diferencia en cartílago (fig. 16–4A). En la décima semana, esta corteza cartilaginosa experimenta vacuolización y se forman dos espacios perilinfáticos, la **rampa vestibular** y la **rampa timpánica** (fig. 16–4B y C). En esta etapa, el conducto coclear queda separado de la rampa vestibular por la **membrana vestibular** y de la rampa timpánica por la **membrana basilar** (fig. 16–4C). La pared lateral del conducto coclear se mantiene unida al cartílago adyacente por el **ligamento espiral**, mientras que el ángulo interno está unido y parcialmente sostenido por una larga prolongación cartilaginosa, la **columela**, futuro eje del caracol óseo (fig. 16–4B).

Las células epiteliales del conducto coclear son, en un principio, todas iguales (fig. 16–4A). Sin embargo, al continuar el desarrollo forman dos crestas: la **cresta interna**, futuro **limbo de la lámina espiral**, y la **cresta externa** (fig. 16–4B). Esta última produce una hilera interna y tres o cuatro hileras externas de **células ciliadas**, que son las células sensitivas del sistema auditivo (fig.

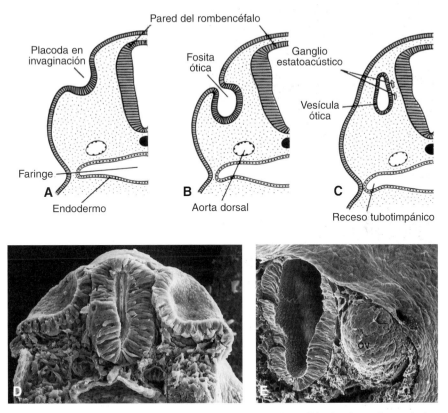

Fig. 16–2. A–C. Cortes transversales por la región del rombencéfalo donde se observa la formación de las vesículas óticas. **A.** A los 24 días. **B.** A los 27 días. **C.** A las cuatro semanas y media. Obsérvese la aparición del ganglio estatoacústico. **D** y **E.** Microfotografías electrónicas de barrido de embriones de ratón en períodos equivalentes a los que se ilustran en **A** y **B**, donde se muestra el desarrollo de las vesículas óticas (OV).

16–5). Están cubiertas por la **membrana tectoria**, sustancia gelatinosa fibrilar que está unida al limbo de la lámina espiral y cuyo extremo se apoya sobre las células ciliadas (fig. 16–5). Las células sensitivas y la membrana tectoria constituyen el **órgano de Corti**. Los impulsos que recibe este órgano son transmitidos al ganglio espiral y a continuación al sistema nervioso **por las fibras del VIII par craneal** o **nervio auditivo** (figs. 16–4 y 16–5).

UTRÍCULO Y CONDUCTOS SEMICIRCULARES

Durante la sexta semana de desarrollo aparecen los **conductos semicirculares** en forma de evaginaciones aplanadas de la porción utricular de la vesícula ótica (fig. 16–6A y B). Las porciones centrales de las paredes de estas

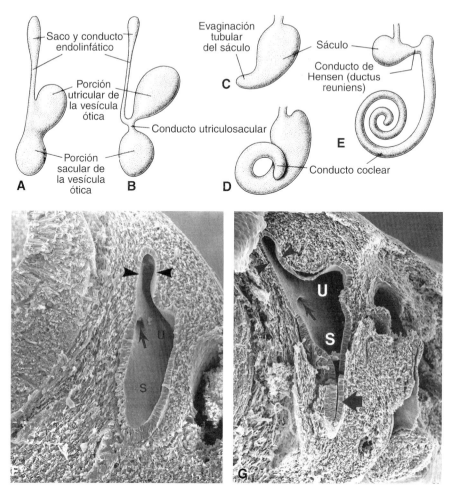

Fig. 16–3. A y **B.** Desarrollo del otocisto que muestra la porción utricular dorsal del conducto endolinfático y la porción sacular ventral. **C** a **E.** Conducto coclear a las 6, 7 y 8 semanas, respectivamente. Adviértase la formación del conducto saculococlear o de Hensen y del conducto utriculosacular. **F** y **G.** Microfotografías electrónicas de barrido de embriones de ratón, que muestran períodos de desarrollo del otocisto similares a los que se observan en **A** y **B**. *Puntas de flecha*, conducto endolinfático; S, sáculo; *flecha pequeña*, orificio de un conducto semicircular; U, utrículo. En **G** se muestran también los períodos iniciales de formación del conducto coclear (*flecha grande*).

evaginaciones finalmente se adosan entre sí (fig. 16–6C y D) y desaparecen, y así se originan los tres conductos semicirculares (fig. 16–6, véase además fig. 16–8). Mientras un extremo de cada conducto se dilata y forma la **ampolla**, el otro, denominado **rama común no ampollar**, no se ensancha (fig. 16–6). Sin embargo, puesto que dos de los extremos rectos se fusionan, se

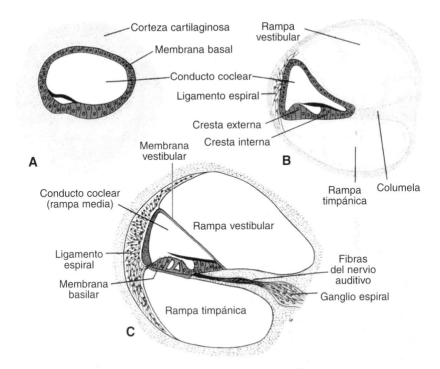

Fig. 16–4. Desarrollo de la rampa timpánica y la rampa vestibular. **A.** El conducto coclear está rodeado por una corteza cartilaginosa. **B.** Durante la décima semana aparecen vacuolas de gran tamaño en la corteza cartilaginosa. **C.** El conducto coclear (rampa media) está separado de la rampa timpánica y de la rampa vestibular por las membranas basilar y vestibular, respectivamente. Obsérvense las fibras del nervio auditivo y el ganglio espiral (coclear o de Corti).

advierten solamente cinco ramas que penetran en el utrículo: tres con ampolla y dos sin ella.

Las células de la ampolla forman una cresta, la **cresta ampollar**, que contiene las células sensitivas relacionadas con el mantenimiento del equilibrio. En las paredes del utrículo y del sáculo aparecen áreas sensitivas semejantes, que se denominan **manchas acústicas**. Los impulsos generados en las células sensitivas de las crestas y las manchas como consecuencia de los cambios de posición del cuerpo son conducidos hasta el cerebro por las **fibras vestibulares del VIII par craneal**.

Durante la formación de la vesícula ótica, un pequeño grupo de células se desprenden de su pared y forman el **ganglio estatoacústico** (fig. 16–2C). Otras células de este ganglio derivan de la cresta neural. Más tarde, el ganglio se divide en las porciones **coclear** y **vestibular**, que contienen, la primera, las células sensitivas del órgano de Corti y, la segunda, las del sáculo, el utrículo y los conductos semicirculares, respectivamente.

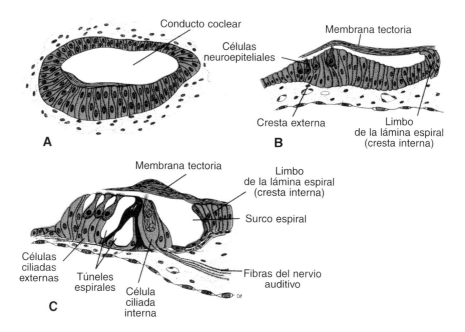

Fig. 16–5. Desarrollo del órgano de Corti. **A.** A las 10 semanas. **B.** A los 5 meses, aproximadamente. **C.** Al término. Obsérvese la aparición de los túneles espirales en el órgano de Corti.

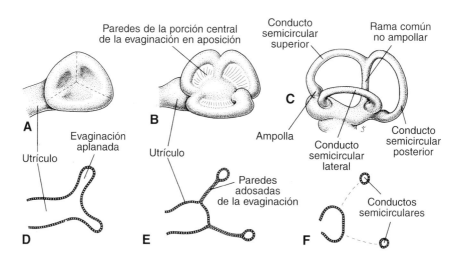

Fig. 16–6. Desarrollo de los conductos semicirculares. **A.** A las 5 semanas. **C.** A las 6 semanas. **E.** A las 8 semanas. **B, D** y **F.** Aposición, fusión y desaparición de las porciones centrales de las paredes de las evaginaciones semicirculares. Obsérvense las ampollas de los conductos semicirculares.

Oído medio

CAVIDAD TIMPÁNICA Y TROMPA DE EUSTAQUIO

La **cavidad timpánica**, que es de origen endodérmico, deriva de la primera bolsa faríngea (figs. 16–2 y 16–7). Esta bolsa crece rápidamente en dirección lateral y se pone en contacto con el piso de la primera hendidura faríngea. La porción distal de la bolsa, el **receso tubotimpánico**, se ensancha y forma la cavidad timpánica primitiva, en tanto que la porción proximal permanece estrecha y forma la **trompa de Eustaquio, auditiva** o **faringotimpánica** (figs. 16–7B y 16–8), que comunica la cavidad timpánica con la nasofaringe.

HUESILLOS

El **martillo** y el **yunque** derivan del cartílago del primer arco faríngeo, y el **estribo**, del cartílago del segundo arco (fig. 16–9A). Si bien los huesillos aparecen en la primera mitad de la vida fetal, permanecen incluidos en el mesénquima hasta el octavo mes (fig. 16–9B), cuando el tejido circundante se disgrega (figs. 16–7, 16–8 y 16–9B). El revestimiento epitelial endodérmico de la cavidad timpánica primitiva se extiende a lo largo de la pared del espacio neoformado. La cavidad timpánica, en esta etapa, tiene por lo menos el doble de su dimensión previa. Cuando los huesillos se han liberado por completo del

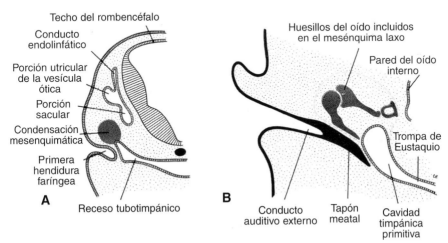

Fig. 16–7. A. Corte transversal de un embrión de 7 semanas en la región del rombencéfalo, donde se muestra el receso tubotimpánico, la primera hendidura faríngea y la condensación mesenquimática, que precede al desarrollo de los huesillos del oído. **B.** Oído medio, en el cual se muestran los precursores cartilaginosos de los huesillos del oído. La *línea fina amarilla* en el mesénquima indica la expansión ulterior de la cavidad timpánica primitiva. Nótese el tapón meatal que se extiende desde el conducto auditivo primitivo hasta la cavidad timpánica.

mesénquima circundante, el epitelio endodérmico los fija a la manera de un mesenterio a la pared de la cavidad (fig. 16–9B). Los ligamentos de sostén de los huesillos se desarrollan en una etapa ulterior dentro de estos mesenterios.

Dado que el martillo proviene del primer arco faríngeo, su músculo correspondiente, el **tensor del tímpano o músculo del martillo**, es inervado por la **rama mandibular del trigémino**. De igual manera, el **músculo del estribo**, que se inserta en el huesillo homónimo, es inervado por el **facial**, que es el nervio correspondiente al segundo arco faríngeo.

Durante la etapa avanzada de la vida fetal, la cavidad del tímpano se dilata dorsalmente por vacuolización del tejido circundante para formar el **antro timpánico**. Después del nacimiento, el hueso de la **apófisis mastoides** en desarrollo es invadido por epitelio de la cavidad timpánica y se forman sacos aéreos mastoideos revestidos de epitelio (**neumatización**). Más tarde, la mayoría de los sacos aéreos mastoideos se ponen en contacto con el antro y la cavidad timpánica. La extensión de las inflamaciones del oído medio al antro y a las celdillas mastoideas es una complicación bastante frecuente de las infecciones del oído medio.

Oído externo

CONDUCTO AUDITIVO EXTERNO

El **conducto auditivo externo** se desarrolla a partir de la porción dorsal de la primera hendidura faríngea (fig. 16–7A). Al comenzar el tercer mes, las células epiteliales del fondo del conducto proliferan y forman de tal manera una

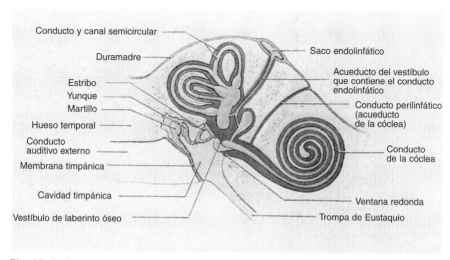

Fig. 16–8. Esquema del oído que muestra el conducto auditivo externo, el oído medio con sus huesillos y el oído interno.

placa epitelial maciza, el tapón meatal (fig. 16–7B). En el séptimo mes, este tapón se disgrega y el revestimiento epitelial del piso del conducto participa en la formación de la membrana timpánica definitiva. A veces, el tapón meatal persiste hasta el nacimiento y provoca sordera congénita.

MEMBRANA TIMPÁNICA O TÍMPANO

El tímpano está formado por: a) el revestimiento epitelial ectodérmico del fondo del conducto auditivo, b) el revestimiento epitelial endodérmico de la cavidad timpánica y c) una capa intermedia de tejido conectivo (fig. 16–9B), que forma el estrato fibroso. La parte principal del tímpano está unida firmemente al mango del martillo (figs. 16–8 y 16–9B), en tanto que el resto forma la separación entre el conducto auditivo externo y la cavidad timpánica.

OREJA

El **pabellón de la oreja** se desarrolla a partir de seis proliferaciones mesenquimáticas situadas en los extremos dorsales del **primero** y del **segundo arco faríngeo**, que rodean a la primera hendidura faríngea (fig. 16–10A y E). Estas **prominencias auriculares**, tres de cada lado del conducto auditivo externo, ulteriormente se fusionan y se convierten en la oreja definitiva (fig. 16–10B, D y G). Como la fusión de estas prominencias auriculares es bastante complica-

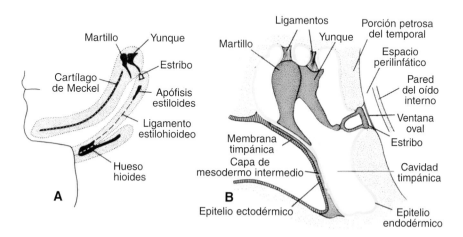

Fig. 16–9. A. Derivados de los tres primeros arcos faríngeos. Obsérvense el martillo y el yunque en el extremo dorsal del primer arco y el estribo en el del segundo. **B.** Oído medio, en el cual se muestra el mango del martillo en contacto con el tímpano. El estribo establecerá contacto con la membrana de la ventana oval. La pared de la cavidad timpánica está revestida por epitelio de origen endodérmico.

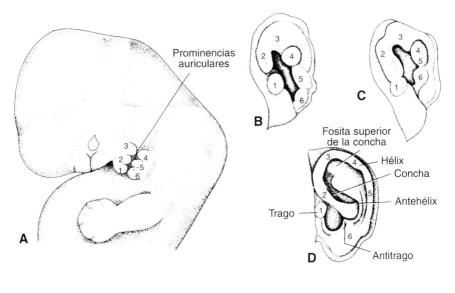

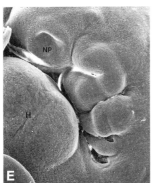

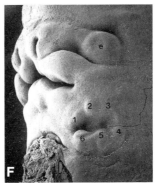

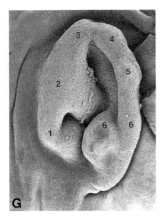

Fig. 16–10. A. Vista lateral de la cabeza de un embrión en la cual se advierten las seis prominencias auriculares que rodean al extremo dorsal de la primera hendidura faríngea. **B** a **D.** Fusión y desarrollo progresivo de las prominencias hasta formar el pabellón de la oreja en el adulto. **E.** Las seis prominencias auriculares del primero y el segundo arco faríngeo. H, corazón y NP, placoda nasal. **F.** Las prominencias se van haciendo más definidas. Nótese la posición de las orejas con respecto a la boca y los ojos (e). **G.** Oreja casi completamente formada. El crecimiento de la mandíbula y de la región del cuello lleva a las orejas a su posición definitiva.

da, no es raro que se produzcan anomalías en el desarrollo de la oreja. En la etapa inicial, las orejas están situadas en la región inferior del cuello (fig. 16–10F), pero al desarrollarse el maxilar inferior ascienden hasta situarse a los lados de la cabeza a nivel de los ojos.

ORIENTACIÓN CLÍNICA

Sordera y anomalías del oído externo

La **sordera congénita**, por lo general acompañada de mudez, puede ser causada por el desarrollo anormal del laberinto membranoso y del óseo, así como por malformaciones de los huesillos del oído y del tímpano. En los casos más graves, hay agenesia completa de la caja del tímpano y del conducto auditivo externo.

La mayoría de las formas de sordera congénita se deben a factores genéticos, pero los factores ambientales también pueden afectar el desarrollo normal del oído interno y del medio. El virus de la rubéola, al infectar al embrión entre la séptima y la octava semana de su desarrollo, puede lesionar grave-

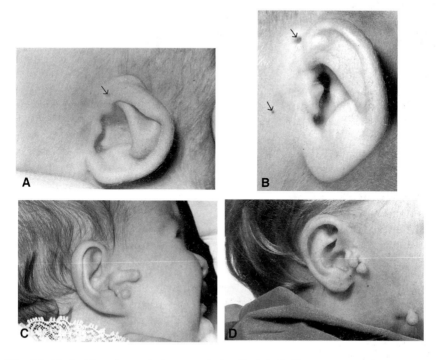

Fig. 16–11. A. Microtia con fosita preauricular (*flecha*). **B.** Fositas preauriculares (*flechas*). **C** y **D.** Apéndices preauriculares (acrocordones). Nótese la posición baja del apéndice preauricular en **D.**

mente el órgano de Corti. Se ha sugerido también que la poliomielitis, la eritroblastosis fetal, la diabetes, el hipotiroidismo y la toxoplasmosis pueden causar sordera congénita.

Son comunes los **defectos del oído externo**, que comprenden anomalías menores y graves (fig. 16-11). Tienen importancia desde el punto de vista del trauma psicológico y emocional que pueden ocasionar y por el hecho de que a menudo acompañan a otras anomalías. En consecuencia, sirven como indicio para examinar cuidadosamente al recién nacido en busca de otras malformaciones. A este respecto, **todos los síndromes cromosómicos que se presentan con frecuencia y la mayoría de los menos comunes tienen anomalías del pabellón de la oreja como una de sus características.**

Los **apéndices** y las **fositas preauriculares** (fig. 16-11) son acrocordones y depresiones poco profundas, respectivamente, que se observan por delante de la oreja. Las fositas pueden representar el desarrollo anormal de los promontorios auriculares, mientras que los apéndices pueden deberse a la presencia de promontorios accesorios. Lo mismo que otros defectos del oído externo, también se acompañan de otras anomalías.

Resumen

El oído está formado por tres partes que tienen diferente origen, pero funcionan como una unidad. El **oído interno** se origina en la **vesícula ótica**, la cual en la cuarta semana de desarrollo se desprende del ectodermo superficial. Esta vesícula se divide en un componente ventral que da origen al **sáculo** y al **conducto coclear** y otro dorsal que origina el **utrículo**, los **conductos semicirculares** y el **conducto endolinfático** (figs. 16-3, 16-6 y 16-8). Las estructuras epiteliales así formadas se denominan en conjunto **laberinto membranoso**. Con excepción del conducto coclear, a partir del cual se desarrolla el **órgano de Corti**, todas las estructuras que derivan del laberinto membranoso cumplen funciones relacionadas con el equilibrio.

El **oído medio**, formado por la **cavidad timpánica** y la **trompa de Eustaquio** o **auditiva**, está revestido por epitelio de origen endodérmico y deriva de la primera bolsa faríngea. La trompa de Eustaquio mantiene contacto con la cavidad timpánica y la nasofaringe. Los **huesillos del oído**, cuya función es transmitir las vibraciones sonoras desde la membrana timpánica hasta la ventana oval, derivan de los arcos faríngeos primero (**martillo** y **yunque**) y segundo (**estribo**) (fig. 16-9).

El **conducto auditivo externo** se desarrolla a partir de la primera hendidura faríngea y está separado de la cavidad timpánica por la membrana timpánica o tímpano. Este último está formado por: a) un revestimiento epitelial ectodérmico, b) una capa intermedia de mesénquima y c) un revestimiento endodérmico derivado de la primera bolsa faríngea.

El **pabellón de la oreja** se forma a partir de seis prominencias mesenquimáticas (fig. 16–10) situadas a lo largo del primero y el segundo arco faríngeo. Con frecuencia, los defectos del pabellón de la oreja se asocian con otras malformaciones congénitas.

Problemas para resolver

1. Un recién nacido presenta microtia bilateral. ¿Debería preocuparse por la presencia de otras malformaciones? ¿Cuál es la población celular que podría participar en el origen embriológico de este defecto?

Lecturas recomendadas

Ars B: Organogenesis of the middle ear structures. J Laryngol Otol 103: 16, 1989.

Fritzsch B, Beisel KW. Evolution of the nervous system: evolution and development of the vertebrate ear. Brain Res Bull 55: 711, 2001.

McPhee JR, Van De Water TR: Epithelial mesenchymal tissue interactions guiding otic capsule formation: the role of the otocyst. J Embryol Exp Morphol 97: 1, 1986.

Michaels L: Evolution of the epidermoid formation and its role in the development of the middle ear and tympanic membrane during the first trimester. J Otolaryngol 17:22, 1988.

Michaels L, Soucek S: Auditory epithelial migration on the human tympanic membrane: 2. The existence of two discrete migratory pathways and their embryological correlates. Am J Anat 189: 189, 1990.

O'Rahilly R. The early development of the otic vesicle in staged human embryos. J Embryol Exp Morphol 11: 741, 1963.

capítulo 17

Ojo

Cúpula óptica y vesícula del cristalino

La primera manifestación del desarrollo del ojo aparece en el embrión de 22 días, en forma de dos surcos poco profundos a cada lado del cerebro anterior (fig. 17–1). Al cerrarse el tubo neural, estos surcos producen evaginaciones del cerebro anterior, denominadas vesículas ópticas. En la etapa ulterior, estas vesículas se ponen en contacto con el ectodermo superficial e inducen en éste los cambios necesarios para la formación del cristalino (fig. 17–l). Poco después, la vesícula óptica comienza a invaginarse y forma la cúpula óptica de pared doble (figs. 17–1 y 17–2A). Las capas interna y externa de esta cúpula están separadas en un principio por una luz, el espacio intrarretiniano (figs. 17–2B y 17–4A), pero poco después éste desaparece y las dos capas se yuxtaponen (fig. 17–4). La invaginación no está limitada a la porción central de la cúpula sino que comprende también una parte de la superficie inferior (fig. 17–2A) donde se forma la fisura coroidea. La formación de esta fisura permite a la arteria hialoidea llegar a la cámara interna del ojo (figs. 17–3 y 17–4; véase también fig. 17–8). Durante la séptima semana, los labios de la fisura coroidea se fusionan y la boca de la cúpula óptica se transforma en un orificio redondo, la futura pupila. Mientras se producen estos acontecimientos, las células del ectodermo superficial, que en la etapa inicial estaban en contacto con la vesícula óptica, comienzan a alargarse y forman la placoda del cristalino (fig. 17–1). La placoda ulteriormente se invagina y se convierte en la vesícula del cristalino. Durante la quinta semana de desarrollo, la vesícula del cristalino deja de estar en contacto con el ectodermo superficial y se sitúa en la boca de la cúpula óptica (figs. 17–2C, 17–3 y 17–4).

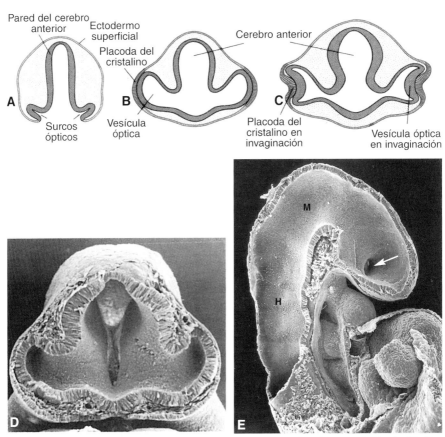

Fig. 17–1. A. Corte transversal que pasa por el cerebro anterior de un embrión de 22 días (14 somitas, aproximadamente), donde se observan los surcos ópticos. **B.** Corte transversal por el cerebro anterior de un embrión de 4 semanas en el cual se muestran las vesículas ópticas en contacto con el ectodermo superficial. Nótese el pequeño engrosamiento del ectodermo (placoda del cristalino). **C.** Corte transversal a través del cerebro anterior de un embrión de 5 mm, que muestra la invaginación de la vesícula óptica y la placoda del cristalino. **D.** Micrografía electrónica de barrido que muestra una vista frontal de un embrión de ratón en un período similar al que se muestra en **B. E.** Microfotografía electrónica de barrido de un embrión de ratón durante la formación de la vesícula óptica. Se ha seccionado sagitalmente el embrión para mostrar el interior de las vesículas encefálicas y la evaginación de la vesícula óptica (*flecha*) del cerebro anterior. H, cerebro posterior; M, cerebro medio.

Retina, iris y cuerpo ciliar

La capa externa de la cúpula óptica se caracteriza por la presencia de pequeños gránulos de pigmento y recibe el nombre de **capa pigmentaria** de la retina (figs. 17–3, 17–4 y 17–7). El desarrollo de la capa **interna (neural)** de la cúpula óptica es más complicado. En los cuatro quintos posteriores, la **porción óptica de la retina**, las células que rodean al espacio intrarretiniano (fig. 17–3)

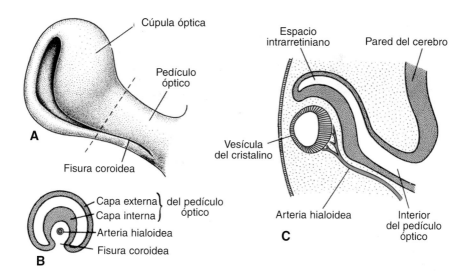

Fig. 17–2. A. Vista ventrolateral de la cúpula óptica y del pedículo óptico de un embrión de 6 semanas. La fisura coroidea situada en la cara inferior del pedículo óptico se adelgaza gradualmente. **B.** Corte transversal del pedículo óptico por la línea indicada en **A**, para mostrar la arteria hialoidea en la fisura coroidea. **C.** Corte que pasa por la vesícula del cristalino, la cúpula óptica y el pedículo óptico en el plano de la fisura coroidea.

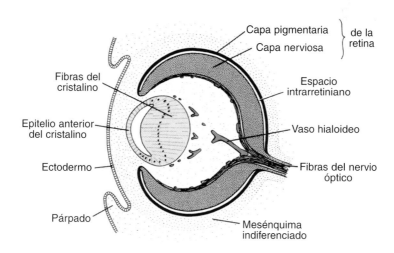

Fig. 17–3. Corte del ojo de un embrión de 7 semanas. El primordio ocular está completamente incluido en el mesénquima. Las fibras de la porción nerviosa de la retina convergen hacia el nervio óptico.

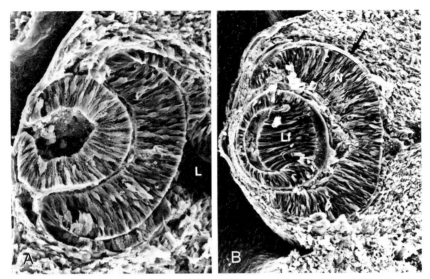

Fig. 17–4. Microfotografías electrónicas de barrido de cortes de ojos de embriones de ratón, en períodos equivalentes a las 6 (**A**) y 7 semanas (**B**) del embrión humano. **A.** Nótense la vesícula del cristalino en formación que no se ha cerrado por completo, las dos capas de la cúpula óptica y la luz (L) del pedículo óptico. (Compárese con fig. 17–2C.) **B.** En este período se hallan en formación las fibras del cristalino (Lf) lo mismo que las capas nerviosa (N) y pigmentaria (*flecha*). (Compárese con fig. 17–3.)

se diferencian en los elementos fotorreceptores, los **bastones** y los **conos** (fig. 17–5). Adyacente a la capa fotorreceptora aparece la capa del manto, la cual, lo mismo que en el cerebro, origina las neuronas y las células de sostén, que conforman la **capa nuclear externa**, la **capa nuclear interna** y la **capa de células ganglionares** (fig. 17–5). En la superficie hay una capa fibrosa que contiene los axones de las neuronas de las capas más profundas. Las fibras nerviosas de esta zona convergen hacia el pedículo óptico, que va a convertirse en el nervio óptico (figs. 17–3 y 17–5). En consecuencia, los estímulos luminosos pasan por casi todas las capas de la retina antes de llegar a los bastones y los conos.

La quinta parte anterior de la capa interna, llamada **porción ciega de la retina**, permanece como una capa de una célula de espesor. Más tarde se divide en la **porción irídea de la retina**, que forma la capa interna del iris, y la **porción ciliar de la retina**, que participa en la formación del **cuerpo ciliar** (figs. 17–6 y 17–7).

Mientras tanto, la región situada entre la cúpula óptica y el epitelio superficial suprayacente es ocupada por mesénquima laxo (figs. 17–3, 17–4 y 17–7). En este tejido aparecen los músculos **esfínter de la pupila** y **dilatador de la pupila** (fig. 17–6). Estos músculos se desarrollan a partir del ectodermo subyacente de la cúpula óptica. En el adulto, el iris está formado por la capa externa pigmentaria y la capa interna no pigmentada de la cúpula óptica, así como por una capa de tejido conectivo muy vascularizado que contiene los músculos de la pupila (fig. 17–6).

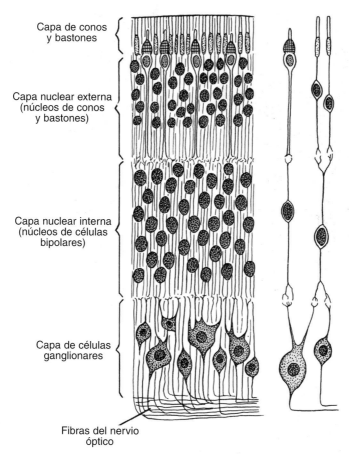

Capa de conos
y bastones

Capa nuclear externa
(núcleos de conos
y bastones)

Capa nuclear interna
(núcleos de células
bipolares)

Capa de células
ganglionares

Fibras del nervio
óptico

Fig. 17–5. Diversas capas de la porción óptica de la retina en un feto de 25 semanas, aproximadamente.

La **porción ciliar de la retina** se identifica fácilmente por sus pliegues sobresalientes (figs. 17–6B y 17–7). Hacia afuera está cubierta por una capa de mesénquima que forma el **músculo ciliar**; por dentro se une con el cristalino por medio de una red de fibras elásticas, la zónula o **ligamento suspensorio del cristalino** (fig. 17–7). La contracción del músculo ciliar modifica la tensión del ligamento y regula la curvatura del cristalino.

Cristalino

Poco después de la formación de la vesícula del cristalino (fig. 17–2C), las células de la pared posterior comienzan a alargarse hacia adelante y forman fibras largas que gradualmente llenan el interior de la vesícula (figs. 17–3 y 17–4B). Hacia el final de la séptima semana, estas **fibras primarias del crista-**

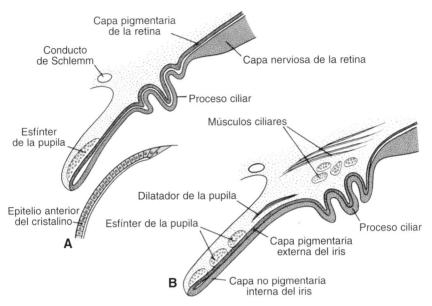

Fig. 17–6. Desarrollo del iris y del cuerpo ciliar. El borde de la cúpula óptica está cubierto de mesénquima, en el cual se desarrollan el esfínter de la pupila y el músculo dilatador de la pupila a partir del ectodermo suprayacente.

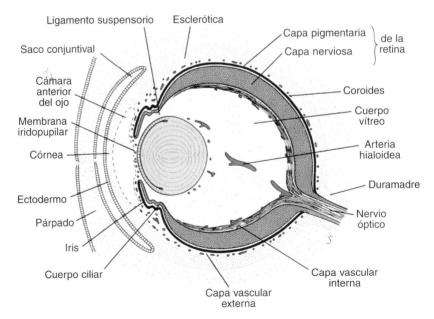

Fig. 17–7. Corte del ojo de un feto de 15 semanas. Obsérvense la cámara anterior del ojo, la membrana iridopupilar, las capas vasculares interna y externa, la coroides y la esclerótica.

lino llegan a la pared anterior de la vesícula del cristalino. Sin embargo, el crecimiento del cristalino no se completa en esta etapa, sino que continuamente se añaden nuevas fibras (secundarias) al núcleo central.

Coroides, esclerótica y córnea

Hacia el final de la quinta semana, el primordio del ojo está rodeado completamente por mesénquima laxo (fig. 17–3). Este tejido pronto se diferencia en una capa interna parecida a la piamadre del cerebro y una capa externa comparable con la duramadre. En tanto que la capa interna forma ulteriormente una capa pigmentada muy vascularizada, llamada **coroides**, la capa externa se convierte en esclerótica y se continúa con la duramadre que rodea al nervio óptico (fig. 17–7).

La diferenciación de las capas mesenquimáticas suprayacentes a la cara anterior del ojo es distinta. Por vacuolización se forma un espacio, la **cámara anterior** del ojo, que divide al mesénquima en una capa interna por delante del cristalino y el iris, la **membrana iridopupilar**, y una capa externa continua con la esclerótica, la **sustancia propia de la córnea** (fig. 17–7). La cámara anterior del ojo está tapizada por células mesenquimáticas aplanadas. En consecuencia, la córnea está formada por: a) una capa epitelial derivada del ectodermo superficial; b) la **sustancia propia** o **estroma**, que se continúa con la esclerótica, y c) una capa epitelial, que rodea a la cámara anterior del ojo. La membrana iridopupilar situada por delante del cristalino desaparece por completo y se genera entonces una comunicación entre las cámaras anterior y posterior del ojo.

Cuerpo vítreo

El mesénquima no solo rodea al primordio ocular en el exterior, sino que también invade el interior de la cúpula óptica por la fisura coroidea. Aquí forma los vasos hialoideos, los cuales, durante la vida intrauterina, irrigan el cristalino y forman la capa vascular situada en la superficie interna de la retina (fig. 17–7). Además, teje una delicada red de fibras entre el cristalino y la retina. Los espacios intersticiales de esta red son ocupados más tarde por una sustancia gelatinosa y transparente, que constituye el **cuerpo vítreo** (fig. 17–7). Los vasos hialoideos de esta región se obliteran y desaparecen durante la vida fetal, y queda entonces el canal hialoideo.

Nervio óptico

La cúpula óptica está unida al cerebro por el pedículo óptico, que tiene en la superficie ventral un surco, la **fisura coroidea** (figs. 17–2 y 17–3). En este surco están los vasos hialoideos. Las fibras nerviosas de la retina que vuelven al cerebro se encuentran entre las células de la pared interna del pedículo (fig. 17–8). Durante la séptima semana de desarrollo, la fisura coroidea se cierra y se forma un túnel estrecho dentro del pedículo óptico (fig. 17–8B). Como consecuencia del número constantemente en aumento de fibras nerviosas, la pared interna del pedículo crece hasta fusionarse con la pared externa (fig. 17–8C). Las células de la capa interna proporcionan una red de células de neurogía que sirven de sostén a las fibras del nervio óptico.

El pedículo óptico se convierte así en **nervio óptico**. En el centro contiene una porción de la arteria hialoidea, que ulteriormente se denominará **arteria central de la retina**. Sobre su superficie exterior, el nervio óptico está rodeado por una prolongación de la coroides y la esclerótica, que constituyen la **piaracnoides** y la **duramadre** del nervio, respectivamente.

Regulación molecular del desarrollo del ojo

PAX6 es el gen regulador clave para el desarrollo del ojo. Integra la familia de factores de transcripción *PAX* (caja par), que tienen dos motivos de unión al DNA que incluyen un dominio par y un homeodominio de tipo par. Inicialmente, este factor de transcripción se expresa en una banda en el reborde neural anterior de la placa neural inmediatamente antes de comenzar la neurulación. En este estadio, hay un único campo ocular que ulteriormente se separa en dos primordios ópticos. La señal para esta separación del campo es *sonic hedgehog (SHH)*, expresado en la placa procordal (véase fig. 19-32). La expresión de *SHH* regula en más a *PAX2* en el centro del campo ocular y regula en menos a *PAX6*. Posteriormente, este patrón se mantiene de modo que *PAX2* se expresa en el pedículo óptico y *PAX6* se expresa en la cúpula óptica y en el ectodermo superficial que la recubre para formar el cristalino. Al continuar el desarrollo, parecería que *PAX6* no es esencial para la formación de la cúpula óptica. En su lugar, este proceso es regulado por señales interactivas

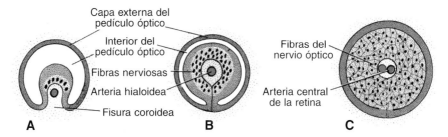

Fig. 17–8. Transformación del pedículo óptico en nervio óptico. **A.** En la sexta semana (9 mm). **B.** En la séptima semana (15 mm). **C.** En la novena semana. Adviértase la arteria central de la retina en el nervio óptico.

entre la vesícula óptica y el mesénquima que la rodea y el ectodermo superficial en la región formadora del cristalino (17-9). Por esta razón, los factores
de crecimiento fibroblástico (FGF) del ectodermo superficial promueven la
diferenciación de la retina nerviosa (capa interna), mientras que el factor β de
crecimiento y transformación (TGF-β), secretado por el mesénquima que la
rodea, dirige la formación de la capa pigmentaria (capa externa). Los factores
de transcripción *MITF* y *CHX10* se expresan corriente abajo de los productos
de esos genes y dirigen la diferenciación de las capas pigmentaria y nerviosa,
respectivamente (fig. 17-9). Debido a esto, el ectodermo cristaliniano es esencial para la correcta formación de la cúpula óptica, ya que sin la placoda cris-
taliniana la invaginación de la cúpula óptica no se produce.

La diferenciación del cristalino depende de *PAX6*, aunque el gen no es responsable de la actividad inductora ejercida por la vesícula óptica sobre esta

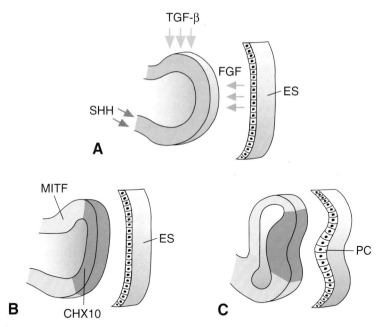

Fig. 17-9. Dibujo en el que se representa la regulación molecular de las interacciones epiteliomesenquimáticas responsables del establecimiento del patrón de desarrollo del ojo. **A.** Una
vez que *PAX6* establece el campo ocular, factores de crecimiento fibroblástico (FGF) secretados por el ectodermo superficial (ES) en la futura región formadora del cristalino suprayacente a la vesícula óptica promueven la diferenciación de la capa nerviosa de la retina, mientras que
miembros de la familia del factor β de crecimiento y transformación (TGF-β), secretados por
el mesénquima circundante, promueven la diferenciación de la capa pigmentaria de la retina.
Estas señales externas provocan la regionalización de las capas interna y externa de la cúpula
óptica y regulan en más a genes corriente abajo, entre ellos *CHX10* y *MITF*, que regulan la diferenciación continua de estas estructuras (**B** y **C**). Además de su papel como determinante de
los campos oculares, *PAX6* especifica la región de la placoda del cristalino (PC) (**B**) y también
es importante para el desarrollo de la retina.

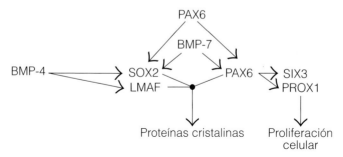

VESÍCULA ÓPTICA ECTODERMO SUPERFICIAL (CRISTALINO)

Fig. 17–10. Esquema en el que se muestra la cascada de expresión de genes responsables de los estadios tempranos del desarrollo del cristalino.

estructura. En su lugar, *PAX6* actúa autónomamente en el ectodermo superficial para regular el desarrollo del cristalino (fig. 17-10). El proceso comienza con la expresión de *PAX6* en la placa neural que regula en más al factor de transcripción *SOX2* y también mantiene la expresión de *PAX6* en el ectodermo del futuro cristalino. A su vez, la vesícula óptica secreta *BMP-4*, que también regula en más y mantiene la expresión de *SOX2* así como la expresión de *LMAF*, otro factor de transcripción. A continuación, la expresión de dos genes de caja homeótica, *SIX3* y *PROX1*, es regulada en más por *PAX6*, mientras que la expresión de *BMP-7* en el ectodermo del cristalino se incrementa para mantener la expresión de *SOX2* y de *PAX6*. Finalmente, la expresión combinada de *PAX6*, *SOX2* y *LMAF* da comienzo a la expresión de los genes responsables de la formación de proteínas cristalinas del cristalino, mientras que la expresión de *PROX1* regula a los genes que controlan la proliferación celular.

ORIENTACIÓN CLÍNICA

Anomalías del ojo

El **coloboma** puede producirse cuando la fisura coroidea no se cierra. En condiciones normales, esta fisura se cierra durante la séptima semana del desarrollo (fig. 17–8). Pero si esto no sucede, persiste una hendidura. Aunque esta puede encontrarse únicamente en el iris, y por eso se denomina **coloboma del iris** (fig. 17–11A), puede extenderse al cuerpo ciliar, la retina, la coroides y el nervio óptico. Esta anomalía es común y se observa con frecuencia asociada a otras anomalías oculares. También pueden producirse colobomas (hendiduras) de los párpados. Las mutaciones del gen **PAX2** se han relacionado con colobomas del nervio óptico y pueden desempeñar un papel en los otros tipos de colobomas. Además, las mutaciones de *PAX2* tam-

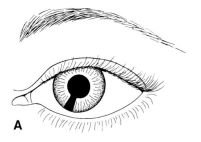

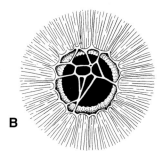

Fig. 17–11. A. Coloboma del iris. **B.** Persistencia de la membrana iridopupilar.

bién se asocian con defectos renales como parte del **síndrome del coloboma renal** (véase cap. 14).

La **membrana iridopupilar** (fig. 17–11B) puede persistir si no se produce su resorción durante la formación de la cámara anterior.

En la **catarata congénita**, el cristalino se torna opaco durante la vida intrauterina. Aun cuando esta anomalía suele ser de origen genético, muchos niños nacidos de madres que habían padecido rubéola entre la cuarta y la séptima semana del embarazo presentan a menudo catarata. Si la infección de la madre tiene lugar después de la séptima semana de gestación, el cristalino está indemne, pero el niño puede ser sordo como consecuencia de anomalías de la cóclea.

La **arteria hialoidea** puede persistir y formar un cordón o quiste. En situaciones normales, la porción distal de este vaso experimenta degeneración y queda la parte proximal para formar la arteria central de la retina.

En la **microftalmía**, el ojo es demasiado pequeño y el globo ocular puede estar reducido a las dos terceras partes de su volumen normal. Con frecuencia, la microftalmía se debe a infecciones intrauterinas como citomegalovirus y toxoplasmosis, y por lo general se acompaña de otras anomalías oculares.

Anoftalmía es la falta total del globo ocular. En algunos casos, el análisis histológico revela la presencia de restos de tejido ocular. Es habitual su asociación con otras anomalías craneales graves.

La **afaquia congénita** (falta del cristalino) y la **aniridia** (ausencia del iris) son anomalías poco frecuentes que se deben a alteraciones del proceso de inducción y formación de los tejidos que van a constituir estas estructuras. Las mutaciones de *PAX6* dan como resultado la aniridia y pueden también originar anoftalmía y microftalmía.

La **ciclopía** (ojo único) y la **sinoftalmía** (fusión de los ojos) abarcan todo un espectro de defectos en los cuales los ojos se encuentran fusionados en forma parcial o completa (fig. 17–12). Estos defectos obedecen a la pérdida de tejidos de la línea media en el período que va de los 19 a los 21 días de la gestación o en etapas ulteriores, cuando se inicia el desarrollo facial. Esta

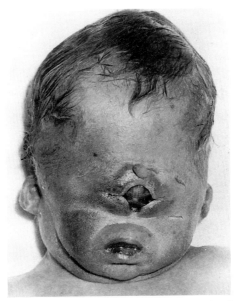

Fig. 17-12. Sinoftalmía. Los ojos están fusionados debido a que la pérdida de estructuras de la línea media evita la separación de los campos oculares. Estos niños también presentan graves defectos craneanos, como holoprosencefalia.

pérdida provoca el subdesarrollo del cerebro anterior y de la prominencia frontonasal. Invariablemente, estos defectos se acompañan de defectos craneales como holoprosencefalia, en la cual los hemisferios cerebrales están parcial o completamente fusionados en una vesícula telencefálica única. Los factores que afectan el desarrollo de las estructuras de la línea media son el alcohol, las mutaciones de *sonic hedgehog* (SHH) y las alteraciones del metabolismo del colesterol que pueden interferir en la señalización de SHH (véase cap. 19).

Resumen

El desarrollo de los ojos comienza como un par de evaginaciones a cada lado del cerebro anterior que darán origen a las **vesículas ópticas** al final de la cuarta semana. Las vesículas ópticas toman contacto con el ectodermo superficial y provocan los cambios necesarios para la formación del cristalino. Cuando la vesícula óptica comienza a invaginarse para formar las capas pigmentaria y nerviosa de la retina, la placoda del cristalino se invagina para formar la vesícula del cristalino. A través del surco formado en la cara inferior de la vesícula óptica, llamado fisura coroidea, penetra en el ojo la arteria hialoidea (después será la arteria central de la retina) (figs. 17-2 y 17-3). Las fibras nerviosas del ojo también se desplazan por este surco para llegar a las áreas ópticas del cerebro. La córnea está constituida por: a) una capa de ectodermo superficial; b) la estroma, que se continúa con la esclerótica, y c) una capa epitelial que limita la cámara anterior del ojo (fig. 17-7).

PAX6, gen maestro para el desarrollo del ojo, se expresa en el campo ocular único en el estadio de la placa neural. El campo ocular se separa en dos primordios ópticos por la acción de *SHH*, el cual regula en más la expresión de *PAX2* en los pedículos ópticos, mientras que regula en menos a *PAX6* y restringe la expresión de este gen a la cúpula óptica y al cristalino. A continuación, interacciones epiteliomesenquimáticas entre el ectodermo del futuro cristalino, la vesícula óptica y el mesénquima que los rodea regulan la diferenciación del cristalino y de la cúpula óptica (figs. 17-9 y 17-10).

Problemas a resolver

1. Un recién nacido presenta afaquia (falta del cristalino) unilateral. ¿Cuál es el origen embriológico de este defecto?
2. Al realizar la historia clínica de una mujer joven con un embarazo de diez semanas surge la preocupación de que pudo haber contraído rubéola en el período de la cuarta a la octava semana del embarazo. ¿Qué tipo de defectos podrían presentarse en el hijo?
3. El examen físico de un recién nacido revela hendiduras en la porción inferior del iris de ambos lados. ¿Cuál es la base embriológica de este defecto? ¿Qué otras estructuras podrían estar afectadas?

Lecturas recomendadas

Ashery-Padau R, Gruss P: Pax6 lights up the way For eye development. Curr Op Cell Biol 13:706, 2001.
Li HS, et al.: A single morphogenetic field gives rise to two retina primordia under the influence of the prechordal plate. Development 124:603, 1997.
Macdonald R, et al.: Midline signaling is required for Pax gene regulation and patterning of the eyes. Development 121:3267, 1995.
O'Rahilly R: The timing and sequence of events in the development of the human eye and ear during the embryonic period proper Anat Embryol (Berl) 168:87, 1983.
Saha MS, Spann C, Grainger RM: Embryonic lens induction: more than meets the optic vesicle. Cell Differ Dev 28: 153, 1989.
Stromland K, Miller M, Cook C: Ocular teratology. Surv Ophthalmol 35:429, 1991.

capítulo 18

Sistema tegumentario

Piel

La piel tiene un doble origen: a) la capa superficial, la **epidermis**, proviene del ectodermo superficial, y b) la capa profunda, la **dermis**, se desarrolla a partir del mesénquima subyacente.

EPIDERMIS

En un comienzo, el embrión está cubierto por una capa única de células ectodérmicas (fig. 18-1A). Al principio del segundo mes, este epitelio se divide y sobre la superficie se deposita una capa de células aplanadas llamada **peridermo o epitriquio** (fig. 18-1B). Al continuar la proliferación de las células de la capa basal, se forma una tercera capa, la zona intermedia (fig. 18-1C). Por último, hacia el final del cuarto mes, la epidermis adquiere su organización definitiva y pueden distinguirse cuatro capas (fig. 18-1D):

La **capa basal o germinativa**, responsable de la producción de nuevas células. Esta capa forma ulteriormente crestas y hundimientos, que se traducen en la superficie de la piel en las huellas digitales.

Un **estrato espinoso** grueso constituido por células poliédricas voluminosas que contienen delgadas tonofibrillas.

El **estrato granuloso**, cuyas células contienen pequeños gránulos de queratohialina.

El **estrato córneo**, que constituye la superficie resistente y de aspecto escamoso de la epidermis. Está compuesto por células muertas compactas

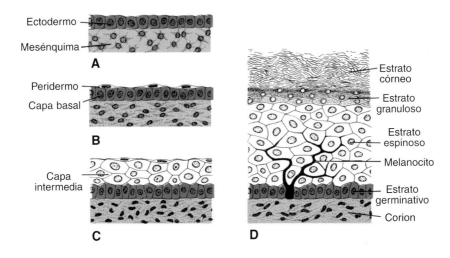

Fig. 18–1. Formación de la piel en diversas etapas del desarrollo. **A.** A las 5 semanas. **B.** A las 7 semanas. **C.** A los 4 meses. **D.** Neonato.

que poseen abundante queratina. Las células del peridermo suelen desprenderse durante la segunda mitad de la vida intrauterina y pueden aparecer en el líquido amniótico.

Durante los primeros tres meses de desarrollo, la epidermis es invadida por células originadas en la **cresta neural**. Estas células sintetizan un pigmento, la **melanina**, que puede ser transferido a otras células de la epidermis por medio de las prolongaciones dendríticas. Después del nacimiento, estos melanocitos producen la pigmentación de la piel (fig. 18–1D).

ORIENTACIÓN CLÍNICA

Huellas digitales

Las crestas epidérmicas que producen patrones característicos en la superficie de la yema de los dedos, la palma de las manos y la planta de los pies están determinadas genéticamente. Constituyen la base de muchos estudios de genética humana y de investigaciones criminales (**dermatoglifos**). Las impresiones epidérmicas de la palma y de los dedos de la mano se utilizan a veces como elementos para el diagnóstico en niños con anomalías cromosómicas.

DERMIS

La **dermis** deriva de la lámina lateral del mesodermo (mesodermo lateral) y de los dermatomas provenientes de los somitas. Durante el tercero y el cuar-

Fig. 18–2. Ictiosis en un feto arlequín. Se ha producido un engrosamiento masivo de la capa de queratina que se resquebraja y forma fisuras entre las placas engrosadas.

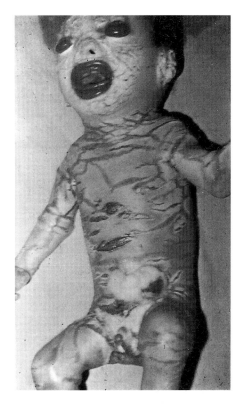

to mes, este tejido, el **corion** (fig. 18–1D), origina numerosas estructuras papilares irregulares, las **papilas dérmicas**, las cuales se proyectan hacia la epidermis. La mayoría de estas papilas suelen contener un capilar de pequeño calibre o un órgano nervioso sensitivo terminal. La capa más profunda de la dermis, el **subcorion**, contiene abundante tejido adiposo.

En el neonato, la piel está cubierta por una sustancia blanquecina, llamada **vérnix caseosa** o **unto sebáceo**, formada por la secreción de las glándulas sebáceas y por células epidérmicas y pelos degenerados. Esta capa protege a la piel de la maceración que produce el líquido amniótico.

ORIENTACIÓN CLÍNICA

Queratinización de la piel

La **ictiosis**, o excesiva queratinización de la piel, es típica de un grupo de trastornos hereditarios, por lo general de carácter autosómico recesivo, pero que pueden estar vinculados también con el cromosoma X. En los casos graves, la ictiosis confiere al niño un aspecto grotesco, como se observa en el **feto arlequín** (fig. 18–2).

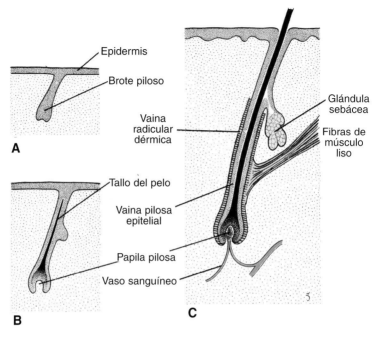

Fig. 18–3. Desarrollo de un pelo y una glándula sebácea. **A.** A los 4 meses. **B.** A los 6 meses. **C.** Neonato.

Pelo

Los pelos aparecen en forma de proliferaciones epidérmicas macizas que se introducen en la dermis subyacente (fig. 18–3A). En el extremo terminal, los brotes pilosos se invaginan. Estas invaginaciones, las **papilas pilosas**, son ocupadas rápidamente por el mesodermo, en el cual se desarrollan los vasos y las terminaciones nerviosas (fig. 18–3B y C). Poco después, las células del centro de los brotes pilosos se tornan fusiformes y queratinizadas y constituyen el **tallo del pelo**, mientras que las células periféricas se tornan cúbicas y dan origen a la **vaina pilosa epitelial** (fig. 18–3B y C).

El mesénquima adyacente forma la **vaina radicular dérmica**. Por lo general, un pequeño músculo liso, también derivado del mesénquima y que se llama **músculo erector del pelo**, suele estar unido a esta vaina. La proliferación ininterrumpida de las células epiteliales en la base del tallo empuja al pelo hacia arriba y hacia el final del tercer mes ya aparecen los primeros pelos en la superficie de la región de las cejas y del labio superior. Estos pelos, que constituyen el **lanugo**, se desprenden al aproximarse el momento del nacimiento y son reemplazados más tarde por pelos más gruesos que se originan en los folículos pilosos neoformados.

La pared epitelial del folículo piloso presenta, por lo general, un pequeño brote que se introduce en el mesodermo circundante (fig. 18–3C). Las células de estos brotes forman las **glándulas sebáceas**. Las células de estas glándulas degeneran y forman una sustancia grasosa que es secretada hacia el folículo piloso, desde el cual llega a la piel.

ORIENTACIÓN CLÍNICA

Anomalías de la distribución del pelo

La **hipertricosis** (exceso de pelo) se produce por la abundancia inusual de folículos pilosos. Puede localizarse en determinadas áreas del cuerpo, especialmente en la región lumbar baja cuando se encuentran sobre una espina bífida oculta, o puede cubrir la totalidad del cuerpo.

La **atriquia**, o falta congénita de pelo, suele estar relacionada con anomalías de otros derivados ectodérmicos, como los dientes y las uñas.

Glándulas mamarias

El primer indicio de las glándulas mamarias es un engrosamiento a manera de banda de la epidermis, la **línea mamaria** o **cresta mamaria**. En el

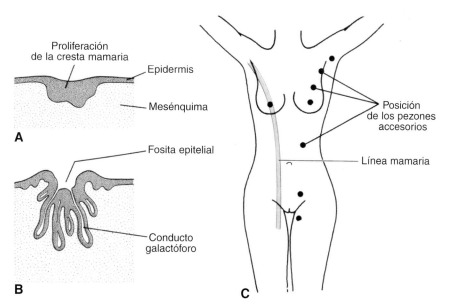

Fig. 18–4 A y **B.** Cortes de la glándula mamaria en desarrollo en el tercero y el octavo mes, respectivamente. **C.** Esquema que muestra la posición de los pezones accesorios (la *línea azul* indica la línea mamaria).

embrión de siete semanas, esta línea se extiende a ambos lados del cuerpo desde la base de la extremidad superior hasta la región de la extremidad inferior (fig. 18–4C). Aun cuando la parte principal de la línea mamaria desaparece apenas se constituye, persiste un pequeño segmento en la región torácica que se introduce en el mesénquima subyacente (fig. 18–4A). En este sitio forma de 16 a 24 brotes, los cuales, a su vez, dan origen a pequeñas esbozos macizos. Hacia el final de la vida intrauterina, los brotes epiteliales se canalizan y forman los **conductos galactóforos**, mientras que los esbozos constituyen los conductos de menor calibre y los alvéolos de la glándula. En un principio, los **conductos galactóforos** desembocan en una pequeña fosita epitelial (fig. 18–4B); poco después del nacimiento, esta fosita se convierte en el **pezón** por proliferación del mesénquima subyacente.

ORIENTACIÓN CLÍNICA

Anomalías de la glándula mamaria

La **politelia** es una afección en la cual se han formado pezones accesorios por la persistencia de pequeños segmentos de la línea mamaria (fig. 18–4C). Pueden presentarse pezones supernumerarios en cualquier sitio de la línea mamaria primitiva, pero son más frecuentes en la región axilar.

Cuando un resto de la línea mamaria origina una glándula completa, la anomalía se denomina **polimastia**.

El **pezón invertido** es una situación en la cual los conductos galactóforos desembocan en el hundimiento epitelial primitivo, que no ha experimentado eversión.

Resumen

La piel y sus estructuras asociadas, como los pelos, las uñas y las glándulas, derivan del ectodermo superficial. Los **melanocitos**, que confieren el color a la piel, derivan de las **células de la cresta neural** que emigran hacia la epidermis. La formación de nuevas células se produce en el estrato **germinativo**. Después de que se trasladan hasta la superficie, las células del estrato córneo se desprenden (fig. 18–1). La dermis, que es la capa más profunda de la piel, deriva de la lámina lateral del mesodermo y de los dermatomas de los somitas.

Los **pelos** se desarrollan por el crecimiento de las células epidérmicas hacia la dermis subyacente. El feto de 20 semanas, aproximadamente, se halla cubierto por un vello suave, denominado **lanugo**, que se desprende en el momento del nacimiento. Las **glándulas sebáceas**, las **glándulas sudoríparas** y las **glándulas mamarias** se desarrollan a partir de proliferaciones epidérmicas. Son bastante comunes los pezones accesorios (**politelia**) y las mamas supernumerarias (**polimastia**) (fig. 18–4).

Problema para resolver

1. Una mujer presenta pezones accesorios bilaterales en las axilas y en la región abdominal. ¿Cuál es la base embriológica de estos pezones supernumerarios y por qué se localizan en estos sitios?

Lecturas recomendadas

Beller F: Development and anatomy of the breast. In Mitchell GW Jr, Bassett LW (eds): The Female Breast and Its Disorders. Baltimore, Williams & Wilkins, 1990.
Fuchs E: Epidermal differentiation: the base essencial. J Cell Biol 111: 2807, 1990.
Hirschhorn K: Dermatoglyphics. In Behrman RE (ed): Nelson Textbook of Pediatrics. 14th ed. Philadelphia, WB Saunders, 1992.
Newman M: Supernumerary nipples. Am Fam Physician 38: 183, 1988.
Nordlund JJ, Abdel-Malek ZA, Boissy R, Rheins LA: Pigment cell biology: an historical review. J Invest Dermatol 92: 53S, 1989.
Optiz JM: Pathogenetic analysis o certain developmental and genetic ectodermal defects. Birth Defects 24: 75, 1988.
Smith LT, Holbrook KA: Embryogenesis of the dermis in human skin. Pediatr Dermatol 3: 271, 1986.

capítulo 19

Sistema nervioso central

El sistema nervioso central aparece al comienzo de la tercera semana del desarrollo como una placa en forma de zapatilla de ectodermo engrosado, la **placa neural**, en la región dorsal media por delante del **nódulo primitivo**. Poco después sus bordes laterales se elevan y forman los **pliegues neurales** (fig. 19-1).

Con el desarrollo ulterior, los pliegues neurales se elevan más, se acercan entre sí en la línea media y por último se fusionan para formar el **tubo neural** (figs. 19-2 y 19-3). La fusión comienza en la región cervical y continúa en dirección cefálica y caudal (fig. 19-3A). Una vez que la fusión ha comenzado, los extremos abiertos del tubo neural forman los **neuroporos craneal** y **caudal** que se comunican con la cavidad amniótica (fig. 19-3B). El cierre del neuroporo craneal avanza hacia el extremo cefálico a partir del sitio de cierre inicial en la región cervical (19-3A) y desde otro sitio en el cerebro anterior que se forma más tarde. Este sitio más tardío avanza en dirección craneal para cerrar la región más rostral del tubo neural y en dirección caudal para unirse con el cierre que avanza desde el sitio cervical (19-3B). El cierre final del neuroporo craneal se produce en el período de 18 a 20 somitas (vigesimoquinto día); el neuroporo caudal se oblitera dos días más tarde, aproximadamente.

El extremo cefálico del tubo neural presenta tres dilataciones que corresponden a las **vesículas encefálicas primarias**: a) el **prosencéfalo** o **cerebro anterior**, b) el **mesencéfalo** o **cerebro medio** y c) el **rombencéfalo** o **cerebro posterior** (fig. 19-4). Simultáneamente, se forman dos acodaduras o flexuras: a) la **curvatura cervical**, en la unión del cerebro posterior y la

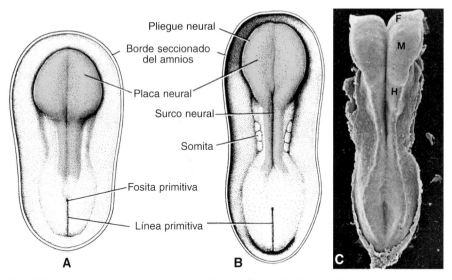

Fig. 19–1. A. Embrión en período presomítico tardío, de 18 días aproximadamente, visto por su cara dorsal. Se ha extirpado el amnios y se advierte con claridad la placa neural. **B.** Vista dorsal aproximadamente a los 20 días. Nótense los somitas, el surco neural y los pliegues neurales. **C.** Microfotografía electrónica de barrido de un embrión de ratón en período similar al de **B.** F, cerebro anterior; M, cerebro medio; H, cerebro posterior.

médula espinal, y b) la **curvatura cefálica**, en la región del mesencéfalo (fig. 19–4).

Cuando el embrión tiene cinco semanas, el prosencéfalo está constituido por dos porciones: a) el **telencéfalo**, que tiene una parte media y dos evaginaciones laterales, los **hemisferios cerebrales primitivos**, y b) el **diencéfalo**, que se caracteriza por la evaginación de las vesículas ópticas (fig. 19–5). El mesencéfalo está separado del rombencéfalo por un surco profundo, el **istmo del rombencéfalo o de His.**

El rombencéfalo también está compuesto por dos partes: a) el **metencéfalo**, que más adelante formará la **protuberancia** y el **cerebelo**, y b) el **mielencéfalo**. El límite entre estas dos porciones está marcado por la **curvatura protuberancial** (fig. 19–5).

La luz de la médula espinal, **conducto del epéndimo** o **conducto central**, se continúa con la cavidad de las vesículas encefálicas. La cavidad del rombencéfalo es el **cuarto ventrículo**; la del diencéfalo, el **tercer ventrículo**, y la de los hemisferios cerebrales son los **ventrículos laterales** (fig. 19–5). La luz del mesencéfalo comunica el tercero y cuarto ventrículo. Este espacio se torna muy estrecho y se conoce como el **acueducto de Silvio**. Los ventrículos laterales se comunican con el tercer ventrículo por medio de los **agujeros interventriculares de Monro** (fig. 19–5).

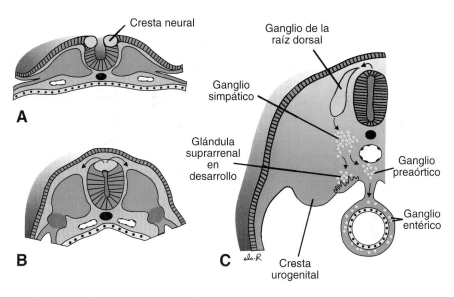

Cresta neural

Ganglio de la
raíz dorsal

Ganglio
simpático

Glándula
suprarrenal
en
desarrollo

Ganglio
preaórtico

Ganglio
entérico

A

B

C   Cresta
urogenital

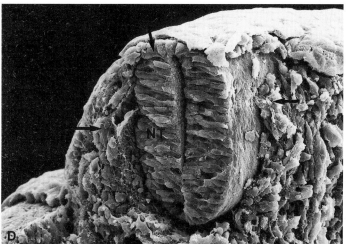

Fig. 19–2. A–C. Cortes transversales en el embrión cada vez más desarrollado, que muestran la formación del surco neural, el tubo neural y la cresta neural. Las células de la cresta neural migran desde los bordes de los pliegues neurales y constituyen los ganglios sensitivos raquídeos y craneanos (**A-C**). **D.** Microfotografía electrónica de barrido de un embrión de ratón, que muestra el tubo neural (NT) y las células de la cresta neural (*flechas*) en proceso de migración desde la región dorsal (compárese con **B** y **C**).

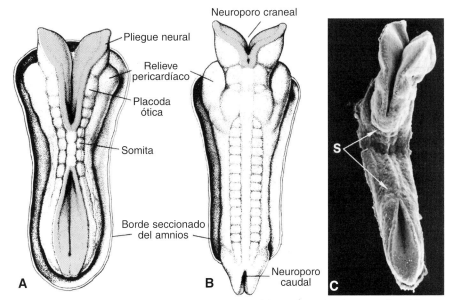

Fig. 19–3. A. Vista dorsal de un embrión humano de 22 días, aproximadamente. Se advierten 7 somitas definidos a cada lado del tubo neural. **B.** Vista dorsal de un embrión humano de 23 días, aproximadamente. El sistema nervioso se comunica con la cavidad amniótica por los neuroporos craneal (anterior) y caudal (posterior). **C.** Microfotografía electrónica de barrido de un embrión de ratón en período similar al de **A.** S, somitas.

Médula espinal

CAPAS NEUROEPITELIAL, DEL MANTO Y MARGINAL

La pared del tubo neural poco después de cerrarse está formada por **células neuroepiteliales**, que se extienden por todo el espesor de la pared y forman un grueso epitelio seudoestratificado (fig. 19–6). Estas células están conectadas entre sí por complejos de unión que se encuentran a nivel de la luz. Durante el período del surco neural e inmediatamente después de cerrarse el tubo, estas células se dividen rápidamente y se produce cada vez mayor cantidad de células neuroepiteliales. Constituyen en conjunto la **capa neuroepitelial** o **neuroepitelio**.

Una vez que el tubo neural se ha cerrado, las células neuroepiteliales comienzan a originar otro tipo celular, que se caracteriza por un núcleo redondo de gran tamaño con nucleoplasma pálido y nucléolo que se tiñe de oscuro. Estas son las células nerviosas primitivas o **neuroblastos** (fig. 19–7). Forman una zona que rodea a la capa neuroepitelial y se denomina **capa del manto** (fig. 19–8). Más adelante, la caja del manto formará la **sustancia gris de la médula espinal**.

La capa más externa de la médula espinal, la **capa marginal**, contiene las fibras nerviosas que salen de los neuroblastos de la capa del manto. Como

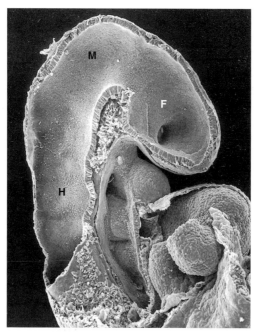

Fig. 19–4. Microfotografía electrónica de barrido de un corte sagital de un embrión de ratón correspondiente a 27 días de desarrollo en el ser humano, aproximadamente. Están representadas tres vesículas encefálicas correspondientes al cerebro anterior (F), el cerebro medio (M) y el cerebro posterior (H).

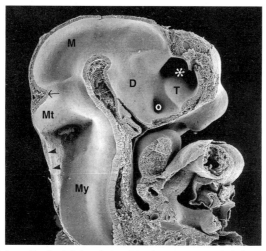

Fig. 19–5. Microfotografía electrónica de barrido de un corte sagital de un embrión de ratón correspondiente a 32 días de desarrollo en el ser humano, aproximadamente. Las tres vesículas encefálicas se han dividido en telencéfalo (T), diencéfalo (D), mesencéfalo (M), metencéfalo (Mt) y mielencéfalo (My). *Asterisco,* evaginación del telencéfalo; *flecha,* istmo del rombencéfalo; *puntas de flecha,* techo del cuarto ventrículo; o, pedículo óptico.

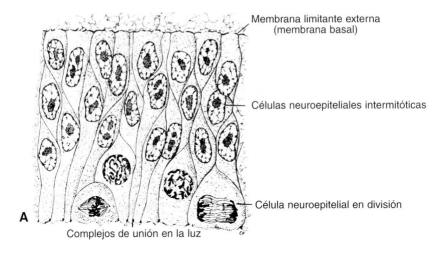

Membrana limitante externa (membrana basal)

Células neuroepiteliales intermitóticas

Célula neuroepitelial en división

A

Complejos de unión en la luz

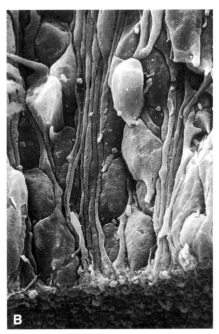

B

Fig. 19–6. A. Corte de la pared de un tubo neural que acaba de cerrarse. Las células neuro-epiteliales forman un epitelio seudoestratificado que se extiende por todo el espesor de la pared. Obsérvense las células en división junto a la luz del tubo. **B.** Microfotografía electrónica de barrido de un corte del tubo neural de un embrión de ratón en período similar al de **A**.

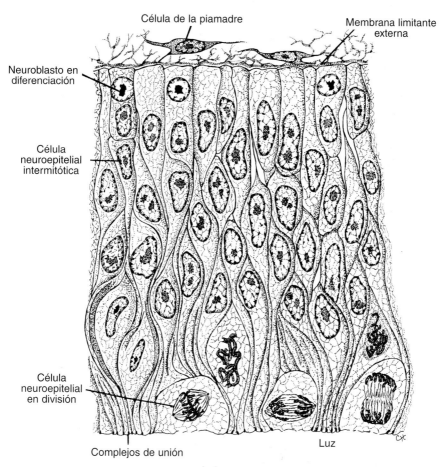

Fig. 19–7. Sección del tubo neural en etapa algo más avanzada de desarrollo que la presentada en la figura 19–6. La parte principal de la pared está integrada por células neuroepiteliales. Sin embargo, en la periferia, inmediatamente adyacentes a la membrana limitante externa, se forman neuroblastos. Estas células, que son producidas por las células neuroepiteliales en cantidad cada vez más abundante, formarán la capa del manto.

consecuencia de la mielinización de las fibras nerviosas, esta capa adquiere un aspecto blanco y, por lo tanto, se la llama **sustancia blanca de la médula espinal** (fig. 19–8).

PLACAS BASALES, ALARES, DEL TECHO Y DEL PISO

Como consecuencia de la continua adición de neuroblastos a la capa del manto, a cada lado del tubo neural se observan dos engrosamientos, uno ventral y otro dorsal. Los engrosamientos ventrales, o **placas basales**, contienen

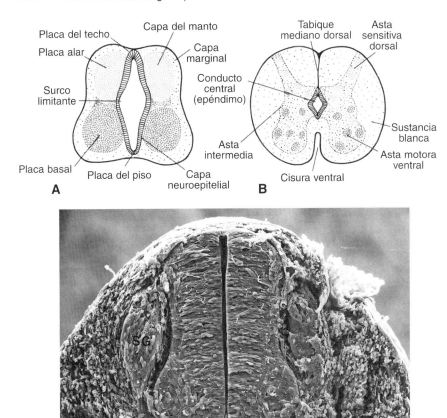

Fig. 19–8. A y **B.** Dos etapas sucesivas del desarrollo de la médula espinal. Nótese la formación de las astas motoras ventrales (anteriores) y sensitivas dorsales (posteriores) y la columna intermedia. **C.** Microfotografía electrónica de barrido de un corte a través de la médula espinal de un embrión de ratón, que muestra un período similar al de **A**. *SG*, ganglio espinal.

las células motoras de las astas ventrales y forman las **áreas motoras** de la médula espinal; los engrosamientos dorsales, o **placas alares**, forman las **áreas sensitivas** (fig. 19–8A)*. Un surco longitudinal, el **surco limitante**, señala el límite entre ambas zonas. Las porciones dorsal y ventral de la línea media del tubo neural, que se denominan **placas del techo** y **del piso**, respectivamente, no poseen neuroblastos y sirven principalmente como vías para las fibras nerviosas que cruzan de un lado de la médula espinal al otro.

* Otros autores reconocen a los derivados de la placa alar como un grupo de neuronas que tienen funciones de asociación. Una de ellas es recibir estímulos de los axones de las neuronas aferentes que se encuentran en los ganglios sensitivos (derivados de las células de la cresta neural). Estas últimas constituyen el elemento sensitivo del sistema. (Nota de los supervisores.)

Además de las astas motora ventral y sensitiva dorsal, entre las dos áreas se acumula un grupo de neuronas que formará el **asta lateral** o **intermedia** (fig. 19–8B), más pequeña. Esta asta contiene neuronas de la porción simpática del sistema nervioso autónomo y solo se encuentra a nivel torácico (T1-T12) y lumbar superior (L2 o L3) de la médula espinal.

DIFERENCIACIÓN HISTOLÓGICA

Neuronas

Los **neuroblastos** o células nerviosas primitivas se originan exclusivamente por división de las células neuroepiteliales. En un primer momento tienen una prolongación central que se extiende hacia la luz (**dendrita transitoria**), pero al emigrar hacia la zona del manto esta prolongación desaparece y los neuroblastos adquieren temporariamente forma redonda y son **apolares** (fig. 19–9A). Al continuar la diferenciación, aparecen dos nuevas prolongaciones citoplasmáticas en los lados opuestos del cuerpo celular y forma así el **neuroblasto bipolar** (fig. 19–9B). La prolongación de un extremo de la célula se alarga rápidamente y forma el **cilindroeje** o **axón primitivo**, mientras que el otro extremo presenta varias arborizaciones citoplasmáticas, las **dendritas primitivas** (fig. 19–9C). En esta etapa, la célula se denomina **neuroblasto multipolar** y con el desarrollo ulterior se convierte en la célula nerviosa adulta o **neurona**. Una vez formados, los neuroblastos pierden la capacidad de dividirse. Los axones de las neuronas de la placa basal atraviesan la zona marginal y se tornan visibles en la superficie ventral de la médula espinal. En conjunto reciben el nombre de **raíz motora ventral del nervio raquídeo** o **espinal** y conducen los impulsos motores de la médula espinal a los músculos (fig. 19–10). Los axones de las neuronas del asta sensitiva dorsal (placa alar) se comportan de manera diferente de los de las células del asta ventral. Penetran en la capa marginal de la médula, donde ascienden o descienden a otros niveles, de modo que las células que les dan origen forman **neuronas de asociación**.

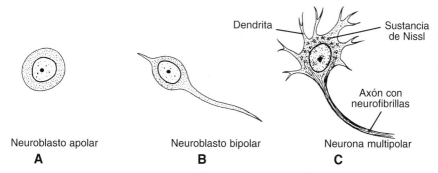

Dendrita — Sustancia de Nissl

Axón con neurofibrillas

Neuroblasto apolar   Neuroblasto bipolar   Neurona multipolar
A   **B**   **C**

Fig. 19–9. Diversas etapas de desarrollo de un neuroblasto. La neurona es una unidad estructural y funcional formada por el cuerpo celular y todas sus prolongaciones.

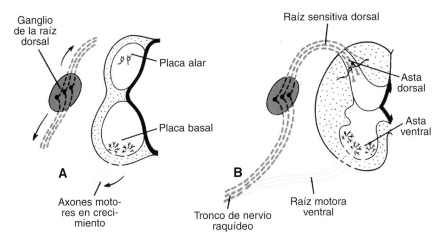

Fig. 19–10. A. Axones motores que salen de las neuronas en la placa basal y fibras en crecimiento de las células nerviosas del ganglio de la raíz dorsal que se dirigen al centro y a la periferia. **B.** Las fibras nerviosas de las raíces motora ventral y sensitiva dorsal se unen para formar el tronco del nervio espinal o raquídeo.

Células de la glía

La mayoría de las células de sostén primitivas, los **glioblastos**, son formados por las células neuroepiteliales cuando ha cesado la producción de neuroblastos. Desde la capa neuroepitelial, los glioblastos emigran hacia la capa del manto y la marginal. En la capa del manto se diferencian en **astrocitos protoplasmáticos** y **astrocitos fibrosos** (fig. 19–11).

Otro tipo de células de sostén que es posible que deriven de los glioblastos son las **células de la oligodendroglia**. Estas células, que se encuentra principalmente en la capa marginal, forman las vainas de mielina que rodean a los axones ascendentes y descendentes de esta capa.

En la segunda mitad del desarrollo aparece en el sistema nervioso central un tercer tipo de célula de sostén, la **célula de la microglia**; este tipo celular tiene alta capacidad fagocítica y deriva del mesénquima (fig. 19–11). Cuando las células neuroepiteliales dejan de producir neuroblastos y glioblastos, se diferencian por último en las células ependimarias que tapizan el conducto central de la médula espinal.

Células de la cresta neural

Durante la elevación de la placa neural aparece un grupo de células en cada borde (o cresta) de los pliegues neurales (fig. 19–2). Estas células, de origen ectodérmico, se denominan **células de la cresta neural** y se extienden a lo largo de todo el tubo neural. Las células de la cresta emigran lateralmente y

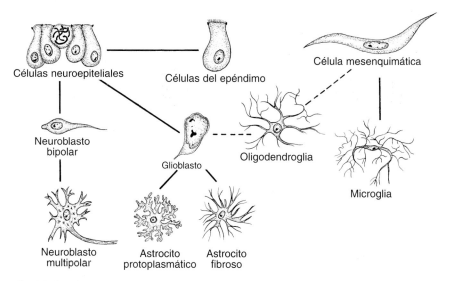

Fig. 19–11. Origen de la neurona y de los diferentes tipos de células de la glía. Las células neuroepiteliales originan neuroblastos, astrocitos fibrosos y protoplasmáticos y células ependimarias. La microglia se desarrolla a partir de las células mesenquimáticas. El origen de la oligodendroglia es dudoso.

dan origen a los **ganglios sensitivos (ganglios de la raíz dorsal)** de los nervios raquídeos y a otros tipos celulares (fig. 19–2).

Durante el desarrollo ulterior, los neuroblastos de los ganglios sensitivos presentan dos prolongaciones (fig. 19–10A). Las prolongaciones que avanzan en dirección central penetran en la porción dorsal del tubo neural. En la médula espinal, terminan en el asta dorsal o ascienden por la capa marginal hasta alguno de los centros cerebrales superiores. En conjunto, estas prolongaciones reciben el nombre de **raíz sensitiva dorsal del nervio raquídeo** (fig. 19–10B). Las prolongaciones que se dirigen a la periferia se unen a las fibras de la raíz motora ventral y de tal modo contribuyen a la formación del tronco del nervio raquídeo o espinal. Finalmente, estas prolongaciones terminan en los órganos receptores sensitivos. En consecuencia, los neuroblastos de los ganglios sensitivos derivados de las células de la cresta neural originan las **neuronas de la raíz dorsal**.

Además de formar los ganglios sensitivos, las células de la cresta neural se diferencian en neuroblastos simpáticos, células de Schwann, células pigmentarias, odontoblastos, meninges y mesénquima de los arcos faríngeos (véase cap. 5).

Nervios espinales o raquídeos

Las fibras nerviosas motoras comienzan a aparecer en la cuarta semana de desarrollo y se originan en células nerviosas situadas en las placas basales (astas ventrales) de la médula espinal. Estas fibras se reúnen en haces que forman las llamadas **raíces nerviosas ventrales** (fig. 19–10). Las **raíces nerviosas dorsales** forman un grupo de fibras que se originan en células de los **ganglios de la raíz dorsal (ganglios espinales o raquídeos)**. Las prolongaciones centrales de estos ganglios conforman haces que se sitúan en la médula espinal en el lado opuesto a las astas dorsales. Las prolongaciones distales se unen a las raíces ventrales para formar un **nervio espinal** o **raquídeo** (fig. 19–10). Casi inmediatamente, los nervios raquídeos se dividen en **ramos primarios dorsales** y **ventrales**. Los ramos primarios dorsales inervan la musculatura axial dorsal, las articulaciones intervertebrales y la piel de la espalda. Los ramos primarios ventrales inervan los miembros y la pared ventral del cuerpo y forman los principales plexos nerviosos (braquial y lumbosacro).

Mielinización

Las **células de Schwann** tienen a su cargo la mielinización de los nervios periféricos. Estas células se originan en la cresta neural, emigran hacia la periferia y se disponen alrededor de los axones formando la **vaina de Schwann** o **neurilema** (fig. 19–12). A partir del cuarto mes de vida intrauterina, muchas fibras nerviosas adquieren un aspecto blanquecino como consecuencia del depósito de **mielina**, sustancia producida por el enrollamiento repetido de la membrana de la célula de Schwann alrededor del axón (fig. 19–12C).

La vaina de mielina que rodea a las fibras nerviosas en la médula espinal tiene un origen por completo diferente: las **células de la oligodendroglia** (fig. 19–12B y C). Aun cuando la mielinización de las fibras nerviosas de la médula espinal comienza, aproximadamente, en el cuarto mes de la vida intrauterina, algunas fibras motoras que descienden de los centros cerebrales superiores a la médula espinal no se mielinizan hasta el primer año de la vida posnatal. Los tractos del sistema nervioso se mielinizan alrededor de la época en que comienzan a desempeñar su función.

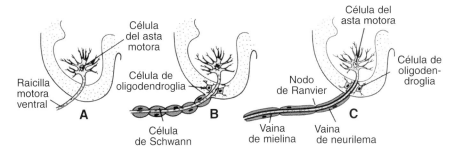

Fig. 19–12. A. Célula del asta anterior o motora con raicilla sin revestimiento. **B.** En la médula espinal, las células de la oligodendroglia rodean a la raicilla ventral; por fuera de la médula espinal, las células de Schwann comienzan a rodear a la raicilla. **C.** En la médula espinal, la vaina de mielina es formada por las células de oligodendroglia, fuera de la médula espinal, por las células de Schwann.

MODIFICACIONES DE LA POSICIÓN DE LA MÉDULA ESPINAL

En el tercer mes de desarrollo, la médula espinal se extiende en toda la longitud del embrión y los nervios raquídeos atraviesan los agujeros intervertebrales en su nivel de origen (fig. 19-13A). Sin embargo, al aumentar la edad del feto, el raquis y la duramadre se alargan más rápidamente que el tubo neural y el extremo terminal de la médula espinal se desplaza gradualmente a niveles cada vez más altos. En el neonato, este extremo está situado a la altura de la tercera vértebra lumbar (fig. 19-13C). Como consecuencia de este crecimiento desproporcionado, los nervios raquídeos tienen una dirección oblicua desde su segmento de origen en la médula espinal hasta el nivel correspondiente de la columna vertebral. La duramadre permanece unida a la columna vertebral a nivel coccígeo.

En el adulto, la médula espinal termina a la altura de L2 o L3, mientras que el saco de duramadre y el espacio subaracnoideo se extienden hasta S2. Por debajo de L2 a L3, una prolongación filiforme de la piamadre forma el **filum terminale**, que está unido al periostio de la primera vértebra coccígea y señala el camino de retroceso de la médula espinal. Las fibras nerviosas que se encuentran por debajo del extremo terminal de la médula forman la **cola de caballo (cauda equina)**. Cuando se extrae líquido cefalorraquídeo por medio de una **punción lumbar**, la aguja se introduce a nivel lumbar bajo a fin de evitar el extremo inferior de la médula espinal.

Regulación molecular del desarrollo de la médula espinal

En la región de la médula espinal en el período de placa neural, toda la placa neural expresa los factores de transcripción **PAX3, PAX7, MSX1** y **MSX2**, los cuales contienen homeodominios. Este patrón de expresión es alterado por **sonic hedgehog (SHH)** expresado en la notocorda y por las **proteínas morfogénicas del hueso 4 y 7 (BMP-4 y BMP-7)** expresadas en el ectodermo no neural en el borde de la placa neural (fig. 19-14A). La señal de SHH reprime la expresión de PAX3, PAX7, MSX1 y MSX2. Debido a esto, SHH produce un efecto de **ventralización** del tubo neural. Esta región ventral adquiere así la capacidad para formar una **placa del piso**, que también expresa SHH, y **neuronas motoras** en la **placa basal**. La expresión de BMP-4 y BMP-7 mantiene y regula en más a PAX3 y PAX7 en la mitad dorsal del tubo neural, donde se formarán las **neuronas sensitivas** de la **placa alar** (fig. 19-14B). Estos dos genes son requeridos para la formación de las células de la cresta neural en los extremos de los pliegues neurales, pero sus funciones no son claras, así como tampoco lo son las de los genes MSX, en la diferenciación de las neuronas sensitivas e interneuronas. Sin embargo, su expresión a lo largo de toda la placa neural en estadios tempranos es esencial para la formación de tipos celulares ventrales, a pesar de que, en realidad, su expresión es excluida de las regiones ventrales por SHH en estadios tardíos. De este modo, le otorgan

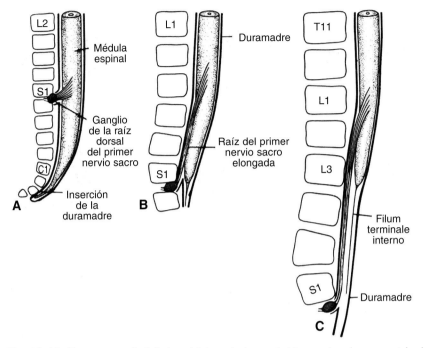

Fig. 19–13. Extremo terminal de la médula espinal en relación con la columna vertebral en diversas etapas del desarrollo. **A.** Al tercer mes, aproximadamente. **B.** Al final del quinto mes. **C.** En el neonato.

a los tipos celulares ventrales competencia para responder apropiadamente a *SHH* y a otras señales ventralizantes. No obstante, otro gen *PAX*, *PAX6*, se expresa a lo largo de los pliegues neurales que se están elevando, excepto en la línea media, y su patrón se mantiene después del cierre del pliegue. A pesar de ello, el papel de este gen no se ha determinado (fig. 19–14B).

O R I E N T A C I Ó N   C L Í N I C A

Defectos del tubo neural

La mayoría de los defectos de la médula espinal son consecuencia del cierre anormal de los pliegues neurales en el curso de la tercera y cuarta semana del desarrollo. Las anomalías resultantes se denominan **defectos del tubo neural** y pueden afectar también las meninges, las vértebras, los músculos y la piel. Los defectos graves del tubo neural involucran a estructuras nerviosas y no nerviosas y se observan en 1 de cada 1.000 nacimientos, aproximadamente, pero su incidencia varía entre las diferentes poblaciones y podría ser de hasta uno de cada 100 nacimientos en algunas áreas, como en el norte de China.

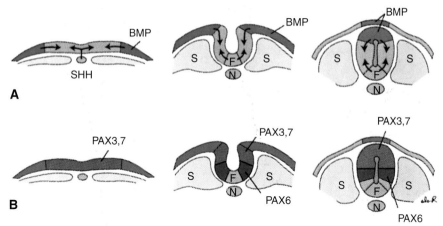

Fig. 19–14. Regulación molecular del desarrollo de la médula espinal. **A.** *Sonic hedgehog (SHH)*, secretado por la notocorda, ventraliza el tubo neural e induce a la región de la placa del piso (F) que también expresa este gen. Las proteínas morfogénicas del hueso 4 y 7 son secretadas por el ectodermo no neural y contribuyen a la diferenciación de las placas del techo y alar. **B.** En un principio, *PAX3* y *7* y *MSX1* y *2* se expresan uniformemente en toda la placa neural. *SHH* reprime la expresión de estos genes en la mitad ventral del tubo neural que se transformará en placas del piso y basal. Simultáneamente, las BMP regulan en más y mantienen la expresión de *PAX3* y *7* en la mitad dorsal del tubo neural para formar las placas del techo y alar. *PAX6* comienza a expresarse en todo el ectodermo neural cuando los pliegues neurales comienzan a elevarse y cerrarse. El papel preciso de los genes *PAX* y *MSX* en la diferenciación de estas regiones no se ha determinado.

Espina bífida es la denominación general de los defectos del tubo neural que afectan la región espinal. Consiste en una separación o división de los arcos vertebrales y puede comprender el tejido nervioso subyacente o no. Se pueden producir dos tipos diferentes de espina bífida:

1) En la **espina bífida oculta**, el defecto de los arcos vertebrales está cubierto por piel y por lo general no comprende el tejido nervioso subyacente (fig. 19–15A). Se observa en la región lumbosacra (L4 a S1) y por lo común el sitio está indicado por un penacho de pelo que cubre la región afectada. El defecto se debe a la falta de fusión de los arcos vertebrales y se encuentra en un 10%, aproximadamente, de personas normales en otros aspectos.

2) La **espina bífida quística** representa un defecto grave del tubo neural en el cual el tejido nervioso o las meninges, o ambos, hacen protrusión a través de un defecto de los arcos vertebrales y de la piel para formar un saco semejante a un quiste (fig. 19–15). La mayoría de estos defectos se localizan en la región lumbosacra y provocan déficit neurológicos, aunque por lo común no se acompañan de retardo mental. En algunos casos, solamente las meninges llenas de líquido sobresalen a través del defecto (espina bífida con **meningocele**) (fig. 19–15B); en otros hay tejido nervioso incluido en el saco (espina bífida con **mielomeningocele**) (figs. 19–15C y 19–16A). En ocasiones, los pliegues neurales no se elevan y persisten en la forma de una masa

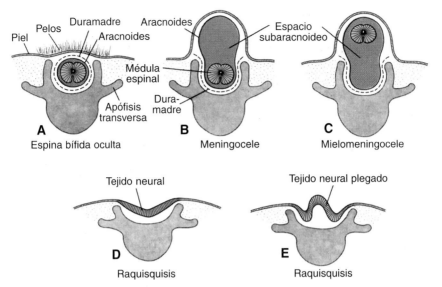

Fig. 19–15. Diferentes tipos de espina bífida.

aplanada de tejido nervioso (espina bífida con **mielosquisis** o **raquisquisis**) (figs. 19–15D y E y 19–16B). La **hidrocefalia** se desarrolla en prácticamente todos los casos de espina bífida quística porque la médula espinal está anclada en la columna vertebral y, a medida que esta última aumenta su longitud, al estar anclada en ella arrastra al cerebelo dentro del agujero occipital, lo que provoca obstrucción del flujo de líquido cefalorraquídeo.

Es posible diagnosticar la espina bífida quística antes del nacimiento por medio de la ecografía y por la determinación de los niveles de α–fetoproteína (AFP) en el suero materno y en el líquido amniótico. Hacia la duodécima semana de la gestación ya pueden verse las vértebras y en estas circunstancias es posible detectar defectos del cierre de los arcos vertebrales. Un nuevo tratamiento para los defectos es efectuar una cirugía dentro del útero a las 28 semanas de gestación, aproximadamente. Se expone al feto mediante una cesárea, se repara el defecto y se lo vuelve a colocar en el útero. Los resultados preliminares indican que este procedimiento reduce la incidencia de hidrocefalia, mejora el control intestinal y de la vejiga y además incrementa el desarrollo motor de los miembros inferiores.

La hipertermia, el ácido valproico y la hipervitaminosis A son factores que producen defectos del tubo neural, lo mismo que una gran cantidad de otros agentes teratógenos. El origen de la mayoría de los defectos del tubo neural es multifactorial y la posibilidad de tener un bebé con un defecto de este tipo aumenta considerablemente cuando ya se ha tenido un niño afectado. Hay pruebas recientes que indican que el **ácido fólico (folato)** reduce la incidencia de defectos del tubo neural hasta en un 70% si se toman diariamente 400 μg desde dos meses antes de la concepción y a lo largo de toda la gestación.

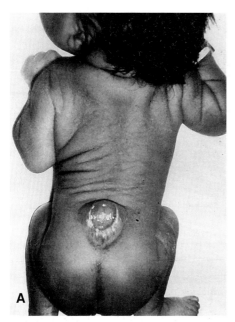
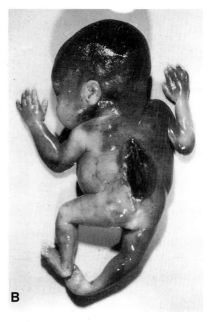

Fig. 19–16. Región lumbosacra de pacientes con defectos del tubo neural. **A.** Paciente con un mielomeningocele voluminoso. **B.** Paciente con un defecto grave en el cual los pliegues neurales no se han elevado en las regiones torácica inferior y lumbosacra, lo que produjo raquisquisis.

Encéfalo

A cada lado de la línea media en el rombencéfalo y en el mesencéfalo aparecen bien definidas las placas **basales** y **alares**, que representan áreas motoras y sensitivas, respectivamente. En cambio, en el prosencéfalo las placas alares están acentuadas y las placas basales experimentan regresión.

ROMBENCÉFALO: CEREBRO POSTERIOR

El rombencéfalo está formado por el **mielencéfalo**, la más caudal de las vesículas encefálicas, y el **metencéfalo**, que va desde la curvatura protuberancial hasta el istmo del rombencéfalo (figs. 19–5 y 19–17).

Mielencéfalo

El mielencéfalo es una vesícula encefálica que origina el **bulbo raquídeo**. Este difiere de la médula espinal porque sus paredes laterales experimentan un movimiento de eversión (fig. 19–18B y C). Se distinguen con claridad las placas alares y basales separadas por el surco limitante. La placa basal, seme-

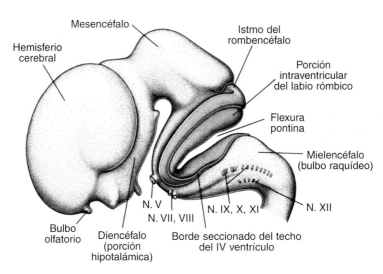

Mesencéfalo

Hemisferio cerebral

Istmo del rombencéfalo

Porción intraventricular del labio rómbico

Flexura pontina

Mielencéfalo (bulbo raquídeo)

N. V

N. VII, VIII

N. IX, X, XI

N. XII

Bulbo olfatorio

Diencéfalo (porción hipotalámica)

Borde seccionado del techo del IV ventrículo

Fig. 19–17. Vista lateral de las vesículas encefálicas de un embrión de 8 semanas (longitud vértice–nalga 27 mm, aproximadamente). Se ha extirpado la placa del techo del rombencéfalo para mostrar la porción intraventricular del labio rómbico. Adviértase el origen de los nervios craneanos.

jante a la de la médula espinal, contiene los núcleos motores. Estos núcleos se dividen en tres grupos: a) grupo medial (interno) o **eferente somático,** b) grupo intermedio o **eferente visceral especial** y c) grupo lateral (externo) o **eferente visceral general** (fig. 19–18C).

El primer grupo contiene las neuronas motoras que forman la **continuación cefálica de las células del asta anterior.** Dado que este grupo eferente somático continúa en dirección rostral hacia el mesencéfalo, se lo denomina **columna motora eferente somática.** En el mielencéfalo contiene las neuronas del **nervio hipogloso** que se distribuyen en los músculos de la lengua. En el metencéfalo y en el mesencéfalo, la columna está representada por las neuronas de los nervios **abducente o motor ocular externo** (fig. 19–19), **patético o troclear** y **oculomotor o motor ocular común** (véase fig. 19–23), respectivamente. Estos nervios se distribuyen en los músculos del ojo.

El grupo **eferente visceral especial** se extiende hasta el metencéfalo y forma la **columna motora eferente visceral especial.** Sus neuronas motoras inervan los **músculos estriados** de los arcos faríngeos. En el mielencéfalo, la columna está representada por las neuronas de los nervios **espinal (accesorio), vago** y **glosofaríngeo.**

El grupo **eferente visceral general** contiene las neuronas motoras que inervan los **músculos lisos** del aparato respiratorio, del tracto intestinal y del corazón.

La placa alar incluye tres grupos de **núcleos sensitivos de relevo** (fig. 19–18C). El más externo de ellos, el grupo **aferente somático** (sensitivo), reci-

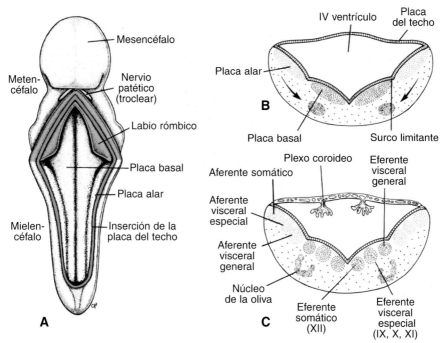

Fig. 19-18. A. Vista dorsal del piso del cuarto ventrículo en un embrión de 6 semanas, después de quitar la placa del techo. Nótense las placas alar y basal en el mielencéfalo. Se aprecia el labio rómbico en el metencéfalo. **B** y **C.** Posición y diferenciación de las placas basal y alar del mielencéfalo en diferentes etapas de desarrollo. Obsérvese la formación de los grupos nucleares en las placas basal y alar. Las *flechas* indican el camino que siguen las células de la placa alar hasta el complejo nuclear de la oliva. El plexo coroideo produce líquido cefalorraquídeo.

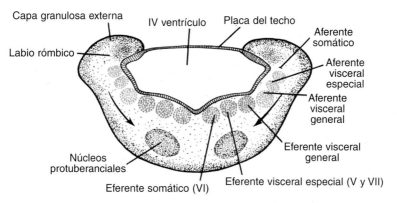

Fig. 19-19. Corte transversal por la porción caudal del metencéfalo. Obsérvese la diferenciación de las diversas áreas nucleares motoras y sensitivas en las placas basal y alar, respectivamente, y la posición de los labios rómbicos, que sobresalen parcialmente en la cavidad del cuarto ventrículo y en parte por arriba de la inserción de la placa del techo. *Flechas,* dirección de la migración de los núcleos pontinos.

be impulsos del oído y de la superficie de la cabeza por medio de los **nervios vestibulococlear** y **trigémino**. El grupo intermedio, **aferente visceral especial**, recibe impulsos de los botones gustativos de la lengua y del paladar, la orofaringe y la epiglotis. El grupo medial, o **aferente visceral general**, recibe información interoceptiva del aparato gastrointestinal y del corazón.

La placa del techo del mielencéfalo consiste en una capa única de células ependimarias cubierta por mesénquima vascularizado, la **piamadre** (figs. 19–5 y 19–18B). La unión de ambas se conoce como la **tela coroidea**. Debido a la activa proliferación del mesénquima vascularizado, cierto número de invaginaciones sacciformes se introducen en la cavidad ventricular subyacente (figs. 19–18C y 19–20D). Estas invaginaciones a manera de penacho forman el **plexo coroideo**, que elabora el líquido cefalorraquídeo.

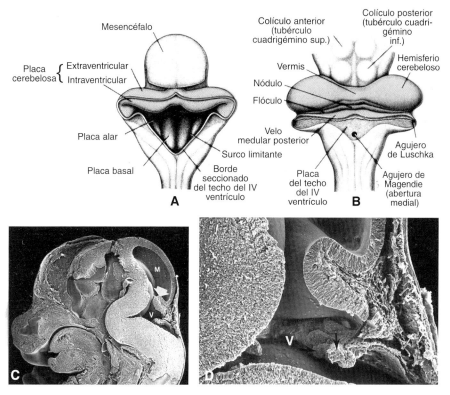

Fig. 19–20. A. Vista dorsal del mesencéfalo y el rombencéfalo en un embrión de 8 semanas de edad. Se ha quitado el techo del cuarto ventrículo, lo que permite ver el piso de esta cavidad. **B.** Vista similar en un embrión de 4 meses. Obsérvese la fisura coroidea y los orificios externo e interno en el techo del cuarto ventrículo. **C.** Microfotografía electrónica de barrido de un embrión de ratón en período algo anterior al de **A**, que muestra el primordio cerebeloso (*flecha*) que se extiende hasta el cuarto ventrículo (V). M, mesencéfalo. **D.** Vista con mayor aumento de la región cerebelosa de **C**. Plexo coroideo (*flecha*) en el techo del cuarto ventrículo (V).

Metencéfalo

De manera similar al mielencéfalo, el metencéfalo está constituido por placas basales y alares (fig. 19–19). Se forman dos nuevos componentes: a) el **cerebelo**, que actúa como centro de coordinación para la postura y el movimiento (fig. 19–20), y b) la **protuberancia**, que sirve de vía para las fibras nerviosas entre la médula espinal y las cortezas cerebral y cerebelosa.

Cada placa basal del metencéfalo (fig. 19–19) contiene tres grupos de neuronas motoras: a) el grupo **eferente somático** medial, que da origen al núcleo del **nervio motor ocular externo**; b) el grupo **eferente visceral especial**, que contiene los núcleos de los nervios **trigémino** y **facial**, que inervan los músculos del primero y el segundo arco faríngeo, y c) el grupo **eferente visceral general**, cuyos axones se distribuyen en las glándulas submaxilares y sublinguales.

La capa marginal de las placas basales del metencéfalo se expande considerablemente ya que sirve de puente para las fibras nerviosas que conectan la corteza cerebral y la cerebelosa con la médula espinal. En consecuencia, esta porción del metencéfalo se denomina **puente** o **protuberancia**. Además de fibras nerviosas, la protuberancia posee los **núcleos pontinos** o **protuberanciales** que se originan en las placas alares del metencéfalo y el mielencéfalo (*flechas*, fig. 19–19).

Las placas alares del metencéfalo poseen tres grupos de núcleos sensitivos: a) el grupo **aferente somático** lateral, que contiene neuronas del **nervio trigémino** y una pequeña porción del **complejo vestibulococlear**, b) el grupo **aferente visceral especial** y c) el grupo **aferente visceral general** (fig. 19–19).

Cerebelo

Las porciones dorsolaterales de las placas alares se incurvan en sentido medial y forman los **labios rómbicos** (fig. 19–18). En la porción caudal del metencéfalo, los labios rómbicos están muy separados, pero inmediatamente por debajo del mesencéfalo se acercan en la línea media (fig. 19–20). Como consecuencia de la profundización del pliegue protuberancial, los labios rómbicos quedan comprimidos en dirección cefalocaudal y forman la **placa cerebelosa** (fig. 19–20). En el embrión de 12 semanas, esta placa presenta una pequeña porción en la línea media, el **vermis**, y dos porciones laterales, los **hemisferios**. Poco después, una cisura transversal separa el **nódulo** del vermis, y el **flóculo** lateral de los hemisferios (fig. 19–20B). Desde el punto de vista filogénico, este lóbulo **floculonodular** es la parte más primitiva del cerebelo.

En una etapa inicial, la **placa cerebelosa** está compuesta por las capas neuroepitelial, del manto y marginal (fig. 19–21A). Durante el desarrollo ulterior, algunas células formadas por el neuroepitelio emigran hacia la superficie del cerebelo y forman la **capa granulosa externa**. Estas células conservan su capacidad de dividirse y forman una zona de proliferación en la superficie del cerebelo (fig. 19–21B y C).

En el sexto mes del desarrollo, la capa granulosa externa comienza a producir diversos tipos celulares, que emigran hacia las células de Purkinje en proceso de diferenciación (fig. 19–22) y dan origen a las **células granulares**. Las **células en cesta** y las **células estrelladas** provienen de células que proliferan en la sustancia blanca del cerebelo. La corteza del cerebelo, conformada por células de Purkinje, neuronas de Golgi tipo II y neuronas producidas por la capa granulosa externa, alcanza sus dimensiones definitivas después del nacimiento (fig. 19–22B). Los núcleos cerebelosos profundos, como el **núcleo dentado**, llegan a su posición definitiva antes del nacimiento (fig. 19–21D).

MESENCÉFALO: CEREBRO MEDIO

En el mesencéfalo (fig. 19–23), cada placa basal posee dos grupos de núcleos motores: a) un grupo medial (interno) **eferente somático**, representado por los **nervios oculomotor (motor ocular común)** y **troclear (patético)**, que iner-

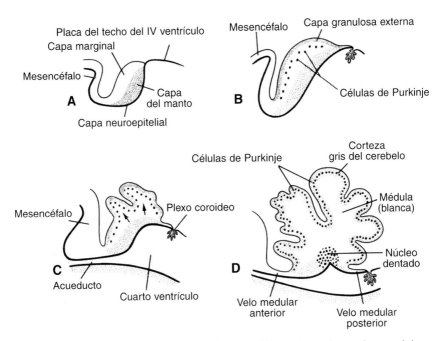

Fig. 19–21. Cortes sagitales por el techo del metencéfalo, en los cuales se observa el desarrollo del cerebelo. **A.** A las 8 semanas (30 mm, aproximadamente). **B.** A las 12 semanas (70 mm). **C.** A las 13 semanas. **D.** A las 15 semanas. Obsérvese la formación de la capa granulosa externa sobre la superficie de la placa cerebelosa (**B** y **C**). En períodos ulteriores, las células de la capa granulosa externa emigran hacia el interior para mezclarse con las células de Purkinje y así formar la corteza definitiva del cerebelo. El núcleo dentado es uno de los núcleos cerebelosos profundos. Se pueden ver el velo medular anterior y el posterior.

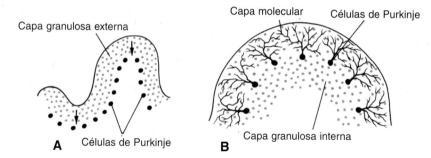

Fig. 19–22. Etapas en el desarrollo de la corteza cerebelosa. **A.** La capa granulosa externa situada en la superficie del cerebelo forma una capa proliferativa, en la cual se originan las células granulosas. Estas emigran hacia adentro desde la superficie (*flechas*). Las células en cesta y estrelladas derivan de células en proliferación en la sustancia blanca cerebelosa. **B.** Corteza cerebelosa posnatal en la cual se observan células de Purkinje diferenciadas, la capa molecular en la superficie y la capa granulosa interna por debajo de las células de Purkinje.

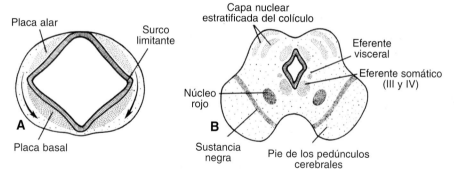

Fig. 19–23. A y **B.** Posición y diferenciación de las placas basal y alar en el mesencéfalo en diferentes etapas de desarrollo. Las *flechas* en **A** indican el camino que siguen las células de la placa alar para formar el núcleo rojo y la sustancia negra. Adviértanse los diversos núcleos motores en la placa basal.

van a los músculos del ojo, y b) un pequeño grupo **eferente visceral general**, representado por el **núcleo de Edinger–Westphal**, que inerva al **músculo esfínter de la pupila** (fig. 19–23B). La capa marginal de cada placa basal aumenta de tamaño y forma el **pie de los pedúnculos cerebrales**. Los pedúnculos sirven de vía para las fibras nerviosas que descienden desde la corteza cerebral hacia los centros inferiores de la protuberancia y la médula espinal. Las placas alares del mesencéfalo aparecen en un principio en forma de dos elevaciones longitudinales separadas por una depresión poco profunda en la línea media (fig. 19–23). Al continuar el desarrollo, aparece un surco transversal que divide a cada elevación longitudinal en un **colículo anterior** (superior) (**tubérculo cuadrigémino superior**) y otro **posterior** (inferior) (**tubérculo cuadrigémino inferior**) (fig. 19–23B). Los colículos posteriores actúan como centros sinápticos de relevo para los reflejos auditivos; los colículos anteriores sirven como centros de correlación y de reflejos para los estímulos visuales. Los colículos se forman por oleadas de neuroblastos que emigran hacia la zona marginal suprayacente. Aquí están organizados en capas (fig. 19–23B).

PROSENCÉFALO: CEREBRO ANTERIOR

El **prosencéfalo** está compuesto por el **telencéfalo**, que da origen a los hemisferios cerebrales, y el **diencéfalo**, que forma la cúpula y el pedículo ópticos, la hipófisis, el tálamo, el hipotálamo y la epífisis (glándula pineal).

Diencéfalo

Placa del techo y epífisis. El diencéfalo se desarrolla a partir de la porción mediana del prosencéfalo (figs. 19–5 y 19–17) y se considera que consta de una placa del techo y dos placas alares, pero que carece de las placas del piso y basal (es interesante tener en cuenta que *sonic hedgehog*, un marcador de la línea media ventral, se expresa en el piso del diencéfalo, lo cual sugiere que existe una placa del piso). La placa del techo del diencéfalo consta de una sola capa de células ependimarias cubiertas por mesénquima vascularizado que, al combinarse, originan el **plexo coroideo** del tercer ventrículo (véase fig. 19–30). La porción más caudal de la placa del techo se convierte en el **cuerpo pineal** o **epífisis**. La primera manifestación de esta glándula es un engrosamiento epitelial en la línea media, pero hacia la séptima semana comienza a evaginarse (figs. 19–24 y 19–25). Por último, se convierte en un órgano macizo situado en el techo del mesencéfalo (véase fig. 19–30) y sirve de intermediario entre la acción de la luz y la oscuridad y los ritmos endocrinos y del comportamiento.

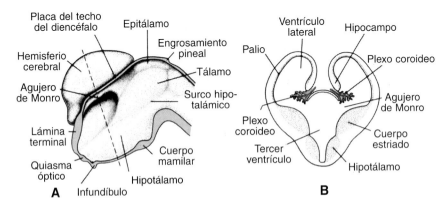

Fig. 19–24. A. Superficie medial de la mitad derecha del prosencéfalo en un embrión de 7 semanas. **B.** Corte transversal del prosencéfalo a nivel de la *línea entrecortada* en **A**. El cuerpo estriado sobresale en el piso del ventrículo lateral y en el agujero de Monro.

En el adulto, con frecuencia se deposita calcio en la epífisis, y las opacidades que produce sirven como dato anatómico en las radiografías del cráneo.

Placa alar, tálamo e hipotálamo. Las placas alares forman las paredes laterales del diencéfalo. Una hendidura, el **surco hipotalámico**, divide a esta placa en porciones dorsal y ventral, el **tálamo** y el **hipotálamo**, respectivamente (figs. 19-24 y 19-25).

Como consecuencia de la actividad proliferativa, el tálamo sobresale gradualmente en la luz del diencéfalo. Con frecuencia, esta expansión es tan grande que las regiones talámicas derecha e izquierda se fusionan en la línea media y forman la **masa intermedia o comisura gris intertalámica**.

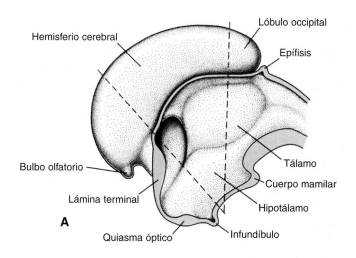

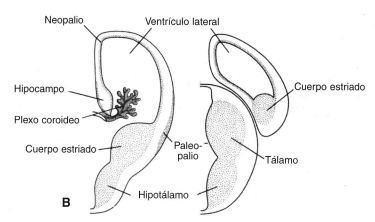

Fig. 19–25. A. Superficie interna de la mitad derecha del telencéfalo y del diencéfalo en un embrión de 8 semanas. **B** y **C.** Cortes transversales por la mitad derecha del telencéfalo y del diencéfalo a nivel de las *líneas entrecortadas* en **A.**

El hipotálamo, que forma la porción inferior de la placa alar, se diferencia en varios grupos de núcleos, que sirven como centros de regulación de las funciones viscerales como el sueño, la digestión, la temperatura corporal y la conducta emocional. Uno de estos grupos, el **tubérculo mamilar**, forma una eminencia definida sobre la cara ventral del hipotálamo a cada lado de la línea media (figs. 19–24A y 19–25A).

Hipófisis o glándula pituitaria. La hipófisis o glándula pituitaria se desarrolla en dos partes completamente distintas: a) una evaginación ectodérmica

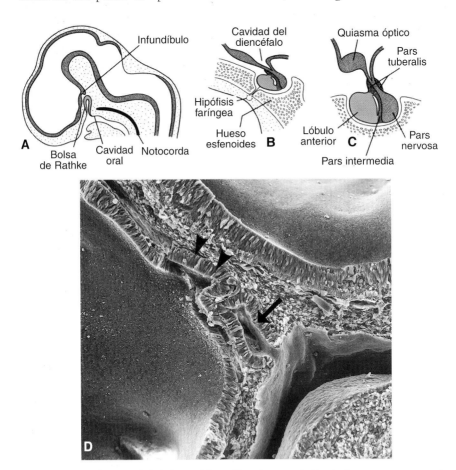

Fig. 19–26. A. Corte sagital de la porción cefálica de un embrión de 6 semanas, que muestra la bolsa de Rathke en forma de una evaginación dorsal de la cavidad bucal y el infundíbulo que se presenta como un engrosamiento del piso del diencéfalo. **B** y **C.** Cortes sagitales que pasan por la hipófisis en desarrollo en la undécima y décimosexta semana de desarrollo, respectivamente. Obsérvese la formación de la pars tuberalis, que rodea al tallo de la porción nerviosa. **D.** Microfotografía electrónica de barrido con gran aumento de la región de la hipófisis en etapa de desarrollo similar a la que se ilustra en **A.** Pueden verse la bolsa de Rathke (*flecha*) y el infundíbulo (*puntas de flecha*).

del estomodeo inmediatamente por delante de la membrana bucofaríngea, denominada **bolsa de Rathke**, y b) una prolongación del diencéfalo hacia abajo, el **infundíbulo** (fig. 19–26A y D).

Cuando el embrión tiene tres semanas, aproximadamente, la bolsa de Rathke se observa como una evaginación de la cavidad bucal y después crece en sentido dorsal hacia el infundíbulo. Hacia el final del segundo mes pierde su conexión con la cavidad bucal y se halla en íntimo contacto con el infundíbulo.

En el curso del desarrollo ulterior, las células de la pared anterior de la bolsa de Rathke aumentan rápidamente de número y forman el **lóbulo anterior de la hipófisis** o **adenohipófisis** (fig. 19–26B). Una pequeña prolongación de este lóbulo, la **pars tuberalis**, crece a lo largo del tallo del infundíbulo y por último lo rodea (fig. 19–26C). La pared posterior de la bolsa de Rathke se convierte en la **pars intermedia**, que en el ser humano parece tener poca importancia.

El infundíbulo da origen al **tallo** y a la **porción nerviosa** o **lóbulo posterior de la hipófisis** (neurohipófisis) (fig. 19–26C). Está formado por células de la neuroglia y posee, además, cierta cantidad de fibras nerviosas provenientes de la región hipotalámica.

ORIENTACIÓN CLÍNICA

Defectos hipofisarios

En ocasiones persiste una pequeña porción de la bolsa de Rathke en el techo de la faringe, que se denomina **hipófisis faríngea**. Los **craneofaringiomas** se originan a partir de remanentes de la bolsa de Rathke. Pueden formarse dentro de la silla turca o a lo largo del tallo de la hipófisis, pero por lo general se encuentran por encima de la primera. Pueden causar hidrocefalia y disfunciones hipofisarias (p. ej., diabetes insípida, retardo del crecimiento).

Telencéfalo

El telencéfalo, la vesícula encefálica más rostral, consiste en dos evaginaciones laterales, los **hemisferios cerebrales**, y una porción mediana, la **lámina terminal** (figs. 19–4, 19–5, 19–24 y 19–25). Las cavidades de los hemisferios, los **ventrículos laterales**, se comunican con la luz del diencéfalo por medio de los **agujeros interventriculares de Monro** (fig. 19–24).

Hemisferios cerebrales. Los hemisferios cerebrales comienzan a desarrollarse al principio de la quinta semana de vida intrauterina como evaginaciones bilaterales de la pared lateral del prosencéfalo (fig. 19–24). Hacia la mitad del segundo mes, la porción basal de los hemisferios (esto es, la parte que inicialmente formó la prolongación del tálamo hacia adelante) (fig. 19–24A) comienza a crecer y sobresalir en el interior del ventrículo lateral y también en el piso del agujero de Monro (figs. 19–24B y 19–25A y B). Esta región de crecimiento rápido tiene, en cortes transversales, un aspecto estriado y por eso se denomina **cuerpo estriado** (fig. 19–25B).

En la región donde la pared del hemisferio está unida al techo del diencéfalo, la pared no produce neuroblastos y es muy delgada (fig. 19–24B). En este sitio, la pared del hemisferio tiene una sola capa de células ependimarias cubiertas por mesénquima vascular, que en conjunto forman el **plexo coroideo**. El plexo coroideo debería haber formado el techo del hemisferio, pero, como consecuencia del crecimiento desproporcionado de varias partes del hemisferio, sobresale en el ventrículo lateral a lo largo de una línea llamada **fisura coroidea** (figs. 19–25 y 19–27). Inmediatamente por arriba de la fisura coroidea, la pared del hemisferio se engruesa y forma el **hipocampo** (figs. 19–24B y 19–25B). Esta estructura, cuya función principal es la olfatoria, sobresale en el ventrículo lateral.

Al producirse la ulterior expansión de los hemisferios cubren la cara lateral del diencéfalo, el mesencéfalo y la porción cefálica del metencéfalo (figs. 19–27 y 19–28). El cuerpo estriado (fig. 19–24B), que forma parte de la pared del hemisferio, también se expande hacia atrás y se divide en dos partes: a) una porción dorsomedial, el **núcleo caudado**, y b) una porción ventrolateral, el **núcleo lenticular** (fig. 19–27B). Esta división es efectuada por los axones que van hacia la corteza del hemisferio y que provienen de ella y se abren paso por la masa nuclear del cuerpo estriado. El haz de fibras formado de esta manera se denomina **cápsula interna** (fig. 19–27B). Al mismo tiempo, la pared interna del hemisferio y la pared externa del diencéfalo se fusionan, y el núcleo caudado y el tálamo quedan en íntimo contacto (fig. 19–27B).

El continuo crecimiento de los hemisferios cerebrales en dirección anterior, dorsal e inferior origina la formación de los lóbulos frontal, temporal y occipital, respectivamente. Sin embargo, como la región suprayacente al cuerpo estriado crece con mayor lentitud, la zona situada entre los lóbulos frontal y temporal se hunde y recibe el nombre de **ínsula de Reil** (fig. 19–28A). Más adelante, esta región es cubierta por los lóbulos adyacentes y en el neonato está casi del todo cubierta. En el período final de la vida fetal, la superficie de los hemisferios cerebrales crece con tal rapidez que presenta muchas **circunvoluciones** separadas por cisuras y surcos (fig. 19–28B).

Desarrollo de la corteza. La corteza cerebral se desarrolla a partir del palio (fig. 19–24), que puede dividirse en dos regiones: a) el **paleopalio** o **arquipalio**, zona situada inmediatamente lateral al cuerpo estriado (fig. 19–25B), y b) el **neopalio**, entre el hipocampo y el paleopalio (figs. 19–25B y 19–27B).

En el neopalio, oleadas de neuroblastos emigran a un sitio por debajo de la piamadre y después se diferencian en neuronas completamente maduras. Cuando llega la siguiente oleada de neuroblastos, migran por las capas de células antes formadas hasta llegar a la zona subpial. En consecuencia, los neuroblastos formados en la etapa inicial adoptan una posición profunda en la corteza, en tanto que los formados más tarde tienen una posición más superficial.

En el neonato, la corteza tiene aspecto estratificado debido a la diferenciación de las células en distintas capas. La corteza motora posee abundantes **células piramidales** y las áreas sensitivas se caracterizan por **células granulosas**.

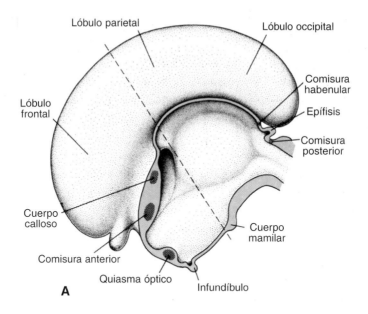

Lóbulo parietal

Lóbulo occipital

Comisura
habenular

Epífisis

Lóbulo
frontal

Comisura
posterior

Cuerpo
calloso

Cuerpo
mamilar

Comisura anterior

Quiasma óptico

Infundíbulo

A

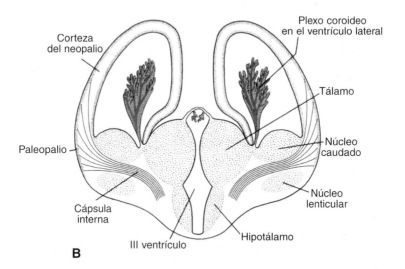

Corteza
del neopalio

Plexo coroideo
en el ventrículo lateral

Tálamo

Paleopalio

Núcleo
caudado

Núcleo
lenticular

Cápsula
interna

Hipotálamo

III ventrículo

B

Fig. 19–27. A. Superficie interna de la mitad derecha del telencéfalo y del diencéfalo, en un embrión de 10 semanas. **B.** Corte transversal por el hemisferio y el diencéfalo a nivel de la *línea entrecortada* en **A**.

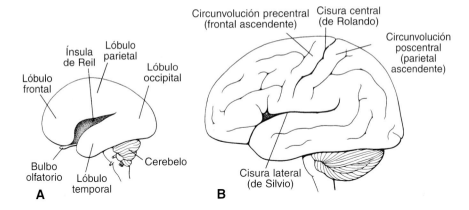

Fig. 19–28. Desarrollo de las circunvoluciones y surcos en la superficie externa del hemisferio cerebral. **A.** A los 7 meses. **B.** A los 9 meses.

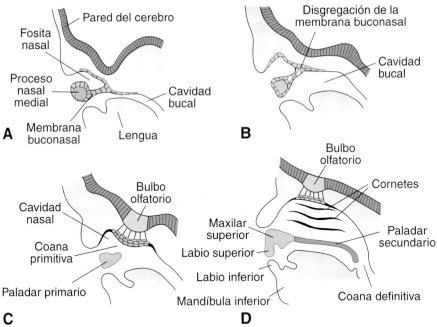

Fig. 19–29.A. Corte sagital a través de la fosita nasal y del borde inferior del proceso nasal medial de un embrión de 6 semanas. La cavidad nasal primitiva está separada de la cavidad bucal por la membrana buconasal. **B.** Sección similar a la de **A** hacia el final de la sexta semana en la que se muestra la disgregación de la membrana buconasal. **C.** A las 7 semanas, las neuronas del epitelio nasal han extendido prolongaciones que entablan contacto con el piso del telencéfalo en la región del bulbo olfatorio en desarrollo. **D.** Hacia la novena semana se han formado las estructuras buconasales definitivas, las neuronas del epitelio nasal se hallan bien diferenciadas y comienzan a elongarse los axones de las neuronas secundarias desde el bulbo olfatorio hacia el cerebro. El bulbo olfatorio y los tractos de las neuronas secundarias constituyen el nervio olfatorio (véase fig. 19-30).

Bulbos olfatorios. La diferenciación del sistema olfatorio depende de interacciones epiteliomesenquimáticas. Estas se producen entre las células de la cresta neural y el ectodermo de la prominencia frontonasal para formar las **placodas olfatorias** (fig. 19-29) y entre estas mismas células de la cresta y el piso del telencéfalo para formar los **bulbos olfatorios.** Las células de la placoda nasal se diferencian en neuronas sensoriales primarias del epitelio nasal, cuyos axones crecen y toman contacto con las neuronas secundarias en los bulbos olfatorios en desarrollo (fig. 19-29). Hacia el séptimo mes, estos contactos están bien establecidos. A medida que el crecimiento del cerebro continúa, los bulbos olfatorios y los tractos olfatorios de las neuronas secundarias se alargan y juntos constituyen el nervio olfatorio (19-30).

Comisuras. En el adulto, los hemisferios derecho e izquierdo están conectados por varios haces de fibras, las **comisuras**, que atraviesan la línea media. El más importante de estos haces de fibras utiliza la **lámina terminal** (figs. 19-24, 19-27 y 19-30). El primero de los fascículos cruzados que aparece es la **comisura anterior.** Esta consta de fibras que conectan el bulbo olfatorio y el área cerebral correspondiente de un hemisferio con los del lado opuesto (figs. 19-27 y 19-30).

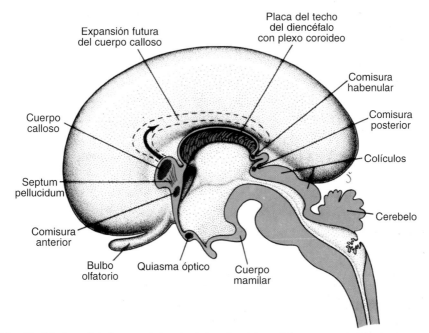

Fig. 19–30. Superficie interna de la mitad derecha del encéfalo en un embrión de 4 meses, donde se observan las diversas comisuras. La *línea entrecortada* indica la expansión ulterior del cuerpo calloso. No está indicada la comisura del hipocampo.

La segunda comisura que aparece es la **comisura del hipocampo** o **del trígono**. Sus fibras nacen en el hipocampo y convergen en la lámina terminal cerca de la placa del techo del diencéfalo. Desde allí continúan y forman un sistema arqueado inmediatamente por fuera de la fisura coroidea, hasta llegar al tubérculo (cuerpo) mamilar y al hipotálamo.

La comisura más importante es el **cuerpo calloso**. Aparece hacia la décima semana de desarrollo y comunica las áreas no olfatorias de la corteza cerebral derecha e izquierda. En un principio, forma un pequeño fascículo en la lámina terminal. Sin embargo, como consecuencia de la expansión continua del neopalio, se extiende primero en sentido anterior y después posterior y se dispone a manera de arco sobre el delgado techo del diencéfalo (fig. 19-30).

Además de las tres comisuras que se desarrollan en la lámina terminal, aparecen otras tres. Dos de ellas, la **comisuras posterior** y la **habenular**, se encuentran en posición inmediatamente rostral y por debajo del tallo de la epífisis (glándula pineal). La tercera, el **quiasma óptico**, aparece en la pared rostral del diencéfalo y contiene fibras de las mitades internas de las retinas (fig. 19-30).

Regulación molecular del desarrollo del encéfalo

En etapas tempranas del desarrollo, durante la gastrulación y la inducción neural, comienza el establecimiento del patrón anteroposterior (craneocaudal) del sistema nervioso central (véanse caps. 4 y 5). Una vez que aparece la placa neural, las señales para la separación del encéfalo en las regiones del cerebro anterior, medio y posterior proceden de los **genes de caja homeótica** expresados en la notocorda, la placa procordal y la placa neural. El cerebro posterior tiene ocho segmentos, los **rombómeros**, con un patrón de expresión variable de los genes de caja homeótica de la clase *Antennapedia*, los genes *HOX* (véase cap. 5). Estos genes se expresan en patrones superpuestos; así, los genes más cercanos al extremo 3' de un grupo presentan límites más anteriores y los genes parálogos tienen el mismo dominio de expresión (fig. 19-31). Los genes del extremo 3' también se expresan más temprano que aquellos cercanos al extremo 5', de modo que se establece una relación temporal en el patrón de expresión. Así, estos genes otorgan valor posicional a lo largo del eje anteroposterior del cerebro posterior, determinan la identidad de los rombómeros y especifican sus derivados. No está claro cómo se produce esta regulación; sin embargo, los **retinoides (ácido retinoico)** desempeñan un papel crucial en la regulación de la expresión de *HOX*. Por ejemplo, el exceso de ácido retinoico desplaza la expresión de los genes *HOX* hacia el extremo cefálico y hace que los rombómeros más craneales se diferencien en tipos más caudales. La deficiencia de ácido retinoico genera un cerebro posterior pequeño. Hay además una respuesta diferencial al ácido retinoico por los genes *HOX*; aquellos grupos del extremo 3' son más sensibles que los del extremo 5'.

La especificación de las áreas del cerebro anterior y medio también es regulada por genes que contienen homeodominios. Sin embargo, estos genes no

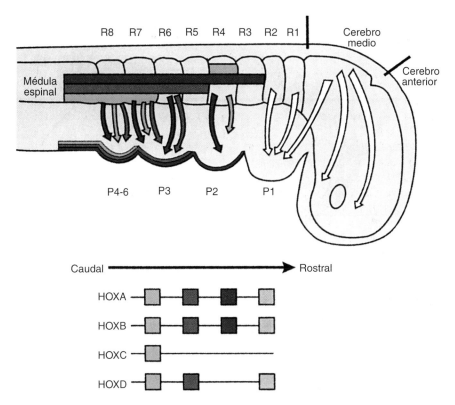

Fig. 19–31. Patrones de expresión de los genes *HOX* en el cerebro posterior y patrón de migración de las células de la cresta neural hacia los arcos faríngeos. Los genes *HOX* se expresan en patrones que se superponen y llegan hasta los límites de rombómeros específicos. Los genes del extremo 3' de un grupo tienen el límite más anterior y los genes parálogos tienen idénticos dominios de expresión. Estos genes otorgan valor posicional a lo largo del eje anteroposterior del cerebro posterior, determinan la identidad de los rombómeros y especifican sus derivados.

son de la clase *Antennapedia*, cuyo límite más anterior de expresión se detiene en el rombómero 3. Debido a esto, nuevos genes han asumido el establecimiento de patrones para estas regiones del encéfalo, que evolutivamente constituyen el "cerebro nuevo". En el estadio de placa neural, **LIM1**, que se expresa en la placa procordal, y **OTX2**, que lo hace en la placa neural, son importantes para designar las áreas del cerebro anterior y medio, y *LIM1* mantiene además la expresión de *OTX2*. (Estos genes también se expresan en los estadios tempranos de la gastrulación y colaboran en la especificación de la totalidad de la región craneal del epiblasto.) Una vez que los pliegues neurales y los arcos faríngeos aparecen, se expresan en forma específica y en un patrón superpuesto **genes de caja homeótica** accesorios, tales como *OTX1*, *EMX1* y *EMX2* (fig. 19–32), que especifican la identidad de las regiones del cerebro anterior y medio. Una vez que estos límites se establecen, aparecen

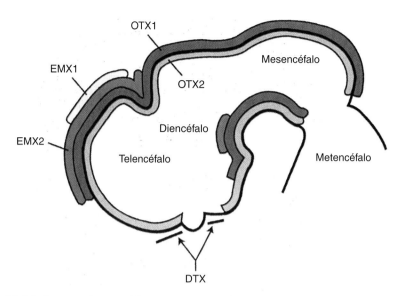

Fig. 19-32. Patrones de expresión superpuesta de los genes de caja homeótica que especifican la identidad de las regiones del cerebro anterior y medio.

dos centros organizadores adicionales: el **reborde neural anterior** en la unión del borde craneal de la placa neural y el ectodermo no neural (fig. 19-33) y el **istmo** (fig. 19-34) entre el cerebro medio y el posterior. El **factor de crecimiento fibroblástico 8 (FGF-8)** es la señal molecular clave en ambas localizaciones, ya que induce la ulterior expresión de genes que regulan la diferenciación. En el reborde neural anterior en el estadio de 4 somitas, el FGF-8 induce la expresión de *factor cerebral 1* (*BF1*; fig. 19-33). El *BF1* regula el desarrollo del telencéfalo (hemisferios cerebrales) y la especificación regional dentro del cerebro anterior, incluidos el telencéfalo basal y la retina. En el istmo, la unión entre los territorios del cerebro medio y el posterior, el *FGF-8* se expresa en forma de anillo alrededor de la circunferencia de esta localización (fig. 19-34). El *FGF-8* induce la expresión de *engrailed 1* y *2* (*EN1* y *EN2*), dos genes que contienen caja homeótica, expresados en gradientes que se irradian en dirección anterior y posterior desde el istmo. El *EN1* regula el desarrollo en todo su dominio de expresión, que comprende al mesencéfalo dorsal (techo) y al rombencéfalo anterior (cerebelo), mientras que el *EN2* está involucrado únicamente en el desarrollo del cerebelo. El FGF-8 también induce la expresión de **WNT1** en una banda circunferencial anterior a la región de expresión de *FGF-8* (fig. 19-34). Las interacciones de *WNT1* con *EN1* y *EN2* regulan el desarrollo de esta región, incluido el cerebelo. En realidad, WNT1 puede colaborar en la especificación temprana del mesencéfalo dado que se expresa en esa región en el estadio de placa neural. El *FGF-8* también se expresa en esta etapa temprana del desarrollo en el mesodermo subyacente a la

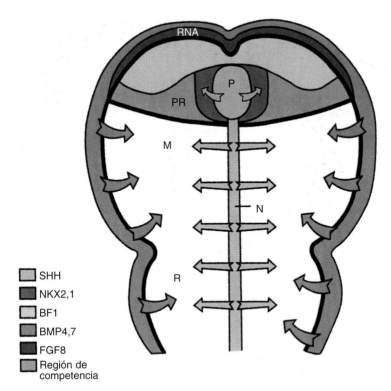

Fig. 19–33. Diagrama que ilustra el centro organizador conocido como reborde neural anterior (*RNA*). Esta área se encuentra en la región más anterior de la placa neural y secreta FGF–8, que induce la expresión de *factor cerebral 1* (*BF1*) en el neuroectodermo adyacente. El *BF1* regula el desarrollo del telencéfalo (hemisferios cerebrales) y la especificación regional dentro del prosencéfalo (*PR*). Sonic hedgehog (SHH), secretado por la placa precordal (*P*) y la notocorda (*N*), ventraliza el cerebro e induce la expresión de *NKX2.1*, que regula el desarrollo del hipotálamo. Las proteínas morfogénicas del hueso 4 y 7, secretadas por el ectodermo no neural adyacente, controlan el patrón dorsal del cerebro. *M*, mesencéfalo; *R*, rombencéfalo.

unión mesencéfalo-rombencéfalo y podría, por esta razón, regular la expresión de *WNT1* y el establecimiento del patrón inicial de esta región. La constricción del istmo está ubicada ligeramente por detrás de la verdadera unión mesencéfalo–rombencéfalo, que se encuentra en el límite caudal de la expresión de *OTX2* (fig. 19–32).

El establecimiento del patrón dorsoventral (mediolateral) también se produce en las áreas del cerebro anterior y medio. El establecimiento del patrón ventral es controlado por **SHH** al igual que a lo largo del resto del sistema nervioso central. SHH, secretado por la placa precordal, induce la expresión de **NKX2.1**, un gen que contiene un homeodominio y que regula el desarrollo del hipotálamo. Es interesante destacar que el producto señalizador del gen *SHH* (es decir, la proteína) necesita ser clivado. La porción carboxiterminal lleva a

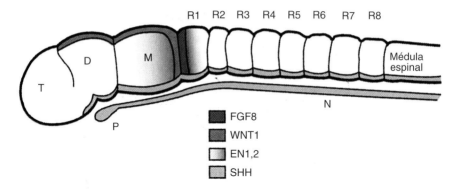

Fig. 19–34. Centro de organización en el istmo, situado en el límite entre el cerebro medio y el posterior. Esta región secreta FGF–8 en forma de un anillo circunferencial que induce la expresión de *engrailed* 1 y 2 (*EN1* y *EN2*) en gradientes anterior y posterior desde esta área. *EN1* regula el desarrollo del mesencéfalo dorsal, y ambos genes participan en la formación del cerebelo. *WNT1*, otro gen inducido por el FGF–8, también participa en el desarrollo del cerebelo. *N*, notocorda; *P*, placa precordal.

cabo este proceso de clivaje, que además necesita de la unión covalente de **colesterol** al extremo carboxilo del producto aminoterminal. La porción aminoterminal retiene todas las propiedades de señalización de SHH, y su asociación con el colesterol contribuye a su distribución.

El establecimiento del patrón dorsal (lateral) del tubo neural es controlado por las **proteínas morfogénicas del hueso 4 y 7** (**BMP-4** y **BMP-7**) expresadas en el ectodermo no neural adyacente a la placa neural. Estas proteínas inducen la expresión de *MSX1* en la línea media y reprimen la expresión de *BF1* (fig. 19-33).

Los patrones de expresión de los genes que regulan el establecimiento de los ejes anteroposterior (craneocaudal) y dorsoventral (mediolateral) en el cerebro se superponen e interactúan en los límites de estas regiones. Además, varias regiones del cerebro solo son competentes para responder a señales específicas. Por ejemplo, únicamente la región craneal de la placa neural expresa *NKX2.1* en respuesta a SHH. Del mismo modo, solo la placa neural anterior produce BF1 en respuesta al FGF–8, mientras que a nivel del cerebro medio se expresa EN2 en respuesta a la misma señal (FGF–8). Por ende, en la especificación de las diferencias regionales también interviene una **competencia para responder**.

ORIENTACIÓN CLÍNICA

Defectos craneales

La **holoprosencefalia** abarca un espectro de anomalías en las que hay una pérdida de estructuras de la línea media que determina malformaciones del encéfalo y la cara. En los casos graves, los ventrículos laterales se fusionan

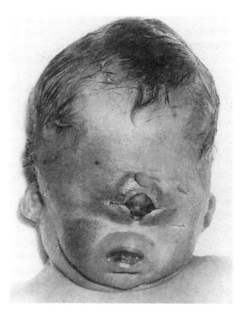

Fig. 19–35. Holoprosencefalia y fusión de los ojos (sinoftalmía). La ausencia de la línea media en el cerebro provoca la fusión de los ventrículos laterales en una sola cámara y los campos oculares no pueden separarse. Las mutaciones del gen *sonic hedgehog* (*SHH*), que especifica la línea media del sistema nervioso central en el estadio de placa neural, es una de las causas de este espectro de anomalías.

en una sola **vesícula telencefálica (holoprosencefalia alobar)**, los ojos están fusionados y hay una única cámara nasal junto con otros defectos faciales de la línea media (fig. 19–35). En los casos menos graves, se producen algunas divisiones del prosencéfalo en dos hemisferios cerebrales, pero hay un desarrollo incompleto de las estructuras de la línea media. Generalmente, los tractos y bulbos olfatorios y el cuerpo calloso están hipoplásicos o ausentes. En los casos muy leves, la presencia de una sola incisura central es el único indicio de que se ha producido algún grado de holoprosencefalia. La holoprosencefalia se observa en uno de cada 15.000 nacidos vivos, pero su presencia es de 1 cada 250 embarazos que terminan en aborto temprano. Las mutaciones de *SHH*, el gen que regula el establecimiento de la línea media ventral en el sistema nervioso central, producen algunas formas de holoprosencefalia. La **biosíntesis defectuosa** de **colesterol** es también otra causa y lleva al **síndrome** de **Smith-Lemli-Opitz**. Estos niños presentan defectos craneofaciales y de los miembros, y el 5% tienen holoprosencefalia. El síndrome de Smith-Lemli-Opitz se debe a anomalías de la enzima **7–deshidro-colesterol-reductasa**, que metaboliza el 7–deshidrocolesterol a colesterol. Muchos de los defectos, entre ellos los del encéfalo y de los miembros, pueden ser causados por una señal anormal de *SHH*, debido a que el colesterol es necesario para que este gen pueda ejercer sus efectos. Otras causas genéticas incluyen mutaciones de los factores de transcripción **sine occulis homeobox3 (SIX3), factor interactuante TG (TGIF)** y la **proteína de dedos de cinc ZIC2.** El abuso de alcohol sigue siendo otra causa de holoprosencefalia, que en estadios tempranos del desarrollo mata selectivamente las células de la línea media.

La **esquizencefalia** es un trastorno raro en el que se produce una gran hendidura en los hemisferios cerebrales, lo que provoca a veces una pérdida del tejido cerebral. Las mutaciones del gen de caja homeótica *EMX2* parecen explicar algunos de estos casos.

El **meningocele**, el **meningoencefalocele** y el **meningohidroencefalocele** son malformaciones causadas por un defecto de osificación de los huesos del cráneo. El hueso que resulta afectado con mayor frecuencia es la porción escamosa del occipital, que puede faltar por completo o parcialmente. Si el orificio del hueso occipital es pequeño, solo sobresalen por él las meninges (**meningocele**), pero cuando el defecto es considerable puede penetrar en el saco meníngeo a través del orificio parte del cerebro y aun del ventrículo (figs. 19–36 y 19–37). Estas dos malformaciones se denominan **meningoencefalocele** y **meningohidroencefalocele**, respectivamente. Se observan con una frecuencia de uno cada 2.000 nacimientos.

La **exencefalia** se caracteriza por la falta de cierre de la porción cefálica del tubo neural. Por esta causa no se forma la bóveda del cráneo, lo cual deja al descubierto el cerebro malformado. Más adelante, este tejido degenera y queda una masa de tejido necrótico. Este defecto se denomina **anencefalia**, a pesar de que el tronco del encéfalo se mantiene intacto (fig. 19–38 A y B). Dado que el feto carece del mecanismo de control para la deglución, los dos últimos meses del embarazo se caracterizan por **hidramnios (polihidramnios)**. La anomalía se identifica fácilmente por medio de la radiografía del feto, dado que la bóveda craneana está ausente. La anencefalia es una anomalía común (1:1.500) y se observa con una frecuencia cuatro veces mayor en las mujeres que en los varones. Como sucede con la espina bífida, hasta un 70% de estos casos pueden prevenirse si la mujer toma 400 µg de ácido fólico por día antes y durante el embarazo.

La **hidrocefalia** se caracteriza por la acumulación anormal de líquido cefalorraquídeo en el sistema ventricular. En la mayoría de los casos, se considera que la hidrocefalia en el neonato se debe a la obstrucción del **acueducto de Silvio (estenosis acueductal)**. Esto impide que el líquido cefalorraquídeo de los ventrículos laterales y tercero pase al cuarto ventrículo y de este al espacio subaracnoideo, donde sería reabsorbido. En consecuencia, se acumula líquido en los ventrículos laterales y aumenta la presión sobre el cerebro y los huesos del cráneo. Dado que todavía no se han fusionado las suturas craneanas, estas se ensanchan a medida que la cabeza aumenta de tamaño. En casos extremos, el tejido encefálico y los huesos se adelgazan y la cabeza llega a adquirir un tamaño muy grande (fig. 19–39)

La **malformación de Arnold-Chiari** se debe al desplazamiento caudal y la herniación de las estructuras cerebelosas a través del agujero occipital. El

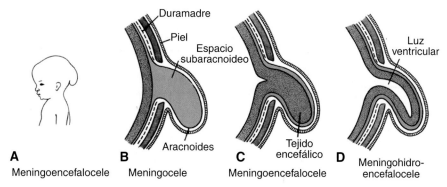

Fig. 19–36.A–D. Diferentes tipos de herniación cerebral causados por defectos de osificación del cráneo.

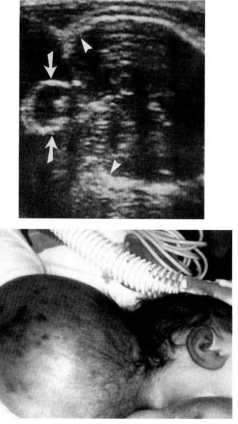

Fig. 19–37. Ecografía (arriba) y fotografía (abajo) de un niño con meningoencefalocele. El defecto fue descubierto en el séptimo mes de gestación mediante ecografía y fue reparado después del nacimiento. Por medio de la ecografía se puede ver el tejido encefálico (*flechas*) que sobresale a través del defecto óseo del cráneo (*puntas de flecha*).

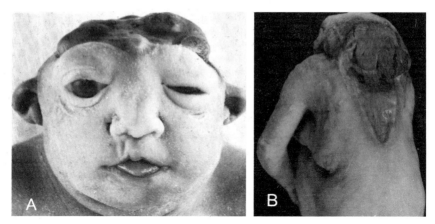

Fig. 19–38. A. Niño con anencefalia, vista ventral. Esta anomalía se observa frecuentemente (1:1.500 nacimientos) y por lo general el niño muere pocos días después del nacimiento. **B.** Vista dorsal de un niño con anencefalia y espina bífida en los segmentos cervical y torácico.

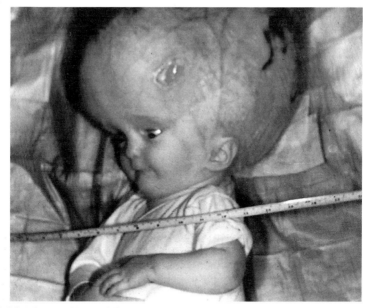

Fig. 19–39. Niño con hidrocefalia grave. Dado que las suturas craneanas no se han cerrado, la presión del líquido cefalorraquídeo acumulado provocó el agrandamiento de la cabeza y el adelgazamiento de los huesos del cráneo y de la corteza cerebral.

defecto se observa prácticamente en todos los casos de espina bífida quística y por lo común se acompaña de hidrocefalia.

La **microcefalia** consiste en una bóveda craneana más pequeña que lo normal (fig. 19–40). Como el tamaño del cráneo depende del crecimiento del

Fig. 19–40. Niña con microcefalia. La anomalía se debe al escaso crecimiento del cerebro y con frecuencia se acompaña de retraso mental.

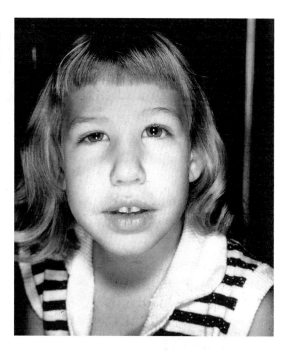

cerebro, el defecto básico reside en el desarrollo encefálico. La etiología de la anomalía es variada y puede ser genética (autosómica recesiva) o comprender lesiones prenatales como infecciones o exposición a fármacos y otros agentes teratógenos. En más de la mitad de los casos se observa deterioro del desarrollo mental.

La infección fetal por toxoplasmosis puede provocar calcificaciones cerebrales, retraso mental, hidrocefalia o microcefalia. Del mismo modo, la exposición a la radiación durante los primeros períodos del desarrollo puede causar microcefalia. La hipertermia que acompaña a la infección materna o como consecuencia de los baños sauna puede ocasionar espina bífida y exencefalia.

Las anomalías mencionadas son las más graves y pueden ser incompatibles con la vida. Sin embargo, puede haber muchos otros defectos del sistema nervioso central sin grandes manifestaciones externas. Por ejemplo, puede haber falta parcial o completa del **cuerpo calloso** sin trastornos funcionales apreciables. De igual manera, la falta parcial o total del cerebelo puede manifestarse únicamente por un pequeño trastorno de la coordinación. Por otro lado, muchos casos de **retraso mental** grave pueden no asociarse con anomalías morfológicas del cerebro detectables. El retraso mental puede ser causado por anomalías genéticas (p. ej., síndrome de Down y síndrome de Klinefelter) o por la exposición a teratógenos, entre ellos agentes infecciosos (rubéola, citomegalovirus, toxoplasmosis). Sin embargo, la causa principal de retraso mental es el **abuso materno de alcohol.**

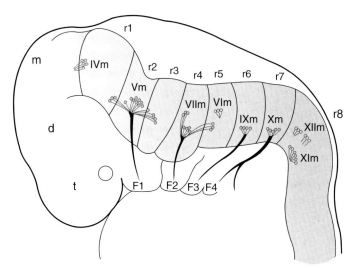

Fig. 19–41. Patrones de segmentación del encéfalo y del mesodermo que se observan hacia el vigésimo quinto día del desarrollo. El cerebro posterior (*grisado intenso*) está dividido en ocho rombómeros (rl-r8) y estas estructuras dan origen a los nervios craneales motores (m). F1-F4, arcos faríngeos (branquiales); t, telencéfalo; d, diencéfalo; *m*, mesencéfalo.

Nervios craneales

Hacia la cuarta semana de desarrollo se hallan presentes los núcleos de los doce nervios craneales. Todos ellos, excepto los nervios olfatorio (I) y óptico (II), se originan en el tronco del encéfalo, y de estos, únicamente el oculomotor o motor ocular común (III) nace fuera de la región del cerebro posterior. En el cerebro posterior, los centros de proliferación que se encuentran en el neuroepitelio establecen ocho segmentos definidos, denominados rombómeros. Los pares de rombómeros dan origen a los núcleos motores de los nervios craneanos IV, V, VI, VII, IX, X, XI y XII (figs. 19–17 y 19–41). Este patrón segmentario es determinado, aparentemente, por el mesodermo que forma somitómeros por debajo del neuroepitelio suprayacente.

Las neuronas motoras de los núcleos craneales se encuentran dentro del tronco del encéfalo, mientras que los ganglios sensitivos están situados fuera de este. En consecuencia, la organización de los nervios craneales es homóloga a la de los nervios raquídeos, aun cuando no todos los nervios craneales poseen fibras motoras y sensitivas (cuadro 19–1).

El origen de los ganglios sensitivos de los nervios craneales se encuentra en las **placodas ectodérmicas** y en las **células de la cresta neural**. Las placodas ectodérmicas incluyen las placodas nasales y óticas y cuatro **placodas epibranquiales** representadas por engrosamientos ectodérmicos dorsales a los arcos faríngeos (branquiales) (cuadro 19–2; véase fig. 15–2). Las placodas epibranquiales contribuyen a formar los ganglios de los nervios de los arcos farín-

Cuadro 19–1. *Origen de los nervios craneales y su composición*

Nervio craneano	Región encefálica	Tipo ª	Inervación
Olfatorio (I)	Telencéfalo	AVE	Epitelio nasal (olfato)
Óptico (II)	Diencéfalo	ASE	Retina (visión)
Oculomotor (motor ocular común) (III)	Mesencéfalo	ESG	Rectos superior, inferior, interno, oblicuo inferior, elevador del párpado superior
		EVG (ganglio ciliar)	Esfínter de la pupila, m. ciliar
Troclear (patético) (IV)	Metencéfalo (salida desde el mesencéfalo)	ESG	Oblicuo superior
Trigémino (V)	Metencéfalo	ASG (ganglio del trigémino)	Piel, boca, m. faciales, dientes, dos tercios anteriores de la lengua
		AVG (ganglio del trigémino)	Propiocepción: piel, músculos, articulaciones
		EVE (branquiomotor)	M. de la masticación, milohioideo, vientre anterior del digástrico, tensor del velo del paladar, vientre posterior del digástrico
Abducente (motor ocular externo) (VI)	Metencéfalo	ESG	Recto externo
Facial (VII)	Metencéfalo	AVE (ganglio geniculado)	Gusto de dos tercios anteriores de la lengua
		ASG (ganglio geniculado)	Piel del conducto auditivo externo
		AVG (ganglio geniculado)	Dos tercios anteriores de la lengua
		EVE (branquiomotor)	M. de la expresión facial, del estribo, estilohioideo, vientre posterior del digástrico
		EVG	Glándulas submandibular, sublingual y lagrimales
Vestibulococlear (VIII)	Metencéfalo	ASE (ganglios vestibular y espiral)	Conductos semicirculares, utrículo, sáculo (equilibrio), órgano espiral de Corti (audición)
Glosofaríngeo (IX)	Mielencéfalo	AVE (ganglio inferior)	Tercio posterior de la lengua (gusto)
		AVG (ganglio superior)	Glándula parótida, seno y cuerpo carotídeo, oído medio
		ASG (ganglio inferior)	Oído externo
		EVE (branquiomotor)	Estilofaríngeo
		EVG (ganglio ótico)	Glándula parótida

Cont.

Cuadro 19–1. *(cont.)*

Nervio craneal	Región encefálica	Tipo ^{a}	Inervación
Vago (X)	Mielencéfalo	AVE (ganglio inferior)	Paladar y epiglotis (gusto)
		AVG (ganglio superior)	Base de la lengua, faringe, laringe, tráquea, corazón, esófago, estómago, intestinos
		ASG (ganglio superior)	Conducto auditivo externo
		EVE (branquio-motor)	M. constrictor de la faringe, m. intrínsecos de la laringe, dos tercios superiores del esófago
		EVG (ganglio en o cerca de la víscera)	Tráquea, bronquios, tracto digestivo, corazón
Espinal (accesorio) (XI)	Mielencéfalo	EVE (branquio-motor)	Esternocleidomastoideo, trapecio
		ESG	Paladar blando, faringe (con el X)
Hipogloso (XII)	Mielencéfalo	ESG	M. de la lengua (excepto palatogloso)

^{a} AVE, aferente visceral especial; ASE, aferente somático especial; EVE, eferente visceral especial; EVG, eferente visceral general; ESG, eferente somático general; ASG, aferente somático general; AVG, aferente visceral general.

geos (V, VII, IX y X). Los ganglios parasimpáticos (eferentes viscerales) derivan de las células de la cresta neural y sus fibras son conducidas por los nervios craneales III, VII, IX y X (cuadro 19–l).

Sistema nervioso autónomo

Desde el punto de vista funcional, el sistema nervioso autónomo puede dividirse en dos partes: la porción **simpática**, situada en la región toracolumbar, y la porción **parasimpática**, que se encuentra en las regiones cefálica y sacra.

SISTEMA NERVIOSO SIMPÁTICO

En la quinta semana de desarrollo, las células originarias de la **cresta neural** de la región torácica emigran a cada lado de la médula espinal hacia la región situada inmediatamente por detrás de la aorta dorsal (fig. 19–42). En este sitio forman una cadena bilateral de ganglios simpáticos de disposición

Cuadro 19–2. *Contribuciones de las células de la cresta neural y las placodas a los ganglios de los nervios craneales*

Nervio	Ganglio	Origen
Oculomotor (motor ocular común) (III)	Ciliar (eferente visceral)	Cresta neural en la unión entre el cerebro anterior y medio
Trigémino (V)	Del trigémino (aferente general)	Cresta neural en la unión entre el cerebro anterior y medio, placoda trigeminal
Facial (VII)	Superior (aferente general y especial)	Cresta neural del cerebro posterior, primera placoda epibranquial
	Inferior (geniculado) (aferente general y especial)	Primera placoda epibranquial
	Esfenopalatino (eferente visceral)	Cresta neural del cerebro posterior
	Submandibular (eferente visceral)	Cresta neural del cerebro posterior
Vestibulococlear (VIII)	Acústico (coclear) (aferente especial)	Placoda ótica
	Vestibular (aferente especial)	Placoda ótica, cresta neural del cerebro posterior
Glosofaríngeo (IX)	Superior (aferente general y especial)	Cresta neural del cerebro posterior
	Inferior (petroso) (aferente general y especial)	Segunda placoda epibranquial
	Ótico (eferente visceral)	Cresta neural del cerebro posterior
Vago (X)	Superior (aferente general)	Cresta neural del cerebro posterior
	Inferior (nudoso) (aferente general y especial)	Cresta neural del cerebro posterior, tercera y cuarta placoda epibranquial
	Parasimpático vagal (eferente visceral)	Cresta neural del cerebro posterior

segmentaria, conectados entre sí por fibras nerviosas longitudinales. En conjunto forman las cadenas simpáticas situadas a cada lado de la columna vertebral. Desde su posición en el tórax, los neuroblastos emigran hacia las regiones cervical y lumbosacra, y de tal modo extienden las cadenas simpáticas en toda su longitud. Aun cuando en un principio los ganglios tienen disposición segmentaria, ulteriormente no se aprecia esta disposición, sobre todo en la región cervical, porque se fusionan.

Algunos neuroblastos simpáticos emigran por delante de la aorta y forman los **ganglios preaórticos**, tales como los **ganglios celíacos y mesentéricos**. Otras células simpáticas emigran hacia el corazón, los pulmones y el aparato gastrointestinal, donde dan origen a los **plexos viscerales simpáticos** (fig. 19–42).

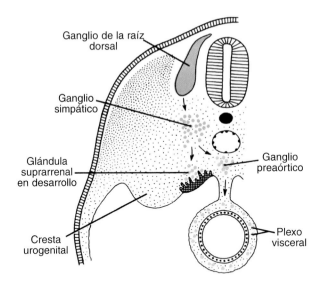

Fig. 19–42. Formación de los ganglios simpáticos. Parte de los neuroblastos simpáticos emigran hacia el mesotelio en proliferación para formar la médula de la glándula suprarrenal.

Una vez que se han formado las cadenas simpáticas, en la **columna visceroeferente (asta intermedia)** de los segmentos toracolumbares (T1-L1,2) de la médula espinal se originan fibras nerviosas que penetran en los ganglios de las cadenas (fig. 19–43). Algunas de estas fibras nerviosas establecen sinapsis en el mismo nivel de las cadenas simpáticas o pasan a través de ellas hasta los **ganglios preaórticos o colaterales** (fig. 19–43). Son las llamadas **fibras preganglionares**, que poseen vaina de mielina y estimulan a las células ganglionares simpáticas. Pasan de los nervios raquídeos a los ganglios simpáticos y forman los llamados **ramos comunicantes blancos**. Dado que la columna visceroeferente se extiende únicamente desde el primer segmento torácico hasta el segundo o tercero lumbar de la médula espinal, los ramos blancos solo se observan en estos niveles.

Los axones de las células ganglionares simpáticas se denominan **fibras posganglionares** y carecen de vaina de mielina. Se dirigen a otros niveles de la cadena simpática o se extienden hasta el corazón, los pulmones y el aparato gastrointestinal (líneas entrecortadas en fig. 19–43). Otras fibras, llamadas **ramos comunicantes grises**, van desde la cadena simpática hacia los nervios raquídeos y de allí a los vasos sanguíneos periféricos, el pelo y las glándulas sudoríparas. Los ramos comunicantes grises se encuentran en todos los niveles de la médula espinal.

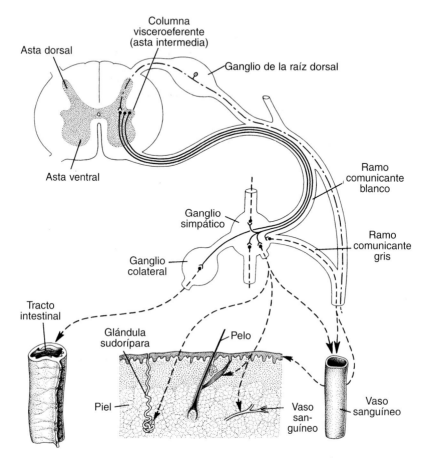

Fig. 19–43. Relación que guardan las fibras nerviosas preganglionares y posganglionares del sistema nervioso simpático con los nervios raquídeos o espinales. Obsérvese el origen de las fibras preganglionares en la columna visceroeferente de la médula espinal.

Glándula suprarrenal

La glándula suprarrenal se desarrolla a partir de dos componentes: a) una porción mesodérmica que forma la **corteza** y b) una porción ectodérmica que origina la **médula**. Durante la quinta semana de desarrollo, las células mesoteliales situadas entre la raíz del mesenterio y la gónada en desarrollo comienzan a proliferar y se introducen en el mesénquima subyacente (fig. 19–42). Allí se diferencian en órganos acidófilos voluminosos que forman la **corteza fetal** o **primitiva** de la glándula suprarrenal (fig. 19–44A). Poco después, una segunda oleada de células que provienen del mesotelio penetran en el mesénquima y rodean a la masa celular acidófila original. Estas células, más pequeñas que las de la primera oleada, forman ulteriormente la **corteza definitiva** de la glándula (fig. 19–44A y B). Después del nacimiento, la corteza fetal experimenta rápida regresión, excepto en su capa más externa, la cual se convierte por diferenciación en la zona reticular. La estructura característica adulta de la corteza sólo se alcanza al acercarse la pubertad.

Mientras se está formando la corteza fetal, las células originarias del sistema simpático (**células de la cresta neural**) invaden su cara interna, donde se disponen en cordones y cúmulos. Estas células dan origen a la médula de la glándula suprarrenal. Se tiñen de color amarillo pardusco con sales crómicas y por eso se las llama **células cromafines** (fig. 19–44). Durante la vida embrionaria, las células cromafines se hallan muy dispersas por todo el embrión, pero en el adulto el único grupo que persiste se encuentra en la médula de las glándulas suprarrenales.

SISTEMA NERVIOSO PARASIMPÁTICO

Las neuronas del tronco encefálico y la región sacra de la médula espinal dan origen a las **fibras parasimpáticas preganglionares**. Las fibras de los núcleos del tronco encefálico discurren por los **nervios oculomotor (III), facial (VII), glosofaríngeo (IX) y vago (X)**. Las **fibras posganglionares** se originan en neuronas (ganglios) derivadas de las **células de la cresta neural** y se dirigen a las estructuras que inervan (músculos del iris, glándulas salivales, vísceras, etc.).

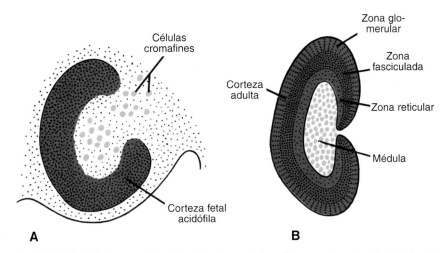

Fig. 19–44. A. Células cromafines (simpáticas) que se introducen en la corteza fetal de la glándula suprarrenal. **B.** En etapa más avanzada del desarrollo, la corteza definitiva rodea a la médula casi por completo.

ORIENTACIÓN CLÍNICA

Megacolon congénito (enfermedad de Hirschsprung)

El **megacolon congénito (enfermedad de Hirschsprung)** es el resultado de una falla en la migración de las células de la cresta neural hacia parte o toda la pared del colon y el recto y, como consecuencia, de que no se formaran en esta región los ganglios parasimpáticos. La mayoría de los casos familiares de enfermedad de Hirschsprung se deben a mutaciones del *gen RET*, que codifica a un **receptor tirosina cinasa** de la membrana celular. Este gen ubicado en el cromosoma 10q11 es esencial para la migración de las células de la cresta neural. El ligando para el receptor, por medio del cual migran las células de la cresta, es el **factor de crecimiento neurotrófico derivado de las células gliales** (GDNF) secretado por las células mesenquimáticas. Las interacciones ligando-receptor regulan la migración de las células de la cresta. En consecuencia, si hay anomalías en el receptor, la migración es inhibida y no se forman ganglios parasimpáticos en las áreas afectadas. En casi la totalidad de los casos está afectado el recto y en un 80% de los lactantes la enfermedad afecta al recto y al colon sigmoide. Las porciones transversa y ascendente del colon están comprometidas en un 10 a 20% de los casos únicamente. El colon se halla dilatado por arriba de la región afectada, la cual tiene un diámetro pequeño debido a la contracción tónica de la musculatura no inervada.

Resumen

El sistema nervioso central tiene un **origen ectodérmico** y aparece en forma de **placa neural** aproximadamente a mediados de la tercera semana de la vida intrauterina (fig. 19-1). Una vez que se han plegado los bordes de la placa, estos **pliegues neurales** se aproximan entre sí en la línea media y se fusionan para formar el **tubo neural** (figs. 19-2 y 19-3). El extremo craneal se cierra aproximadamente el vigesimoquinto día y el extremo caudal, el vigesimoséptimo día. En estas circunstancias, el sistema nervioso central es una estructura tubular con una porción cefálica ancha, el **encéfalo**, y una porción caudal larga, la **médula espinal**. Cuando el tubo neural no se cierra, se producen defectos como **espina bífida** (figs. 19-15 y 19-16) y **anencefalia** (figs. 19-38), que son prevenidos por el ácido fólico.

La **médula espinal** forma el extremo caudal del sistema nervioso central y se caracteriza por la **placa basal**, que contiene las **neuronas motoras**; la **placa alar**, para las **neuronas sensitivas**, y la **placa del piso** y la **del techo**, que son láminas que conectan ambos lados (fig. 19-8). *SHH* ventraliza el tubo neural en la región de la médula espinal e induce la formación de las placas del piso y basales. Las **proteínas morfogénicas del hueso 4 y 7**, expresadas en el ectodermo no neural, mantienen y regulan en más la expresión de *PAX3* y *PAX7* en las placas del techo y alares.

El **encéfalo** constituye la porción craneal del sistema nervioso central y, en su origen, consta de tres vesículas: el rombencéfalo (cerebro posterior), el mesencéfalo (cerebro medio) y el prosencéfalo (cerebro anterior).

El **rombencéfalo** está dividido en: a) el **mielencéfalo**, que da origen al **bulbo raquídeo** (esta región posee una placa basal para las neuronas eferentes viscerales y somáticas y una placa alar para las neuronas aferentes viscerales y somáticas) (fig. 19–18), y b) el **metencéfalo**, con sus placas basal (eferente) y alar (aferente) típicas (fig. 19–19). Además, esta vesícula encefálica da origen al **cerebelo** (fig. 19–20), centro de coordinación de la postura y el movimiento, y al **puente** o **protuberancia**, que es la vía para las fibras nerviosas entre la médula espinal y las cortezas cerebral y cerebelosa (fig. 19–19).

El **mesencéfalo** o **cerebro medio** se parece más a la médula espinal con sus placas basal eferente y alar aferente. Las placas alares forman los colículos anterior y posterior (tubérculos cuadrigéminos superior e inferior), que representan estaciones de relevo para los centros reflejos auditivos y visuales, respectivamente (fig. 19–23).

El **diencéfalo**, porción posterior del cerebro anterior, está formado por una delgada placa del techo y una gruesa placa alar, en la cual se desarrollan el **tálamo** y el **hipotálamo** (figs. 19–24 y 19–25). Participa en la formación de la hipófisis, que también se desarrolla a partir de la bolsa de Rathke (fig. 19–26). La bolsa de Rathke forma la **adenohipófisis**, el **lóbulo intermedio** y la **pars tuberalis**, y el diencéfalo forma el **lóbulo posterior** o **neurohipófisis**, que contiene células de la neuroglia y recibe fibras nerviosas desde el hipotálamo.

El **telencéfalo**, la vesícula encefálica más rostral, consta de dos evaginaciones laterales, los **hemisferios cerebrales**, y una porción mediana, la **lámina terminal** (fig. 19–27). La lámina terminal es utilizada por las comisuras como vía de conexión para los haces de fibras entre los hemisferios derecho e izquierdo (fig. 19–30). Los hemisferios cerebrales, que originariamente son dos pequeñas evaginaciones (figs. 19–24 y 19–25), aumentan de volumen y cubren la cara lateral del diencéfalo, del mesencéfalo y del metencéfalo (figs. 19–26 a 19–28). Finalmente, las regiones nucleares del telencéfalo se ponen en íntimo contacto con las del diencéfalo (fig. 19–27).

El sistema ventricular, que contiene el líquido cefalorraquídeo, se extiende desde la luz de la médula espinal hasta el cuarto ventrículo en el rombencéfalo, sigue por el estrecho conducto del mesencéfalo, de allí al tercer ventrículo en el diencéfalo y, a través de los agujeros de Monro, hasta los ventrículos laterales de los hemisferios cerebrales. El líquido cefalorraquídeo es producido en el plexo coroideo de los ventrículos tercero, cuarto y laterales. El bloqueo del líquido cefalorraquídeo en el sistema ventricular o el espacio subaracnoideo puede producir hidrocefalia.

Los patrones del encéfalo se establecen a lo largo de los ejes anteroposterior (craneocaudal) y dorsoventral (mediolateral). Los **genes HOX** establecen el patrón del eje anteroposterior en el cerebro posterior y especifican la identidad de los rombómeros. Otros factores de transcripción que poseen un homeodominio, tales como *LIM1* y *OTX2*, establecen el patrón del eje anteroposterior en las regiones del cerebro anterior y medio. Otros dos centros organizadores, el **reborde neural anterior** y el **istmo del rombencéfalo**, secretan **FGF–8**, que actúa como una señal inductora para estas áreas. En respuesta a este factor de crecimiento, el extremo craneal del cerebro anterior expresa *BF1*, que regula el desarrollo del telencéfalo, y el istmo expresa los *genes engrailed*, que regulan la diferenciación del cerebelo y del techo del cerebro medio. Como sucede a lo largo del sistema nervioso central, **SHH**, secretado por la placa precordal y la notocorda, ventraliza las áreas del cerebro anterior y medio. Las **proteínas morfogénicas del hueso 4 y 7**, secretadas por el ectodermo no neural, inducen y mantienen la expresión de genes que producen dorsalización.

Problemas por resolver

1. ¿En qué se asemejan los nervios craneales y los nervios espinales o raquídeos? ¿En qué se diferencian?
2. ¿A qué nivel de la columna vertebral se realiza la punción raquídea? Desde el punto de vista embriológico, ¿por qué esto es posible?
3. ¿Cuál es la base embriológica de la mayoría de los defectos del tubo neural? ¿Se puede hacer el diagnóstico prenatal? ¿Existen medios para prevenirlos?
4. Una ecografía tomada en el período prenatal reveló un feto con cabeza grande y expansión de ambos ventrículos laterales. ¿Cómo se denomina esta anomalía y cuáles pueden haber sido sus causas?

Lecturas recomendadas

Chiang C , et al.: Cyclopia and defective axial patterning in mice lacking sonic hedgehog gene function. Nature 383:407, 1996.

Cohen MM, Sulik KK: Perspectives on holoprosencephaly: Part II. Central nervous system, craniofacial anatomy, syndrome commentary, diagnostic approach, and experimental studies. J Craniofac Genet Dev Biol 12 :196, 1992.

Cordes SP: Molecular genetics of cranial nerve development in mouse. Nat Rev Neurosci 2:611, 2001.

Dehart DB, Lanoue L, Tint GS, Sulik KK: Pathogenesis of malformations in a rodent model for Smith-Lemli-Opitz syndrome. Am J Med Genet 68: 328, 1997.

Gavalis A, Krumlauf R: Retinoid signaling and hindbrain patterning. Curr Op Genet Dev 10:380, 2000.

Geelen JAG, Langman J: Closure of the neural tube in the cephalic region of the mouse embryo. Anat Rec 189:625, 1977.

Hinrichsen K, Mestres P, Jacob HJ: Morphological aspects of the pharyngeal hypophysis in human, embryos. Acta Morphol Neerl Scand 24:235, 1986.

Hu D, Helms JA: The role of sonic hedgehog in normal and abnormal craniofacial morphogenesis. Dev 126:4873, 1999.

LeDouarin N, Fontaine-Perus J, Couly G: Cephalic ectodermal placodes and neurogenesis Trends Neurosci 9:175, 1986.

LeDouarin N, Smith J: Development of the peripheral nervous system frorn the neural crest Annu Rev Cell Biol 4:375, 1988.

Le Mantia AS, Bhasin N, Rhodes K, Heemskerk J: Mesenchymal epithelial induction mediates olfactory pathway formation. Neuron 28:411, 2000.

Loggie JMH: Growth and development of the autonomic nervous system. In (eds): Scientific Foundations of Pediatrics. Philadelphia, WB Saunders. 1974.

Lumsden A, Krumlauf R: Patterning the vertebrate neuraxis, Science 274:1109, 1996.

Lumsden A, Sprawson N, Graham A: Segmental origin and migration of neural crest cells in the hindbrain region of the chick embryo. Development 113:1281, 1991.

Muller F, O'Rahilly R: The development of the human brain and the closure of the rostral neuropore at stage 11. Anat Embryol 175:205, 1986.

Muller F, O'Rahilly R: The development of lhe human brain from a closed neural tube at stage 13. Anat Embryol 177:203, 1986.

O'Rahilly R, Muller F: The meninges in human development. J Neuropathol Exp Neurol 45:588. 1986.

Rodier PM, Reynolds SS, Roberts WN: Behavioral consequences of interference with CNS development in the early fetal period. Teratology 19:327, 1979.

Roessler E, et al.: Mutations in the human sonic hedgehog gene cause holoprosencephaly. Nat Genet 14:357, 1996.

Rubenstein JLR, Beachy PA: Patterning of the embryonic forebrain. Curr Opin Neurobiol 8:18, 1998.

Sakai Y: Neurulation in the mouse: 1. The ontogenesis of neural segments and the determination of topographical regions in a central nervous system. Anat Rec 218:450, 1987.

Schoenwolf G: On the morphogenesis of the early rudiments of the developing central nervous system. Scanning Electron Microsc 1:289, 1982.

Schoenwolf G, Smith JL: Mechanisms of neurulation: traditional viewpoint and recent advances Development 109:243, 1990.

Shimamura K, Rubenstein JLR: Inductive interactions direct early regionalization of the mouse forebrain. Development 124:2709, 1997.

Tanabe Y, Jessell TM: Diversity and patterning in the developing spinal cord. Science 274:1115, 1996.

Wathins-Chow DE, Camper SA: How many homeobox genes does it take to make a pituitory gland? Trends Genet 14:284, 1998.

Wilkie AOM, Morriss-Kay GM: Genetics of craniofacial development and malformation Nat Rev Genet 2:458, 2001.

parte tres

Apéndice

Respuestas a los problemas

CAPÍTULO I

1. La causa más común del número anormal de cromosomas es la no disyunción durante la meiosis o la mitosis. Por razones que se desconocen, los cromosomas no se separan durante la división celular. La no disyunción durante la meiosis I o II hace que la mitad de los gametos no tengan copia y la otra mitad tenga dos copias de un cromosoma. Si se produce la fecundación entre un gameto que carece de cromosoma y otro normal, el resultado es una monosomía; cuando el hecho sucede entre un gameto con dos copias y otro normal, la consecuencia es una trisomía. La trisomía 21 (síndrome de Down) es la anomalía numérica más común que provoca defectos congénitos (retraso mental, facies anormal, malformaciones cardíacas) y por lo general se debe a la no disyunción en la madre; es más frecuente en los hijos de mujeres que superan los 35 años, lo cual refleja el hecho de que el riesgo de no disyunción meiótica aumenta con la edad materna. Otras trisomías que ocasionan síndromes de desarrollo anormal comprenden a los cromosomas 8, 9, 13 y 18. Las monosomías que afectan a los cromosomas autosómicos son fatales, mientras que la monosomía del cromosoma X (síndrome de Turner) es compatible con la vida. Este trastorno por lo común (80%) es consecuencia de la no disyunción en el período de meiosis de los cromosomas del padre y se caracteriza por infertilidad, baja estatura, membrana cervical y otros defectos. El cariotipo de las células embrionarias obtenidas mediante amniocentesis o biopsia de las vellosidades coriónicas (véase Orientaciones clínicas en el cap. 7) permite detectar las anomalías cromosómicas en el período prenatal.

2. Los cromosomas a veces se rompen y los fragmentos pueden provocar monosomías o trisomías parciales o pueden unirse (por traslocación) a

otros cromosomas. La translocación de una parte del cromosoma 21 al cromosoma 14, por ejemplo, es la causa del 4% aproximadamente de los casos de síndrome de Down. Los cromosomas pueden verse alterados también por mutaciones de un solo gen. El riesgo de anomalías cromosómicas aumenta con la edad avanzada de la madre o del padre (más de 35 años).

3. El mosaicismo es un estado en el cual la persona tiene dos líneas celulares o más que derivan de un cigoto único, pero que presentan diferentes características genéticas. Las distintas líneas celulares pueden originarse por mutación o por no disyunción mitótica durante la segmentación, como en algunos casos de síndrome de Down.

CAPÍTULO 2

1. En el 20%, aproximadamente, de los matrimonios existe infertilidad. En la mujer, una de las principales causas de infertilidad es la obstrucción de las trompas uterinas (de Falopio) debido a la formación de tejido cicatrizal por enfermedad inflamatoria de la pelvis a repetición; en el varón, la causa principal es un bajo recuento de espermatozoides. Las técnicas de fecundación in vitro pueden solucionar estos problemas, aun cuando la tasa de éxitos es baja (20%, aproximadamente).

2. Las enfermedades inflamatorias pelvianas, como la gonorrea, son una causa importante de obstrucción de las trompas uterinas. Aun cuando la paciente puede estar curada, el proceso cicatrizal obstruye la luz de las trompas e impide el acceso de los espermatozoides hasta el ovocito, así como la salida del ovocito hacia la cavidad uterina. La fecundación in vitro puede superar esta dificultad mediante la fecundación de ovocitos en cultivo y su transferencia al útero de la misma mujer para su implantación. No ofrecen las mismas posibilidades otros programas alternativos, como la transferencia intratubaria de gametos (GIFT) y la transferencia intratubaria del cigoto (ZIFI'), ya que ambas técnicas requieren que las trompas uterinas se encuentren permeables.

CAPÍTULO 3

1. La segunda semana se conoce como la semana de los dos, porque el trofoblasto se diferencia en dos capas, el sincitiotrofoblasto y el citotrofoblasto; el embrioblasto se diferencia en dos capas, el epiblasto y el hipoblasto; el mesodermo extraembrionario se separa en dos capas, la esplacnopleura y la somatopleura, y se forman dos cavidades, la cavidad amniótica y la del saco vitelino.

2. No se ha aclarado por qué el producto de la concepción no es rechazado por el sistema inmunológico materno. Pruebas recientes sugieren que la secreción de moléculas inmunosupresoras, como citocinas y proteínas, y la

expresión de antígenos del complejo mayor de histocompatibilidad no reconocibles protegen al producto de la concepción del rechazo. A veces, las respuestas inmunológicas de la madre afectan desfavorablemente el embarazo, como en algunos casos de enfermedad autoinmune. En consecuencia, las pacientes con lupus eritematoso sistémico tienen un bajo rendimiento reproductor y antecedentes de abortos espontáneos múltiples. No obstante, no se ha demostrado de manera concluyente que los anticuerpos maternos puedan ocasionar defectos congénitos.

3. En algunos casos, el tejido trofoblástico es el único tejido presente en el útero y no se encuentran células derivadas del embrión o su cantidad es reducida. Esta situación se denomina mola hidatiforme, la cual, por su origen trofoblástico, secreta gonadotrofina coriónica humana (hCG) y simula las etapas iniciales del embarazo. La mayoría de las molas son abortadas al comienzo del embarazo, pero las que contienen restos de un embrión pueden persistir hasta el segundo trimestre. Cuando después de un aborto espontáneo o la extirpación quirúrgica de una mola quedan trozos de trofoblasto, las células pueden continuar su proliferación y formar tumores que reciben el nombre de molas invasivas o coriocarcinoma. Como el desarrollo inicial del trofoblasto es controlado por los genes paternos, se considera que el origen de las molas podría ser la fecundación de un ovocito carente de núcleo.

4. El diagnóstico más probable es un embarazo ectópico en la trompa de Falopio, que puede ser confirmado mediante ecografía. La implantación en la trompa uterina se debe al transporte deficiente del cigoto y ello puede ser consecuencia del proceso de cicatrización que obstruye en parte la luz de la trompa. Al igual que con el síndrome de Down, la frecuencia de embarazo ectópico es mayor cuando la edad de la madre supera los 35 años.

CAPÍTULO 4

1. Lamentablemente, el consumo de alcohol en grandes cantidades en cualquier período del embarazo puede afectar de manera adversa el desarrollo del embrión. En este caso, la mujer expuso al embrión durante la tercera semana de la gestación (suponiendo que la fecundación se produjo en un punto intermedio del ciclo menstrual), en el momento de la gastrulación. Este período es especialmente vulnerable a los efectos del alcohol y puede desarrollarse el síndrome alcohólico fetal (retardo mental, facies anormal) (véase cap. 7). Aun cuando este síndrome es más común en la descendencia de madres alcohólicas, no se ha establecido ningún nivel *inocuo* de concentración de alcohol en la sangre para la embriogénesis. Por lo tanto, como el alcohol origina defectos congénitos y es la causa principal de retardo mental, se recomienda a las mujeres que planean un embarazo o que están embarazadas que se abstengan por completo de consumir alcohol.

2. La masa podría ser un teratoma sacrococcígeo. Estos tumores aparecen como vestigios de la línea primitiva y por lo general se presentan en la región sacra. El término *teratoma* se refiere al hecho de que el tumor contiene diferentes tipos de tejidos. Como deriva de la línea primitiva, que contiene células de las tres capas germinativas, puede haber tejidos de origen ectodérmico, mesodérmico o endodérmico. Estos tumores son tres veces más comunes en mujeres que en varones.

3. El niño presenta una forma grave de disgenesia caudal denominada sirenomelia (semejante a una sirena). Existen diferentes grados de este defecto, el que probablemente se deba a anomalías de la gastrulación en los segmentos caudales. En un principio se denominó síndrome de regresión caudal, pero resulta claro que las estructuras no han experimentado regresión, sino que simplemente no se formaron. El síndrome, denominado también agenesia caudal y agenesia sacra, se caracteriza por diversos grados de flexión, inversión, rotación lateral y en ocasiones fusión de los miembros inferiores, defectos de las vértebras lumbares y sacras, agenesia renal, ano imperforado y agenesia de estructuras genitales internas, a excepción de los testículos y los ovarios. Se desconoce la etiología de este síndrome, que se presenta esporádicamente pero con mayor frecuencia en los hijos de madres diabéticas.

4. Este paciente tiene una secuencia de lateralidad de tipo izquierdo y puede ser evaluado por los defectos adicionales. La definición de los lados del cuerpo se establece en el momento de la formación de la línea primitiva (gastrulación) y es regulada por genes como *sonic hedgehog* y *nodal*, que se encuentran restringidos en su expresión. La reversión parcial de la asimetría izquierda–derecha se asocia más a menudo con otros defectos que la asimetría completa (situs inversus).

CAPÍTULO 5

1. El desarrollo embrionario durante la tercera a la octava semana es crítico porque en este período se establecen las poblaciones celulares responsables de la formación de los órganos y es cuando se están formando los esbozos de los órganos. Al principio de la tercera semana comienza la gastrulación que proporciona células que constituyen las tres capas germinativas responsables de la organogénesis. Hacia el final de la tercera semana se inicia la diferenciación del sistema nervioso central y en el curso de las cinco semanas siguientes quedan establecidos todos los esbozos de los principales sistemas orgánicos. En ese momento, las células se encuentran en proceso de proliferación rápida y se producen interacciones entre ellas que resultan críticas. Estos fenómenos son particularmente sensibles al efecto adverso de factores externos como riesgos ambientales, agentes farmacológicos y abuso de drogas. En consecuencia, la exposición a estos factores puede provocar anomalías a las que se denomina defectos de nacimiento o malformaciones congénitas.

CAPÍTULO 6

1. El exceso de líquido amniótico se denomina hidramnios o polihidramnios, y muchas veces (35%) su causa es desconocida (idiopático). Sin embargo, un alto porcentaje (25%) se relaciona con diabetes materna y con defectos congénitos que alteran la capacidad de deglución del feto, como atresia esofágica y anencefalia.

2. No. No está en lo cierto. La placenta no actúa como una barrera completa y muchos compuestos la atraviesan libremente, sobre todo las sustancias lipófilas como el tolueno y el alcohol. Además, durante los primeros períodos del embarazo, la placenta no se ha desarrollado por completo y el embrión es especialmente vulnerable. Estas primeras semanas también son muy sensibles a los efectos adversos de compuestos como el tolueno, que ocasiona embriopatía por tolueno.

CAPÍTULO 7

1. Los defectos del tubo neural, como la espina bífida y la anencefalia, producen niveles elevados de α–fetoproteína (AFP), al igual que los defectos abdominales como la gastrosquisis y el onfalocele. Los niveles séricos maternos de AFP también están aumentados y pueden servir de parámetro en estudios de detección, que se confirmarán con la amniocentesis. También se utiliza la ecografía para confirmar el diagnóstico.

2. Dado que el síndrome de Down es una anomalía cromosómica que por lo general tiene como base una trisomía 21 (véase cap. 1), se pueden obtener células para el análisis cromosómico por medio de amniocentesis o biopsia de las vellosidades coriónicas. Este último procedimiento ofrece la ventaja de poder disponer de cantidad suficiente de células para su análisis inmediato, mientras que las obtenidas mediante la amniocentesis, que por lo común no se realiza antes de las 14 semanas de gestación, deben ser cultivadas durante dos semanas, aproximadamente, para contar con cantidad suficiente. El riesgo de pérdida fetal por biopsia de vellosidades coriónicas es del 1%, aproximadamente dos veces mayor que el que acompaña a la amniocentesis.

3. El estado del feto es fundamental para el manejo del embarazo, el parto y los cuidados posnatales. El tamaño, la edad y la posición del feto son importantes para determinar el momento y la modalidad del parto. Es importante conocer si existen defectos congénitos para planificar la atención posnatal del recién nacido. Las pruebas para establecer el estado fetal están determinadas por los antecedentes maternos y por los factores que aumentan el riesgo, como la exposición a agentes teratógenos, anomalías cromosómicas en cualquiera de los padres, edad avanzada de la madre o el nacimiento de un hermano mayor con algún defecto congénito.

4. Los factores que influyen sobre la acción de un agente teratógeno son: a) el genotipo de la madre y del producto de la concepción; b) la dosis y el tiempo de exposición al agente, y c) la etapa de la embriogénesis durante la cual tiene lugar la exposición. La mayoría de las malformaciones más importantes se producen durante el período embrionario (período teratogénico) que comprende de la tercera a la octava semana de la gestación. Sin embargo, los períodos anteriores, incluido el período de preimplantación, y el que sigue a la octava semana (período fetal), también son susceptibles. El encéfalo, por ejemplo, es sensible a factores adversos durante todo el período fetal. En consecuencia, ningún período del embarazo está exento por completo de la agresión teratogénica de algunos factores.

5. La mujer está en lo cierto: los fármacos pueden ser teratógenos. Sin embargo, también se sabe que una hipertermia grave ocasiona defectos del tubo neural (espina bífida y anencefalia en este período de la gestación). Por lo tanto, es necesario sopesar los riesgos de potencial teratogenia de un agente antipirético con bajo potencial teratógeno, como la aspirina en pequeñas dosis, y el riesgo de la hipertermia. Es interesante notar que algunas anomalías del desarrollo han sido asociadas con la hipertermia inducida por baños sauna. No existe información suficiente con respecto a la hipertermia inducida por el ejercicio y su efecto sobre los defectos congénitos, pero la actividad física intensa (carreras de maratón) eleva la temperatura corporal de modo apreciable y por eso debe evitarse durante el embarazo.

6. Debido a que más del 50% de los embarazos no son planificados, todas las mujeres en edad de tener hijos deberían consumir 400 μg de ácido fólico diariamente como suplemento para prevenir defectos del tubo neural. Si una mujer no ha tomado folato y está planeando un embarazo, debería comenzar a tomar el suplemento dos meses antes de la concepción y continuar durante toda la gestación. El ácido fólico, que no es tóxico aun en altas dosis, puede prevenir en más de un 70% los defectos del tubo neural, así como los defectos cardíacos troncoconales y las hendiduras faciales.

7. Son válidas las preocupaciones de esta mujer, ya que los hijos de madres diabéticas insulinodependientes tienen una incidencia mayor de defectos congénitos, entre los que se incluye un amplio espectro de anomalías de menor o mayor importancia. Sin embargo, si se pone a la madre bajo un estricto control metabólico con inyecciones de insulina múltiples antes de la concepción, se reduce considerablemente la incidencia de anomalías y se le ofrece la oportunidad de un embarazo normal. Un cuadro parecido se presenta en mujeres con fenilcetonuria. En estas pacientes, un manejo estricto de la enfermedad antes de la concepción elimina prácticamente el riesgo de defectos congénitos en sus hijos. Ambas situaciones destacan la necesidad de planear el embarazo y de evitar la exposición a agentes potencialmente teratógenos, sobre todo durante las 8 primeras semanas de la gestación, período en el que se originan la mayoría de los defectos.

CAPÍTULO 8

1. Las suturas craneanas son regiones fibrosas entre los huesos planos del cráneo. Las regiones membranosas que se encuentran entre los huesos planos se denominan fontanelas, la más grande de las cuales es la fontanela anterior (o punto blando). Estas suturas y fontanelas permiten: a) el modelado de la cabeza cuando pasa por el canal de parto y b) el crecimiento del cerebro. El crecimiento del cráneo continúa durante el período posnatal a medida que el cerebro aumenta de volumen y alcanza el máximo durante los dos primeros años de vida. El cierre prematuro de una sutura o más de una (craneosinostosis) provoca deformaciones de la cabeza de acuerdo con la sutura que ha resultado comprometida. A menudo, la craneosinostosis se acompaña de otros defectos esqueléticos, y hay pruebas que indican que en su etiología tienen un papel importante los factores genéticos (véase cuadro 8–1).

2. Los defectos de los huesos largos y de los dedos se acompañan con frecuencia de otros defectos congénitos y deben servir como indicio para llevar a cabo un examen completo de todos los sistemas del organismo. Un conjunto de defectos que se presentan simultáneamente y que tienen una etiología común se denominan síndromes, y de ellos forman parte por lo común las anomalías de los miembros, en especial del radio y de los dedos. El diagnóstico de estos síndromes es importante para determinar los riesgos de recurrencia y, en consecuencia, aconsejar a los padres con respecto a futuros embarazos.

3. La formación de las vértebras es un proceso complejo que comprende el crecimiento y la fusión de la porción caudal de un esclerotoma con la porción craneal del adyacente. Por eso, no llama la atención que se produzcan defectos que ocasionan fusiones y aumento o disminución del número de vértebras (síndrome de Klippel–Feil). En algunos casos se forma únicamente la mitad de una vértebra (hemivértebra), lo que provoca asimetría y curvatura lateral de la columna vertebral (escoliosis). Los genes *HOX* (de caja homeótica) que establecen el patrón de la vértebra pueden tener mutaciones que provocan que una parte de esta no se forme apropiadamente. La escoliosis puede ser causada también por debilidad de los músculos de la espalda.

CAPÍTULO 9

1. Las células musculares derivan de las regiones dorsolateral y dorsomedial del somita. Las células dorsolaterales expresan *MyoD* y migran tempranamente para formar los músculos del hipómero. Estos músculos incluyen a los de los miembros y de la pared corporal. Las células dorsomediales expresan *Myf5*, migran debajo de las células que forman el dermatoma y forman los músculos del epímero. Estos son los músculos extensores de la columna vertebral.

2. El defecto más probable es la ausencia parcial o completa del músculo pectoral mayor, que recibe el nombre de anomalía de Poland. Esta anomalía se acompaña a menudo de acortamiento de los dedos medios (braquidactilia) y fusión digital (sindactilia). La falta del músculo pectoral mayor afecta poco la función, o no lo hace en absoluto, puesto que es compensada por otros músculos.

3. El patrón de formación de los músculos depende del tejido conectivo que se forma a partir de los fibroblastos. En la cabeza, con su modelo complicado de músculos de la expresión facial, el patrón de su formación es dirigido por las células de la cresta neural; en las regiones cervical y occipital lo hace el tejido conectivo de los somitas, y en la pared corporal y las extremidades, la hoja somática del mesodermo.

4. La inervación de los músculos deriva del nivel vertebral en el que se originan las células musculares y su relación se mantiene independientemente del lugar al cual migran. De este modo los mioblastos que forman el diafragma se originan en los segmentos cervicales 3, 4 y 5, migran a la región torácica y llevan sus nervios con ellos.

CAPÍTULO 10

1. La falta de cierre del canal pericardioperitoneal izquierdo por la membrana pleuroperitoneal del mismo lado es la causa del defecto. Este canal tiene una dimensión mayor en el lado izquierdo que en el derecho, se cierra más tarde y, por lo tanto, puede ser más susceptible a anomalías. El grado de hipoplasia de los pulmones, como consecuencia de la compresión ejercida por las vísceras abdominales, determina el destino del niño. El tratamiento requiere la reparación quirúrgica del defecto y se han realizado intentos para corregir la malformación dentro del útero.

2. El defecto es una gastrosquisis. Esta se produce por una debilidad de la pared corporal provocada por la regresión de la vena umbilical derecha. Debido a que el intestino no es cubierto por amnios, podría volverse necrótico por la exposición al líquido amniótico. También es posible que las asas intestinales se enrollen alrededor de sí mismas (vólvulo), lo que bloquea su propio suministro sanguíneo y provoca un infarto. La gastrosquisis no está asociada con anomalías genéticas ni con otros defectos congénitos. Por esta razón, si el daño del intestino no es demasiado extenso, el grado de supervivencia es bueno.

CAPÍTULO 11

1. En los barridos ecográficos del corazón se trata de obtener la visión de las cuatro cámaras. Estas se hallan divididas por el tabique interauricular por arriba, el tabique interventricular por abajo y las almohadillas

endocárdicas que rodean a los canales auriculoventriculares lateralmente. En conjunto, estas estructuras forman una cruz cuya integridad se puede ver fácilmente mediante la ecografía. Sin embargo, en este caso, el feto tiene con toda probabilidad una comunicación interventricular en la porción membranosa del tabique, que es la anomalía cardíaca más frecuente. También se debe controlar con todo cuidado la integridad de los grandes vasos, puesto que el tabique troncoconal que divide los canales aórtico y pulmonar debe estar en contacto con la porción membranosa del tabique interventricular para que esta estructura se desarrolle normalmente.

2. Dado que las células de la cresta neural contribuyen en gran medida al desarrollo de la cara y de la porción troncal del tabique troncoconal, es probable que estas células hayan sufrido algún tipo de lesión. Puede ser que las células de la cresta no hayan emigrado hacia estas regiones, no hayan proliferado o hayan sido destruidas. El ácido retinoico (vitamina A) es un potente teratógeno que tiene por blanco las células de la cresta neural entre otras poblaciones celulares. Dado que los retinoides son agentes eficaces para el tratamiento del acné, afección común en mujeres jóvenes en edad fértil, deberá tenerse mucho cuidado antes de prescribirlos a este grupo de pacientes.

3. El tejido de las almohadillas endocárdicas es esencial para el desarrollo adecuado de estas estructuras. En el canal auriculoventricular común, las almohadillas endocárdicas superior, inferior y las dos laterales dividen el orificio y contribuyen a la formación de las válvulas mitral y tricúspide en los canales auriculoventricular izquierdo y derecho, respectivamente. Además, las almohadillas superior e inferior son esenciales para el tabicamiento completo de las aurículas por fusión con el septum primum, y de los ventrículos por formación de la porción membranosa del tabique interventricular. El tejido de las almohadillas del cono y del tronco forma el tabique troncoconal que se enrolla en espiral descendente para separar los canales aórtico y pulmonar y para fusionarse después con la almohadilla endocárdica inferior y completar así el tabique interventricular. Por lo tanto, cualquier anomalía del tejido de las almohadillas puede provocar diversos defectos cardíacos, tales como comunicaciones a nivel de los tabiques interauricular e interventricular, transposición de los grandes vasos y otras anomalías del infundíbulo.

4. Durante el desarrollo del sistema vascular de la cabeza y del cuello se forman alrededor de la faringe una serie de arcos arteriales. La mayor parte de estos arcos experimentan algunas alteraciones, que incluyen la regresión, a medida que se modifican los modelos originales. Dos de estas alteraciones que provocan dificultad para la deglución son: a) duplicación del cayado de la aorta, en la cual persiste una porción de la aorta dorsal derecha (que normalmente experimenta regresión) entre la séptima arteria intersegmentaria y su unión con la aorta dorsal izquierda, lo cual crea un anillo vascular alrededor del esófago, y b) cayado aórtico derecho, en el cual

la aorta ascendente y el cayado se forman hacia la derecha. En estos casos, el ligamento arterioso permanece a la izquierda, pasa por detrás del esófago y puede comprimirlo.

CAPÍTULO 12

1. Con toda probabilidad este niño tiene algún tipo de atresia traqueoesofágica acompañada de fístula traqueoesofágica o no. El niño no puede tragar y como consecuencia de ello se produce polihidramnios. El defecto es causado por el tabicamiento anormal de la tráquea y el esófago por el tabique traqueoesofágico. Estos defectos se acompañan a menudo de otros defectos congénitos, que incluyen una constelación de anomalías vertebrales, atresia anal, defectos cardíacos, anomalías renales y defectos de los miembros, denominados asociación VACTERL.

2. Los recién nacidos de menos de siete meses de gestación no producen surfactante en cantidad suficiente como para reducir la tensión superficial de los alvéolos y permitir una función pulmonar normal. En consecuencia, se produce un colapso alveolar cuyo resultado es el síndrome de dificultad respiratoria. Recientes adelantos en la elaboración de surfactantes artificiales han mejorado el pronóstico de estos niños.

CAPÍTULO 13

1. Es muy probable que este niño tenga algún tipo de atresia esofágica, fístula traqueoesofágica o ambas. En el 90% de estos casos, la porción proximal del esófago termina en un saco ciego y existe una fístula que comunica la porción distal con la tráquea. Se produce polihidramnios porque el niño no puede tragar el líquido amniótico. Durante el parto, la aspiración de líquidos puede ocasionar neumonía. El defecto es causado por un tabicamiento anormal del divertículo respiratorio del intestino anterior por el tabique traqueoesofágico.

2. El diagnóstico más probable es un onfalocele como consecuencia de que el intestino herniado no retorna a la cavidad abdominal durante la décima a la duodécimas semana de la gestación. Como normalmente el intestino se hernia en el cordón umbilical, está cubierto por amnios. Esta situación es la contraria a la gastrosquisis, en la cual la hernia de las asas de intestino se produce a través de un defecto de la pared abdominal y éstas no están cubiertas por amnios. El pronóstico no es bueno, ya que el 25% de los niños con onfalocele mueren antes del parto, del 40 al 88% presentan otras anomalías simultáneas y un 50%, aproximadamente, muestran anomalías cromosómicas. Sin embargo, si no existen otros defectos, es posible la reparación quirúrgica satisfactoria y cuando es realizada por manos expertas la tasa de supervivencia llega al 100%.

3. Esta recién nacida tiene un ano imperforado con fístula rectovaginal, parte de un complejo de atresia anorrectal. Al parecer presenta una atresia anorrectal alta, dado que la fístula comunica el recto con la vagina, lo cual explica la presencia de meconio (contenido intestinal) en esta estructura. El defecto fue causado probablemente por una cloaca que era demasiado pequeña, de modo que la membrana cloacal estaba acortada en la parte posterior. Esta situación provoca la apertura del intestino posterior en la parte anterior. Cuanto más pequeña es la cloaca en la parte posterior, la apertura del intestino posterior se desplaza más hacia adelante, lo que produce defectos más altos.

CAPÍTULO 14

1. Los tres sistemas que se forman son el pronefros, el mesonefros y el metanefros, derivados del mesodermo intermedio. Se forman en secuencia craneal a caudal. Por lo tanto, el pronefros se forma en los segmentos cervicales al término de la tercera semana, pero es rudimentario y muy pronto experimenta regresión. El mesonefros comienza su formación al principio de la cuarta semana, se extiende de la región torácica a las lumbares superiores, está segmentado únicamente en su porción superior y contiene túbulos excretores que se comunican con el conducto mesonéfrico (de Wolff). Este riñón también experimenta regresión, pero puede ser funcional durante un breve período. Es más importante porque los túbulos y el conducto colector contribuyen a formar los conductos genitales en el varón. Los conductos colectores próximos al testículo forman los conductillos eferentes, mientras que el conducto mesonéfrico da lugar al epidídimo, el conducto deferente y el conducto eyaculador. En la mujer, estos túbulos y conductos degeneran, puesto que su mantenimiento depende de la producción de testosterona. El metanefros se encuentra en la región pelviana en la forma de una masa de mesodermo no segmentado (blastema metanéfrico), que va a constituir los riñones definitivos. Los brotes ureterales crecen a partir de los conductos mesonéfricos y, al establecer contacto con el blastema metanéfrico, inducen su diferenciación. Los brotes ureterales forman los conductos colectores y los uréteres, en tanto que el blastema metanéfrico forma las nefronas (unidades excretoras), cada una de las cuales consta de un glomérulo (capilares) y de túbulos renales.

2. Tanto los ovarios como los testículos se desarrollan en la cavidad abdominal a partir del mesodermo intermedio, a lo largo de la cresta urogenital. Desde su posición original ambos descienden también por un mecanismo parecido, pero el útero impide la migración del ovario fuera de la cavidad abdominal. No obstante, en el varón una condensación mesenquimática, el gubernaculum (estructura que también se forma en la mujer, pero que se adhiere al útero), fija el polo caudal del testículo, primero a la región inguinal y más tarde a las eminencias escrotales. El crecimiento y la retracción del gubernaculum, junto con el aumento de la presión intraabdominal, hacen que el testículo descienda. Una falla de estos procesos hace que el testículo no descienda, situación denominada criptorquidia. Del 2 al 3%, aproximadamente, de los varones recién nacidos de término presentan un testículo que no ha descendido, y en el 25% de ellos el defecto es bilateral. En muchos casos, el testículo desciende durante el primer año de vida. En caso de que así no suceda, puede ser necesaria la administración de testosterona (ya que se cree que esta hormona desempeña un importante papel en el descenso del testículo) o la cirugía. Cuando el trastorno es bilateral, puede estar afectada la fertilidad.

3. Los genitales externos tanto masculinos como femeninos pasan por un período indiferenciado durante el cual es imposible diferenciar entre los dos sexos. Por influencia de la testosterona, estas estructuras adquieren aspecto masculino, pero los derivados son homólogos en ambos sexos. Estos homólogos son: a) el clítoris y el pene, derivados del tubérculo genital; b) los labios mayores y el escroto, derivados de las eminencias genitales que se fusionan en el varón, y c) los labios menores y la uretra peniana, derivados de los pliegues uretrales que se fusionan en el varón. Durante las primeras etapas del desarrollo, el tubérculo genital es más grande en la mujer que en el varón, y esto hace que a veces se identifique erróneamente el sexo del feto en la ecografía.

4. El útero se forma por fusión de las porciones inferiores de los conductos paramesonéfricos (de Müller). Se han descrito numerosas anomalías; la más frecuente es la presencia de dos cuernos uterinos (útero bicorne). Las complicaciones de este defecto incluyen la dificultad para lograr el embarazo, la mayor incidencia de aborto espontáneo y presentaciones anormales del feto. En algunos casos, parte del útero termina en un saco ciego (cuerno rudimentario), que ocasiona problemas en la menstruación y dolor abdominal.

CAPÍTULO 15

1. Las células de la cresta neural son importantes para el desarrollo craneofacial porque contribuyen a formar numerosas estructuras de esta región. Así, forman todos los huesos de la cara y de la parte anterior de la bóveda craneana y el tejido conectivo que provee el molde para la formación de los músculos faciales. También contribuyen a los ganglios de los nervios craneanos, las meninges, la dermis, los odontoblastos y la estroma de las glándulas derivadas de las bolsas faríngeas. Además, las células de la cresta de la región del cerebro posterior de los pliegues neurales emigran en dirección ventral para participar en el tabicamiento de la región troncoconal del corazón en los canales aórtico y pulmonar. Lamentablemente, las células de la cresta parecen ser vulnerables a varios compuestos, entre ellos el alcohol y los retinoides, tal vez porque carecen de catalasa y superóxi-

do dismutasa, enzimas encargadas de la eliminación de radicales libres tóxicos. Muchos defectos craneofaciales se deben a lesiones de las células de la cresta neural y pueden acompañarse de anomalías cardíacas a causa de la contribución de estas células a la morfogénesis del corazón.

2. El niño puede tener una secuencia de DiGeorge, que se caracteriza por estos tipos de defectos craneofaciales y ausencia parcial o completa de tejido tímico. La pérdida de tejido tímico compromete el sistema inmunológico, y en consecuencia se producen numerosas infecciones. La lesión de las células de la cresta neural es la causa más probable de la secuencia, puesto que estas células contribuyen al desarrollo de todas estas estructuras, inclusive de la estroma del timo. En condiciones experimentales se ha demostrado que agentes teratógenos como el alcohol ocasionan estos defectos.

3. Los niños con labio leporino mediano tienen a menudo retardo mental. Las hendiduras medianas están asociadas con la pérdida de otras estructuras de la línea media, incluso encefálicas. En su forma más grave, hay pérdida de la totalidad de la línea media craneal y los ventrículos laterales de los hemisferios cerebrales se hallan fusionados en un ventrículo único, trastorno denominado holoprosencefalia. Las hendiduras de la línea media son inducidas en el momento en que comienzan a formarse los pliegues neurales craneanos (los días 19 a 21, aproximadamente) y son consecuencia de la pérdida de tejido de la línea media en la región de la placa precordal.

4. Lo más probable es que el niño tenga un quiste del conducto tirogloso como resultado de la regresión incompleta de este conducto. Estos quistes pueden formarse en cualquier sitio a lo largo de la línea de descenso de la glándula tiroides en su migración desde la región del agujero ciego de la lengua hasta su posición en el cuello. Debe establecerse el diagnóstico diferencial entre quiste y tejido glandular ectópico, que puede haber quedado también en estos sitios.

CAPÍTULO 16

1. La denominación de microtia comprende defectos del oído externo que van desde la presencia de orejas pequeñas pero bien formadas hasta la ausencia total del pabellón de la oreja (anotia). En un 20 a 40% de los niños con microtia o anotia, o ambas, se observan otros defectos que abarcan el espectro oculoauriculovertebral (microsomía hemifacial), caso en el cual los defectos craneofaciales pueden ser asimétricos. Como el oído externo deriva de prominencias que se encuentran en los dos primeros arcos faríngeos, que son formadas principalmente por células de la cresta neural, esta población celular desempeña un papel importante en la mayoría de las anomalías de la oreja.

CAPÍTULO 17

1. El cristalino se forma a partir de un engrosamiento del ectodermo (placoda del cristalino) adyacente a la cúpula óptica. La inducción del cristalino puede comenzar en un período muy temprano del desarrollo, pero el contacto con la cúpula óptica desempeña un papel en este proceso lo mismo que en el mantenimiento y la diferenciación del cristalino. En consecuencia, si la cúpula óptica no establece contacto con el ectodermo o si se interrumpen las señales moleculares y celulares esenciales para el desarrollo del cristalino, esta estructura no se forma.
2. Se sabe que la rubéola es causa de cataratas, microftalmía, sordera congénita y malformaciones cardíacas. La exposición durante la cuarta a la octava semana de la gestación implica el riesgo de que el niño presente uno o más de estos defectos congénitos.
3. Cuando la cúpula óptica llega al ectodermo superficial, se invagina y forma una fisura sobre su superficie ventral que se extiende a lo largo del pedículo óptico. Por esta fisura pasa la arteria hialoidea para llegar a la cámara interna del ojo. En condiciones normales, la porción distal de la arteria hialoidea sufre un proceso de degeneración y la fisura coroidea se cierra por fusión de sus labios. Cuando no tiene lugar esta fusión se producen colobomas. Estos defectos (hendiduras) pueden encontrarse en cualquier sitio a lo largo de la fisura. Si se presentan distalmente, forman colobomas del iris; cuando lo hacen en situación más proximal, forman colobomas de la retina, la coroides y el nervio óptico, según su extensión. Las mutaciones de *PAX2* pueden provocar colobomas del nervio óptico y también ser responsables de los otros tipos. Además, las mutaciones de este gen se han relacionado con defectos renales y con el síndrome del coloboma renal.

CAPÍTULO 18

1. La formación de la glándula mamaria comienza con brotes de epidermis en el mesénquima subyacente. Normalmente, estos brotes se forman en la región pectoral a lo largo de un engrosamiento del ectodermo, la línea mamaria. Esta cresta o línea se extiende desde la axila hasta el muslo a ambos lados del cuerpo. En ocasiones existen sitios accesorios de crecimiento epidérmico, de manera que aparecen pezones accesorios (politelia) y mamas supernumerarias (polimastia). Estas estructuras accesorias siempre se encuentran siguiendo la línea mamaria y, por lo común, en la región de la axila. En los varones pueden presentarse malformaciones similares.

CAPÍTULO 19

1. Los nervios craneales y los espinales o raquídeos son homólogos, aunque difieren por el hecho de que la composición de los craneales es mucho menos uniforme. Las neuronas motoras de ambos se encuentran en las placas basales del sistema nervioso central, y los ganglios sensitivos derivados de la cresta neural se encuentran fuera de este. Las fibras de las neuronas sensitivas establecen sinapsis sobre las neuronas de las placas alares de la médula espinal y del cerebro. Hay diferencias porque tres nervios craneales (I, II y VIII) son totalmente sensitivos, cuatro totalmente motores (IV, VI, XI y XII), tres poseen fibras motoras, sensitivas y parasimpáticas (VII, IX y X) y uno tiene únicamente componentes motores y parasimpáticos (III). Por el contrario, cada uno de los nervios raquídeos tiene fibras motoras y sensitivas.

2. La punción raquídea se realiza entre las vértebras L4 y L5, dado que la médula espinal termina a nivel de L2–L3. De tal modo, es posible obtener a este nivel líquido cefalorraquídeo sin lesionar la médula. Ese espacio se forma porque, después del tercer mes, la médula espinal, que en un principio se extendía a lo largo de toda la columna vertebral, no crece con la misma rapidez que la duramadre y la columna vertebral, de manera que en el adulto termina a nivel de L2–L3.

3. La base embriológica de la mayoría de los defectos del tubo neural es la inhibición del cierre de los pliegues neurales en los neuroporos craneal y caudal. A su vez se producen defectos en estructuras circundantes, que determinan anencefalia, algunos tipos de encefalocele y espina bífida quística. Graves déficit neurológicos acompañan a las anomalías de estas regiones. Los defectos del tubo neural se presentan en uno de cada 1.000 nacimientos, aproximadamente, y pueden diagnosticarse en el período prenatal mediante ecografía y por el hallazgo de niveles elevados de α–fetoproteína en el suero materno y en el líquido amniótico. Datos recientes han mostrado que el suplemento diario de 400 µg de ácido fólico comenzando desde dos meses antes de la concepción previenen más del 70% de estos defectos.

4. El trastorno se denomina hidrocefalia y es el resultado del bloqueo del flujo de líquido cefalorraquídeo desde los ventrículos laterales a través de los agujeros de Monro y el acueducto cerebral hasta el cuarto ventrículo y el espacio subaracnoideo, donde es reabsorbido. En la mayoría de los casos, el bloqueo se produce en el acueducto cerebral en el mesencéfalo y puede tener causas genéticas (rasgo recesivo ligado al sexo) o deberse a infecciones (toxoplasmosis, citomegalovirus).

Créditos de las figuras

Fig. 1-6. Reimpresa con permiso de Gelehrter TD, Collins FS, Ginsburg D. *Principles of Medical Genetics.* 2nd ed. Baltimore: Williams & Wilkins; 1998:166.

Fig. 1-7. Cortesía de la Dra. Kathleen Rao, Department of Pediatrics, University of North Carolina.

Fig. 1-11. Reimpresa con permiso de McKusick VA. Klinefelter and Turner's syndromes. *Journal of Chronic Disease* 12:50, 1960.

Fig. 1-12. Reimpresa con permiso de McKusick VA. Klinefelter and Turner's syndromes. *Journal of Chronic Disease* 12:52, 1960.

Fig. 1-13. Cortesía del Dr. R.J. Gorlin, Department of Oral Pathology and Genetics, University of Minnesota.

Fig. 1-14. Cortesía del Dr. R.J. Gorlin, Department of Oral Pathology and Genetics, University of Minnesota.

Fig. 1-15. Cortesía de D. L. Van Dyke y A. Wiktor, Henry Ford Health Sciences Center.

Fig. 1-19C. Reimpresa con permiso de Ross MH, Romrell LJ, Kaye GI. *Histology: A Text and Atlas.* 3rd ed. Baltimore: Williams & Wilkins, 1995:684.

Fig. 1-22. Adaptada de Fawcett DW. *Bloom and Fawcett: A Textbook of Histology.* Philadelphia: WB Saunders, 1986.

Fig. 1-24. Adaptada de Clermont Y. The cycle of the seminiferous epithelium in man. *American Journal of Anatomy* 112:35, 1963.

Fig. 2-3A y **B.**. Reimpresa con permiso de Van Blerkom J, Motta P. *The Cellular Basis of Mammalian Reproduction.* Baltimore: Urban & Schwarzenberg, 1979.

Fig. 2-5A. Cortesía del Dr. P. Motta.

Fig. 2-7A. Cortesía de los Dres. L. Dickmann y R. Noyes, Vanderbilt University.

Fig. 2-7B. Reimpresa con permiso de Hertig AT, Rock J. Two human ova of the previllous stage, having a developmental age of about seven and nine days, respectively. *Contributions in Embryology* 31:65, 1945. Cortesía de la Carnegie Institution of Washington, Washington, DC.

Fig. 2-9A y **B.** Cortesía de la Dra. Caroline Ziomeck, Genzyme Transgenics Corporation.

Fig. 2-10A. Reimpresa con permiso de Hertig AT, Rock J, Adams EC. A description of 34 human ova within the first 17 days of development. *American Journal of Anatomy* 98:435, 1956. Cortesía de la Carnegie Institution of Washington, Washington, DC.

Fig. 3-2. Reimpresa con permiso de Hertig AT, Rock J. Two human ova of the previllous stage, having a developmental age of about seven and nine days, respectively. *Contributions in Embryology* 31:65, 1945. Cortesía de la Carnegie Institution of Washington, Washington, DC.

Fig. 3-5. Reimpresa con permiso de Hertig AT, Rock J. Two human ova of the previllous stage, having a developmental age of 11 and 12 days, respectively. *Contributions in Embryology* 29:127, 1941. Cortesía de la Carnegie Institution of Washington, Washington, DC.

Fig. 3-7. Reimpresa con permiso de Hertig AT, Rock J, Adams EC. A description of 34 human ova within the first 17 days of development. *American Journal of Anatomy* 98:345, 1956. Cortesía de la Carnegie Institution of Washington, Washington, DC.

Fig. 3-8. Modificada de Hamilton WJ, Mossman HW. *Human Embriology.* Baltimore: Williams & Wilkins, 1972.

Fig. 4-2B. Reimpresa con permiso de Heuser CH. A presomite embryo with a definite chorda canal. *Contributions in Embryology* 23:253, 1932. Cortesía de la Carnegie Institution of Washington, Washington, DC.

Fig. 4-3C y **D.** Cortesía de la Dra. K. K. Sulik, Department of Cell Biology and Anatomy, University of North Carolina.

Fig. 4-4B, D y **F.** Cortesía de la Dra. K. K. Sulik, Department of Cell Biology and Anatomy, University of North Carolina.

Fig. 4-6. Cortesía del Dr. Michael R. Kuehn, National Cancer Institute, Bethesda, MD.

Fig. 4-7. Reimpresa con permiso de Niehrs C, Keller R, Cho KWY, DeRobertis EM. The homeobox gene goosecoid controls cell migration in Xenopus embryos. Cell 72:491-503, 1993.

Fig. 4-8. Reimpresa con permiso de Herrmann BG. Expression pattern of the Brachyury gene in whole mount Twis/Twis mutant embryos. Development 113:913-917, 1991.

Fig. 4-10. Cortesía del Dr. Michael R. Kuehn, National Cancer Institute, Bethesda, MD.

Fig. 4-11. Reimpresa con permiso de Smith JL, Gestland KM, Schoenwolf GC. Prospective fate map of the mouse primitive streak at 7.5 days of gestation. *Developmental Dynamics* 201:279, 1994.

Fig. 4-12. Cortesía de la Dra. K. K. Sulik, Department of Cell Biology and Anatomy, University of North Carolina.

Fig. 4-14. Cortesía del Dr. D. Nakayama, Department of Surgery, University of North Carolina.

Fig. 4-18. Reimpresa con permiso de King BF, Mias JJ: Developmental changes in rhesus monkey placental villi and cell columns. *Anatomy and Embryology* 165:361-376, 1982.

Fig. 5-1C. Reimpresa con permiso de Heuser CH. A presomite embryo with a definite chorda canal. *Contributions in Embryology* 23:253, 1932. Cortesía de la Carnegie Institution of Washington, Washington, DC.

Fig. 5-2A. Modificada de Davis.

Fig. 5-2B. Modificada de Ingalls.

Fig. 5-2C. Cortesía de la Dra. K. K. Sulik, Department of Cell Biology and Anatomy, University of North Carolina.

Fig. 5-3D y **E.** Cortesía de la Dra. K. K. Sulik, Department of Cell Biology and Anatomy, University of North Carolina.

Fig. 5-4. Cortesía de la Dra. K. K. Sulik, Department of Cell Biology and Anatomy, University of North Carolina.

Fig. 5-5A. Modificada de Payne.

Fig. 5-5B. Modificada de Corner.

Fig. 5-6A y **B.** Cortesía de la Dra. K. K. Sulik, Department of Cell Biology and Anatomy, University of North Carolina.

Fig. 5-7. Reimpresa con permiso de Blechschmidt E. *The Stages of Human Development Before Birth.* Philadelphia: WB Saunders, 1961.

Fig. 5-8A y **B.** Modificada de Streeter GL. Developmental horizons in human embryos: age group XI, 13-20 somites, and age group XII, 21-29 somites. *Contributions in Embryology* 30:211, 1942.

Fig. 5-10. Cortesía de la Dra. K. K. Sulik, Department of Cell Biology and Anatomy, University of North Carolina.

Fig. 5-12. Reimpresa con permiso de Cossu G, Tajbakhsh S, Buckingham M. How is myogenesis initiated in the embryo? *Trends in Genetics* 12:218-223, 1996.

Fig. 5-14. Modificada de Gilbert SF. Developmental Biology. Sunderland, MA: Sinauer, 2000.

Fig. 5-19. Reimpresa con permiso de Blechschmidt E. *The Stages of Human Development Before Birth.* Philadelphia: WB Saunders, 1961.

Fig. 5-20A y **B.** Reimpresa con permiso de Streeter GL. Developmental horizons in human embryos: age groups XV, XVI, XVII, and XVIII [the third issue of a survey of the Carnegie Collection]. *Contributions in Embryology* 32:133, 1948. Cortesía de la Carnegie Institution of Washington, Washington, DC.

Fig. 5-21. Reimpresa con permiso de Blechschmidt E. *The Stages of Human Development Before Birth.* Philadelphia, WB Saunders, 1961.

Fig. 5-22. Reimpresa con permiso de Coletta PL, Shimeld SM, Sharpe P. The molecular anatomy of Hox gene expression. *Journal of Anatomy* 184:15, 1994.

Fig. 5-23. Reimpresa con permiso de Hamilton WJ, Mossman HW. *Human Embryology.* Baltimore: Williams & Wilkins, 1972.

Fig. 5-24. Reimpresa con permiso de Starck D. *Embryologie.* Stuttgart: Georg Thieme,

1965. Cortesía de Dietrich Starck, Profesor de Anatomía, University of Frankfurt am Main.

Fig. 6-7. Modificada de von Ortmann.

Fig. 6-13. Modificada de Ramsey EM. The placenta and fetal membranes. In Greenhill JP (ed): *Obstetrics*. Philadelphia: WB Saunders, 1965, y Hamilton WJ, Boyd JD: Trophoblastic human uteroplacental arteries. *Nature* 212:906, 1966.

Fig. 6-19. Reimpresa con permiso de Stevenson RE, Hall, JG, Goodman RM (eds). *Human Malformations and Related Anomalies*. New York: Oxford University Press, 1993.

Fig. 6-20. Reimpresa con permiso de Stevenson RE, Hall JG, Goodman RM (eds). *Human Malformations and Related Anomalies*. New York: Oxford University Press, 1993.

Fig. 6-22. Reimpresa con permiso de Stevenson RE, Hall JG, Goodman RM (eds). *Human Malformations and Related Anomalies*. New York: Oxford University Press, 1993.

Fig. 7-2A. Reimpresa con permiso de Streissguth AP, Little RE. Unit 5: *Alcohol, Pregnancy and the Fetal Alcohol Syndrome*. 2nd ed. Project Cork Institute Medical School Curriculum [slide lecture series] on Biomedical Education: Alcohol Use and Its Medical Consequences. Producido por Dartmouth Medical School, 1994.

Fig. 7-3A a D. Cortesía del Dr. Hytham Imseis, Department of Obstetrics and Gynecology, Mountain Area Health Education Center, Asheville, NC.

Fig. 7-4A y B. Cortesía del Dr. Hytham Imseis, Department of Obstetrics and Gynecology, Mountain Area Health Education Center, Asheville, NC.

Fig. 7-5ª a D. Cortesía del Dr. Hytham Imseis, Department of Obstetrics and Gynecology, Mountain Area Health Education Center, Asheville, NC.

Fig. 8-3. Modificada de Noden DM. Interactions and fates of avian craniofacial mesenchyme. *Development*. 103:121-140, 1988.

Fig. 8-7A y B. Cortesía del Dr. J. Warkany. Reimpresa con permiso de Warkany J. *Congenital Malformations*. Chicago: Year Book Medical Publishers, 1971.

Fig. 8-9. Reimpresa con permiso de Muenke M, Shell U. Fibroblast growth factor receptor mutations in human skeletal disorders. *Trends in Genetics* 2:308-313, 1995.

Fig. 8-11. Reimpresa con permiso de Stevenson RE, Hall JG, Goodman RM (eds). *Human Malformations and Related Anomalies*. New York: Oxford University Press, 1993.

Fig. 8-14ª a C. Cortesía de la Dra. K. K. Sulik, Department of Cell and Developmental Biology, University of North Carolina.

Fig. 8-15. Modificada de Gilbert SF. *Developmental Biology*. Sunderland, MA: Sinauer, 2000.

Fig. 8-16. Shubin N, Tabin C, Carroll S. Fossils, genes and the evolution of animal limbs. *Nature* 388:639-648, 1997.

Fig. 8-17. Reimpresa con permiso de Honig LS, Summerbell D. Maps of strength of positional signaling activity in the developing chick wing bud. *Journal of Embryology an Experimental Morphology* 87:163-174, 1985.

Fig. 8-19. Reimpresa con permiso de Stevenson RE, Hall JG, Goodman RM (eds). *Human Malformations and Related Anomalies*. New York: Oxford University Press, 1993.

Fig. 8-20. Cortesía del Dr. A. Aylsworth, Department of Pediatrics, University of North Carolina.

Fig. 8-22. Cortesía de la Dra. Nancy Chescheir, Department of Obstetrics and Gynecology, University of North Carolina.

Fig. 9-2. Reimpresa con permiso de Cossu G, Tajbakhsh S, Buckingham M. How is myogenesis initiated in the embryo? *Trends in Genetics* 12:218-223, 1996.

Fig. 9-5A y B. Reimpresa con permiso de Langman J, Woerdeman MW. *Atlas of Medical Anatomy*. Philadelphia: WB Saunders, 1978.

Fig. 9-6. Cortesía de la Dra. K. K. Sulik, Department of Cell and Developmental Biology, University of North Carolina.

Fig. 9-7. Cortesía del Dr. D. Nakayama, Department of Surgery, University of North Carolina.

Fig. 10-2D y E. Cortesía de Jennifer Burgoon, Department of Cell and Developmental Biology, University of North Carolina.

Fig. 10-3. Cortesía del Dr. S. Lacey, Department of Surgery, University of North Carolina.

Fig. 11-1A. Cortesía de la Dra. K. K. Sulik, Department of Cell and Developmental Biology, University of North Carolina.

Fig. 11-2E. Cortesía de Jennifer Burgoon, Department of Cell and Developmental Biology, University of North Carolina.

Fig. 11-4. Cortesía de la Dra. K .K. Sulik, Department of Cell and Developmental Biology, University of North Carolina.

Fig. 11-6A a C. Modificada de Kramer TC. The partitioning of the truncus and conus and the formation of the membranous portion of the interventricular septum in the human heart. *American Journal of Anatomy* 71:343, 1942.

Fig. 11-6D y **E.** Cortesía de la Dra. K. K. Sulik, Department of Cell and Developmental Biology, University of North Carolina.

Fig. 11-7A y **B.** Modificada de Kramer TC. The partitioning of the truncus and conus and the formation of the membranous portion of the interventricular septum in the human heart. *American Journal of Anatomy* 71:343, 1942.

Fig. 11-7C. Cortesía de la Dra. K. K. Sulik, Department of Cell and Developmental Biology, University of North Carolina.

Fig. 11-9. Modificada de Marvin MJ, di Rocco J, Gardiner A, Bush SM, Lassar AB. Inhibition of Wnt activity induces heart formation from posterior mesoderm. *Genes in Development* 15:316, 2001.

Fig. 11-12B y **D.** Cortesía de la Dra. K. K. Sulik, Department of Cell and Developmental Biology, University of North Carolina.

Fig. 11-16B y **C.** Cortesía de la Dra. K. K. Sulik, Department of Cell and Developmental Biology, University of North Carolina.

Fig. 11-17B. Cortesía de la Dra. K. K. Sulik, Department of Cell and Developmental Biology, University of North Carolina.

Fig. 11-22A a C. Cortesía de la Dra. K. K. Sulik, Department of Cell and Developmental Biology, University of North Carolina.

Fig. 11-26A a C. Modificada de Kramer TC. The partitioning of the truncus and conus and the formation of the membranous portion of the interventricular septum in the human heart. *American Journal of Anatomy* 71:343, 1942.

Fig. 11-29C y **D.** Cortesía de la Dra. Nancy Chescheir, Department of Obstetrics and Gynecology, University of North Carolina.

Fig. 13-3D y **E.** Cortesía de Jennifer Burgoon, Department of Cell and Developmental Biology, University of North Carolina.

Fig. 13-16. Reimpresa con permiso de Agur AMR. *Grant's Atlas of Anatomy.* 10th ed. Baltimore: Lippincott Williams & Wilkins, 1999:107.

Fig. 13-19. Modificada de Gilbert SF. *Developmental Biology.* Sunderland, MA: Sinauer, 2000

Fig. 13-26B y **C.** Cortesía de Jennifer Burgoon, Department of Cell and Developmental Biology, University of North Carolina.

Fig. 13-29. Reimpresa con permiso de Agur AMR. *Grant's Atlas of Anatomy,* 9th ed. Baltimore: Williams & Wilkins, 1991: 123.

Fig. 13-31C. Cortesía del Dr. S. Lacey, Department of Surgery, University of North Carolina.

Fig. 13-35. Cortesía del Dr. D. Nakayama, Department of Surgery, University of North Carolina.

Fig. 13-36D y **E.** Reimpresa con permiso de Nievelstein RAJ, Van Der Werff JFA, Verbeek FJ, Valk J, Verneij-Keers C. Normal and abnormal embryonic development of the anorectum in human embryos. *Teratology* 57:70-78, 1998.

Fig. 13-37A y **B.** Reimpresa con permiso de Nievelstein RAJ, Van Der Werff JFA, Verbeek FJ, Valk J, Verneij-Keers C. Normal and abnormal embryonic development of the anorectum in human embryos. *Teratology* 57:70-78, 1998.

Fig. 14-3C. Cortesía de la Dra. K. K. Sulik, Department of Cell and Developmental Biology, University of North Carolina.

Fig. 14-8A y **B.** Reimpresa con permiso de Stevenson RE, Hall JG, Goodman RM (eds). *Human Malformations and Related Anomalies.* New York: Oxford University Press, 1993.

Fig. 14-9D y **E.** Reimpresa con permiso de Stevenson RE, Hall JG, Goodman RM (eds). *Human Malformations and Related Anomalies.* New York: Oxford University Press, 1993.

Fig. 14-10D. Cortesía de la Dra. K. K. Sulik, Department of Cell and Developmental Biology, University of North Carolina.

Fig. 14-11C. Reimpresa con permiso de Stevenson RE, Hall JG, Goodman RM (eds). *Human Malformations and Related Anomalies.* New York: Oxford University Press, 1993.

Fig. 14-16A y **B.** Reimpresa con permiso de Stevenson RE, Hall JG, Goodman RM (eds). *Human Malformations and Related Anomalies.* New York: Oxford University Press, 1993.

Fig. 14-17A a D. Cortesía de la Dra. K. K. Sulik, Department of Cell and Developmental Biology, University of North Carolina.

Fig. 14-25. Reimpresa con permiso de George FW, Wilson JD. Sex determination and differentiation. In Knobil E et al. (eds): *The Physiology of Reproduction.* New York: Raven Press, 1988:3-26.

Fig. 14-32C. Cortesía de la Dra. K. K. Sulik, Department of Cell and Developmental Biology, University of North Carolina.

Fig. 14-34A a C. Cortesía de la Dra. K. K. Sulik, Department of Cell and Developmental Biology, University of North Carolina.
Fig. 14-35B. Cortesía del Dr. R. J. Gorlin, Department of Oral Pathology and Genetics, University of Minnesota.
Fig. 14-40E. Cortesía de la Dra. K. K. Sulik, Department of Cell and Developmental Biology, University of North Carolina.
Fig. 15-1. Modificada de Noden DM. Interactions and fates of avian craniofacial mesenchyme. *Development* 103:121-140, 1988, Company of Biologists, Ltd.
Fig. 15-2A. Cortesía de la Dra. K. K. Sulik, Department of Cell and Developmental Biology, University of North Carolina.
Fig. 15-2B. Adaptada de Noden DM. Interactions and fates of avian craniofacial mesenchyme. *Development.* 103:121-140, 1988, Company of Cell Biologists, Ltd.
Fig. 15-5C. Cortesía de la Dra. K. K. Sulik, Department of Cell and Developmental Biology, University of North Carolina.
Fig. 15-6. Cortesía de la Dra. K. K. Sulik, Department of Cell and Developmental Biology, University of North Carolina.
Fig. 15-12. Reimpresa con permiso de Krumlauf R. Hox genes and pattern formation in the branchial region of the vertebrate head. *Trends in Genetics* 9:106-112, 1993.
Fig. 15-13. Modificada de Trainor PA, Krumlauf R. Hox genes, neural crest cells, and branchial arch patterning. *Current Opinion in Cell Biology* 13:698, 2001.
Fig. 15-16A. Cortesía del Dr. J. Warkany. Reimpresa con permiso de Warkany J. *Congenital Malformations.* Chicago: Year Book Medical Publishers, 1971.
Fig. 15-16B a D. Cortesía del Dr. R. J. Gorlin, Department of Oral Pathology and Genetics, University of Minnesota.
Fig. 15-17C y D. Cortesía de la Dra. K. K. Sulik, Department of Cell and Developmental Biology, University of North Carolina.
Fig. 15-21C. Cortesía de la Dra. K. K. Sulik, Department of Cell and Developmental Biology, University of North Carolina.
Fig. 15-22C. Cortesía de la Dra. K. K. Sulik, Department of Cell and Developmental Biology, University of North Carolina.
Fig. 15-23C. Cortesía de la Dra. K. K. Sulik, Department of Cell and Developmental Biology, University of North Carolina.
Fig. 15-25C y D. Cortesía de la Dra. K. K. Sulik, Department of Cell and Anatomy, University of North Carolina.

Fig. 15-26C y D. Cortesía de la Dra. K. K. Sulik, Department of Cell Biology and Developmental Biology, University of North Carolina.
Fig. 15-27C. Cortesía de la Dra. K. K. Sulik, Department of Cell and Developmental Biology, University of North Carolina.
Fig. 15-29A a C. Cortesía del Dr. M. Edgerton, Department of Plastic Surgery, University of Virginia.
Fig. 15-29D a F. Cortesía del Dr. R. J. Gorlin, Department of Oral Pathology and Genetics, University of Minnesota.
Fig. 15-33. Reimpresa con permiso de Langman J, Woerdeman MW. *Atlas of Medical Anatomy.* Philadelphia: WB Saunders, 1978.
Fig. 16-1A. Cortesía de la Dra. K. K. Sulik, Department of Cell and Developmental Biology, University of North Carolina.
Fig. 16-2D y E. Cortesía de la Dra. K. K. Sulik, Department of Cell and Developmental Biology, University of North Carolina.
Fig. 16-3F y G. Cortesía de la Dra. K. K. Sulik, Department of Cell and Developmental Biology, University of North Carolina.
Fig. 16-8. Reimpresa con permiso de Moore KL. *Clinically Oriented Anatomy.* Baltimore: Williams & Wilkins, 1992:764.
Fig. 16-10E a G. Cortesía de la Dra. K. K. Sulik, Department of Cell and Developmental Biology, University of North Carolina.
Fig. 16-11A a D. Cortesía del Dr. R. J. Gorlin, Department of Oral Pathology and Genetics, University of Minnesota.
Fig. 17-1D y E. Cortesía de la Dra. K. K. Sulik, Department of Cell and Developmental Biology, University of North Carolina.
Fig. 17-2A a C. Según Mann IC. *The Development of the Human Eye.* 3rd ed. British Medical Association. New York: Grune & Stratton, 1974.
Fig. 17-3. Modificada de Mann IC. *The Development of the Human Eye.* 3rd ed. British Medical Association. New York: Grune & Stratton, 1974.
Fig. 17-4A y B. Cortesía de la Dra. K. K. Sulik, Department of Cell and Developmental Biology, University of North Carolina.
Fig. 17-5. Modificada de Mann IC. *The Development of the Human Eye.* 3rd ed. British Medical Association. New York: Grune & Stratton, 1974.
Fig. 17-9. Modificada de Ashery-Padan R, Gruss P. Pax6 lights up the way for eye development. *Current Opinion in Cell Biology* 13:706, 2001.

Índice analítico